T0140615

Thomas Heinemann / Hans-Georg Dederer / Tobias Cantz (Hg.)

Entwicklungsbiologische Totipotenz in Ethik und Recht

Zur normativen Bewertung von totipotenten menschlichen Zellen

Mit 3 Abbildungen

V&R unipress

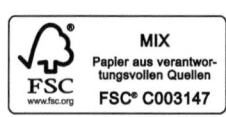

Bibliografische Information der Deutschen Nationalbibliothek

Die Deutsche Nationalbibliothek verzeichnet diese Publikation in der Deutschen Nationalbibliografie; detaillierte bibliografische Daten sind im Internet über http://dnb.d-nb.de abrufbar.

ISBN 978-3-8471-0342-4
ISBN 978-3-8470-0342-7 (E-Book)

Redaktion: Kathrin Rottländer unter Mitarbeit von Corina Charalambous und Birte Wienen

Titelbild: Susan Sgodda
Druck und Bindung: CPI buchbuecher.de GmbH, Birkach

Gedruckt auf alterungsbeständigem Papier.

Inhalt

III Totipotenz im philosophischen Kontext – Überlegungen zur Potentialität, Zweckbestimmungen und Natürlichkeit

Vorwort

Als im Jahre 2006 die Forschergruppe um den japanischen Wissenschaftler Shinya Yamanaka zunächst für Zellen der Maus und im darauffolgenden Jahr auch für Zellen des Menschen zeigte, dass die Reprogrammierung von ausdifferenzierten, adulten Körperzellen in ein embryonales Stadium mit erstaunlich geringen Mitteln möglich ist, stellte dies nicht nur einen Durchbruch in der Entwicklungsbiologie dar. Auch aus ethischer Perspektive zeichnete sich damit ein Ausweg aus der zutiefst kontrovers geführten gesellschaftlichen Debatte ab, die der erfolgreichen Kultivierung von embryonalen Stammzellen des Menschen (hES-Zellen) im Jahre 1998 wegen der dafür notwendigen Zerstörung von menschlichen Embryonen folgte. Die Reprogrammierung von adulten somatischen Körperzellen in induzierte pluripotente Stammzellen (iPS-Zellen) erschien in ethischer Perspektive als »Königsweg«, weil die Ausgangszellen hierfür nicht aus einem Embryo stammen, sondern bereits ausdifferenzierte Körperzellen verwendet werden. iPS-Zellen sind in ihren phänotypischen Eigenschaften den ES-Zellen, die aus menschlichen Embryonen gewonnen werden, sehr ähnlich und bieten sich daher auch aus naturwissenschaftlicher Sicht für viele Anwendungsabereiche als Alternative an.

Gegenwärtig ist allerdings weitgehend unbekannt, welche Mechanismen bei der Reprogrammierung von Körperzellen zu iPS-Zellen zum Tragen kommen und was überhaupt letztlich das *embryonale* Stadium oder genauer den *pluripotenten* Phänotyp von Zellen auf molekularer Ebene ausmacht. Vor dem Hintergrund dieser Unbestimmtheit lässt sich als Gedankenexperiment die hypothetische Frage formulieren, wie es normativ in Ethik und Recht zu bewerten wäre, wenn die Zellen bei der Reprogrammierung temporär ein Stadium der entwicklungsbiologischen Totipotenz durchlaufen würden. Auch wenn dieses Szenario nach gegenwärtigem naturwissenschaftlichem Kenntnisstand unwahrscheinlich erscheint, ist es doch keineswegs gänzlich ausgeschlossen, dass sich zu irgendeinem Zeitpunkt bei der Reprogrammierung von adulten menschlichen Zellen eine molekulare Konstellation ergeben könnte, die es einer solchen Zelle erlauben würde, »sich bei Vorliegen der dafür erforderlichen weiteren Voraussetzungen zu teilen und zu einem Individuum zu entwickeln«. Dies ist der Wortlaut des § 8 Abs. 1 des deutschen Embryonenschutzgesetzes sowie des § 3 Abs. 4 des Stammzellgesetzes, in denen jeweils in einer Legaldefinition der menschliche Embryo unter Rückgriff auf das Kriterium der Totipotenz bestimmt wird.

Das Szenario dieses Gedankenexperiments stand im Zentrum des Forschungsverbundprojekts »Entwicklungsbiologische Totipotenz: Bestimmung als normatives Kriterium in Ethik und Recht unter Berücksichtigung neuer entwicklungsbiologischer Erkenntnisse«, das in den Jahren 2011 – 2014 vom Bundesministerium für Bildung und Forschung (BMBF) im Rahmen der Förderung von »Forschung zu den ethischen, rechtlichen und sozialen Aspekten hochaktueller Fragen in den Lebenswissenschaften« gefördert wurde. Das interdisziplinäre Verbundprojekt bestand aus einem philosophischen Teilprojekt, das an der Philosophisch-Theologischen Hochschule Vallendar unter Leitung von Thomas Heinemann durchgeführt wurde, einem rechtswissenschaftlichen Teilprojekt, das an der Universität Passau angesiedelt war und unter der Leitung von Hans-Georg Dederer stand, sowie einem naturwissenschaftlichen Teilprojekt, das an der Medizinischen Hochschule Hannover von Tobias Cantz geleitet wurde. Am 21. März 2014 fand in der Berlin-Brandenburgischen Akademie der Wissenschaften ein Symposium dieses Verbundprojekts statt, in dem die Ergebnisse der drei Teilprojekte von Barbara Advena-Regnery, Heike Baranzke, Lena Laimböck und Susan Sgodda vorgestellt und von Geert Keil, Jens Kersten und Michael Ott aus den jeweiligen fachwissenschaftlichen Perspektiven kommentiert wurden.

Das vorliegende Buch fasst Ergebnisse der Projektarbeit und Beiträge des Symposiums der drei beteiligten Disziplinen zusammen. Es folgt dabei dem interdisziplinären Ansatz, der dem Forschungsprojekt zugrunde lag, und beleuchtet vor diesem Hintergrund, welche normativen Probleme entstehen, wenn der menschliche Embryo mittels einer einzigen Eigenschaft – der Totipotenz – bestimmt wird. Diese Probleme verschärfen sich, wenn zur Erklärung dieser Eigenschaft ausschließlich auf die Mittel der Naturwissenschaften zurückgegriffen wird, um dem Anspruch moderner Wissenschaftlichkeit gerecht zu werden. Sind nicht vielmehr mit dem Begriff des *menschlichen* Embryos implizit Zweckbestimmungen verbunden, die sich in dem Begriff der Totipotenz – in einem ausschließlich entwicklungsbiologischen Sinne verstanden – gar nicht wiederfinden, nämlich Vorstellungen von einem sinnvollen menschlichen Leben? Wie verhalten sich solche unausgesprochenen Zweckbestimmungen zu *der* Zweckbestimmung, die ganz offenbar im entwicklungsbiologischen Begriff der Totipotenz enthalten ist, nämlich dem Zweck, potentiell einen adulten Organismus hervorbringen zu können? Und welche Fragen stellen sich in diesem Zusammenhang angesichts der »Keimbahntotipotenz« von iPS-Zellen, nämlich ihrer Fähigkeit, sich in individualspezifische Ei- und Samenzellen zu differenzieren, deren Verwendung im reproduktionsmedizinischen Kontext völlig neue, in der Natur nicht abgebildete Konstellationen zuließe? Inwieweit lassen die Natürlichkeit bzw. Artifizialität der jeweiligen Genesebedingungen den menschlichen Embryo von einem totipotenten Artefakt unterscheiden und unterschiedliche Schutzniveaus rechtfertigen?

Die Klärung der verwendeten Begriffe und ihrer impliziten Verhältnisse stellt eine Bedingung für eine interdisziplinäre Verständigung dar. Denn davon hängt u. a. ab, auf welche Weise die Rechtswissenschaft, die primär an der Normierung von Handlungen interessiert ist, diese Begriffe versteht, und was genau der Gesetzgeber *in* und *mit* diesen Begriffen aus der Biologie in das Recht transportiert. Wie verhält sich Totipotenz als das Potential einer Zelle, sich zu einem harmonischen Ganzen zu entwickeln, zum ethischen Potentialitätsargument? Welche Rolle spielt die Normalität von Naturprozessen für die ethische Bewertung – oder anders gefragt: wie verhalten sich Normalität und Normativität zueinander? Welche Rolle spielen Forschungs- oder andere Zwecke für den ontologischen, moralischen und rechtlichen Status von möglicherweise totipotenten menschlichen Entitäten? Die Artikel in dem vorliegenden Buch beleuchten in unterschiedlicher Perspektive Fragen dieser Art und leisten so einen Beitrag zu der Klärung der normativen Bedeutung von entwicklungsbiologischer Totipotenz.

Die Herausgeber danken dem Bundesministerium für Bildung und Forschung für die Förderung des Verbundprojekts, ohne die das vorliegende Buch nicht entstanden wäre, und dem Projektträger im DLR, insbesondere Herrn Dr. Detlef Böcking und Frau Dr. Marina Schindel, für die hervorragende administrative Begleitung und Beratung des Forschungsprojekts. Großer Dank gebührt Frau Kathrin Rottländer für die umfassende und kompetente redaktionelle Bearbeitung des Buches sowie Frau Corina Charalambous und Frau Birte Wienen für ihre Hilfe hierbei. Der Dank der Herausgeber geht überdies an den Verlag V & R unipress, insbesondere an Frau Ruth Vachek, Frau Dr. Imke Heuer und Frau Anke Moseberg, für die exzellente Zusammenarbeit bei der Verlegung des Buches.

Thomas Heinemann, Hans-Georg Dederer, Tobias Cantz

I Entwicklungsbiologische Totipotenz – Zwischen Historie und neuen Konzepten

Susan Sgodda

Das Kriterium der Totipotenz aus naturwissenschaftlicher Perspektive

1. Problemexposition im aktuellen Kontext

Der deutsche Gesetzgeber wollte mit der Einführung des Embryonenschutzge-setzes von 1990 die Regelung von Reproduktionstechniken wie der In-vitro-Fertilisation festlegen. Im Zuge des Aufkommens neuer naturwissenschaftlicher Errungenschaften, insbesondere der Isolation von embryonalen Stammzellen (ES-Zellen) aus der inneren Zellmasse des Blastozystenstadiums und der Erhalt dieser Zellen in einer Zellkultur,[1] sollte mit dem Rückgriff auf das Kriterium der Totipotenz ein größtmöglicher Schutz für Embryonen vor einer fremdnützigen Verwendung, beispielsweise zu Forschungszwecken, sichergestellt werden.[2] Damit begann aber auch eine interdisziplinäre Debatte darüber, ob Totipotenz als Eigenschaft eines jeden Embryos aufzufassen sei und ob auch nichtem-bryonale Entitäten totipotent sein können. In der medizinischen Definition eines Embryos wird Totipotenz nicht als Kriterium herangezogen.[3] Totipotenz in seiner entwicklungsbiologischen Definition ist dadurch gekennzeichnet, dass es sich um eine Eigenschaft von Einzelzellen handelt, die durch experimentelle Induktion (im Speziellen durch Blastomerensplitting[4]) in der Lage sind, sich zu einem ganzen Organismus entwickeln zu können.[5] Der Begriff kann auch auf Bereiche ohne experimentelle Induktion und Intention ausgedehnt werden: so entsteht zum Beispiel bei der In-vitro-Fertilisation[6] oder der intrazytoplasma-tischen Spermieninjektion[7] in der Regel auch ein lebender Mensch aus einer

---

1 Thomson et al. 1998; Evans/Kaufman 1981.
2 ESchG.
3 Moore/Persaud/Viebahn 2013.
4 Blastomerensplitting: Teilung eines frühen Blastomerenverbandes in genetisch identische Einzelzellen.
5 Roux et al. 1912, 409–410.
6 Steptoe/Edwards 1978; In-vitro-Fertilisation (IVF): räumliches Zusammenführen von Ei- und Samenzelle in einer *in vitro*-Umgebung.
7 Palermo et al. 1992; Intrazytoplasmatische Spermieninjektion (ICSI): Injektion eines ein-

befruchteten Eizelle, so dass auf eine totipotente Entität rückgeschlossen werden kann.

Die Erlangung von Totipotenz als Fähigkeit aus sich selbst heraus ein ganzes Lebewesen zu bilden, beruht auf einer retrospektiven experimentellen Beobachtung. Erst mit dem Erreichen eines lebenden »organismusganzen« Entwicklungsstadiums lässt sich die Eigenschaft der Totipotenz nachträglich einer Einzelzelle zuordnen. Bis dato ist die Vereinzelung, Implantation in einen Uterus und Beobachtung der Entwicklungsfähigkeit die einzige experimentelle Nachweismöglichkeit von Totipotenz bei Säugetieren und beim Menschen.

Während der pluripotente Zustand[8] einer Zelle auf molekularer Ebene in embryonalen oder induzierten pluripotenten Stammzellen durch Stammzellmarker sehr gut nachweisbar ist, ist dies für Totipotenz bislang nicht möglich.[9] Obwohl schon einige Publikationen über vergleichende Metaanalysen[10] von Eizellen, Zygoten und frühen Blastomerenstadien existieren, konnten noch keine konkreten Totipotenzmarker analog zu den Zellmarkern für embryonale Stammzellen identifiziert werden.[11] Mögliche Ursachen hierfür könnten in der Komplexität des zugrunde liegenden biologischen Vorganges liegen: die in der Eizelle vorliegenden maternalen Faktoren werden im Zuge der zygotischen Genaktivierung[12] schrittweise, in einem speziesabhängigen Tempo durch die embryoeigenen ersetzt.[13]

Auch der klassische experimentelle Nachweis von Totipotenz mittels Implantation und Beobachtung der Entwicklungsfähigkeit bis zur Geburt kann nur im Tierreich angewandt werden. Die Verwendung des Totipotenzbegriffes für artifiziell generierte Zellen beziehungsweise Entitäten in neueren experimentellen Arbeiten mit humanen Zellen ist daher kritisch in Frage zu stellen. Tachibana aus der Arbeitsgruppe Mitalipov erzeugte beispielsweise 2013 mittels somatischen Zellkerntransfers[14] *in vitro* menschliche Embryonen und kulti-

---

zelnen Spermiums unter mikroskopischer Sicht in eine vorbereitete Eizelle mit Hilfe eines Mikromanipulators.

8 Pluripotenz ist die Fähigkeit einer Zelle, alle Zelltypen des Organismus zu bilden.

9 Thomson et al. 1998; Takahashi/Yamanaka 2006; Takahashi et al. 2007.

10 Metaanalyse: ist die Zusammenfassung mehrerer Einzelexperimente unter Einbezug statistischer Analysen.

11 Galan et al. 2013.

12 Zygotische Genaktivierung (ZGA): erstmaliges Anschalten der embryoeigenen zygotischen Gene nach dem Befruchtungsvorgang während der frühen Embryonalentwicklung, verbunden mit gleichzeitiger Degradation maternaler RNAs.

13 Schultz 1993; Wang et al. 2004.

14 Somatischer Zellkerntransfer (SCNT): Einbringen eines somatischen Zellkerns in eine entkernte Eizelle, um einen Embryo zu generieren, der genetisch identisch mit dem eingebrachten Zellkern mit Ausnahme der Mitochondrien-DNA ist. Dieser Embryo kann sich bei Verpflanzung in einen Uterus zu einem ganzen Organismus entwickeln.

vierte diese bis zum Blastozystenstadium.[15] Da eine Beobachtung der weiteren Entwicklungsfähigkeit aufgrund des damit verbundenen unzulässigen Humanexperimentes nicht möglich ist, bleibt es fraglich, ob diese Embryonen aus totipotenten Zygoten hervorgegangen sind.

Die nicht einheitliche Anwendung des Totipotenzbegriffs selbst in streng naturwissenschaftlichen Publikationen hat zur Folge, dass auch im Rahmen bioethischer und populärwissenschaftlicher Publikationen eine diffuse Interpretation des Totipotenzbegriffes erfolgt.[16] Dies schließt sogar experimentelle Arbeiten mit nichthumanen Entitäten ein, bei denen eine Beweisbarkeit möglich wäre. So berichtet Abad aus der Arbeitsgruppe Serrano 2013 über murine[17] *in vivo*-iPS-Zellen[18] mit totipotenz*ähnlichen* Eigenschaften.[19] Diese Eigenschaften gehen über das normale Maß an Pluripotenz hinaus, indem sie *in vivo* neben embryonalem auch zu extraembryonalem Gewebe beitragen können. Dieses gemeinsame Hervorbringen von embryonalem sowie extraembryonalem Gewebe ist eine Grundvoraussetzung für die Entwicklung eines lebenden Individuums aus einer Zelle. Fälschlicherweise bezeichnen Jung in der Frankfurter Allgemeinen Zeitung dieses Potential als »induzierte Totipotenz« und Caesar in der Deutschen Apotheker Zeitung dies als Eigenschaft von totipotenten Stammzellen.[20] Unstrittig ist sicher, dass die Wortbedeutung von »totipotent« eine andere als die von »totipotenzähnlich« ist. Dennoch führen auch diese von der Bedeutung her »abgeschwächten« Varianten des Totipotenzbegriffes wie »totipotenzähnlich« oder »totipotency features« oder auch der Begriff »induzierte« Totipotenz zu Verunsicherungen, denn der biologische Sachverhalt, auf dem diese Begriffe beruhen, wird nicht definiert. So bleibt unklar, in welchem Ausmaß sie tatsächlich der Wortbedeutung von Totipotenz entsprechen wollen oder sollen.

Aber auch naturwissenschaftliche Publikationen zeigen, dass der Begriff der Totipotenz ideen- und begriffshistorisch in den letzten 100 Jahren nicht immer eindeutige Anwendung fand.[21] Mit zunehmender Anzahl neuer experimenteller Techniken entstanden ab der Mitte des letzten Jahrhunderts immer neue Variationen der Totipotenzdefinition, z. B. Kerntotipotenz[22], »assistierte« Totipotenz via carrier-Blastomere[23] oder tetraploide Embryoaggregation[24], Gameten-

---

15 Tachibana et al. 2013.
16 Jung 2013; Caesar 2013.
17 Murin: die Maus betreffend.
18 IPS: induzierte pluripotente Stammzellen; Takahashi/Yamanaka 2006.
19 Abad et al. 2013.
20 Jung 2013; Caesar 2013.
21 Gurdon/Byrne 2003; Tarkowski/Ozdzenski/Czolowska 2005; Van de Velde et al. 2008.
22 Gurdon/Byrne 2003.
23 Kelly 1977.
24 Nagy et al. 1993.

totipotenz[25], Totipotenz einer Zelle, die das Blastozystenstadium erreicht hat; dies wird hier abgekürzt mit »Totipotenz bis innere Zellmasse und Trophekto-derm«[26]. Diese Variationen werden in jüngsten Übersichtsartikeln gern als »weniger stringente«-Formen von Totipotenz zusammengefasst.[27] Für eine na-turwissenschaftlich zentrierte Bewertung, was Totipotenz eigentlich ist und ob sie auf neue Experimente und Entitäten übertragen werden kann, ist daher eine Analyse der Begriffsentwicklung unabdinglich. Diese soll auch klären, wie mit humanen Entitäten umgegangen werden soll, bei denen die klassische Nach-weismethode von Totipotenz nicht angewendet werden darf und somit Totipo-tenz weder sicher nachgewiesen noch ausgeschlossen werden kann.

2.   Historische Experimente der Entwicklungsbiologie

2.1   Die ersten Experimente an Wirbellosen und Froschlurchen

Die Grundlagen der Totipotenzdefinition gehen auf naturphilosophische Überlegungen und experimentelle Arbeiten aus dem späten 19. Jahrhundert zurück. Diese lösten das damals vorherrschende Konzept der Präformations-lehre ab, das sich unter anderem durch den Glauben an den Homunkulus, den vorgefertigten Menschen in den Keimzellen auszeichnete. Diese Miniaturaus-gabe eines Menschen, so die Vorstellung, bedurfte keiner Regulation, sondern nur noch des Wachstums.[28] Die sich etablierende Entwicklungsmechanik (oder auch Entwicklungsphysiologie genannt) brachte neben der Entdeckung der Totipotenz (nämlich der Neubildung des Ganzen aus einem seiner Teile) noch eine weitere Innovation hervor: Die Experimente wurden erstmals, wie aus der Physik abgeleitet, kausalanalytisch durchgeführt und schufen die Grundlage für modernes wissenschaftliches Arbeiten.

Der damals geprägte Totipotenzbegriff basierte auf Beobachtungen aus der Natur und zahlreichen Experimenten. So konnten Wissenschaftler vielen Arten von pflanzlichen Gewebszellen, insbesondere dem Thallus[29] der Kryptogamen[30], den Blättern und dem Kambium[31] spezifische ganzheitliche regenerative Fä-

---

25 Pesce/Anastassiadis/Schöler 1999; Pesce/Schöler 2000.
26 Tao/Niemann 2000; Ishiuchi/Torres-Padilla 2013; Macfarlan et al. 2012.
27 De Paepe et al. 2014; Condic 2013.
28 Alexandre 2001.
29 Thallus: vielzelliger Vegetationskörper bei Pflanzen und Pilzen, welcher nicht in Spross, Wurzel oder Blatt unterteilt ist.
30 Kryptogamen: Arten, deren sexuelle Vermehrung ohne Blüte stattfindet, z. B. Pilze, Flechten, Moose, Farne, Algen.
31 Kambium: Wachstumsschicht mit teilungsfähigen Zellen zwischen Rinde und Holz, vor allem bei Bäumen.

higkeiten zuordnen,[32] welche später auf das Tierreich übertragen wurden. Der deutsche Anatom und Embryologe Roux und der deutsche Biologe und Naturphilosoph Driesch untersuchten Ende des 19. Jahrhunderts die Regulationskapazitäten von Froschkeimen, Seescheiden- und Seeigelblastomeren in frühen Entwicklungsstadien. Driesch vereinzelte mit Hilfe einer speziellen Schütteltechnik die Blastomeren in frühen Entwicklungsstadien ohne diese zu verletzten.[33] Als Resultat sah er nicht wie Roux beim Froschkeim die Entwicklung von halben Teilen eines Tieres, sondern er erhielt die Ganzbildung vollständiger kleiner Larven – bei den Seeigeln werden diese auch Pluteuslarven genannt. Driesch setzte die Larvenstadien von Seescheiden und Seeigeln einem bereits vollständig entwickelten Lebewesen gleich. Obwohl der Begriff »Pluteuslarve« nach einem wenig weit entwickelten Stadium klingen mag, zeichnet sich die Pluteuslarve als nachembryonales und schwimmendes Vorstadium des Seeigels durch Mobilität und Nahrungsautonomie aus und kann damit als ein vollständiger Organismus gewertet werden.[34] Driesch beschreibt die frühesten Embryonalstadien der Seescheiden und Seeigel daher als ein harmonisch-äquipotentielles System.[35] Denn alle seine potentiell unabhängigen Teile, die für sich einen ganzen Organismus formen könnten, funktionieren so miteinander, dass sie auch zusammen die Fähigkeit besitzen, einen ganzen Organismus bilden zu können. Driesch sieht weiterhin, dass das Entwicklungspotential der vereinzelten Zellen zum ganzen Organismus abnimmt, je weiter die Entwicklung der zu teilenden Blastomeren schon in Richtung Pluripotenz fortgeschritten ist. Während 1/8[36], 1/16 oder 1/32 Blastomere noch unterschiedlich gut gastrulieren, sind vereinzelte Blastomeren, die aus einem Zellstadium über 32 Zellen gewonnen wurden, nicht mehr entwicklungsfähig.[37]

Basierend auf diesen Experimenten verschriftlicht Driesch in dem Lexikon von Roux 1912 die erste Definition von Totipotenz.[38]

> »Totipotenz ist das dem einer ganzen Eizelle gleichende Gestaltungsvermögen eines noch nicht oder erst sehr wenig spezifizierten Keimteiles, z.B. einer Furchungszelle, also das Vermögen ein ganzes Lebewesen zu entwickeln. Diese Potenz kann dem Teil primär, also typischerweise eigen sein (H. Driesch, E. Wilson) oder sie kann erst sekundär durch Störung und dadurch erweckte Regulation hervorgebracht werden,

---

32 Heidenhain 1923.
33 Driesch 1895; Driesch 1892.
34 Schacht 2014.
35 Herbst 1942.
36 Die Schreibweise 1/8 hat sich bei Experimenten um das Blastomerensplitting etabliert und bedeutet: eine von acht Blastomeren.
37 Herbst 1942.
38 Roux et al. 1912, 409–410.

somit atypisch sein (Roux). Zur letzteren Art gehört das Vermögen der Postgeneration.«[39]

Auf den zweiten Teil der Definition hatten hauptsächlich Experimente von Roux Einfluss. Bei seinen Untersuchungen am experimentell modifizierten Froschkeim konnte er die Entwicklung halber Froschlarven beobachten. Die von ihm beschriebene Analyse der Experimente hat sich jedoch später als fehlerhaft herausgestellt, da er die Blastomeren im Zweizellstadium nicht vereinzelte, sondern mit einer heißen Nadel »abtötete« und den Einfluss der überbleibenden Hälfte ignorierte bzw. als Postgenerationstotipotenz missinterpretierte.[40] Da diese Interpretation von Totipotenz nachweislich auf falschen Ergebnissen beruhte, soll sie hier von einer Diskussion ausgenommen werden.

Die Totipotenzdefinition nach Driesch & Roux nimmt Bezug auf eine einzelne Eizelle oder ein einzelnes Eizelläquivalent und verweist gleichzeitig auf die koordinierte Selbstorganisation zum Ganzen[41]. Indem Driesch & Roux auf den Begriff »Eizelle« rekurrieren, gehen sie davon aus, dass Totipotenz auf natürliche Weise entstehen kann. Diese natürlich vorkommende Totipotenz kann bei experimentell hervorgerufener Regulation als Referenz dienen.[42] Indem sie auch das Eizelläquivalent benennen, sagen sie andererseits, dass auch Zellen früher Blastomerenstadien, die wenig oder noch nicht spezifiziert sind, auf experimentell gezeigte Weise zu Totipotenz fähig sind. Die Fähigkeit zur Bildung eines ganzen Lebewesens setzt die intrinsische koordinierte Selbstorganisation zum Ganzen voraus. Im Gegensatz zu Roux geben für Driesch die Experimente vor allem Auskunft über die Grundlagen der normalen Entwicklung. Doch auch er hat schon ein Bewusstsein dafür, dass jeder experimentelle Eingriff zu einer Störung und zu einem gewissen Grad an Artifizialität führen kann, so berichtet er z.B. vom Fehlen minderer Organe wie Augenpaare.[43] Dies spiegelt für ihn jedoch nicht die normale Entwicklung wider. Driesch und Roux schufen damit 1912 eine Totipotenzdefinition, die bis heute vollständige Gültigkeit besitzt. Und angesichts des zweiten Absatzes der Definition erscheint es beinahe so, dass diese mit visionärer Kraft geschrieben worden ist, denn auf heutige Techniken wie die der Reprogrammierung scheint er erstaunlich zutreffend zu sein, auch wenn diese in einem anderen Kontext stehen.

---

39 Roux et al. 1912, 311–312; Postgeneration: ist die nachträgliche vollständige oder nicht vollständige Ergänzung der infolge von Abtötung eines Eiteiles zuerst gebildeten Hemiembryonen, Viertelembryonen oder anderer Teilgebilde.
40 McClendon 1910; Roux 1888.
41 Zum Ganzen: im Sinne von »zu einem ganzen Organismus«.
42 Zum Natürlichkeitsgedanken totipotenter Entitäten vergleiche Advena-Regnery in diesem Band, 223–250.
43 Driesch 1895.

2.2 Blastomerensplitting bei Säugetieren

Erst Anfang der 1950er Jahre fand die entwicklungsbiologische Forschung Anwendung auf Säugetiere. Zur Analyse des Entwicklungspotentials früher Blastomerenstadien wurden die klassischen Vereinzelungsexperimente, die auch als Blastomerensplitting bezeichnet werden, durchgeführt. Hierzu wurden Blastomeren früher Embryonalstadien aus dem Verband vereinzelt und mit oder ohne *Zona pellucida*[44] in ein Spendertier übertragen. Erste Vereinzelungsversuche unternahmen Nicholas & Hall 1942 an Ratten.[45] Jedoch entwickelte sich keine der implantierten Blastomeren über den 10. Embryonaltag hinaus. Nicholas & Hall konnten die Entwicklung von vereinzelten Blastomeren also nur bis zu einem frühen Embryonalstadium zeigen. Seidel konnte 1952 zeigen, dass er durch Vereinzelung und Implantation von jeweils einer Kaninchenblastomere des 2-Zellstadiums in ein Spendertier lebendgeborene Tiere erhielt.[46] Er konnte damit das von Driesch an Wirbellosen durchgeführte Experiment bei Säugetieren etablieren. Dieses klassische Vereinzelungsexperiment fand bei vielen Säugetierspezies Anwendung. So ist gezeigt worden, dass bei der Spezies Maus sich nur vereinzelte Blastomeren des 2-Zellstadiums (1/2) zu einem geborenen Tier entwickeln[47], bei der Spezies Kuh[48] und Pferd[49] vereinzelte Blastomeren des 4-Zellstadiums (1/4) ganze Tiere hervorbringen können, während bei den Spezies Schaf[50], Kaninchen[51] und Schwein[52] sogar noch vereinzelte Blastomere aus dem 8-Zellstadium (1/8) in der Lage sind, normale Nachkommen zu produzieren. Das totipotente Entwicklungsvermögen vereinzelter Blastomere je Entwicklungsstadium schwankt also von Spezies zu Spezies. Die Überführung der isolierten Blastomere in eine *Zona pellucida* vor der Übertragung in einen Uterus hat sich als Schutz vor früher Resorption herausgestellt und ermöglicht damit erst eine vollständige Embryonalentwicklung.[53] Ein noch genaueres Studium der Totipotenz einzelner Blastomere stellt die Übertragung *aller* Blastomere eines 2- oder Mehrzellstadiums in ein Spendertier dar. Nach anfänglichen Experimenten an vereinzelten Blastomeren wurde festgestellt, dass das Ent-

---

44 Zona pellucida: eine Schutzhülle der Eizelle zwischen Zellmembran und Follikelepithelzellen, die eine entscheidende Rolle bei der Befruchtung spielt.
45 Nicholas/Hall 1942.
46 Seidel 1952.
47 Tarkowski 1959; Papaioannou/Mkandawire/Biggers 1989.
48 Johnson et al. 1995.
49 Allen/Pashen 1984.
50 Willadsen 1989.
51 Moore/Adams/Rowson 1968.
52 Saito/Niemann 1991.
53 Modliński 1970; Moore/Polge/Rowson 1969; Bronson/McLaren 1970; Trounson/Moore 1974.

wicklungspotential dieser Blastomeren von Spezies zu Spezies verschieden ist und auch innerhalb der einzelnen frühen Blastomerengruppen variiert. Von der Spezies Schaf oder Kuh grenzt sich die Spezies Maus dadurch ab, dass jede Blastomere des 2-Zellstadiums, jedoch nicht mehr des 4- oder 8-Zellstadiums totipotent ist.[54] Als Resultat der Übertragung beider 2-Zellblastomere wurden monozygotische Zwillinge nachgewiesen.[55] Bei der Spezies Schaf wurden aus vereinzelten 4-Zellblastomeren Drillinge (3 von 4 Tieren) geboren.[56] Nur bei der Spezies Kuh wurde die Geburt von Vierlingen aus vereinzelten Blastomeren des 4-Zellstadiums publiziert.[57]

Mit der experimentellen Etablierung des Blastomerensplittings, welches auf den Driesch'schen Vereinzelungsexperimenten basiert, wurden bei Säugetieren die Grundlagen für die Aufklärung vieler entwicklungsbiologischer Fragestellungen gelegt. Auf die Experimente von Nicholas & Hall findet die Totipotenzdefinition im Sinne von Driesch & Roux keine Anwendung, denn ein früher Embryo stellt noch keine autonome Lebensform im biologischen Sinne dar und ein Entwicklungsstillstand lässt nicht auf ein totipotentes Potential rückschließen. Dennoch orientieren sich die Autoren Nicholas & Hall an dem von Driesch & Roux philosophisch geprägten Totipotenzbegriff und gehen so nach eigenen Aussagen für die Rattenblastomere von einem harmonisch-äquipotentiellen System aus, welches durch beginnende Entwicklung sichtbar wird, jedoch durch experimentelle Hindernisse zum Stillstand kommt.[58] Der Totipotenzdefinition nach Driesch & Roux konnte erst durch die Experimente von Seidel hinzugefügt werden, dass eine koordinierte Entwicklung zu einem ganzen Lebewesen für den Fall eines Säugetiers bedeutet, dass dieses geboren wird. Die Betrachtung der Entwicklungsfähigkeit bis zur Geburt setzte sich in Experimenten, die das Entwicklungspotential früher Blastomerenstadien klären sollten, zunehmend durch.[59] Erst mit der Geburt erlangt das Neugeborene Unabhängigkeit von der mütterlichen Nahrungsversorgung. Die Entwicklung aus einer Zelle bis zur Geburt schließt natürlicherweise auch die Bildung embryonaler und extraembryonaler Gewebe mit ein, welche im Blastozystenstadium mit der Bildung von innerer Zellmasse[60] und Trophektoderm[61] beginnt. Dies kann somit als nicht

---

54 Tarkowski 1959; Tsunoda/McLaren 1983; Kim et al. 1990; Rossant 1976.
55 Tsunoda/McLaren 1983; Moustafa/Hahn 1978.
56 Willadsen/Fehilly 1983.
57 Johnson et al. 1995; Willadsen/Polge 1981.
58 Nicholas/Hall 1942.
59 Tarkowski/Wroblewska 1967.
60 Innere Zellmasse: eine Ansammlung von Zellen im Blastozystenstadium, aus denen der spätere Embryo wird.
61 Trophektoderm: äußere Zellschicht der Blastozyste, aus der sich die Plazenta und die Nabelschnur entwickeln.

genannter Bestandteil der Totipotenzdefinition verstanden werden, weil dies ein notwendiger Vorgang der Entwicklungsabfolge zum ganzen Säugetier ist.

Das Vorhandensein der Totipotenz in frühen Blastomerenzellen unterliegt speziesabhängigen Unterschieden, welche sich auch als Unterschiede in der frühen Embryonalentwicklung manifestieren. So variiert zwischen den Spezies die Größe der Eizellen, die Teilungsrate, die Länge der gesamten Präimplantationsphase, die Zellanzahl, welche in der präimplantierten Blastozyste vorhanden ist und der Zeitpunkt, zu dem die zygotische Genaktivierung startet.[62] Während bei der Maus die zygotische Genaktivierung sehr früh im 2-Zellstadium stattfindet,[63] erfolgt sie bei der Spezies Schwein[64] ebenso wie beim Menschen[65] im 4-Zellstadium und bei der Spezies Kuh im 8-Zellstadium[66]. Darüber, ob es einen korrelativen Zusammenhang zwischen dem Zeitpunkt der zygotischen Genaktivierung und dem Verlust der Totipotenz gibt, kann nur spekuliert werden. Zumindest in den Spezies Maus und Kuh, die einmal sehr früh im 2-Zellstadium und einmal sehr spät im 8-Zellstadium die zygotische Genaktivierung und damit auch den Abbau des maternalen Pools von RNAs starten, scheint dieser Abbau maternaler RNAs und die Neusynthese embryoeigener Gene mit dem Verlust der Totipotenz im jeweiligen Stadium zu korrelieren. Dies könnte auf einen Zusammenhang zwischen Totipotenz und dem Vorhandensein eines größtmöglichen Pools maternaler RNAs hindeuten.

Der Fakt, dass im 4- oder 8-Zellstadium nur noch einzelne und nicht mehr alle Blastomeren zur Entwicklung eines ganzen Organismus fähig sind, deckt sich mit Daten aus der *in vitro*-Embryonalentwicklung. Diese Daten zeigen, dass obgleich es keine morphologischen Unterschiede zwischen den Blastomeren in den frühen Embryonalstadien gibt und diese anfangs auch das gleiche regulierende Potential hinsichtlich ihrer entwicklungsbiologischen Plastizität besitzen, sie sich doch auf molekularer Ebene unterscheiden.[67] Einige Arbeitsgruppen berichten von einer Predetermination bereits einzelner Blastomere im 4-Zellstadium im Hinblick auf ihre Entwicklungstendenz zu innerer Zellmasse und Trophektoderm.[68] Andere berichten von einer unterschiedlichen Verteilung für die Embryonalentwicklung wichtiger Hormone und Proteine. So korreliert unter anderem die Zellkernimport und -exportkinetik des Stammzellmarkers Oct4 mit der Zellanzahl, die zu innerer Zellmasse entsendet werden.[69] Jedoch ist

62 Telford/Watson/Schultz 1990.
63 Schultz 1993.
64 Telford/Watson/Schultz 1990.
65 Braude/Bolton/Moore 1988.
66 Telford/Watson/Schultz 1990.
67 Zernicka-Goetz 2011.
68 Piotrowska-Nitsche et al. 2005.
69 Antczak/Van Blerkom 1997; Plachta et al. 2011.

die Phase der Totipotenz einer Zelle ein so komplexer Zellzustand, dass er
vermutlich von einer Vielzahl weiterer bisher noch unbekannter Faktoren abhängt; daher bleiben die hier gemachten Zusammenhänge bisher spekulativ.

2.3   Die kompetenten Zellkerne – der somatische Zellkerntransfer

Neben diesen klassischen Experimenten führen auch die somatischen Kern-
transplantationsexperimente, die in den 1960er Jahren von Briggs & King und
Gurdon an Amphibien entwickelt wurden, zur Bildung eines ganzen Organismus. Im Gegensatz zum Blastomerensplitting wird hier keine Zelle vereinzelt,
sondern es wird ein Einzellembryo durch die Einführung eines somatischen
Zellkernes in eine entkernte Eizelle neu hergestellt.[70] Da solche einzelligen
Kerntransfer-Embryonen auch das Potential besitzen, ein ganzes Lebewesen
hervorzubringen, können sie als totipotent definiert werden. Im Gegensatz zum
Blastomerensplitting der Säugetiere basieren die Kerntransplantationsexperi-
mente jedoch auf einer völlig anderen Fragestellung, die bis ins 19. Jahrhundert
zurück zu Roux und Weismann reicht: was passiert mit den sogenannten Determinanten (Erbanlagen) während der Entwicklung einer befruchteten totipotenten Eizelle zum differenzierten Embryo?[71] Weismann postulierte eine
differentielle Verteilung aller angelegten Determinanten auf die Tochterzellen
während der embryonalen Mitosen.[72] Im Lichte der Totipotenzdefinition von
Driesch & Roux wurde die Frage danach, was während der Differenzierung mit
dem Zellkern passiert in die Frage umformuliert, ob ein differenzierter Zellkern
noch Totipotenz vermitteln kann. Briggs & King konnten 1952 erstmals Zellkerne aus den Blastomeren von Wirbeltieren, im Speziellen der Froschart *Rana
pipiens* in entkernte Eizellen transplantieren und damit die Technik des somatischen Kerntransfers etablieren.[73] Zunächst entwickelten sich die komplettierten Eizellen zu Embryonen, später auch zu schwimmenden Kaulquappen.[74]
Briggs & King konnten folgende Beobachtung machen: je weiter die zu trans-
plantierenden Zellkerne bereits in ihrer Entwicklung fortgeschritten waren (z. B.

---

70 Gurdon/Byrne 2003; Briggs/King 1952.
71 Weismann 1893.
72 Die Keimplasmatheorie von August Weismann (1834–1914) war eine »Theorie der Verer-
    bung«, deren wichtigster Fortschritt die Trennung von Keim- und Körperzellen war. Weis-
    mann nahm an, dass die Vererbung auf der Übertragung einer chromosomalen Kernsub-
    stanz mit spezifischer molekularer Struktur beginnt. Dies bezeichnete er als Keimplasma mit
    unsichtbaren »Determinanten« = Anlagen. Die materiellen Träger des Keimplasmas, die
    Chromosomen bezeichnete er als Idanten. Die Möglichkeit epigenetischer Regulation oder
    die Einwirkung instruktiver Außenfaktoren sah er nicht vor.
73 Gurdon/Byrne 2003; Briggs/King 1952.
74 Briggs/King 1952.

über das Gastrula-Stadium hinaus), desto geringer waren die Erfolgsaussichten, dass diese Zellkerne mit Hilfe des Eizellzytoplasmas Klone produzieren konnten.[75] Im Jahre 1958 konnte Gurdon an einer anderen Froschart, namentlich *Xenopus laevis*, die Zellkerne aus differenzierten Darmzellen isolieren und damit erstmals adulte Frösche entwickeln.[76] Zellkerne aus anderen differenzierten Geweben wie Lunge, Herz oder Leber konnten jedoch nur die Entwicklung bis zum Kaulquappenstadium mit geringer Effizienz starten.[77] Es scheint so, dass es sich bei der Spezies Frosch mit insgesamt 46 Reifestadien und einer Metamorphose um ein so komplexes Lebenssystem handelt, dass der Neustart einer Entwicklung an besondere Bedingungen geknüpft ist.

Die Etablierung des somatischen Kerntransfers bei Säugetieren wurde lange dadurch gehindert, dass eine Säugetiereizelle nur 0,1 % der Größe einer Amphibieneizelle entspricht.[78] Erst mit der Entwicklung von Mikromanipulationstechniken konnten die somatischen Kerntransferexperimente an Säugetieren etabliert werden. Während die Spezies Maus 1983, die Spezies Schaf 1986 und die Spezies Rind 1987 sowie viele andere Spezies später erfolgreich aus adulten Zellen geklont wurden, gibt es einige Spezies, wie Huhn oder Rhesusaffe, die bislang als schwer zu klonen gelten.[79]

Es stellt sich nun die Frage, wie die begriffliche Auslegung »Kerntotipotenz« bezogen auf die Totipotenzdefinition von Driesch & Roux zu bewerten ist. Mit dem auf diesen Experimenten basierenden Begriff der Kerntotipotenz liegt der Fokus nicht auf einer Zelle, sondern auf einem Zellkern. Diese erste Unschärfe in der Auslegung des Totipotenzbegriffes stammt nicht von den Autoren der Originalartikel, sondern wurde erst in späteren Übersichts-Artikeln und Lehrbüchern aufgegriffen.[80] Gurdon selbst unterschied nur nach in der Entwicklungsfähigkeit limitierten und nicht limitierten Zellkernen, also Zellkernen, die in der Lage waren, mit Hilfe einer entkernten Eizelle die Entwicklung zum Frosch in Gang zu setzen oder nicht. Aus heutiger Sicht sind die Ursachen für ein Nicht-in-Gang-Setzen einer Entwicklung eher in epigenetischer[81] Fehlprogrammierung des Erbgutes zu suchen.[82] Obwohl über die genauen Mechanismen dieser Regulation wenig bekannt ist, spricht einiges dafür. Denn zum Beispiel kann durch

---

75 Briggs/King 1957.
76 Fischberg/Gurdon/Elsdale 1958; Gurdon 1962.
77 Gurdon/Byrne 2003.
78 Ibid.
79 Sparman/Tachibana/Mitalipov 2010; Liu et al. 2004.
80 Gurdon/Byrne 2003; Gilbert 2000; McKinnell/Di Berardino 1999.
81 Epigenetik beschäftigt sich mit Mechanismen, die ohne eine Änderung der DNA-Sequenz die Genaktivität regulieren (DNA-Methylierung, Histonmodifikation).
82 Rideout/Eggan/Jaenisch 2001.

den Einsatz von histonmodifizierenden Agenzien[83] die Effizienzrate des somatischen Kerntransfers um ein Vielfaches erhöht werden.[84] Genaugenommen ist jedoch der Begriff »Kerntotipotenz« in der Art irreführend, dass ohne den Beitrag der entkernten Eizelle eine Reprogrammierung und anschließende Entwicklung in keinem Falle möglich wäre. Totipotenz liegt somit erst mit der Einführung des an sich nicht totipotenten somatischen Zellkernes in eine entkernte, ebenfalls nicht totipotente Eizelle vor. Auf die experimentelle Technik des somatischen Zellkerntransfers kann die Totipotenzdefinition nach Driesch & Roux durchaus Anwendung finden.

2.4   »Assistierte« Totipotenz via carrier-Blastomeren[85]

Unter dem Punkt »Assistierte« Totipotenz wird in diesem Beitrag mögliche Totipotenz diskutiert, die erst und nur unter Zuhilfenahme zusätzlicher Zellen erreicht wird. Neben rein unterstützenden Maßnahmen, wie z. B. der Transfer in eine neue *Zona pellucida*, soll es hier um Hilfszellen gehen, ohne die ein Organismus nicht entstehen könnte, entweder durch einen Beitrag dieser Hilfszellen zu innerer Zellmasse oder den trophektodermalen Geweben. Diese Hilfszellen werden hier in Anlehnung an die Publikation von Kelly 1977 als carrier-Zellen oder carrier-Blastomeren bezeichnet.

2.4.1   Genetisch distinkte carrier-Blastomere

Mausblastomeren sind nachgewiesen nur bis zum 2-Zellstadium totipotent.[86] Keine isolierten Mausblastomeren des 4- oder 8-Zellstadiums können sich aus sich heraus zu einem ganzen Tier entwickeln. Mögliche Gründe hierfür konnte Rossant im Jahr 1976 durch *in vitro*-Experimente aufzeigen: isolierte Blastomere des 4- oder 8-Zellstadiums starten zum selben Zeitpunkt die Blastozystenformierung wie die intakten Embryonen.[87] Die Schlussfolgerung ist, dass bei einer isolierten 4-Zellblastomere der Spezies Maus für die Bildung der inneren Zellmasse, die im regulären 8-Zellstadium mit der Kompaktation beginnt und im 16-Zellstadium mit der differentiellen Teilung weitergeführt wird, nicht genug Gesamtzellen vorhanden sind (genaugenommen nur ein Viertel der Ausgangs-

---

83 Histonmodifizierende Agenzien: Agenzien, die für chemische Veränderungen an Histonen verantwortlich sind und u. a. einen Einfluß auf die RNA-Biosynthese haben.
84 Zhao et al. 2010; Kishigami et al. 2006; Iager et al. 2008.
85 Kelly 1977.
86 Tarkowski 1959.
87 Rossant 1976.

zellen), um genügend Zellen in die innere Zellmasse entsenden zu können.[88] Denn nach dem Positionsmodell von Tarkowski & Wroblewska aus dem Jahr 1967 entstehen die Zellen der inneren Zellmasse durch differentielle Teilungen, die entweder zwei äußere Zellen hervorbringen können (polar und polar) oder eine äußere und eine innere (polar und apolar).[89] Wird die Anzahl der Zellen, die von anderen Zellen umgeben werden können, immer kleiner, führt dies zu einer immer kleiner werdenden inneren Zellmasse und im Extremfall ausschließlich zu trophoblastischen Vesikeln mit dem Resultat eines Entwicklungsstillstandes.[90] Nach einem Verpackungsmodell von Izquierdo & Ortiz werden mindestens 17 Zellen benötigt, damit eine Zelle umschlossen werden kann.[91] Snow schlug im Jahr 1976 eine Minimalzellanzahl für eine funktionale innere Zellmasse im Blastozystenstadium zwischen 4 und 8 Zellen vor.[92]

Isolierte 4- oder 8-Zellblastomere der Maus sind von sich aus also nicht mehr totipotent. Sie können jedoch unter Reassoziation mit genetisch distinkten carrier-Blastomeren das Potential zur Bildung eines ganzen Tieres wiedererlangen.[93] Durch genetische Variationen an spezifischen Genloci[94] kann die Integration der eigentlichen Blastomere in die verschiedenen Gewebe über Zellmarker verfolgt werden. Hillman & Kollegen konnten 1972 zeigen, dass die in einem Zellaggregat innenliegenden Zellen sowohl zu innerer Zellmasse als auch Trophoblasten[95] der resultierenden Blastozyste beitragen können.[96] Das Schicksal der einzelnen Zellen wird also durch die Position dieser im Zellaggregat bestimmt. Auch die Experimente von Kelly 1977 unterstützen diese Argumentation. Werden die carrier-Blastomere außen und die vereinzelten Blastomere innen im Zellverband aggregiert, entstehen Embryonen, die im Embryo selbst, im Dottersack und im Trophoblast Chimäre sind, d. h. die vereinzelten Blastomeren wurden nicht in ihrer Entwicklungskapazität in dem Sinne eingeschränkt, dass sie entweder nur noch Anteile zu embryonalen oder extraembryonalen Anlagen leisten können.[97] Der Prozentsatz des Chimärismus[98] kann dabei schwanken.[99]

88　Tarkowski/Wroblewska 1967.
89　Ibid.
90　Ibid.
91　Izquierdo/Ortiz 1975.
92　Snow 1976.
93　Kelly 1977.
94　Genlocus: Genort; bezeichnet die genaue Lage eines bestimmten Gens oder einer bestimmten genetisch wirksamen Signalstruktur auf einem Chromosom.
95　Trophoblast: äußere Schicht der Blastozyste, welche die Implantation des Embryos vermittelt.
96　Hillman/Sherman/Graham 1972.
97　Kelly. 1977.
98　Chimär: ein aus genetisch verschiedenen Zellen oder Geweben bestehender Organismus.
99　Kelly 1977.

2.4.2 Parthenogenetische carrier-Blastomeren

Als Quelle für die Aggregation mit vereinzelten Blastomeren wurden auch parthenogenetisch abgeleitete frühe Blastomerenstadien verwendet.[100] Parthenogenetisch aktivierte Eizellen der Spezies Maus können sich *in vitro* mit gleicher Effizienz bis zum Blastozystenstadium und *in vivo* bis zum Embryonaltag 10 entwickeln, jedoch nicht bis zur Geburt.[101] Der Hauptgrund für dieses Unvermögen liegt in der epigenetischen Modifikation der DNA. Im Speziellen ist der als genomisches Imprinting[102] bezeichnete Vorgang für das Silencing[103] von Genen verantwortlich, die nicht vom maternalen Allel, sondern vom paternalen Allel exprimiert werden sollen. Die das paternale Imprinting tragenden Allele fehlen allerdings in parthenogenetisch generierten Embryonen.[104] Eines von diesen ca. 70 betroffenen Genen ist z. B. der Wachstumsfaktor Igf2, welcher ausschließlich vom vererbten paternalen Chromosom exprimiert wird.[105]

Tsunoda & Kollegen konnten für die Spezies Maus zeigen, dass bei einer Aggregation von vereinzelten 8-Zellblastomeren mit parthenogenetischen 4-Zellblastomeren lebende Tiere mit einer Effizienz von bis zu 33 % geboren wurden.[106] Auch Pinyopummin & Kollegen erhielten ebenfalls mit einer Geburteneffizienz von bis zu 17 % lebende Mäuse.[107] Weiterhin sahen sie keine Auswirkungen auf die Geburtenrate dahingehend, ob als zu aggregierende Blastomere eine des 2-, 4- oder 8-Zellstadiums zum Einsatz kam,[108] so dass davon ausgegangen werden kann, dass diese Zellen in diesem Experimentansatz noch genug eigene Regulationskapazität besaßen, um mit Hilfe der parthenogenetischen Zellen lebende Mäuse hervorzubringen.

2.4.3 Tetraploide[109] carrier-Blastomeren (tetraploide Embryoaggregation)

Eine andere Variante der konstruierten Embryoaggregation basiert auf der Entdeckung, dass in tetraploiden Embryonen die innere Zellmasse völlig unzureichend ausgebildet wird, zunehmend verkümmert und als Resultat im we-

---

100 Tsunoda et al. 1987; Pinyopummin et al. 1994.
101 Kaufman/Barton/Surani 1977; Surani et al. 1990.
102 Genomisches Imprinting: geschlechtsspezifische Ausprägung einer genetischen Anlage trotz gleicher DNA-Sequenz. Die genomische Prägung der Gene erfolgt bereits während der Keimzellbildung und führt zu unterschiedlicher Genexpression in Abhängigkeit davon, ob das Allel (Genvariante) von Mutter oder Vater stammt.
103 Gen-Silencing: Genstilllegung, diese führt zu verminderter Genaktivität.
104 Brevini/Gandolfi 2008; Surani 2001.
105 Miyoshi et al. 2006.
106 Tsunoda et al. 1987.
107 Pinyopummin et al. 1994.
108 Ibid.
109 Tetraploid: vierfacher Chromosomensatz.

sentlichen nur trophoblastische Vesikel entstehen.[110] Obwohl in Einzelfällen von einer Entwicklung der tetraploiden Embryonen bis zur Geburt die Rede war,[111] konnte Tarkowski 1977 zeigen, dass die post-implantative Embryonalentwicklung bis zum Embryonaltag 8 normal verlief, es danach aber bei allen tetraploiden Embryonen zu einem Entwicklungsstillstand kam.[112] Der Grund hierfür war ein Entwicklungsarrest des Embryoblasts[113], während die extraembryonischen Gewebe am wenigsten betroffen waren.[114] Nagy aus der Arbeitsgruppe Rossant komplettierte 1990 vereinzelte diploide ES-Zellen mit tetraploiden Zellen des 4-Zell-Stadiums.[115] Da ES-Zellen kaum trophektodermales Gewebe bilden und tetraploide Zellen kaum innere Zellmasse, bestehen viele, jedoch nicht alle Chimäre fast ausschließlich aus den aggregierten ES-Zellen.[116] Da sich hiermit gezeigt hat, dass sie zwar alle Zellen des Körpers, jedoch nicht trophektodermale Strukturen bilden können, hat sich das Experiment als ein wichtiger Nachweis der Pluripotenz von Zellen etabliert.[117] Dennoch gibt es Berichte von gelegentlicher Beteiligung der eingebrachten ES-Zellen an trophektodermalen Strukturen.[118] Mit Hilfe der tetraploiden Embryoaggregation konnte Tarkowski die Entwicklungsfähigkeit von isolierten 8- und 16-Zellblastomeren der Spezies Maus bis zur Geburt nachweisen und bezeichnet dies als Totipotenz in einem eingeschränkten Sinne.[119]

Alle drei Aggregationsmöglichkeiten (genetisch distinkte, parthenogenetische und tetraploide carrier-Blastomere) zeigen, dass das Ermöglichen der Entwicklung zu einem ganzen Organismus von dem Zusammenführen zweier im Grunde genommener allein nicht zur Totipotenz entwicklungsfähiger Zellkomponenten abhängt. Es sind die nicht mehr totipotenten Blastomeren des 4-, 8- oder 16-Zellstadiums oder die pluripotenten embryonalen Stammzellen der inneren Zellmasse. Aber selbst die »naiven« pluripotenten[120] Zellen der inneren Zellmasse, von denen die ES-Zellen abstammen und die im frühen Stadium in

---

110 Tarkowski/Witkowska/Opas 1977; Carr 1971.
111 Snow 1975; Golbus et al. 1976.
112 Tarkowski/Witkowska/Opas 1977.
113 Embryoblast: Teil der Blastozyste, aus dem der spätere Embryo hervorgeht.
114 Tarkowski/Witkowska/Opas 1977.
115 Nagy et al. 1990.
116 Ibid.
117 Vgl. Cantz in diesem Band, 57–58.
118 Nagy et al. 1990; Beddington/Robertson 1989.
119 Tarkowski/Ozdzenski/Czolowska 2005: »Although the classic definition of totipotency does not fully apply in this situation, the extraordinary ability of these isolated blastomeres to give rise to a complete fertile animal, justifies the usage of the word totipotency, though in the restricted meaning of this term.«
120 Naive Pluripotenz (naive pluripotency) ist die natürlich vorkommende Form von Pluripotenz der inneren Zellmasse, wohingegen geprägte Pluripotenz (primed pluripotency) den Status der Epiblastzellen kennzeichnet; Nichols/Smith 2009, 487–492.

einer Blastozysteninjektion noch zu einem minimalen Anteil zu extraembryonalem Gewebe beitragen können, können sich von sich heraus nicht implantieren und entwickeln.[121] Damit ist nachgewiesen, dass diese naiven Zellen nicht mehr totipotent sind.

Während genetisch distinkte carrier-Blastomere als ein 4-Zellaggregat sich vermutlich durchaus entwickeln könnten, bleibt das eigentliche Potential der getesteten vereinzelten 4- oder 8-Zellblastomere in diesem Aggregat ungeklärt, da der Einfluss des carrier-Blastomeraggregates auf die vereinzelte Blastomere nicht eingeschätzt werden kann. Von den Autoren wurde kein Versuch unternommen, dies experimentell zu klären. Da das genetisch distinkte carrier-Zellaggregat hinsichtlich der Entwicklungsfähigkeit zum ganzen Organsimus keine »Rettung« benötigt, weil es aus sich heraus auch entwicklungsfähig wäre, können über die Einzelleistungen der vereinzelten Blastomere in diesem Aggregat keine Aussagen abgeleitet werden. Zudem wäre ohnehin ein Ausschlusskriterium für Totipotenz, dass es sich hierbei um ein Zellaggregat handelt und nicht um Einzelzellen. Die Totipotenzdefinition nach Driesch & Roux ist hier folglich nicht anwendbar.

Die parthenogenetischen und tetraploiden carrier-Zellen unterscheiden sich von den genetisch distinkten carrier-Zellen dahingehend, dass sie allein keine koordinierte Ganzheitsbildung vollbringen könnten. Auch wenn eine anfänglich parthenogenetische oder tetraploide Entwicklung startet, findet die parthenogenetische Entwicklung aufgrund der fehlenden paternalen Gene, deren Expression über genomisches Imprinting geregelt ist, einen Stillstand. Studien aus parthenogenetisch-diploiden Chimären haben gezeigt, dass die parthenogenetischen Zellen zwar zu innerer Zellmasse und Trophektoderm beitragen können, dass sie während der weiteren fetalen Entwicklung jedoch schrittweise eliminiert werden.[122] Zunächst werden die parthenogenetischen Zellen der extraembryonalen, später auch von Teilen der embryonischen Gewebe selektiert.[123] Auch bei den tetraploiden Embryonen entwickelt sich das Trophektoderm zwar, embryonale Strukturen nach der Gastrulation werden jedoch unvollständig gebildet, was ebenfalls zu einem Entwicklungsarrest führt.[124] Auch wenn beide Formen von Zellaggregaten mittels vereinzelter früher normal diploider Blastomeren in dem Sinne »gerettet« werden können, dass am Ende der Entwicklung ein geborenes Tier steht, ist es dennoch wie im obigen Fall eine Gemeinschaftsleistung mehrerer Zellen. Diese Gemeinschaftsleistung ist möglich, weil frühe Säugetierembryonen *per se* hohe regulative Fähigkeiten besitzen. Dieses

---

121 Gardner/Johnson 1972; Gardner 1985.
122 Nagy et al. 1987; Clarke et al. 1988.
123 Nagy et al. 1987; Clarke et al. 1988.
124 Nagy/Rossant 2001.

hohe Regulationspotential lässt sich sogar auf diploid-parthenogenetische sowie auf diploid-tetraploide Chimären übertragen, wo eine Selektion der im Ploidiegrad benachteiligten Zellen stattfindet. Dennoch kann auch hier die Totipotenzdefinition nach Driesch & Roux keine Anwendung finden, da sich diese nur auf Einzelzellen bezieht. Nicht abzusprechen sind jedoch die gemeinschaftlichen Regulationskapazitäten des chimären Zellaggregates, oft nur weniger Zellen, sich neu zu arrangieren und eine Entwicklung bis zur Geburt zu vollbringen. Darüber, welches Potential die einzelnen Zellen in einem Zellaggregat zur Entwicklung des Ganzen beisteuern, kann nur spekuliert werden. Angesichts dieser Entwicklungsfähigkeit zu einem ganzen Organismus aus einem artifiziell kombinierten Zellgebilde wäre die Einführung eines adäquaten Terminus ähnlich dem Totipotenzbegriff möglicherweise angebracht.

2.5 Gametentotipotenz

Unter Gametentotipotenz oder auch »Totipotenzzyklus der Keimbahn« wird die Fokussierung des Totipotenzbegriffes auf die Unsterblichkeit der Keimbahnzellen bezeichnet.[125] Diese Unsterblichkeit der Keimbahnzellen manifestiert sich nicht nur auf natürliche Weise in der Keimzellgenese. Auch die Generierung von funktionsfähigen Keimzellen aus Stammzellen wie z. B. iPS-Zellen rückt immer mehr in den Fokus des wissenschaftlichen Interesses. Experimentelle Arbeiten zur Differenzierung von ES-Zellen oder reprogrammierten iPS-Zellen in Gameten bzw. Gametenvorläuferzellen finden gegenwärtig mit dem Ziel Anwendung, Infertilitätsmechanismen zu erforschen oder auch neue Kontrazeptiva zu entwickeln.[126]

Keimbahnzellen besitzen generell einen hohen Status, denn sie »übertragen« die genetische Information auf die nächste Generation.[127] Die natürliche Entwicklung von Keimzellen ist ein mehrstufiger komplexer biologischer Vorgang und ist in der Maus durch folgende Entwicklungsstadien charakterisiert: Spezifizierung, Einwanderung in die Keimleisten, Geschlechtsdifferenzierung und Gametogenese nach der Geburt.[128] Durch aktuelle Arbeiten in der Spezies Maus konnten mittels einer kombinierten experimentellen Strategie von *in vitro*-Differenzierung und Transplantionsexperimenten die Differenzierung zu funktionsfähigen primordialen Keimzellen[129] für beide Geschlechter nachge-

---

125 Heinemann 2005, 91; siehe dazu auch Heinemann in diesem Band, 290.
126 Park et al. 2009.
127 McLaren 2003.
128 Pesce/Schöler 2000.
129 Primordiale Keimzellen: Vorläuferzellen reifer Gameten, Urkeimzellen.

wiesen werden.[130] Dennoch bleibt bislang ungeklärt, wie die Herstellung funktionaler[131] Spermien und Eizellen *in vitro* zu verwirklichen ist. Die Induktion von humanen primordialen Keimzellen und eine Differenzierung bis zu einem Zustand, der als spermatoid- oder follikelähnlich bezeichnet werden kann, ist ebenfalls möglich.[132] Die Analyse des Zellzustandes erfolgt ausschließlich anhand eines zelltypischen Genexpressionsprofiles.[133] Die Klärung der Frage, ob diese spermatoid- oder follikelähnlichen Zellen funktionsfähig sind, kann nicht beantwortet werden. Die alternative Forschung an den systematisch nahestehenden Menschenaffen gestaltet sich schwierig, da von diesen bislang keine pluripotenten Stammzellen isoliert werden konnten. Bei nichthumanen Primaten berichten erste Publikationen von der *in vitro*-Differenzierung zu Keimzellen.[134]

Die hier vorgestellte Gametentotipotenz basiert auf der Vorstellung, dass sich funktionsfähige Keimzellen *in vitro* vollständig von pluripotenten Zellen wie z. B. ES-, Epiblast oder iPS-Zellen ableiten lassen würden. Aktuelle Publikationen zeigen, dass diese Vorstellung derzeit experimentell nicht realisierbar ist und die Ableitung von funktionsfähigen Keimzellen nur mittels einer kombinierten *in vitro-/in vivo*-Methode im Mausmodell möglich ist.[135] Ein Grund hierfür ist sicherlich, dass die Keimzellgenese ein mehrstufiger und sehr komplexer Entwicklungsprozess ist, der sicherstellen soll, dass nur vollständig entwickelte und gereifte Keimzellen die Basis für eine neue Generation bilden sollen.

Angenommen, die vollständige *in vitro*-Differenzierung zu Keimzellen wäre technisch möglich, würde sich Totipotenz dennoch erst retrospektiv ab dem Verschmelzen der hergestellten Keimzellen und Entwicklung bis zur Geburt eines lebenden Tieres in Analogie zur Definition nach Driesch & Roux manifestieren. Dabei bleiben folgende Fragen bestehen: Welchen Grad zwischen Natürlichkeit und Artifizialität können oder müssen die hergestellten Gameten besitzen? Reicht ein kombiniertes *in vivo-/in vitro*-Protokoll für die Herstellung aus oder müssen die Gameten eine komplette *in vitro*-Differenzierung durchlaufen? Über die Rolle der Vorläuferzellen kann nichts abgleitet werden, außer dass diese bis zum Zeitpunkt der Befruchtung selbst nicht totipotent sind, nicht mal für den Fall, dass sie funktional wären. Weiterhin wäre bei einer derartigen *in vitro*-Generierung ohnehin in Frage zu stellen, welches intrinsische Potential

---

130 Imamura et al. 2014; Hayashi/Surani 2009; zu Details siehe Cantz in diesem Band, 60 – 62.
131 Funktional, funktionsfähig: entspricht hier befruchtungsfähig.
132 Imamura et al. 2014.
133 Ibid.
134 Fukunaga et al. 2010; Müller et al. 2009; Teramura et al. 2007; zu Details siehe Cantz in diesem Band, 60 – 62.
135 Hayashi et al. 2012; Hayashi/Saitou 2013.

die Zellen selbst noch entwickeln und welches sie aufgrund der zur Verfügung gestellten *in vitro*-Umgebung mit differierender Medienzusammensetzung, Wachstumsfaktoren und Agenzien hervorbringen, mit anderen Worten, wie hoch der Grad der Artifizialität ist. Dies wird experimentell schwer zu trennen sein. Eine Fokussierung auf die Verschmelzung beider Genome in Analogie zu dem Falle der Kerntotipotenz, bei der gesagt wird, dass der Zellkern erst mit der entkernten Eizelle Totipotenz erlangt, erscheint jedoch denkbar.

3.   Aktuelle Diskrepanz

Als eine weitere begriffliche Auslegung in der Diskussion um den Totipotenz-begriff rekurrieren einige Publikationen auf eine weniger stringente Definition von Totipotenz: Die Fähigkeit, sowohl zu embryonalem als auch extraembryo-nalem Gewebe beitragen zu können.[136] Dabei kann unterschieden werden, ob eine experimentell initiierte Embryonalentwicklung gestartet wird oder eine reine *in vitro*-Kultivierung vorliegt, bei der die Zellen unterschiedliches Ent-wicklungspotential aufweisen können.

3.1   Totipotenz bis zum Entwicklungsfinalstadium »innere Zellmasse und Trophektoderm«

Die Entwicklungsfähigkeit einer Zelle, Zygote oder Blastomere, bis zum Blas-tozystenstadium und damit dem Stadium, an dem sich embryonale und extra-embryonale Gewebe zu differenzieren beginnen, wird in der Literatur von ei-nigen Autoren als weniger stringente Form von Totipotenz bezeichnet.[137] Van de Velde aus der belgischen Arbeitsgruppe Liebaers untersuchte die Entwick-lungskapazitäten humaner 4-Zellblastomere bis zum Blastozystenstadium *in vitro*. Sie vereinzelte Blastomere im 4-Zellstadium und kultivierte diese bis zum Embryonaltag 6. Sie konnte zeigen, dass 4 von 4 Blastomeren jeweils eine, wenn auch verkleinerte Blastozyste mit innerer Zellmasse bilden und diese den Zellmarker Nanog exprimieren.[138] Aufgrund der Entwicklung bis zum Blasto-zystenstadium interpretierten die Autoren dies als Totipotenz der Zellen des 4-Zellstadiums. Aber auch andere Publikationen wie von Tachibana aus der Ar-beitsgruppe Mitalipov[139], welche von der Herstellung einer humanen ES-Zellli-

---

136 Condic 2014.
137 Ibid.
138 Van de Velde et al. 2008.
139 Tachibana et al. 2013.

nie aus der inneren Zellmasse einer durch somatischen Kerntransfer abgeleiteten Blastozyste berichten oder Tao und Niemann[140] sowie Ishiuchi und Torres-Padilla[141] verwenden diese zu Driesch & Roux differierende Auslegungsvariante der Totipotenzdefinition.

Totipotenz entsteht mit dem Verschmelzen von Ei- und Samenzelle zur Zygote, resultierend in einer einzelnen totipotenten Zelle. Die Bildung von innerer Zellmasse und Trophektoderm im Blastozystenstadium ist ein natürlicherweise sehr reguliert ablaufender Vorgang, bei dem die Vorläuferzellen von embryonalen und extraembryonalen Geweben entsendet werden. Bei diesem Vorgang wird die einzelne Zelle von der Phase der Totipotenz in die Phase der Pluripotenz auf graduelle Weise überführt. Jede natürlicherweise entstandene Blastozyste entwickelte sich im Normalfall aus einer totipotenten Zygote. Hier ist jedoch kein Umkehrschluss möglich: nicht jede totipotente Zygote wird zur Blastozyste oder mehr noch zu einem lebensfähigen Organismus. Im Fall eines *in vitro*-Experimentes sagt die Entwicklung bis zum Blastozystenstadium nichts über eine mögliche Entwicklungsfähigkeit bis zur Geburt aus, welche als eigentliches Kriterium für Totipotenz angenommen werden kann. Denn auch das Beispiel der Parthenoten zeigt, dass die Entwicklungsphase bis zur Blastozyste weitgehend normal und gleich effizient zu der normalen Entwicklung verläuft, während Entwicklungsverzögerungen und Entwicklungsstillstand erst nach der Implantation eintreten.[142] Die Betrachtung der Entwicklung bis zum Zellstadium der inneren Zellmasse und des Trophektoderms kann daher zwar ein notwendiges, jedoch kein hinreichendes Kriterium für Totipotenz sein, da die Entwicklung noch nicht abgeschlossen ist. Richtigerweise muss daraus gefolgert werden, dass Totipotenz aber auch nicht ausgeschlossen werden kann. Basierend auf den Experimenten kann nur ausgesagt werden, dass die Zellen, die das Blastozystenstadium erreicht haben, bereits ein hohes Maß an Entwicklungs- und Differenzierungsfähigkeit besitzen, jedoch nicht, ob sie totipotent oder nicht totipotent waren. Die Totipotenzdefinition nach Driesch & Roux findet auf einzelne Zellen, die sich nur bis zum Blastozystenstadium entwickelt haben, in retrospektiver Weise folglich keine Anwendung.

3.2   Erweitertes Potential: 2-Zell-embryoähnliche Zellen

Es stellt sich die Frage, unter welche Kategorie reprogrammierte iPS-Zellen mit möglicherweise erweitertem Potential oder die in der Publikation von Macfarlan

---

140 Tao/Niemann 2000.
141 Ishiuchi/Torres-Padilla 2013.
142 Kaufman/Barton/Surani 1977; Surani et al. 1990.

2012 beschriebenen 2-Zell-embryoähnlichen Zellen in einer heterogenen ES-Zellkultur fallen.[143] Dies sind Zellen, die keine experimentell initiierte Embryonalentwicklung durchlaufen, deren eindeutige Zuordnung zu einer Kategorie, ob totipotent oder pluripotent, jedoch schwierig erscheint.

Morgani aus der Arbeitsgruppe Brickman untersuchte das Entwicklungspotential von ES-Zellen unter Kulturbedingungen von denen bekannt ist, dass sie Epiblastzellen[144] zu ES-Zellen revertieren können.[145] Die unter diesen Bedingungen kultivierten ES-Zellen (diese werden als 2i-ES-Zellen bezeichnet) stellten eine heterogene Population dar und enthielten eine Fraktion von Zellen, die sich *in vitro* zu Trophoblastzellen, nachgewiesen über den extraembryonalen Zellmarker Cdx2, und *in vivo* in der Morulaaggregation[146] neben dem Embryo selbst auch zu Trophoblastzellen und zu extraembryonalen Endoderm entwickeln konnten. Diese Eigenschaft, sowohl zu embryonalem als auch extraembryonalem Gewebe beitragen zu können, bezeichneten die Autoren als totipotent.[147]

Macfarlan aus der Arbeitsgruppe Pfaff berichtete von einer Subpopulation in ES- und iPS-Zellen, als 2-Zell-embryoähnliche Zellen benannt, die ein spezifisches Transkriptmuster[148] ähnlich dem 2-Zell-Embryonalstadium aufwiesen.[149] Dieser spezielle Zellzustand war fluktuierender Art. Ebenso besaßen diese 2-Zell-embryoähnlichen Zellen ein erweitertes Potential im Chimären-Assay[150], da sie neben dem eigentlichen Embryogewebe auch zu extraembryonalen Geweben wie Dottersack und Plazenta beitragen konnten.[151] Ein zu dieser Arbeit erschienener Kommentar-Artikel von Surani & Tischler benennt diesen Zellzustand als »totipotenz-*ähnlich*«.[152]

Abad aus der Arbeitsgruppe Ortega & Serrano berichtete in ähnlicher Weise von einem erweiterten Potential einzelner Zellen in einer murinen iPS-Zellkultur, die durch eine *in vivo*-Reprogrammierung generiert wurden.[153] Aus dem Blut isolierte *in vivo*-iPS-Zellen ließen sich nachfolgend *in vitro* zu Trophoblast-

---

143 Macfarlan et al. 2012.
144 Epiblastzellen sind Zellen, die den Zustand naiver Pluripotenz bereits verlassen haben und die sich kurz vor der Einwanderung in die Reifungsfurche befinden, im Zuge dessen die Bildung aller drei Keimblätter entstehen.
145 Morgani et al. 2013.
146 Morulaaggregation: Aggregation von Zellen mit Präimplantationsembryonen im Morulastadium zur Herstellung von chimären Organismen.
147 Morgani et al. 2013.
148 Transkriptmuster: mRNA-Muster einer Zelle, das zeigt, welche Gene abgelesen werden.
149 Macfarlan et al. 2012.
150 Chimären-Assay: Zellaggregation von genetisch verschiedenen Zellen zur Herstellung eines chimären Organismus.
151 Macfarlan et al. 2012.
152 Surani/Tischler 2012, 43–45
153 Abad et al. 2013.

Stammzellen und weiter zu Trophoblastriesenzellen konvertieren, analysiert anhand von Zellmarkern für die trophektodermale Linie, unter anderem Cdx2, Fgfr2, Eomes. In einem *in vivo*-Chimären-Assay konnten diese *in vivo*-iPS-Zellen im Blastozystenstadium neben der inneren Zellmasse sowohl zu polarem als auch muralem Trophektoderm beitragen. Ein später analysiertes Embryonalstadium zeigte einen hohen Chimärismus in der Plazenta. Eine Analyse der Zellmarker der 2-Zell-embryoähnlichen Zellen aus der Macfarlan Publikation 2012 zeigte, dass die *in vivo*-iPS-Zellen die transkriptionalen Eigenschaften dieser nicht teilten. Die Autoren bezeichnen die Eigenschaften dieser *in vivo*-iPS-Zellen als »totipotency-features«.[154]

Bei allen drei Publikationen wird von Zelltypen berichtet, die anscheinend mehr als pluripotente Eigenschaften aufweisen. Neben der Bildung aller Zellen des Embryos besitzen sie zusätzlich die Fähigkeit, sich auch in die trophektodermale Zelllinie entwickeln zu können. Das bedeutet, sie besitzen eine höhere Plastizität[155] verglichen mit der durchschnittlichen ES- oder iPS-Zelle, die im Chimären-Assay nur zu dem Gewebe des Embryos beitragen kann.[156] Um diese höhere Plastizität als Totipotenz bezeichnen zu können, müssten die Zellen nicht nur zusätzlich in der Lage sein, extraembryonales Gewebe, sondern »aus sich selbst heraus« einen kompletten Organismus bilden zu können. Wie im vorherigen Kapitel beschrieben, ist eine Aggregation mit chimären Zellen als Nachweis für Totipotenz nicht geeignet. Weiterhin fehlt in allen Publikationen der experimentelle Nachweis, dass sich die betreffenden Zellen mit intrinsischer Kraft zu einem ganzen Tier zu entwickeln vermögen, obwohl dieser, da es sich um Tierexperimente handelt, durchaus möglich wäre. Auch die Klonalität der *in vivo*-iPS-Zellen in der Chimärenaggregation kann in Frage gestellt werden. Darüber hinaus ist es unwahrscheinlich, dass es sich bei den 2-Zell-embryoähnlichen Zellen um eizelläquivalente Zellen handelt, denn z. B. stimmen die exprimierten Proteine, RNAs und retroviralen Sequenzen nur zu einem Bruchteil mit denen einer kompletten Eizelle bzw. einer Zelle im natürlichen 2-Zellstadium überein. Alle diese Punkte verhindern die Zuordnung zu einem Zellstatus, der eine Anwendung der Totipotenzdefinition nach Driesch zuließe.

Es stellt sich nun die Frage, ob sich diese Zelltypen unter Pluripotenz einordnen ließen. Die in den drei Publikationen dargestellten Zelltypen entsprechen keinem einheitlichen Zelltyp, so konnte z. B. Abad keine Zellmarker identifizieren, die den 2-Zell-embryoähnlichen Zellen in ihren *in vivo*-iPS-Zellen

---

154 Ibid.
155 Plastizität: die hier beschriebene Form von Plastizität beschreibt im Gegensatz zur embryonalen Stammzellplastizität nicht nur die Fähigkeit, sich in Zelltypen aller drei Keimblätter zu differenzieren, sondern auch die Fähigkeit, zu extraembryonalem Gewebe beizutragen.
156 Nagy/Rossant 2001.

entsprechen würden. Somit scheinen sich diese Entitäten zumindest auf zellulärer Ebene zu unterscheiden, auch wenn sie im Chimären-Assay ähnliches vollbringen können. Es zeigt sich, dass pluripotente Zellen selbst eine gewisse Spannbreite von Eigenschaften aufzuweisen haben. Unter die Kategorie pluripotente Zellen fallen nicht nur embryonale Stammzellen (ESCs),[157] sondern auch noch die in der Entwicklung später anzusiedelnden Epiblastzellen (EpiSCs).[158] Ebenso dazu gehören embryonale Keimzellen (EGCs),[159] die aus primordialen Keimzellen (PGCs) isoliert wurden, sowie die induzierten pluripotenten Stammzellen (iPSCs).[160] Alle unterscheiden sich in ihren Genexpressionsmustern, auch wenn sie im Chimären-Assay in einem ähnlichen Verhältnis zu embryonalen Geweben beitragen können. Aber auch die Fähigkeit von pluripotenten Zellen, vereinzelt extraembryonales Gewebe hervorbringen zu können, ist nicht neu. Es ist bekannt, dass sich humane und murine ES-Zellen *in vitro* unter Zugabe des Wachstumsfaktors Bmp4 zu extraembryonalen Trophoblastzellen differenzieren lassen.[161] Bmp4 induziert den Smad-Signalweg, welcher direkt zur Induktion des trophektodermalen Zellmarkers Cdx2 führt. Ebenso ist die Konvertierung zu Trophoblastzellen durch verringerte Expression der Pluripotenzmarker Oct4[162] oder Sox2[163] oder Überexpression der trophektodermalen Zellmarker Cdx2[164], Eomes[165] oder Tead4[166] möglich. Nach vorherrschender Meinung sind ES-Zellen *in vivo* in einem Chimären-Assay nicht fähig, sich an der Bildung der Plazenta zu beteiligen, was ihren Pluripotenzcharakter unterstreicht.[167] Es gibt jedoch vereinzelte Publikationen, die *in vivo* eine Beteiligung von ES-Zellen sowohl zu embryonalem als auch extraembryonalem Gewebe zeigen konnten.[168] Somit ist das Ergebnis der obigen Publikationen nicht neu. Dies würde einhergehen mit der Annahme, dass embryonale Stammzellen eine heterogene Population darstellen, die verschiedene Vorläuferzellen beinhalten. Diese Vorläuferzellen werden in einem Chimären-Assay jedoch vielleicht benachteiligt und können sich in bestimmten Gewebebereichen nicht etablieren. Dass diese Heterogenität womöglich eine Frage der Kulturbedingungen ist,

---

157 Thomson et al. 1998, 1145–1147.
158 Han et al. 2011.
159 Matsui/Zsebo/Hogan 1992; Resnick et al. 1992, 550–551.
160 Takahashi et al. 2007.
161 Xu et al. 2002; Hayashi et al. 2010.
162 Niwa/Miyazaki/Smith 2000.
163 Masui et al. 2007.
164 Niwa et al. 2005.
165 Ibid.
166 Nishioka et al. 2009.
167 Beddington/Robertson 1989.
168 Canham et al. 2010; Lallemand/Brulet 1990; Suemori et al. 1990.

unterstreicht die Publikation von Morgani aus der Arbeitsgruppe Brickman.[169] Je nach Medienzusammensetzung lassen sich die extraembryonal-geprägten ES-Zellen detektieren oder nicht. Diese Punkte zusammengefasst, haben die 2-Zell-embryoähnlichen Zellen mehr mit einem pluripotenten als mit einem totipotenten Zustand gemein. Dennoch bleibt die Frage bestehen, ob sich diese Zellzustände noch unter Pluripotenz einordnen lassen oder es sich hier um einen bislang noch nicht definierten Zwischenzustand zwischen Totipotenz und Pluripotenz handelt. Dass hier definitiv nicht die Totipotenzdefinition nach Driesch Anwendung findet, ist auch den Autoren der Originalpublikationen durchaus bewusst, da sie statt Totipotenz sprachliche Abstufungen wie »totipotency features« oder »totipotency like« verwenden.

3.3   Mögliche totipotente Zwischenstadien in iPS-Zellkulturen

Die Möglichkeit des Auftretens von totipotenten Zwischenstadien während der Reprogrammierung ist in der jüngeren Vergangenheit ein Thema in der bioethischen Debatte.[170] Da derzeit ein Nachweis von Totipotenz wie bereits beschrieben nur retrospektiver Art sein kann, müsste dieser Zwischenzustand stabilisiert und die entsprechende Zelle in einem Tierexperiment in einer *Zona pellucida* in einen Uterus übertragen werden. Stabilisiert werden kann der Zustand nur, sofern für die intrazellulären molekularen Mechanismen Zielfaktoren bekannt sind, die die fortschreitende Reprogrammierungskaskade bestimmen und betreffende Proteine, RNAs oder Agenzien, um diese Zielfaktoren stabilisieren zu können. Es ist bekannt, dass innerhalb eines Reprogrammierungsvorganges anfänglich stochastische und später deterministische Phasen durchlaufen werden.[171] Die Zellintermediate dieser Phasen stellen hinsichtlich ihrer Genexpression eine heterogene Population dar, was das Aufdecken eines bestimmten totipotenten Stadiums um einiges erschwert.[172]

Die Bewertung, ob es totipotente Zwischenstadien geben kann, ist derzeit experimentell nicht realisierbar und bleibt damit spekulativ. Aus mehreren, nachfolgend aufgeführten Gründen ist das Auftreten von totipotenten Zwischenstadien bei den gegenwärtig durchgeführten Protokollen zur Generierung von iPS-Zellen jedoch als sehr unwahrscheinlich anzusehen: – eine zellbiologisch bedeutsame Hypothese, welche gegen totipotente Zwischenstadien spricht, beruht auf der unzureichenden Zellgröße reprogrammierter Zellen.

169 Morgani et al. 2013.
170 Advena-Regnery et al. 2012.
171 Buganim et al. 2012.
172 Buganim/Faddah/Jaenisch 2013; Tanabe et al. 2013.

Denn die Zellgröße einer Eizelle erreicht nach der zweiten Reifeteilung einen Durchmesser von 100 bis 150 μm.[173] Die Größe der Eizelle wird im Wesentlichen durch ihr enormes Zytoplasmavolumen bestimmt. Während der verlängerten Meiosephase[174] produziert die undifferenzierte Eizelle mRNAs, Proteine und Morphogene[175], die für die Eizellreifung und frühe Embryonalentwicklung wichtig sind. Fast 20 % aller Gene liegen als mRNA Transkript vor.[176] Alle Veränderungen in der Eizelle bis zur zygotischen Genaktivierung werden durch maternal angelegte mRNAs und posttranslationale Proteinmodifikationen[177] gesteuert.[178] Damit verbunden ist ein Wachstum der Eizelle selbst und der sie umgebenden Hilfszellen wie Cumuluszellen und Follikelzellen.[179] Die Größe des gesamten Embryos im Blastozystenstadium entspricht immer noch der Größe einer befruchteten Eizelle, nur dass die Zellzahl nunmehr auf ein Vielfaches angewachsen ist. Aufgrund dieses anfänglich fehlenden Größenwachstums sind die aus der inneren Zellmasse isolierbaren humanen embryonalen Stammzellen mit einer Größe von ca. 10 – 15 μm[180] im Durchmesser um das 10 fache und daher im Volumen um das 1000 fache kleiner als die totipotente Zygote. Die Größe einer humanen iPS-Zelle, generiert aus somatischen Hautfibroblasten ist in der Originalpublikation von Takahashi und Yamanaka mit ungefähr 5 – 8 μm (in der Mitte der Kolonie) angegeben.[181] Allein dieser Größenunterschied macht die Entwicklung eines ganzen Organismus aus einer ES- oder iPS-Zelle nahezu unvorstellbar. Die verminderte Größe korreliert mit dem Fehlen des enormen Zytoplasmavolumens mit all den Faktoren, die für den Start einer erfolgreichen Embryonalentwicklung wichtig sind. Eine iPS-Zelle müsste dieses spezielle »Starterset« erst herstellen. Eine Studie befasste sich mit einer genomweiten Analyse intermediärer Zellpopulationen und konnte zeigen, dass es während eines Reprogrammierungsvorganges zwei große Wellen von Genaktivierung gibt.[182] Um den Tag 0 – 3 wurden Gene aktiviert, die für Proliferation, Metabolismus und Zytoskelettorganisation verantwortlich sind. Eine zweite Welle der

---

173 Schwegler/Lucius 2011, 384.
174 Meiose: Reifeteilung oder Reduktionsteilung, ist eine besondere Form der Zellkernteilung diploider Zellen, bei der der Chromosomensatz halbiert wird.
175 Morphogen: Signalstoff sehr geringer Konzentration, der die Musterbildung während der Entwicklung vielzelliger Organismen steuert.
176 Wang et al. 2004; Evsikov et al. 2006.
177 Posttranslationale Proteinmodifikation: Veränderungen an Proteinen, die nach ihrer Synthese am Ribosom stattfinden. Durch das Anknüpfen von Zuckern, Fettsäuren, Phosphatgruppen erhalten einige Proteine erst ihre eigentliche Struktur und Funktion, aber auch der Proteintransport oder der Proteinabbau werden darüber reguliert.
178 Minami/Suzuki/Tsukamoto 2007.
179 Marlow 2010.
180 Thomson et al. 1998.
181 Takahashi et al. 2007.
182 Polo et al. 2012.

Genaktivierung folgte nach Tag 9 und zeichnete sich durch die Expression von Genen aus, die für die Ausbildung und Stabilisierung des Pluripotenznetzwerkes wichtig sind.[183] Dies spricht gegen den hypothetischen Umweg über ein totipotentes Zwischenstadium, denn dieses müsste eine mindestens ebenso große Aktivierungswelle der Genexpression verursachen, um all die Genprodukte herstellen zu können, die in einer Eizelle vorliegen.

Ein weiterer Vorgang, der die Genexpression in allen Zellen grundlegend regelt, ist das genomische Imprinting. Der epigenetische Status einer iPS-Zelle ist ein anderer als der einer befruchtungsfähigen und der einer befruchteten Eizelle. Der epigenetische Status kann offenbar bei einer Reprogrammierung nicht immer komplett »umgestellt« werden. Während der normalen Embryonalentwicklung zeigt sich, dass das vererbte epigenetische Gedächtnis einer Eizelle bereits nach der Einwanderung als primordiale Keimzelle in die Keimleisten um den 10. Embryonaltag gelöscht wurde.[184] Eine globale Demethylierung[185] des paternalen Genoms erfolgt unmittelbar nach der Befruchtung auf aktive Weise. Die Demethylierung des maternalen Genoms erfolgt gekoppelt an einen replikationsabhängigen Mechanismus[186] schrittweise.[187] Währenddessen kann eine DNA-Demethylierung bei der Reprogrammierung zu iPS-Zellen Tage bis Wochen in Anspruch nehmen, da es ein sehr langsamer und ineffizienter Prozess ist.[188] Einige Publikationen über murine sowie humane iPS-Zellen konnten zeigen, dass diese ein verbleibendes epigenetisches Gedächtnis der Ausgangszelle beibehalten, welche die iPS-Differenzierung in eine Gewebslinie in Richtung der Ausgangszelle führt.[189] Andere Publikation berichten nur von einem geringen Einfluss des epigenetischen Gedächtnisses zur transkriptionellen Variation der Zellen und zeigen damit die Kontroversität der Daten auf.[190]

Darüber hinaus ist es schwer vorstellbar, dass die Einführung von nur vier Reprogrammierungsfaktoren *in vitro* zu einer derartigen Remodellierung des Genoms führt, die in einzelnen Zellen ein totipotentes Potential hervorrufen könnte. Denn diese Kombination der vier Faktoren wird in der natürlichen

183 Ibid.
184 Haaf 2005, 275.
185 Demethylierung: Entfernen von Methylgruppen an spezifischen Positionen der DNA; darüber erfolgt die Regulation der Genexpression.
186 Replikationsabhängige Demethylierung: eine passive Demethylierung erfolgt durch fehlende DNA-Neumethylierung nach der Replikation (durch Zellteilung bedingte Vervielfältigung) der DNA.
187 Haaf 2006.
188 Mikkelsen et al. 2008.
189 Kim et al. 2010; Polo et al. 2010; Ohi et al. 2011.
190 Rouhani et al. 2014; Rohani et al. 2014.

Embryonalentwicklung erst zu einem Zeitpunkt aktiv,[191] zu dem die Phase der Totipotenz fast vorbei ist.

Ferner scheint die Herstellung von totipotenten Zwischenstadien auf »unbeabsichtigte Weise« kaum erreichbar zu sein, denn durch die Wahl der *in vitro*-Kulturbedingungen kann dies als sehr unwahrscheinlich angesehen werden. Von *in vitro*-Studien ist abzuleiten, dass durch die ektopische Anwesenheit von Oct4 und Nanog, vermittelt durch die lentivirale Reprogrammierungskassette[192], die Expression des trophektodermalen Markers Cdx2 reprimiert wird.[193] In Cdx2-defizienten[194] Embryonen werden Oct4 und Nanog während des Blastozystenstadiums ektopisch exprimiert[195] und in Cdx2-defizienten Kulturen können keine trophektodermalen Zellen gewonnen werden.[196] Die Repression von Cdx2 dürfte das notwendige antagonistische Gleichgewicht von Oct4 / Nanog / Sox2 und Cdx2 in der Hinsicht stören, dass die Ausbildung trophektodermaler Strukturen wie bei einer natürlichen Blastozystenbildung nicht möglich oder fehlgesteuert ist.

Die derzeit einzig vorstellbare Möglichkeit, wie eine induzierte pluripotente Stammzelle zu einer totipotenten Zelle werden könnte, wäre der Umweg über die Bildung von Keimzellen. Da wie in Kapitel »Gametentotipotenz« beschrieben, dies derzeit *in vitro* nicht möglich ist, ist es als sehr wahrscheinlich anzusehen, dass in iPS-Zellkulturen keine totipotenten Zwischenstadien auftreten.

4. Konklusion

Eine Analyse der entwicklungsbiologischen Experimente der letzten 100 Jahre konnte zeigen, dass die von Driesch & Roux geprägte Definition von Totipotenz auf einer Reihe von grundlegenden Experimenten basiert. Diese Experimente zielten darauf ab, das Entwicklungspotential einzelner Zellen zu untersuchen, um damit ganze Regulations- und Regenerationsvorgänge verstehen und erfassen zu können. Die Kriterien der Driesch'schen Definition beinhalten das Potential einer Zelle, Eizelle oder frühe Furchungszelle, die koordinierte Selbstorganisation zu einem ganzen Lebewesen zu vollbringen (Abb.1). Mit

---

191 Okamoto et al. 1990; Schöler et al. 1990; Guo et al. 2010; Hyslop et al. 2005.

192 Lentivirale Reprogrammierungskassette: ist ein experimentell modifizierter RNA-Virus (Lentivirus), welcher eine Kombination von pluripotenzvermittelnden Genen trägt und welcher in der Zielzelle (z.B. Hautzelle) nach erfolgreicher Integration in das zelleigene Genom die Synthese dieser Gene initiiert und damit die Reprogrammierungskaskade induzierter pluripotenter Stammzellen (iPS-Zellen) auslöst.

193 Niwa et al. 2005; Chen et al. 2009.

194 Cdx2-defizient: die betreffende Mauslinie besitzt kein Cdx2 in ihrem Genom.

195 Strumpf et al. 2005.

196 Ibid.; Nichols et al. 1998.

Einbezug nicht nur von Wirbellosen, sondern auch von Säugetieren konnte die Definition experimentell dahingehend erweitert werden, dass die Organisation eines vollständigen Organismus auch die Bildung aller embryonalen und extraembryonalen Gewebe mit einschließt, welche im Blastozystenstadium beginnt. Das immer tiefer reichende Verständnis der Regulationsvorgänge der Säugetierentwicklung, zusammen mit dem Erkenntnisgewinn grundlegender frühembryonaler Differenzierungsvorgänge und artifizieller *in vitro*-Kultivierungen, führte dazu, dass der Totipotenzbegriff auf neue Bereiche, oft allerdings in unzulässiger Weise, ausgedehnt wurde. Einen Hinweis darauf, auf welche Bereiche der Begriff laut der Definition nach Driesch ausgedehnt werden kann, gibt die Vorgabe, welche Zellen totipotent sein können – Eizellen oder frühe Furchungszellen. Laut dieser Definition ist bislang jegliche totipotente Entität, ob natürlich ausgetragen oder vorher *in vitro* kultiviert als Derivat einer Eizelle aufzufassen. Diese Natürlichkeitskomponente kann daher als Teil der ursprünglichen Definition verstanden werden[197]. Auch wenn Fertilisationstechniken wie IVF, ICSI oder der somatische Zellkerntransfer in ihrer Genese von Natürlichkeit abweichen, passen sie dennoch in die Definition von Totipotenz – aus einer (wenn auch komplettierten) Zelle entsteht selbstorganisatorisch ein ganzes Lebewesen. Derzeit gibt es keine wissenschaftlichen Erkenntnisse darüber, dass eine andere Zelle als ein Eizellderivat totipotent sein kann. Dies liegt auch im gewissermaßen retrospektiven Charakter des Totipotenzbegriffes begründet. In Bezug auf Experimente mit humanen Zellen führt dies dazu, dass aus ethischen und rechtlichen Gründen ein Nachweis von Totipotenz an diesen humanen Zellen mittels des klassischen Experimentes der Übertragung in einen Uterus und Beobachtung der Entwicklungsfähigkeit bis zur Geburt ohnehin nicht möglich ist (Abb. 1). Da die Analyse und Definition eines totipotenten Zellzustandes über das Transkriptom[198] und Epigenom[199] noch in den Anfängen steht, ist die Aussage darüber, ob eine Zelle totipotent ist, an eine retrospektive Analyse gebunden. Die Frage, bis zu welchem Entwicklungsfinalzustand sich eine Zelle entwickeln muss, um diese retrospektive Aussage treffen zu können, ist mit den vorliegenden historischen Experimenten gut analysierbar. Je nach Spezies und Fragestellung des Experimentes finden sich Entwicklungsfinalzustände wie mobiles Larvenstadium, geborenes Tier, fertiler Adult. Die Ent-

---

197 Zu Natürlichkeitsüberlegungen totipotenter Entitäten vergleiche Advena-Regnery in diesem Band, 223 – 250.

198 Transkriptom: die Gesamtheit aller in einer Zelle zu einem bestimmten Zeitpunkt von DNA zu RNA umgeschriebenen Gene.

199 Epigenom: die Gesamtheit aller epigenetischen Veränderungen der DNA einer Zelle, die darüber entscheiden, wie die Entwicklung einer Zelle gesteuert wird und in welche Gewebsrichtung bzw. in welchen Zelltyp sie sich entwickelt. (DNA-Methylierung, Histonmodifikation, Expression nicht kodierender RNAs).

wicklung bei Wirbellosen bis zu einem mobilen Larvenstadium kann durchaus der Geburt der Säugetiere gleichgesetzt werden, obwohl es sich hierbei um zwei völlig verschiedene Spezies von hoher genetischer und ontogenetischer Divergenz handelt. Die Säugetiere werden systematisch als eine Klasse der zu dem Stamm der Chordatiere[200] gehörenden Wirbeltiere eingeordnet, die hochspezialisiert sind und sich intrauterin[201] entwickeln. Sowohl Amphibien, die auch eine Unterordnung (genauer eine Reihe) der Wirbeltiere darstellen, als auch die Wirbellosen, die als Nicht-Chordatiere in eigene Stämme untergliedert sind, sind oftmals durch den komplexen Entwicklungsschritt der Metamorphose gekennzeichnet und versorgen sich im Embryonalstadium selbst mit Dotter. Ihnen ist gemein, dass sie als autonomes Larvenstadium oder geborenes Tier Nahrungsautonomie und Mobilität erlangt haben, so dass eine speziesübergreifende Verwendung des Totipotenzbegriffes durchaus möglich ist (Abb.1). Auf den Entwicklungsfinalzustand »Mehrzellembryo oder Entwicklung bis zu innerer Zellmasse und Trophektoderm« findet hingegen die Totipotenzdefinition keine Anwendung, weil die Entwicklung selbst noch nicht beendet ist (Abb.1), obgleich mit dem Erreichen dieses Entwicklungsfinalstadiums eine hohe Plastizität der Zellen angenommen werden muss. Ebenfalls nicht anwendbar ist die Totipotenzdefinition auf Zellen, die aus sich heraus unfähig sind, eine Entwicklung zu starten: Blastomere späterer Furchungsstadien, pluripotente Zellen (ESCs, EpiSCs, iPSCs) oder Zellen, die sich in ihrem Ploidiegrad von der Norm unterscheiden (haploid, tetraploid) (Abb.1). Diese Zellen sind erst unter Zuhilfenahme zusätzlicher Zellen in der Lage, einen ganzen Organismus zu bilden, weil diese zusätzlichen Zellen ein zelluläres oder subzelluläres Defizit ausgleichen können. Für das enorme Regulationsvermögen eines solchen chimären Zellaggregates gibt es bislang keinen adäquaten biologischen Terminus. Aufgrund des Endproduktes, welches ebenfalls ein ganzer Organismus ist, wurde vielfach fälschlicherweise der Totipotenzbegriff adaptiert. Da sich diese Definition jedoch nur auf Einzelzellen bezieht und in einem Zellaggregat eher von einer Gemeinschaftsleistung von mehreren Zellen auszugehen ist, ist die Anwendung der Totipotenzdefinition nicht korrekt.

Der Begriff »Gametentotipotenz« ist in erster Linie eine rein sprachliche Abwandlung der Totipotenzdefinition, denn derzeit ist die Herstellung funktionaler Gameten nur im Tierreich mit einer kombinierten Methode aus *in vitro*- und *in vivo*-Schritten möglich (Abb.1). Daher sind weder ES-Zellen, Epiblastzellen noch iPS-Zellen *in vitro* in der Lage, über den Umweg der Keimzellbildung

---

200 Chordatiere: ein Stamm des Tierreiches zu denen Schädel- und Wirbeltiere zählen und die eine Reihe gemeinsamer abgeleiteter Merkmale teilen, u. a. die Chorda dorsalis (Stützapparat im Rücken) und das Neuralrohr.
201 Intrauterin: innerhalb der Gebärmutter.

einen ganzen Organismus zu bilden. Somit kann dies nicht als Gametentotipotenz in Abwandlung der Totipotenzdefinition nach Driesch bezeichnet werden.[202]

Die in jüngerer Vergangenheit veröffentlichten Publikationen aus dem Feld der iPS- und ES-Zellen berichten von Zellen, die gegenüber durchschnittlichen ES-Zellen eine erweiterte Plastizität aufweisen, indem sie auch Zellmarker für extraembryonales Gewebe exprimieren oder selbst zu der Entwicklung extraembryonalen Gewebes in einem Chimären-Assay beitragen können. Die Einordnung dieser Zellen zu einer definierten Kategorie gestaltet sich bislang in der öffentlichen Debatte als schwierig, da sie oft fälschlicherweise als totipotent oder totipotenzähnlich bezeichnet werden (Abb.1). Obwohl im Tierexperiment möglich, ist ein klassischer Nachweis von Totipotenz dieser Zellen mittels Übertragung in den Uterus eines Spendertieres und Beobachtung der Entwicklungsfähigkeit bis zur Geburt nicht erfolgt. Damit ist Totipotenz für diese Zellen bisher experimentell weder nachgewiesen noch ausgeschlossen worden. Es bleibt die Frage bestehen, ob eine Zuordnung zur entwicklungsbiologisch nachfolgenden Kategorie der Pluripotenz sinnvoll wäre oder aber ob eine gänzlich neue Zwischenkategorie geschaffen werden sollte. Eine Zuordnung dieser Zellen mit der erweiterten Plastizität zur Kategorie der Pluripotenz wäre nicht abwegig, denn in dieser Kategorie liegt eine große Spannbreite vor. Mehr als eine Art von Zellen können pluripotent sein (Zellen innerer Zellmasse, ES-Zellen, EpiSCs, iPS-Zellen). Dass sich pluripotente Stammzellen *in vitro* zu Trophoblastzellen konvertieren lassen oder *in vivo* auch zu einem geringen Anteil zu extraembryonalem Gewebe beitragen können, ist zudem schon seit längerem bekannt. Zumindest scheinen die 2-Zell-embryoähnlichen Zellen damit mehr mit einer pluripotenten als einer totipotenten Zelle gemeinsam zu haben.

Die theoretische Möglichkeit der Induktion von totiptenten Zwischenstadien in einer iPS-Zellkultur ist als wenig begründbar zu betrachten (Abb.1). Die vielfach geringere Zellgröße, verbunden mit einem geringeren Zytoplasmagehalt und einem Genexpressionprofil, welches dem der Ausgangszelle und nicht dem einer Eizelle / Zygote entspricht, sprechen gegen die Induktion von Totipotenz. Ein weiteres Argument gegen ein totipotenes Stadium ist das möglicherweise in den reprogrammierten Stammzellen verbleibende epigenetische Gedächtnis der Ausgangszelle. Und letztlich spricht der Umstand dagegen, dass durch die über eine Reprogrammierungskassette eingebrachte und ektopisch exprimierte Menge an Pluripotenzfaktoren die korrekte Ausbildung eines antagonistischen Regelungsnetzwerkes gestört werden würde. Als Folge davon würde das normale Expressionsniveau trophektodermaler Zielgene wie Cdx2

---

202 Siehe dazu Heinemann in diesem Band, 290.

erheblich benachteiligt und damit die Ausbildung trophektodermaler Strukturen fehlgesteuert werden.

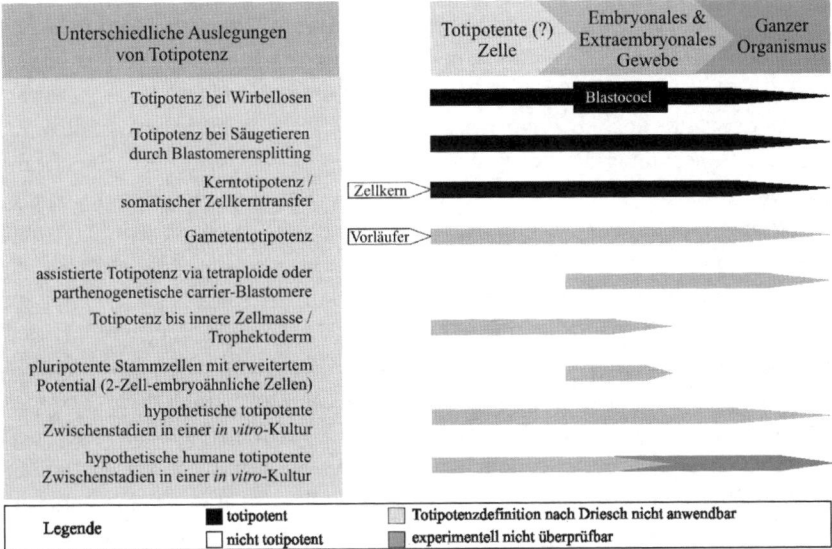

Abb. 1 Vergleich verschiedener Auslegungen der Totipotenzdefinition mit der Definition nach Driesch.

Nach der Totipotenzdefinition von Driesch & Roux an Wirbellosen ist Totipotenz die Entwicklungsfähigkeit einer Zelle von der Zygote oder frühen Blastomere bis zum ganzen Organismus (schwarz). Das Blastocoel der Wirbellosen ist nicht homolog zur Blastozystenhöhle der Säugetiere; sie bilden kein den Säugetieren vergleichbares extraembryonales Gewebe aus. Totipotenz bei Säugetieren hingegen schließt die Bildung embryonaler sowie extraembryonaler Gewebe mit ein, da die Nahrungsversorgung intrauterin und nicht über Dotter erfolgt (schwarz). Die nach Komplettierung einer entkernten Eizelle mit einem somatischen Zellkern (somatischer Zellkerntransfer) hergestellte Zelle ist totipotent (schwarz), der Zellkern oder die entkernte Eizelle allein sind nicht totipotent (weiss). Gametentotipotenz ist derzeit nicht realisierbar, daher ist die Totipotenzdefinition nicht anwendbar (grau). Die pluripotenten Vorläuferzellen alleine sind nicht totipotent (weiss). Auf Zellen, die nur unter Hilfestellung zusätzlicher Zellen in der Lage sind, einen Organismus zu bilden (Assistierte Totipotenz) ist die Totipotenzdefinition nach Driesch nicht anwendbar, da es sich um ein Zellaggregat handelt (grau). Dies gilt auch für Zellen, die sich nur bis zur ersten Differenzierung von embryonalen und extraembryonalen Geweben (Blastozystenstadium) entwickeln konnten (grau). Ein klassischer Nachweis von Totipotenz ist bei Zellen mit erweitertem Potential bisher nicht erfolgt, daher ist die Totipotenzdefinition nicht anwendbar (grau). Ob totipotente Zwischenstadien in iPS-Zellkulturen existieren und ob sie sich aus Vorläuferzellen entwickeln, ist experimentell nicht bestimmbar (grau). Ein Nachweis der Totipotenz humaner Zellen über den rechtlich geregelten Rahmen hinaus ist praktisch nicht möglich (dunkelgrau).

5.   Lösungsaspekte

Mit der rasanten Entwicklung neuer naturwissenschaftlicher Techniken während der letzten Jahrzehnte sind eine Vielzahl von Zellen und Entitäten beschrieben worden, die die Totipotenzdefinition kritisch in Frage gestellt haben und die mit weitreichenden Implikationen für die normativen Wissenschaften verbunden sind. Auch aus naturwissenschaftlicher Perspektive deutet sich an, dass die Verwendung des Totipotenzkriteriums, auf das sich Ethik und Recht stützen, ergänzungsbedürftig erscheint.[203] Die Analyse historischer Experimente zu Totipotenz zeigt mehrere Problemfelder auf, die eine begriffliche oder mehr noch experimentelle Um- oder Neuorientierung nahelegen. Denn die in sich klare und begründbare Totipotenzdefinition nach Driesch lässt sich nur auf einen kleinen Teil von Zellentitäten, meist aus dem entwicklungsbiologischen Forschungsbereich anwenden. Auf viele weitere Entitäten, meist aus dem Feld der Stammzellbiologie, findet die Definition keine Anwendung mehr, da eines oder mehrere Kriterien der Totipotenzdefinition nicht erfüllt werden können. Unter anderem fehlt z. B. bei Zellen, die sich nur bis zum Blastozystenstadium entwickelt haben (Totipotenz bis zu innerer Zellmasse und Trophektoderm) oder auch bei sogenannten pluripotenten Zellen mit erweitertem Potential der klassische experimentelle Nachweis von Totipotenz. Bei letzteren aus der Spezies Maus stammenden Entitäten wäre es jedoch möglich, Totipotenz tierexperimentell nachzuweisen. Hiermit würde sich die Hypothese, dass die fraglichen Zellen »totipotency features« aufweisen, schnell bestätigen oder entkräften lassen. Ungeklärt bleibt, warum Publikationen Wortschöpfungen wie »totipotency features« oder »totipotency-like« einsetzen, ohne den entsprechenden Totipotenznachweis experimentell anzugehen. Ein Großteil der Verunsicherung in der populärwissenschaftlichen Fachwelt würde sich allein durch den korrekten und strikten Umgang mit der Totipotenzdefinition nach Driesch, gestützt durch entsprechende Nachweise, ausräumen lassen.

Die oben genannten Zelltypen mit dem erweiterten Potential, beschrieben in den Publikationen von Macfarlan 2012 und Abad 2013, haben die Besonderheit, dass sie sich aufgrund ihrer Kriterien scheinbar nicht eindeutig in eine Kategorie (totipotent oder pluripotent) einordnen lassen, da sie auch die Fähigkeit besitzen, in einigen experimentellen Ansätzen zu extraembryonalem Gewebe beitragen zu können. Maureen Condic plädierte daher 2014 für die Einführung des neuen Begriffes »plenipotent«, welcher die begriffliche Lücke zwischen

---

203 Vgl. zur rechtlichen Auseinandersetzung mit dem Totipotenzkriterium z. B. Laimböck in diesem Band, 81–108 sowie zur Kritik der ausschließlichen Verwendung des Totipotenzkriteriums in ethischer Perspektive Advena-Regnery in diesem Band, 223–250.

Totipotenz und Pluripotenz auf definitorischer Ebene schließen soll.[204] Obwohl »plenipotent« in der Anwendung denkbar erscheint, da bestehende Unsicherheiten über das Potential gewisser Zellen und Entitäten scheinbar beseitigt werden könnten, fehlt dem Begriff jedoch die nötige Trennschärfe in der Abgrenzung zur angrenzenden Kategorie der Pluripotenz. Dadurch verliert der Begriff letztlich an Glaubwürdigkeit. Nach dieser Einordnung können plenipotente Zellen zu trophektodermalen Geweben zu einem wesentlichen Anteil, jedoch pluripotente Zellen nur zu einem minimalen Anteil beitragen.[205] Die Spanne zwischen »wesentlich« und »minimal« lässt sich kaum konkretisieren und noch weniger quantifizieren, was für die Etablierung einer haltbaren Zwischenkategorie nötig wäre. Vielversprechender wäre daher die Überlegung, die Pluripotenzdefinition zu erweitern. Neben »naiver« Pluripotenz (*naive pluripotency*), die charakteristisch für die Zellen der inneren Zellmasse ist und »geprägter« Pluripotenz (*primed pluripotency*), zu der die epiblastähnlichen Zellen gehören, könnte eine dritte Unterordnung mit der Bezeichnung »erweiterte« Pluripotenz die Zelltypen aufnehmen, die ein erweitertes Potential im Chimären-Assay und in der *in vitro*-Kultur aufweisen.

Zellen, die sich unter der Kategorie »erweiterte« Pluripotenz einordnen lassen, können neben ES- und iPS-Zellen mit Hilfe des Chimären-Assays oder der tetraploiden Embryoaggregation die Fähigkeit erlangen, sich in das Zellaggregat zu integrieren und so zur Ganzheitsbildung beitragen. Problematisch aus ethischer Sicht scheint weniger die Frage, ob die Entwicklung von einer oder vielen Zellen ausgeht, jedoch der Fakt, dass es zu einer Ganzheitsbildung kommen könnte. Da im biologischen Sinne die Einzelkomponenten klar als nicht totipotent nachgewiesen sind (pluripotente iPS-Zelle und tetraploide Zelle des sich entwickelnden Zellaggregates), scheint aus naturwissenschaftlicher Sicht kein Handlungsbedarf vorzuliegen. Es scheint sich wohl eher eine interdisziplinär zu erarbeitende begriffliche Neuorientierung anzudeuten.[206] Da sich unter Bezugnahme des Handlungskontextes das Potential dieser Zellen von einer pluripotenten Stammzelle zu einem zur Ganzheitsbildung befähigten komplettierten Zellverband ändert, könnten diese Zellen unter einer Definition subsumiert werden, welche nur den Bezug zur Ganzheitsbildung herstellt, die Anzahl der Ausgangszellen jedoch unberührt lässt. Diese Definition würde in Analogie zu Totipotenz die Fähigkeit einer oder mehrerer Zellen oder eines Zellverbandes zur Bildung eines ganzen Organismus beschreiben. Somit würden auch totipotente Entitäten unter diese Definition fallen. Ob allerdings eine einfache begriffliche Umorientierung eine Lösung für die unzureichende Anwendbarkeit

---

204 Condic 2014.
205 Ibid.
206 Vgl. hierzu auch Ott in diesem Band, 74.

des Totipotenzkriteriums darstellt, erscheint fraglich. Denn das größte Problem, welches sich aus der Verwendung des Totipotenzkriteriums, basierend auf an Modellorganismen durchgeführten Experimenten, für die Forschung an humanen Zellen ergibt, ist das seiner Beweisbarkeit in einer anderen Form als der der retrospektiven Beobachtung. An diesem Faktum würde auch eine begriffliche Umorientierung nichts verändern, so dass die experimentelle und argumentative Lösung des Problems der begrenzten Anwendbarkeit des Totipotenzkriteriums auf humane Zellen als noch dringlicher eingestuft werden muss. Daher wäre die forcierte Suche nach alternativen experimentellen Ansätzen ein erster Schritt zur Lösung dieses Problems. Die zelluläre Charakterisierung natürlich totipotenter Zygoten- und Blastomerenstadien und die Erstellung von Zellkarten, die wichtige Zellmarker auf transkriptioneller, translationeller und epigenetischer Ebene erfassen und zu Metaanalysen zusammenfassen, würde im Rahmen wichtiger Grundlagenforschung dazu beitragen, das Entwicklungspotential neu kreierter Zellen definieren zu können, ohne diese implantieren zu müssen. Aus den Informationen über das Potential dieser Zellen ließen sich dann weitere Handlungsschritte über experimentelle Möglichkeiten ableiten.

Literaturverzeichnis

Abad, M./Mosteiro, L./Pantoja, C./Canamero, M./Rayon, T./Ors, I./Grana, O./Megias, D./ Dominguez, O./Martinez, D./Manzanares, M./Ortega, S./Serrano, M.: Reprogramming in vivo produces teratomas and iPS cells with totipotency features. In: Nature. Bd. 502, 2013, 340 – 345.

Advena-Regnery, B./Laimböck, L./Rottländer, K./Sgodda, S.: Totipotenz im Spannungsfeld von Biologie, Ethik und Recht. In: Journal. Bd. 58, 2012, 217 – 236.

Alexandre, H.: A history of mammalian embryological research. In: International Journal of Developmental Biology. Bd. 45, 2001, 457 – 468.

Allen, W./Pashen, R.: Production of monozygotic (identical) horse twins by embryo micromanipulation. In: Journal of reproduction and fertility. Bd. 71, 1984, 607 – 613.

Antczak, M./Van Blerkom, J.: Oocyte influences on early development: the regulatory proteins leptin and STAT3 are polarized in mouse and human oocytes and differentially distributed within the cells of the preimplantation stage embryo. In: Molecular Human Reproduction. Bd. 3, 1997, 1067 – 1086.

Beddington, R./Robertson, E.: An assessment of the developmental potential of embryonic stem cells in the midgestation mouse embryo. In: Development. Bd. 105, 1989, 733 – 737.

Braude, P./Bolton, V./Moore, S.: Human gene expression first occurs between the four-and eight-cell stages of preimplantation development. In: Nature. Bd. 332, 1988, 459 – 461.

Brevini, T./Gandolfi, F.: Parthenotes as a source of embryonic stem cells. In: Cell proliferation. Bd. 41, 2008, 20 – 30.

Briggs, R./King, T. J.: Changes in the nuclei of differentiating endoderm cells as revealed by nuclear transplantation. In: Journal of morphology. Bd. 100, 1957, 269–311.

Briggs, R./King, T. J.: Transplantation of Living Nuclei From Blastula Cells into Enucleated Frogs' Eggs. In: Proc Natl Acad Sci U S A. Bd. 38, 1952, 455–463.

Bronson, R. A./McLaren, A.: Transfer to the mouse oviduct of eggs with and without the zona pellucida. In: J Reprod Fertil. Bd. 22, 1970, 129–137.

Buganim, Y./Faddah, D. A./Cheng, A. W./Itskovich, E./Markoulaki, S./Ganz, K./Klemm, S. L./van Oudenaarden, A./Jaenisch, R.: Single-cell expression analyses during cellular reprogramming reveal an early stochastic and a late hierarchic phase. In: Cell. Bd. 150, 2012, 1209–1222.

Buganim, Y./Faddah, D. A./Jaenisch, R.: Mechanisms and models of somatic cell reprogramming. In: Nature Reviews Genetics. Bd. 14, 2013, 427–439.

Caesar, W.: Genetische Reprogrammierung in der lebenden Maus. In: Deutsche Apotheker Zeitung – DAZ.online. 13.09.2013, Tagesnews Spektrum – Stammzellforschung, URL: http://www.deutsche-apotheker-zeitung.de/spektrum/news/2013/09/13/genetische-reprogrammierung-in-der-lebenden-maus/10991/print.html, eingesehen am 23.09.2014.

Canham, M. A./Sharov, A. A./Ko, M. S./Brickman, J. M.: Functional heterogeneity of embryonic stem cells revealed through translational amplification of an early endodermal transcript. In: PLoS Biol. Bd. 8, 2010, e1000379.

Carr, D.: Genetic basis of abortion. In: Annual review of genetics. Bd. 5, 1971, 65–80.

Chen, L./Yabuuchi, A./Eminli, S./Takeuchi, A./Lu, C.-W./Hochedlinger, K./Daley, G. Q.: Cross-regulation of the Nanog and Cdx2 promoters. In: Cell research. Bd. 19, 2009, 1052–1061.

Clarke, H. J./Varmuza, S./Prideaux, V. R./Rossant, J.: The development potential of parthenogenetically derived cells in chimeric mouse embryos: implications for action of imprinted genes. In: Development. Bd. 104, 1988, 175–182.

Condic, M. L.: Totipotency: what it is and what it is not. In: Stem Cells Dev. Bd. 23, 2014, 796–812.

De Paepe, C./Krivega, M./Cauffman, G./Geens, M./Van de Velde, H.: Totipotency and lineage segregation in the human embryo. In: Mol Hum Reprod. Bd. 20, 2014, 599–618.

Driesch, H.: Von der Entwickelung einzelner Ascidienblastomeren. In: Development Genes and Evolution. Bd. 1, 1895, 398–413.

Driesch, H.: The potency of the first two cleavage cells in echinoderm development. Experimental production of partial and double formations. In: Willier, B. H./Oppenheimer. J. M.: Foundations of experimental embryology. Bd. 1892, New York 1964, 38–50.

Evans, M. J./Kaufman, M. H.: Establishment in culture of pluripotential cells from mouse embryos. In: Nature. Bd. 292, 1981, 154–156.

Evsikov, A. V./Graber, J. H./Brockman, J. M./Hampl, A./Holbrook, A. E./Singh, P./Eppig, J. J./Solter, D./Knowles, B. B.: Cracking the egg: molecular dynamics and evolutionary aspects of the transition from the fully grown oocyte to embryo. In: Genes & development. Bd. 20, 2006, 2713–2727.

Fischberg, M./Gurdon, J./Elsdale, T.: Nuclear transplantation in Xenopus laevis. In: Nature. Bd. 181, 1958, 424.

Fukunaga, N./Teramura, T./Onodera, Y./Takehara, T./Fukuda, K./Hosoi, Y.: Leukemia inhibitory factor (LIF) enhances germ cell differentiation from primate embryonic stem cells. In: Cellular Reprogramming (Formerly« Cloning and Stem Cells«). Bd. 12, 2010, 369–376.

Galan, A./Diaz-Gimeno, P./Poo, M. E./Valbuena, D./Sanchez, E./Ruiz, V./Dopazo, J./ Montaner, D./Conesa, A./Simon, C.: Defining the genomic signature of totipotency and pluripotency during early human development. In: PLoS One. Bd. 8, 2013, e62135.

Gardner, R.: Clonal analysis of early mammalian development. In: Philosophical Transactions of the Royal Society of London. B, Biological Sciences. Bd. 312, 1985, 163–178.

Gardner, R./Johnson, M.: An investigation of inner cell mass and trophoblast tissues following their isolation from the mouse blastocyst. In: Journal of embryology and experimental morphology. Bd. 28, 1972, 279–312.

Gilbert, S. F. (2000). Developmental Biology. Sunderland Massachusetts: Sinauer Associates, 83–84.

Golbus, M./Bachman, R./Wiltse, S./Hall, B.: Tetraploidy in a liveborn infant. In: Journal of medical genetics. Bd. 13, 1976, 329.

Guo, G./Huss, M./Tong, G. Q./Wang, C./Li Sun, L./Clarke, N. D./Robson, P.: Resolution of cell fate decisions revealed by single-cell gene expression analysis from zygote to blastocyst. In: Developmental cell. Bd. 18, 2010, 675–685.

Gurdon, J. B.: The developmental capacity of nuclei taken from intestinal epithelium cells of feeding tadpoles. In: J Embryol Exp Morphol. Bd. 10, 1962, 622–640.

Gurdon, J. B./Byrne, J. A.: The first half-century of nuclear transplantation. In: Proc Natl Acad Sci U S A. Bd. 100, 2003, 8048–8052.

Haaf, T.: Epigenetische Genomreprogrammierung in der Keimbahn und im frühen Embryo: Implikationen für die Reproduktionsmedizin. In: Journal für Reproduktionsmedizin und Endokrinologie-Journal of Reproductive Medicine and Endocrinology. Bd. 3, 2006, 136–140.

Haaf, T.: Epigenetische Genomreprogrammierung im fruhen Saugerembryo: Mechanismen und Pathologie. In: Medizinische Genetik. Bd. 17, 2005, 275.

Han, D. W./Greber, B./Wu, G./Tapia, N./Araúzo-Bravo, M. J./Ko, K./Bernemann, C./Stehling, M./Schöler, H. R.: Direct reprogramming of fibroblasts into epiblast stem cells. In: Nature cell biology. Bd. 13, 2011, 66–71.

Hayashi, K./Ogushi, S./Kurimoto, K./Shimamoto, S./Ohta, H./Saitou, M.: Offspring from oocytes derived from in vitro primordial germ cell–like cells in mice. In: Science. Bd. 338, 2012, 971–975.

Hayashi, K./Saitou, M.: Generation of eggs from mouse embryonic stem cells and induced pluripotent stem cells. In: Nature protocols. Bd. 8, 2013, 1513–1524.

Hayashi, K./Surani, M. A.: Self-renewing epiblast stem cells exhibit continual delineation of germ cells with epigenetic reprogramming in vitro. In: Development. Bd. 136, 2009, 3549–3556.

Hayashi, Y./Furue, M. K./Tanaka, S./Hirose, M./Wakisaka, N./Danno, H./Ohnuma, K./ Oeda, S./Aihara, Y./Shiota, K.: BMP4 induction of trophoblast from mouse embryonic stem cells in defined culture conditions on laminin. In: In Vitro Cellular & Developmental Biology-Animal. Bd. 46, 2010, 416–430.

Heidenhain, M.: Formen und Kräfte in der lebendigen Natur. In: Vorträge und Aufsätze über Entwicklungsmechanik der Organismen. Bd. 32, 1923, 120–127.

Heinemann, T. (2005). Klonieren beim Menschen: Analyse des Methodenspektrums und internationaler Vergleich der ethischen Bewertungskriterien. Berlin New York, Walter de Gruyter.

Herbst, C.: Hans Driesch als experimenteller und theoretischer Biologe. In: Development Genes and Evolution. Bd. 141, 1942, 111 – 153.

Hillman, N./Sherman, M. I./Graham, C.: The effect of spatial arrangement on cell determination during mouse development. In: J Embryol Exp Morphol. Bd. 28, 1972, 263 – 278.

Hyslop, L./Stojkovic, M./Armstrong, L./Walter, T./Stojkovic, P./Przyborski, S./Herbert, M./ Murdoch, A./Strachan, T./Lako, M.: Downregulation of NANOG induces differentiation of human embryonic stem cells to extraembryonic lineages. In: Stem cells. Bd. 23, 2005, 1035 – 1043.

Iager, A. E./Ragina, N. P./Ross, P. J./Beyhan, Z./Cunniff, K./Rodriguez, R. M./Cibelli, J. B.: Trichostatin A improves histone acetylation in bovine somatic cell nuclear transfer early embryos. In: Cloning and stem cells. Bd. 10, 2008, 371 – 380.

Imamura, M./Hikabe, O./Lin, Z. Y. C./Okano, H.: Generation of germ cells in vitro in the era of induced pluripotent stem cells. In: Molecular reproduction and development. Bd. 81, 2014, 2 – 19.

Ishiuchi, T./Torres-Padilla, M. E.: Towards an understanding of the regulatory mechanisms of totipotency. In: Curr Opin Genet Dev. Bd. 23, 2013, 512 – 518.

Izquierdo, L./Ortiz, M. E.: Differentiation in the mouse morulae. In: Wilhelm Roux's archives of developmental biology. Bd. 177, 1975, 67 – 74.

Johnson, W./Loskutoff, N./Plante, Y./Betteridge, K.: Production of four identical calves by the separation of blastomeres from an in vitro derived four-cell embryo. In: Veterinary Record. Bd. 137, 1995, 15 – 16.

Jung, J.-M.: Embryo in der Leber Wenn Organe im Leib »reprogrammiert« werden. In: Frankfurter Allgemeine Zeitung Online-Archiv. 18.09.2013, URL: http://www.genios.de/presse-archiv/artikel/FAZ/20130918/embryo-in-der-leber-wenn-organe-im-/ FNUWD1201309184020075.html, eingesehen am 23.09.2014.

Kaufman, M. H./Barton, S. C./Surani, M. A.: Normal postimplantation development of mouse parthenogenetic embryos to the forelimb bud stage. In: Nature. Bd. 265, 1977, 53 – 55.

Kelly, S. J.: Studies of the developmental potential of 4-and 8-cell stage mouse blastomeres. In: Journal of Experimental Zoology. Bd. 200, 1977, 365 – 376.

Kim, J./Roudebush, W./Dodson, M./Minhas, B.: Murine embryo biopsy & full-term development following transfer of biopsied embryos. In: Theriogenology. Bd. 33, 1990, 266.

Kim, K./Doi, A./Wen, B./Ng, K./Zhao, R./Cahan, P./Kim, J./Aryee, M./Ji, H./Ehrlich, L.: Epigenetic memory in induced pluripotent stem cells. In: Nature. Bd. 467, 2010, 285 – 290.

Kishigami, S./Mizutani, E./Ohta, H./Hikichi, T./Thuan, N. V./Wakayama, S./Bui, H.-T./ Wakayama, T.: Significant improvement of mouse cloning technique by treatment with trichostatin A after somatic nuclear transfer. In: Biochemical and biophysical research communications. Bd. 340, 2006, 183 – 189.

Lallemand, Y./Brulet, P.: An in situ assessment of the routes and extents of colonisation of the mouse embryo by embryonic stem cells and their descendants. In: Development. Bd. 110, 1990, 1241 – 1248.

Liu, S. Z./Zhou, Z. M./Chen, T./Zhang, Y. L./Wen, D. C./Kou, Z. H./Li, Z. D./Sun, Q. Y./Chen, D. Y.: Blastocysts produced by nuclear transfer between chicken blastodermal cells and rabbit oocytes. In: Molecular reproduction and development. Bd. 69, 2004, 296–302.

Macfarlan, T. S./Gifford, W. D./Driscoll, S./Lettieri, K./Rowe, H. M./Bonanomi, D./Firth, A./Singer, O./Trono, D./Pfaff, S. L.: Embryonic stem cell potency fluctuates with endogenous retrovirus activity. In: Nature. Bd. 487, 2012, 57–63.

Marlow, F. (2010). Maternal Control of Development in Vertebrates: My Mother Made Me Do It! . San Rafael (CA), Morgan & Claypool Life Sciences, 13–18.

Masui, S./Nakatake, Y./Toyooka, Y./Shimosato, D./Yagi, R./Takahashi, K./Okochi, H./Okuda, A./Matoba, R./Sharov, A. A.: Pluripotency governed by Sox2 via regulation of Oct3/4 expression in mouse embryonic stem cells. In: Nature cell biology. Bd. 9, 2007, 625–635.

Matsui, Y./Zsebo, K./Hogan, B. L.: Derivation of pluripotential embryonic stem cells from murine primordial germ cells in culture. In: Cell. Bd. 70, 1992, 841–847.

McClendon, J.: The development of isolated blastomeres of the frog's egg. In: American Journal of Anatomy. Bd. 10, 1910, 425–430.

McKinnell, R. G./Di Berardino, M. A.: The biology of cloning: history and rationale. In: BioScience. Bd. 49, 1999, 875–885.

McLaren, A.: Primordial germ cells in the mouse. In: Dev Biol. Bd. 262, 2003, 1–15.

Mikkelsen, T. S./Hanna, J./Zhang, X./Ku, M./Wernig, M./Schorderet, P./Bernstein, B. E./Jaenisch, R./Lander, E. S./Meissner, A.: Dissecting direct reprogramming through integrative genomic analysis. In: Nature. Bd. 454, 2008, 49–55.

Minami, N./Suzuki, T./Tsukamoto, S.: Zygotic gene activation and maternal factors in mammals. In: The Journal of reproduction and development. Bd. 53, 2007, 707–715.

Miyoshi, N./Barton, S./Kaneda, M./Hajkova, P./Surani, M.: The continuing quest to comprehend genomic imprinting. In: Cytogenetic and genome research. Bd. 113, 2006, 6–11.

Modliński, J. A.: The role of the zona pellucida in the development of mouse eggs in vivo. In: Journal of embryology and experimental morphology. Bd. 23, 1970, 539–547.

Moore, K. L./Persaud, T. V. N., Viebahn, C. (2013). Embryologie: Entwicklungsstadien, Frühentwicklung, Organogenese, Klinik. Elsevier, Urban& Fischer Verlag, 2.

Moore, N./Adams, C./Rowson, L.: Developmental potential of single blastomeres of the rabbit egg. In: Journal of reproduction and fertility. Bd. 17, 1968, 527–531.

Moore, N./Polge, C./Rowson, L.: The survival of single blastomeres of pig eggs transferred to recipient gilts. In: Australian Journal of Biological Sciences. Bd. 22, 1969, 979–982.

Morgani, S. M./Canham, M. A./Nichols, J./Sharov, A. A./Migueles, R. P./Ko, M. S./Brickman, J. M.: Totipotent embryonic stem cells arise in ground-state culture conditions. In: Cell reports. Bd. 3, 2013, 1945–1957.

Moustafa, L./Hahn, J.: Experimentelle Erzeugung von identischen Maeusezwillingen. In: Deutsche Tieraerztliche Wochenschrift. Bd. 85, 1978, 242–244.

Müller, T./Fleischmann, G./Eildermann, K./Mätz-Rensing, K./Horn, P. A./Sasaki, E./Behr, R.: A novel embryonic stem cell line derived from the common marmoset monkey (Callithrix jacchus) exhibiting germ cell-like characteristics. In: Human reproduction. Bd. 24, 2009, 1359–1372.

Nagy, A./Gocza, E./Diaz, E. M./Prideaux, V./Ivanyi, E./Markkula, M./Rossant, J.: Embryonic stem cells alone are able to support fetal development in the mouse. In: Development. Bd. 110, 1990, 815–821.

Nagy, A./Paldi, A./Dezso, L./Varga, L./Magyar, A.: Prenatal fate of parthenogenetic cells in mouse aggregation chimaeras. In: Development. Bd. 101, 1987, 67–71.

Nagy, A./Rossant, J.: Chimaeras and mosaics for dissecting complex mutant phenotypes. In: International Journal of Developmental Biology. Bd. 45, 2001, 577–582.

Nagy, A./Rossant, J./Nagy, R./Abramow-Newerly, W./Roder, J. C.: Derivation of completely cell culture-derived mice from early-passage embryonic stem cells. In: Proceedings of the National Academy of Sciences. Bd. 90, 1993, 8424–8428.

Nicholas, J./Hall, B.: Experiments on developing rats. II. The development of isolated blastomeres and fused eggs. In: Journal of Experimental Zoology. Bd. 90, 1942, 441–459.

Nichols, J./Smith, A.: Naive and primed pluripotent states. In: Cell Stem Cell. Bd. 4, 2009, 487–492.

Nichols, J./Zevnik, B./Anastassiadis, K./Niwa, H./Klewe-Nebenius, D./Chambers, I./Schöler, H./Smith, A.: Formation of pluripotent stem cells in the mammalian embryo depends on the POU transcription factor Oct4. In: Cell. Bd. 95, 1998, 379–391.

Nishioka, N./Inoue, K.-i./Adachi, K./Kiyonari, H./Ota, M./Ralston, A./Yabuta, N./Hirahara, S./Stephenson, R. O./Ogonuki, N.: The Hippo signaling pathway components Lats and Yap pattern Tead4 activity to distinguish mouse trophectoderm from inner cell mass. In: Developmental cell. Bd. 16, 2009, 398–410.

Niwa, H./Miyazaki, J.-i./Smith, A. G.: Quantitative expression of Oct-3/4 defines differentiation, dedifferentiation or self-renewal of ES cells. In: Nature genetics. Bd. 24, 2000, 372–376.

Niwa, H./Toyooka, Y./Shimosato, D./Strumpf, D./Takahashi, K./Yagi, R./Rossant, J.: Interaction between Oct3/4 and Cdx2 determines trophectoderm differentiation. In: Cell. Bd. 123, 2005, 917–929.

Ohi, Y./Qin, H./Hong, C./Blouin, L./Polo, J. M./Guo, T./Qi, Z./Downey, S. L./Manos, P. D./Rossi, D. J.: Incomplete DNA methylation underlies a transcriptional memory of somatic cells in human iPS cells. In: Nature cell biology. Bd. 13, 2011, 541–549.

Okamoto, K./Okazawa, H./Okuda, A./Sakai, M./Muramatsu, M./Hamada, H.: A novel octamer binding transcription factor is differentially expressed in mouse embryonic cells. In: Cell. Bd. 60, 1990, 461–472.

Palermo, G./Joris, H./Devroey, P./Van Steirteghem, A. C.: Pregnancies after intracytoplasmic injection of single spermatozoon into an oocyte. In: The Lancet. Bd. 340, 1992, 17–18.

Papaioannou, V. E./Mkandawire, J./Biggers, J. D.: Development and phenotypic variability of genetically identical half mouse embryos. In: Development. Bd. 106, 1989, 817–827.

Park, T. S./Galic, Z./Conway, A. E./Lindgren, A./Van Handel, B. J./Magnusson, M./Richter, L./Teitell, M. A./Mikkola, H. K./Lowry, W. E.: Derivation of primordial germ cells from human embryonic and induced pluripotent stem cells is significantly improved by coculture with human fetal gonadal cells. In: Stem Cells. Bd. 27, 2009, 783–795.

Pesce, M./Anastassiadis, K./Schöler, H.: Oct-4: lessons of totipotency from embryonic stem cells. In: Cells Tissues Organs. Bd. 165, 1999, 144–152.

Pesce, M./Schöler, H. R.: Oct-4: Control of totipotency and germline determination. In: Molecular reproduction and development. Bd. 55, 2000, 452–457.

Pinyopummin, A./Takahashi, Y./Hishinuma, M./Kanagawa, H.: Development of single blastomeres from 4-cell stage embryos after aggregation with parthenogenones in mice. In: Jpn J Vet Res. Bd. 42, 1994, 119 – 126.

Piotrowska-Nitsche, K./Perea-Gomez, A./Haraguchi, S./Zernicka-Goetz, M.: Four-cell stage mouse blastomeres have different developmental properties. In: Development. Bd. 132, 2005, 479 – 490.

Plachta, N./Bollenbach, T./Pease, S./Fraser, S. E./Pantazis, P.: Oct4 kinetics predict cell lineage patterning in the early mammalian embryo. In: Nature cell biology. Bd. 13, 2011, 117 – 123.

Polo, J. M./Anderssen, E./Walsh, R. M./Schwarz, B. A./Nefzger, C. M./Lim, S. M./Borkent, M./Apostolou, E./Alaei, S./Cloutier, J.: A molecular roadmap of reprogramming somatic cells into iPS cells. In: Cell. Bd. 151, 2012, 1617 – 1632.

Polo, J. M./Liu, S./Figueroa, M. E./Kulalert, W./Eminli, S./Tan, K. Y./Apostolou, E./Stadt-feld, M./Li, Y./Shioda, T.: Cell type of origin influences the molecular and functional properties of mouse induced pluripotent stem cells. In: Nature biotechnology. Bd. 28, 2010, 848 – 855.

Resnick, J. L./Bixler, L. S./Cheng, L./Donovan, P. J.: Long-term proliferation of mouse primordial germ cells in culture. In: Nature. Bd. 359, 1992, 550 – 551.

Rideout, W. M./Eggan, K./Jaenisch, R.: Nuclear cloning and epigenetic reprogramming of the genome. In: Science. Bd. 293, 2001, 1093 – 1098.

Rohani, L./Johnson, A. A./Arnold, A./Stolzing, A.: The aging signature: a hallmark of induced pluripotent stem cells? In: Aging cell. Bd. 13, 2014, 2 – 7.

Rossant, J.: Postimplantation development of blastomeres isolated from 4-and 8-cell mouse eggs. In: Journal of embryology and experimental morphology. Bd. 36, 1976, 283 – 290.

Rouhani, F./Kumasaka, N./de Brito, M. C./Bradley, A./Vallier, L./Gaffney, D.: Genetic Background Drives Transcriptional Variation in Human Induced Pluripotent Stem Cells. In: PLoS genetics. Bd. 10, 2014, e1004432.

Roux, W.: Über die künstliche Hervorbringung halber Embryonen durch Zerstörung einer der beiden ersten Furchungskugeln, sowie über die Nachentwicklung (Postgeneration) der fehlenden Körperhälfte. In: Virchows Arch. Anat. Phys. Bd. 114, 1888, 113.

Roux, W./Correns, C./Fischel, A./Küster, E.: Terminologie der Entwicklungsmechanik der Tiere und Pflanzen. Leipzig 1912.

Saito, S./Niemann, H.: Effects of extracellular matrices and growth factors on the development of isolated porcine blastomeres. In: Biology of reproduction. Bd. 44, 1991, 927 – 936.

Schacht, R. (2014). Wann bekommen die Küstenbewohner denn nun nasse Füße? Wiesbaden, Springer Spektrum, 115 – 116.

Schöler, H. R./Ruppert, S./Suzuki, N./Chowdhury, K./Gruss, P.: New type of POU domain in germ line-specific protein Oct-4. In: Nature. Bd. 344, 1990, 435 – 439.

Schultz, R. M.: Regulation of zygotic gene activation in the mouse. In: Bioessays. Bd. 15, 1993, 531 – 538.

Schwegler, J. S./Lucius, R. (2011). Der Mensch-Anatomie und Physiologie. Stuttgart New York, Georg Thieme Verlag, 384.

Seidel, F.: Die Entwicklungspotenzen einer isolierten Blastomere des Zweizellenstadiums im Säugetierei. In: Naturwissenschaften. Bd. 39, 1952, 355 – 356.

Snow, M.: The immediate postimplantation development of tetraploid mouse blastocysts. In: Journal of embryology and experimental morphology. Bd. 35, 1976, 81 – 86.

Snow, M.: Embryonic development of tetraploid mice during the second half of gestation. In: Journal of embryology and experimental morphology. Bd. 34, 1975, 707 – 721.

Sparman, M. L./Tachibana, M./Mitalipov, S. M.: Cloning of non-human primates: the road »less traveled by«. In: Int J Dev Biol. Bd. 54, 2010, 1671 – 1678.

Steptoe, P./Edwards, R.: Successful birth after IVF. In: Lancet. Bd. 312, 1978, 366.

Strumpf, D./Mao, C.-A./Yamanaka, Y./Ralston, A./Chawengsaksophak, K./Beck, F./Rossant, J.: Cdx2 is required for correct cell fate specification and differentiation of trophectoderm in the mouse blastocyst. In: Development. Bd. 132, 2005, 2093 – 2102.

Suemori, H./Kadodawa, Y./Nakatsuji, N./Goto, K./Araki, I./Kondoh, H.: A mouse embryonic stem cell line showing pluripotency of differentiation in early embryos and ubiquitous β-galactosidase expression. In: Cell Differentiation and Development. Bd. 29, 1990, 181 – 186.

Surani, A./Tischler, J.: Stem cells: a sporadic super state. In: Nature. Bd. 487, 2012, 43 – 45.

Surani, M. A.: Reprogramming of genome function through epigenetic inheritance. In: Nature. Bd. 414, 2001, 122 – 128.

Surani, M. A./Kothary, R./Allen, N. D./Singh, P. B./Fundele, R./Ferguson-Smith, A. C./Barton, S. C.: Genome imprinting and development in the mouse. In: Development. Bd. 108, 1990, 89 – 98.

Tachibana, M./Amato, P./Sparman, M./Gutierrez, N. M./Tippner-Hedges, R./Ma, H./Kang, E./Fulati, A./Lee, H. S./Sritanaudomchai, H./Masterson, K./Larson, J./Eaton, D./Sadler-Fredd, K./Battaglia, D./Lee, D./Wu, D./Jensen, J./Patton, P./Gokhale, S./Stouffer, R. L./Wolf, D./Mitalipov, S.: Human embryonic stem cells derived by somatic cell nuclear transfer. In: Cell. Bd. 153, 2013, 1228 – 1238.

Takahashi, K./Tanabe, K./Ohnuki, M./Narita, M./Ichisaka, T./Tomoda, K./Yamanaka, S.: Induction of pluripotent stem cells from adult human fibroblasts by defined factors. In: cell. Bd. 131, 2007, 861 – 872.

Takahashi, K./Yamanaka, S.: Induction of pluripotent stem cells from mouse embryonic and adult fibroblast cultures by defined factors. In: cell. Bd. 126, 2006, 663 – 676.

Tanabe, K./Nakamura, M./Narita, M./Takahashi, K./Yamanaka, S.: Maturation, not initiation, is the major roadblock during reprogramming toward pluripotency from human fibroblasts. In: Proceedings of the National Academy of Sciences. Bd. 110, 2013, 12172 – 12179.

Tao, T./Niemann, H.: Cellular characterization of blastocysts derived from rabbit 4-, 8- and 16-cell embryos and isolated blastomeres cultured in vitro. In: Hum Reprod. Bd. 15, 2000, 881 – 889.

Tarkowski, A. K.: Experiments on the development of isolated blastomers of mouse eggs. In: Nature. Bd. 184, 1959, 1286 – 1287.

Tarkowski, A. K./Ozdzenski, W./Czolowska, R.: Identical triplets and twins developed from isolated blastomeres of 8- and 16-cell mouse embryos supported with tetraploid blastomeres. In: Int J Dev Biol. Bd. 49, 2005, 825 – 832.

Tarkowski, A. K./Witkowska, A./Opas, J.: Development of cytochalasin B-induced tetraploid and diploid/tetraploid mosaic mouse embryos. In: Journal of embryology and experimental morphology. Bd. 41, 1977, 47–64.

Tarkowski, A. K./Wroblewska, J.: Development of blastomeres of mouse eggs isolated at the 4- and 8-cell stage. In: J Embryol Exp Morphol. Bd. 18, 1967, 155–180.

Telford, N. A./Watson, A. J./Schultz, G. A.: Transition from maternal to embryonic control in early mammalian development: a comparison of several species. In: Molecular reproduction and development. Bd. 26, 1990, 90–100.

Teramura, T./Takehara, T./Kawata, N./Fujinami, N./Mitani, T./Takenoshita, M./Matsumoto, K./Saeki, K./Iritani, A./Sagawa, N.: Primate embryonic stem cells proceed to early gametogenesis in vitro. In: Cloning and stem cells. Bd. 9, 2007, 144–156.

Thomson, J. A./Itskovitz-Eldor, J./Shapiro, S. S./Waknitz, M. A./Swiergiel, J. J./Marshall, V. S./Jones, J. M.: Embryonic stem cell lines derived from human blastocysts. In: Science. Bd. 282, 1998, 1145–1147.

Trounson, A./Moore, N.: The survival and development of sheep eggs following complete or partial removal of the zona pellucida. In: Journal of reproduction and fertility. Bd. 41, 1974, 97–105.

Tsunoda, Y./McLaren, A.: Effect of various procedures on the viability of mouse embryos containing half the normal number of blastomeres. In: Journal of reproduction and fertility. Bd. 69, 1983, 315–322.

Tsunoda, Y./Yasui, T./Okubo, Y./Nakamura, K./Sugie, T.: Development of one or two blastomeres from eight-cell mouse embryos to term in the presence of parthenogenetic eggs. In: Theriogenology. Bd. 28, 1987, 615–623.

Van de Velde, H./Cauffman, G./Tournaye, H./Devroey, P./Liebaers, I.: The four blastomeres of a 4-cell stage human embryo are able to develop individually into blastocysts with inner cell mass and trophectoderm. In: Hum Reprod. Bd. 23, 2008, 1742–1747.

Wang, Q. T./Piotrowska, K./Ciemerych, M. A./Milenkovic, L./Scott, M. P./Davis, R. W./Zernicka-Goetz, M.: A genome-wide study of gene activity reveals developmental signaling pathways in the preimplantation mouse embryo. In: Developmental cell. Bd. 6, 2004, 133–144.

Weismann, A. (1893). The germ-plasm: a theory of heredity. New York, Charles Scribner's sons, 450–468.

Willadsen, S./Fehilly, C. (1983). The developmental potential and regulatory capacity of blastomeres from two-, four-and eight-cell sheep embryos. In: Fertilization of the Human Egg in vitro. Ed. H. Beier and Lindner, H. Berlin Heidelberg New York, Springer: 353–357.

Willadsen, S. M.: Cloning of sheep and cow embryos. In: Genome. Bd. 31, 1989, 956–962.

Willadsen, S. M./Polge, C.: Attempts to produce monozygotic quadruplets in cattle by blastomere separation. In: Vet Rec. Bd. 108, 1981, 211–213.

Xu, R.-H./Chen, X./Li, D. S./Li, R./Addicks, G. C./Glennon, C./Zwaka, T. P./Thomson, J. A.: BMP4 initiates human embryonic stem cell differentiation to trophoblast. In: Nature biotechnology. Bd. 20, 2002, 1261–1264.

Zernicka-Goetz, M.: Proclaiming fate in the early mouse embryo. In: Nat Cell Biol. Bd. 13, 2011, 112–114.

Zhao, J./Hao, Y./Ross, J. W./Spate, L. D./Walters, E. M./Samuel, M. S./Rieke, A./Murphy, C. N./Prather, R. S.: Histone deacetylase inhibitors improve in vitro and in vivo developmental competence of somatic cell nuclear transfer porcine embryos. In: Cellular Reprogramming (Formerly »Cloning and Stem Cells«). Bd. 12, 2010, 75 – 83.

Tobias Cantz

Die Erzeugung von Gameten aus pluripotenten Stammzellen

1. Einleitung

Die Differenzierung von pluripotenten Stammzellen in Gameten erhält deswegen besondere Brisanz, weil solchermaßen artifiziell hergestellte Keimzellen bei der In-vitro-Fertilisation (IVF) eingesetzt werden könnten und somit zu der Entstehung von Embryonen beitragen könnten (Gametentotipotenz[1]). Biologisch interessant ist, dass auch bei der *in vitro*-Differenzierung von pluripotenten Stammzellen eine meiotische Reifeteilung erfolgt, während der jeweils die mütterlichen und väterlichen Chromosomen dupliziert und rekombiniert werden. Dabei kommt es auch zum *Crossing-over*, also zum Stückaustausch mütterlicher und väterlicher Chromosomen, welcher die genetische Diversität der Nachkommen molekular begründet. Dieser Prozess ist aber während der Differenzierung pluripotenter Stammzellen bisher allenfalls marginal charakterisiert, wie in der nachfolgenden Darstellung zum aktuellen Wissensstand der *in vitro*-Gametogenese gezeigt wird.

2. Differenzierung in Gameten als Bestandteil der Pluripotenzdefinition

Das Kriterium der Pluripotenz schließt neben der Bildung von Derivaten aller drei Keimblätter, also Zellen des Ektoderms, des Mesoderms und des Entoderms, auch die Bildung von Gameten ein. Bei der Charakterisierung von pluripotenten Stammzellen der Maus werden daher regelmäßig Chimärismus-Experimente gezeigt, in denen auch die Kompetenz der jeweiligen Stammzellquelle zur Keimbahnbeteiligung nachweisbar ist. Solche Experimente sind auch im Mausmodell sehr aufwändig, weil die zu untersuchenden pluripotenten

---

1 Siehe dazu Sgodda in diesem Band, 13 – 55, insb. 29 – 31 sowie 41 – 42.

Stammzellen mit Präimplantationsembryonen aggregiert oder in Blastozysten injiziert werden müssen, bevor diese in die Gebärmutter scheinschwangerer Mäuse transferiert werden können. Die daraus resultierenden neugeborenen Mäuse weisen einen unterschiedlich ausgeprägten Chimärismus mit den Empfänger-Embryozellen und den dazugegebenen Stammzellen auf. Nach ca. sechs Wochen wären die Mäuse dann geschlechtsreif und mit Hilfe einer neuen Verpaarung könnte dann überprüft werden, ob der Chimärismus auch die Keimbahn einschließt, d. h. ob die zu untersuchenden Stammzellen auch zu Keimzellen beigetragen haben, die nun neue Nachkommen zeugen. Da diese erst frühestens im zweiten Drittel der Schwangerschaft untersucht werden können, dauern solche Chimärismus-Experimente häufig ca. zwei bis drei Monate. In wenigen Studien wurde zusätzlich oder stattdessen auch eine *in vitro*-Differenzierung der Stammzellen in Keimzellen gezeigt,[2] die wesentlich früher eine Aussage zulässt, ob die zu untersuchenden Zellen sich wenigstens in Keimzellen differenzieren lassen und in die meiotische Reifeteilung einmünden können. Obwohl solche *in vitro*-Differenzierungsexperimente mit humanen pluripotenten Stammzellen prinzipiell durchführbar wären, wird auf sie allenfalls selten zur vollständigen Charakterisierung humaner pluripotenter Stammzellen zurückgegriffen. Ein Grund dafür könnte sein, dass die *in vitro*-Differenzierung humaner Stammzellen bisher noch nicht zu funktionalen Gameten führt und eine solche Charakterisierung dann ohnehin nicht als vollständiges Surrogat zu den mit humanen Zellen und Embryonen nicht durchführbaren Chimärismus-Experimenten verstanden würde. Ein weiterer Grund wird möglicherweise in dem Umstand begründet liegen, dass die Differenzierung in Keimbahnzellen nur von sehr wenigen hochspezialisierten Arbeitsgruppen überzeugend demonstriert werden konnte und allenfalls mit sehr erheblichem Aufwand in weiteren Laboren zu etablieren wäre.

3.   *In vitro*-Differenzierung humaner pluripotenter Stammzellen in Keimzellen

Die bisher publizierten Ergebnisse zur Keimzelldifferenzierung humaner pluripotenter Stammzellen[3] lassen keine Aussage darüber zu, ob und wenn ja, wann funktionelle Gameten direkt *in vitro* aus embryonalen oder anderen pluripotenten Stammzellen gewonnen werden könnten. Denn bisher wurden in einem ersten Schritt stammzellabgeleitete Keimbahnzellen generiert, die primordialen Keimzellen ähneln und die in einem nachfolgenden Schritt zum Eintritt in die

---

2 Kim et al. 2009.
3 Kee et al. 2009; Panula et al. 2011.

Meiose, also zur Bildung von haploiden Gameten-ähnlichen Zellen, stimuliert wurden.[4] Der Abschluss der meiotischen Teilung während der *in vitro*-Kultivierung wurde bisher nicht endgültig gezeigt und somit lässt sich weiterhin die erfolgreiche Generierung funktionaler Gameten aus humanen pluripotenten Stammzellen durch *in vitro*-Differenzierung in Frage stellen.[5] Aus vor ca. 10 Jahren publizierten Daten mit embryonalen Stammzellen der Maus ließe sich jedoch durchaus extrapolieren, dass sich mittels *in vitro*-Differenzierung wohl tatsächlich funktionelle, d. h. befruchtungsfähige, Spermien bilden lassen.[6] Allerdings gibt es weder vom damaligen Autorenteam noch von anderen Arbeitsgruppen neuere Publikationen, die eine Reproduzierbarkeit dieser spektakulären Ergebnisse belegen. Auf dem Gebiet der Eizell-Differenzierung konnte bisher gezeigt werden, dass sich aus embryonalen Stammzellen Eizellen bilden lassen, die eine gewisse grundlegende funktionelle Aktivität im Sinne einer Hormonsynthese zeigen, sich aber noch nicht mit natürlichen Spermien befruchten ließen.[7] Eines der wesentlichen Probleme während der Bildung von Gameten aus pluripotenten Stammzellen liegt im unterschiedlichen Imprinting weiblicher und männlicher Gameten. Verschiedene Gene werden ausschließlich maternal exprimiert, d. h. die väterlichen Allele sind durch DNA-Methylierung vollständig supprimiert und umgekehrt (paternale Expression mit Methylierung der mütterlichen Allele). In somatischen Zellen und auch in embryonalen Stammzellen sind somit die Hälfte der Allele solcher Gene vollständig methyliert und die zweite Hälfte vollständig demethyliert. In den weiblichen Keimzellen wären allerdings im ersten Fall (maternale Expression) alle Allele demethyliert und im zweiten Fall (paternale Expression) alle Allele methyliert. Ob und wie dieses spezielle Imprinting in Gameten, die aus pluripotenten Stammzellen abgeleitet werden, während der *in vitro*-Differenzierung vollständig und fehlerfrei generiert werden kann, ist gegenwärtig nicht abschließend zu beurteilen. Hinzu kommen Zweifel, ob aus männlichen beziehungsweise weiblichen pluripotenten Stammzellen jeweils voll funktionsfähige Gameten des anderen Geschlechts gewonnen werden können. Denn noch ist nicht abschließend beurteilbar, ob sich aus männlichen Stammzellen (mit XY-Geschlechts-Chromosomen) überhaupt Spermien und funktionale Eizellen differenzieren lassen. Noch fraglicher erscheint gegenwärtig, ob sich aus weiblichen Stammzellen (mit XX-Geschlechts-Chromosomen) neben Eizellen tatsächlich auch funktionale Spermien bilden lassen. Bisher konnte die begründete Vermutung nicht überzeugend ausgeräumt werden, dass kleine Fehl-Regulationen der jeweiligen transkrip-

---

4 Hübner et al. 2003; Geijsen et al. 2004.
5 Daley 2007.
6 Nayernia et al. 2006.
7 Hübner et al. 2003.

tionellen Netzwerke zu weitreichenden Konsequenzen und zu einer eingeschränkten Funktionalität der jeweiligen Gameten führen, womit schwere Ent-
wicklungsstörungen der aus ihnen hervorgehenden Embryonen anzunehmen
wären.

4.   Kombinierte *in vitro*- und *in vivo*-Generierung von Gameten

Eine Transplantation von spermatogonialen Stammzellen in die *Tubuli seminiferi* des Hodens kann eine gestörte Spermatogenese ersetzen und wird gegenwärtig auch als Behandlungsoption für eine drohende männliche Infertilität
nach Chemotherapie erforscht. Für die Charakterisierung von murinen spermatogonialen Stammzellen wird dieses Verfahren bereits häufig angewendet,[8]
indem Mausstämme mit genetischem Defekt der Spermatogenese Verwendung
finden oder indem die Keimzellen durch eine ablative Chemotherapie entfernt
werden. Kürzlich konnte auch in einem nicht-humanen Primatenmodell gezeigt
werden, dass die Transplantation sowohl autologer als auch allogener spermatogonialer Stammzellen nach Chemoablation der Empfängerkeimzellen zu
funktionalen Spermien führt, die erfolgreich zur In-Vitro-Fertilisation von Eizellen eingesetzt werden konnten.[9] Offensichtlich können die transplantierten
spermatogonialen Stammzellen nach Transplantation nicht nur erfolgreich an-
wachsen, sondern im Empfängerorganismus auch entlang der physiologischen
Spermiogenese in funktionale haploide Spermatiden differenzieren. Dieses
Transplantationsmodell unterstützt auch die weitere Ausreifung transplantier-
ter Stammzell-abgeleiteter spermatogonialer Zellen und zwischenzeitlich
konnte gezeigt werden, dass aus murinen induzierten pluripotenten Stammzellen spermatogoniale Stammzellen generiert werden können, die nach
Transplantation in die Hoden infertiler Mäuse zu reifen Spermatiden ausdifferenzieren konnten.[10] Zwei Arbeiten aus dem Labor von Renee Reijo Pera zeigen
darüber hinaus, dass auch die Transplantation reprogrammierter, pluripotenter
humaner Stammzellen in die Hoden solcher immundefizienter Mäuse zu einer
Differenzierung in humane Gameten führen kann.[11] Diese Gameten weisen
immerhin Charakteristika von fötalen Keimzellen auf, wobei noch ungeklärt ist,
ob auch tatsächlich reife Spermatiden generiert werden könnten. Überra-
schenderweise bilden diese transplantierten pluripotenten Stammzellen in der

---

8 Ko et al. 2009.
9 Hermann et al. 2012.
10 Zhu et al. 2012; Yang et al. 2012.
11 Ramathal et al. 2014; Durruthy Durruthy et al. 2014.

spezifischen Umgebung nach Transplantation in die *Tubuli seminiferi*[12] keine Teratom-ähnlichen Tumoren, wie es diese Zellen bei Transplantation in andere Kompartimente (subkutan, intraperitoneal) zeigen würden. Als Alternative zur intratestikulären Transplantation in die *Tubuli seminiferi* wurde auch im Mausmodell eine Applikation der Stammzell-abgeleiteten Keimzellen unter die Rückenhaut von immundefizienten Nacktmäusen nach Mischung mit einer Suspension neonataler Hodenzellen und geeigneter Extrazellulärmatrix beschrieben.[13] Auch in diesem experimentellen Ansatz konnte eine weitere Ausreifung der Stammzell-abgeleiteten Gameten erreicht werden und die Autoren spekulieren, dass die ektope Rekonstitution von *Tubuli seminiferi*-ähnlichen Strukturen als Modell dienen kann, um die weitere meiotische Teilung von Spermatozyten in reife Spermatiden zu untersuchen und auf diese Weise funktionelle männliche Gameten aus Stammzellen generieren zu können. Ein ähnlicher Ansatz hat wiederum im Mausmodell mit weiblichen Stammzell-abgeleiteten Gameten bereits zu befruchtbaren Eizellen geführt. So konnten aus murinen weiblichen embryonalen Stammzellen beziehungsweise induzierten pluripotenten Stammzellen unreife Keimzellen nach ihrer *in vitro*-Differenzierung mit somatischen Zellen[14] aus fötalen Gonaden aggregiert werden und als »rekonstituierte Ovarien« an die Ovarien normaler Mäuse transplantiert werden. Nach viermonatiger *in vivo*-Reifung wurden die ektopen, rekonstituierten Ovarien wieder entnommen und es konnten reife Eizellen isoliert werden, die mittels In-vitro-Fertilisation zu voll entwicklungsfähigen Embryonen und sogar zu lebensfähigem Nachwuchs führten.[15]

Mit diesen sehr aufwändigen und zugleich hochartifiziellen experimentellen Prozeduren konnte also zumindest im Mausmodell gezeigt werden, dass eine Differenzierung von pluripotenten Stammzellen in unreife Keimzellen gelingen kann, welche dann nach Aggregation mit somatischen Zellen aus neonatalem Hodengewebe oder fötalem Eierstockgewebe als rekonstituierte Keimanlagen und Transplantation im Empfängertier ausreifen konnten. Gegenwärtig ist nicht zu beantworten, ob ein solches Verfahren auch mit Keimzellen, die von humanen pluripotenten Stammzellen als Xenotransplantat abgeleitet wurden, gelingen kann. Insbesondere bleibt unklar, ob eine Aggregation mit murinen somatischen Zellen zu Zell-Zell-Interaktion führen würde, die in einer Ausreifung in funktionale Gameten führen könnte. In einer aktuellen Übersichtsarbeit dis-

---

12 Als *Tubuli seminiferi* werden die Hodenkanälchen bezeichnet. Dort findet die Spermiogenese statt, d. h. aus spermatogonialen Stammzellen werden über verschiedene Zwischenschritte reife Spermien gebildet.

13 Cai et al. 2013.

14 Abgeleitet aus dem griechischen Wort *Soma* werden Körperzellen auch somatische Zellen genannt.

15 Hayashi et al. 2012.

kutiert allerdings der Stammzellforscher und Reproduktionsbiologe Miodrag Stojkovic durchaus den zukünftigen Einsatz von aus humanen pluripotenten Stammzellen gewonnenen Eizellen für Patientinnen ohne ausreichende Anzahl eigener reifer Ovarialfollikel; beispielsweise nach Chemotherapie oder aufgrund fortgeschrittenen Alters.[16] Die Autoren der bisher publizierten jeweiligen Originalarbeiten[17] fokussieren aber in der Diskussion ihrer Ergebnisse auf den Einsatz dieser experimentellen Modelle in der Grundlagenforschung zur Keimzelldifferenzierung und zur Interaktion der Keimzellen mit den jeweiligen somatischen Zelltypen im Ovar beziehungsweise Hoden und spekulieren allenfalls vereinzelt über die Möglichkeit, solchermaßen artifiziell generierte Gameten für reproduktionsmedizinische Zwecke nutzbar zu machen.

5. Ausblick auf die Verwendung artifizieller, Stammzell-abgeleiteter Gameten für reproduktive Zwecke

Der Fokus der gegenwärtigen wissenschaftlichen Diskussion über den Einsatz Stammzell-abgeleiteter Gameten liegt in der Grundlagenforschung auf einem besseren molekularen Verständnis der normalen und krankheitsbedingt gestörten Oogenese beziehungsweise Spermiogenese und auf molekularen Aspekten der meiotischen Reifeteilung. Für die Sicherstellung der Zeugungsfähigkeit nach einer Chemotherapie, die bei jungen Patienten aufgrund einer bösartigen Tumorerkrankung nötig wird, diskutiert man gegenwärtig, Eizellen beziehungsweise Samenzellen vor Beginn der Behandlung einzufrieren und für einen zukünftigen Kinderwunsch verfügbar zu halten. In diesem Zusammenhang wird zumindest für männliche Patienten diskutiert, spermatogoniale Stammzellen zu gewinnen, die nach einer erfolgreichen Behandlung transplantiert werden könnten und somit die dauerhafte, körpereigene Spermiogenese wieder ermöglichen würden.[18]

Mit weniger strengem reproduktionsbiologischem Fokus wird allerdings auch diskutiert, ob Stammzell-abgeleitete Gameten nicht auch als Eizell- oder Samenzell-Ersatz Einsatz finden könnten und welche möglichen Anwendungsszenarien zukünftig für den gesellschaftlichen Diskurs relevant werden könnten. So könnte es als Alternative zur umstrittenen – und in Deutschland nicht erlaubten – Eizellspende zukünftig möglich sein, induzierte pluripotente Stammzellen von infertilen Patientinnen zu gewinnen, daraus funktionelle Eizellen zu differenzieren und diese mit Samenzellen des Partners im Rahmen

---

16 Volarevic et al. 2014.
17 Cai et al. 2013; Hayashi et al. 2012; Hayashi et al. 2011.
18 Hermann et al. 2012.

einer In-Vitro-Fertilisation einzusetzen. Für den Kinderwunsch infertiler Männer könnte anstelle einer fremden Samenspende die Verwendung von Samenzellen möglich werden, die aus patienteneigenen, gegebenenfalls genetisch korrigierten induzierten pluripotenten Stammzellen gewonnen wurden. Wie oben dargestellt, ist bisher allerdings die *in vitro*-Differenzierung alleine zur Bildung vollständig funktionaler Gameten noch nicht wissenschaftlich belegt. Es ist auch unklar, ob die bisher am ehesten erfolgsversprechenden Ansätze, die eine *in vitro*-Differenzierung und weitere *in vivo*-Ausreifung kombinieren, für solche reproduktionsmedizinischen Zwecke Verwendung finden könnten. In diesem Falle wäre sicherlich zu diskutieren, ob eine vollständige humane Spermiogenese oder Eizellreifung beispielsweise als Xenotransplantat in den Gonaden geeigneter Mausmodelle akzeptabel wäre, oder ob eine ektope Lokalisation, beispielsweise unter der Haut, solchermaßen artifizieller Gonaden ohne Anschluss an den natürlichen Eileiter beziehungsweise Samenleiter mehr gesellschaftliche Akzeptanz finden würde. Solche artifiziellen Gonaden können im Mausmodell durch eine Aggregation von Keimbahnstammzellen, die mit somatischen Zellen der Eierstöcke beziehungsweise der Hoden sowie geeigneter Extrazellulärmatrix vermischt werden, generiert werden. Experimentell werden dafür fötale Zellen oder Zellsuspensionen aus den Gonaden neugeborener Mäuse verwendet. Es ist hingegen noch unklar, ob überhaupt eine akquirierbare Quelle humaner somatischer Zellen für solche Experimente identifiziert werden kann. Wenn es trotz all dieser reproduktionsbiologischen Unwägbarkeiten zukünftig möglich sein sollte, patienteneigene Gameten aus induzierten pluripotenten Stammzellen zu gewinnen, hätte dies auch Implikationen auf die Debatte um die fremdnützige Verwendung solcher Gameten als Eizellspende.

In den aktuellen wissenschaftlichen Arbeiten werden meist pluripotente Stammzellen mit männlichen Geschlechtschromosomen (XY) für die Differenzierung entlang der Spermatogenese eingesetzt und es wird gegenwärtig als fraglich erachtet, ob weibliche Stammzellen (mit XX-Geschlechtschromosomen) zu funktionalen Spermien ausreifen könnten. Für die Differenzierung von Stammzellen in Eizellen finden zwar meist weibliche Stammzelllinien (XX) Anwendung[19], doch es wurde gezeigt, dass auch männliche embryonale Stammzellen (XY) zumindest in frühe Eizell-Stadien differenziert werden können. Letztlich bleibt also gegenwärtig noch hoch spekulativ, ob sowohl männliche als auch weibliche Keimzellen von ein und derselben pluripotenten Stammzelle gewonnen werden können. Die bisherige Datenlage legt dabei nahe, dass dieses am ehesten für männliche Stammzelllinien (XY) gelingen würde, da diese einerseits in haploide Spermien mit einem X- oder einem Y-Chromosom und andererseits in haploide Eizellen (X) differenzierbar wären. Umgekehrt gibt

---

19 Cyranoski 2013.

es bisher kaum Daten, dass eine weibliche pluripotente Stammzelllinie für die Differenzierung von Spermien eingesetzt werden kann. Bedenkt man allerdings, dass sich auch parthenogenetisch-aktivierte Eizellen mit zwei unterschiedlichen genetisch modifizierten haploiden Chromosomensätzen zu lebensfähigen, fertilen Mäusen entwickeln können[20], ließe sich die Möglichkeit einer substantiellen genetischen Modifikation zum Ausgleich etwa der Expression von Faktoren, die auf dem Y-Chromosom kodiert sind, durchaus als realisierbar erachten.

Zusammenfassend bleibt festzustellen, dass bisher weder mit Mauszellen noch mit humanen pluripotenten Stammzellen mittels *in vitro*-Differenzierung zweifelsfrei funktionale Gameten generiert werden konnten.[21]

Literaturverzeichnis

Cai, H./Xia, X./Wang, L./Liu, Y./He, Z./Guo, Q./Xu, C.: In vitro and in vivo differentiation of induced pluripotent stem cells into male germ cells. In: Biochem Biophys Res Commun. Bd. 433, 2013, 286–291.

Cyranoski, D.: Stem cells: Egg engineers. In: Nature. Bd. 500, 2013, 392–394.

Daley, G. Q.: Gametes from embryonic stem cells: a cup half empty or half full? In: Science. Bd. 316, 2007, 409–410.

Durruthy Durruthy, J./Ramathal, C./Sukhwani, M./Fang, F./Cui, J./Orwig, K. E./Reijo Pera, R. A.: Fate of induced pluripotent stem cells following transplantation to murine seminiferous tubules. In: Hum Mol Genet. Bd. 23, 2014, 3071–3084.

Geijsen, N./Horoschak, M./Kim, K./Gribnau, J./Eggan, K./Daley, G. Q.: Derivation of embryonic germ cells and male gametes from embryonic stem cells. In: Nature. Bd. 427, 2004, 148–154.

Hayashi, K./Ogushi, S./Kurimoto, K./Shimamoto, S./Ohta, H./Saitou, M.: Offspring from oocytes derived from in vitro primordial germ cell-like cells in mice. In: Science. Bd. 338, 2012, 971–975.

Hayashi, K./Ohta, H./Kurimoto, K./Aramaki, S./Saitou, M.: Reconstitution of the mouse germ cell specification pathway in culture by pluripotent stem cells. In: Cell. Bd. 146, 2011, 519–532.

Hermann, B. P./Sukhwani, M./Winkler, F./Pascarella, J. N./Peters, K. A./Sheng, Y./Valli, H./Rodriguez, M./Ezzelarab, M./Dargo, G./Peterson, K./Masterson, K./Ramsey, C./Ward, T./Lienesch, M./Volk, A./Cooper, D. K./Thomson, A. W./Kiss, J. E./Penedo, M. C./Schatten, G. P./Mitalipov, S./Orwig, K. E.: Spermatogonial stem cell transplantation into rhesus testes regenerates spermatogenesis producing functional sperm. In: Cell Stem Cell. Bd. 11, 2012, 715–726.

Hübner, K./Fuhrmann, G./Christenson, L. K./Kehler, J./Reinbold, R./De La Fuente, R./

---

20 Kono, T. et al. 2004.
21 Zu ethischen Überlegungen zur Differenzierung und möglichen Verwendung von Gameten aus menschlichen induzierten pluripotenten Stammzellen siehe Heinemann in diesem Band, 289–309.

Wood, J./Strauss, J. F., 3rd/Boiani, M./Schöler, H. R.: Derivation of oocytes from mouse embryonic stem cells. In: Science. Bd. 300, 2003, 1251 – 1256.

Kee, K./Angeles, V. T./Flores, M./Nguyen, H. N./Reijo Pera, R. A.: Human DAZL, DAZ and BOULE genes modulate primordial germ-cell and haploid gamete formation. In: Nature. Bd. 462, 2009, 222 – 225.

Kim, J. B./Sebastiano, V./Wu, G./Arauzo-Bravo, M. J./Sasse, P./Gentile, L./Ko, K./Ruau, D./Ehrich, M./van den Boom, D./Meyer, J./Hübner, K./Bernemann, C./Ortmeier, C./Zenke, M./Fleischmann, B. K./Zaehres, H./Schöler, H. R.: Oct4-induced pluripotency in adult neural stem cells. In: Cell. Bd. 136, 2009, 411 – 419.

Ko, K./Tapia, N./Wu, G./Kim, J. B./Bravo, M. J./Sasse, P./Glaser, T./Ruau, D./Han, D. W./Greber, B./Hausdorfer, K./Sebastiano, V./Stehling, M./Fleischmann, B. K./Brustle, O./Zenke, M./Schöler, H. R.: Induction of pluripotency in adult unipotent germline stem cells. In: Cell Stem Cell. Bd. 5, 2009, 87 – 96.

Kono, T./Obata, Y./Wu, Q./Niwa, K./Ono, Y./Yamamoto, Y./Park, E. S./Seo, J. S./Ogawa, H.: Birth of parthenogenetic mice that can develop to adulthood. In: Nature. Bd. 428, 2004, 860 – 864.

Nayernia, K./Nolte, J./Michelmann, H. W./Lee, J. H./Rathsack, K./Drusenheimer, N./Dev, A./Wulf, G./Ehrmann, I. E./Elliott, D. J./Okpanyi, V./Zechner, U./Haaf, T./Meinhardt, A./Engel, W.: In vitro-differentiated embryonic stem cells give rise to male gametes that can generate offspring mice. In: Dev Cell. Bd. 11, 2006, 125 – 132.

Panula, S./Medrano, J. V./Kee, K./Bergstrom, R./Nguyen, H. N./Byers, B./Wilson, K. D./Wu, J. C./Simon, C./Hovatta, O./Reijo Pera, R. A.: Human germ cell differentiation from fetal- and adult-derived induced pluripotent stem cells. In: Hum Mol Genet. Bd. 20, 2011, 752 – 762.

Ramathal, C./Durruthy-Durruthy, J./Sukhwani, M./Arakaki, J. E./Turek, P. J./Orwig, K. E./Reijo Pera, R. A.: Fate of iPSCs derived from azoospermic and fertile men following xenotransplantation to murine seminiferous tubules. In: Cell Rep. Bd. 7, 2014, 1284 – 1297.

Volarevic, V./Bojic, S./Nurkovic, J./Volarevic, A./Ljujic, B./Arsenijevic, N./Lako, M./Stojkovic, M.: Stem cells as new agents for the treatment of infertility: current and future perspectives and challenges. In: Biomed Res Int. Bd. 2014, 2014, 507234.

Yang, S./Bo, J./Hu, H./Guo, X./Tian, R./Sun, C./Zhu, Y./Li, P./Liu, P./Zou, S./Huang, Y./Li, Z.: Derivation of male germ cells from induced pluripotent stem cells in vitro and in reconstituted seminiferous tubules. In: Cell Prolif. Bd. 45, 2012, 91 – 100.

Zhu, Y./Hu, H. L./Li, P./Yang, S./Zhang, W./Ding, H./Tian, R. H./Ning, Y./Zhang, L. L./Guo, X. Z./Shi, Z. P./Li, Z./He, Z.: Generation of male germ cells from induced pluripotent stem cells (iPS cells): an in vitro and in vivo study. In: Asian J Androl. Bd. 14, 2012, 574 – 579.

Michael Ott

Bewertung von artifiziellen »totipotenten« Stammzellen aus naturwissenschaftlicher und medizinischer Sicht

Ethische Bewertungen und gesetzliche Regulierungen der Gewinnung von menschlichen embryonalen Stammzellen fokussieren in Deutschland auf den Schutz von Embryonen und statuieren das Verbot, menschliche Embryonen für andere Zwecke zu verwenden, als sie zur Geburt zu bringen. Das Embryonenschutzgesetz (ESchG), das im Jahr 1990 verabschiedet wurde, und auch das Stammzellgesetz (StZG) vom 25.4.2002 verbieten daher grundsätzlich die Einfuhr und Verwendung menschlicher embryonaler Stammzellen. Nur wenn die Stammzellen im Ausland vor einem bestimmten Stichtag gewonnen wurden (ursprünglich der 1.1.2002; durch das Gesetz vom 14.8.2008 auf den 1.2.2007 verschoben), ist der Import – bei Einhaltung weiterer strenger Voraussetzungen – erlaubt. Beide Gesetze berücksichtigten in der Ausgestaltung zwei wesentliche Tatsachen: (1) zur Herstellung von menschlichen embryonalen Stammzellen werden Embryonen und damit beginnendes menschliches Leben zerstört, (2) im Prozess der Herstellung von embryonalen Stammzellkulturen geht die Totipotenz, die den Ausgangszellen (Oozyten, 2-Zellstadium, 4-Zellstadium) ursprünglich zu eigen war, verloren.

Mit dem ESchG wurde die Verwendung menschlicher Embryonen im außerreproduktiven Kontext z.B. für die Herstellung von humanen embryonalen Stammzellen in Deutschland grundsätzlich verboten und unter Strafe gestellt. Um dem von der Wissenschaft und Teilen der Öffentlichkeit als dringlich vorgebrachten Wunsch zur Forschung an embryonalen Stammzellen und dem in der Medizin erhofften Potential zur Behandlung schwerer Erkrankungen Rechnung zu tragen, wurde im StZG der Import solcher Zellen aus dem Ausland geregelt und unter bestimmten Bedingungen erlaubt. So wurde u.a. eine »Stichtagsregelung« in das Gesetz aufgenommen, durch die nur solche Stammzellinien nach Deutschland eingeführt werden dürfen, die bis zu einem im Gesetz festgelegten Datum bereits etabliert waren. Ferner müssen die Wissenschaftler nachweisen, dass den geplanten Experimenten mit diesen Zellen ein hoher wissenschaftlicher Wert zukommt.

Seit der Verabschiedung des Embryonenschutzgesetzes wurde von zahlreichen wissenschaftlichen und technischen Fortschritten berichtet, die möglicherweise Konsequenzen auf die derzeit gültige Gesetzeslage in Deutschland haben könnten. Im Jahr 2006 berichtete die Arbeitsgruppe von Shin'ya Yamanaka von der Herstellung pluripotenter Stammzellen aus murinen embryonalen Fibroblasten (Bindegewebszellen) durch Transfer und Expression von vier Transkriptionsfaktoren Oct4 (Pou5f1), Sox2, cMyc und Klf4 (OKSM).[1] Mit dieser neuen Technologie wurde es erstmals möglich, pluripotente Stammzellen mit hoher phänotypischer und funktioneller Ähnlichkeit zu embryonalen Stammzellen aus bereits differenzierten Zellen herzustellen. Bald darauf wurde von derselben Arbeitsgruppe die Herstellung menschlicher induzierter pluripotenter Stammzellen publiziert und noch im gleichen Jahr von anderen Arbeitsgruppen bestätigt.[2] Diese bahnbrechenden Technologien wurden von Politik, Kirchen und Interessenvertretern überwiegend begrüßt und weltweit in Forschungseinrichtungen etabliert. Erstmals war es möglich, Zellen mit Eigenschaften embryonaler Stammzellen ohne die bis dahin zwingende Zerstörung von Embryonen herzustellen. Im Jahr 2012 wurde Shin'ya Yamanaka für seine Arbeiten der Nobelpreis für Medizin zuerkannt.

Trotz zahlreicher noch offener Fragen wird den embryonalen und induzierten pluripotenten Stammzellen ein hoher Stellenwert in der Grundlagenwissenschaft und in der medizinischen Forschung attestiert. Durch die Eigenschaft, in nahezu alle postnatal in einem Menschen vorkommenden Zellen differenzieren zu können, eignen sich diese Zellen insbesondere zur Modellierung von Krankheitsprozessen in der Zellkulturschale oder nach Transplantation in das entsprechende Zielorgan von Modellorganismen (zum Beispiel Maus oder Ratte). Eine mögliche Anwendung ist die Suche von Medikamenten für seltene, meist angeborene Erkrankungen, da von solchen Patienten in der Regel nicht ausreichend primäre Spenderzellen zur Verfügung stehen.

In der therapeutischen Forschung ermöglichen Stammzellkulturen die Herstellung ausreichend großer Zellzahlen jeglichen Phänotyps. Die differenzierten Zellen können in Zukunft möglicherweise zur Zelltransplantation oder zur Bildung von Ersatzgewebe eingesetzt werden. Der therapeutische Einsatz von Zellen, die aus embryonalen und induzierten pluripotenten Stammzellen gewonnen werden, stellt allerdings hohe Anforderungen an die Sicherheit sowohl in der Herstellung als auch in der Anwendung der Zellen am Patienten, die teilweise noch nicht ausreichend gelöst sind.

In der auf therapeutische Zwecke ausgerichteten Forschung verfolgt die Wissenschaft daher eine Reihe von technischen Entwicklungen, die die Sicher-

---

1 Takahashi/Yamanaka 2006.
2 Takahashi et al. 2007; Yu, et al. 2007; Park et al. 2008.

heit in der Anwendung solcher Zellen erhöhen soll. Bei der Herstellung von pluripotenten Stammzellen durch Reprogrammierung somatischer adulter Zellen wurde die Induktion eines pluripotenten Phänotyps durch Transkriptionsfaktoren ursprünglich mit retroviralen und lentiviralen Vektoren durchgeführt, die ungerichtet in das Genom der Zielzelle integrieren. Allerdings erhöht der zufällige Einbau der viralen Vektoren das Risiko für insertionelle Mutagenese in den Zellen, zum Beispiel durch Aktivierung von tumorfördernden Genen oder die Inaktivierung von Genen, die ein unkontrolliertes Wachstum von Zellen verhindern.[3] In der Folge wurden daher Verfahren entwickelt, durch die der Status einer zellulären Pluripotenz auch durch sogenannte nicht-integrierende Vektoren induziert werden kann.[4] Alternativ ist es heute technisch möglich, lentiviral oder retroviral integrierte Gensequenzen wieder präzise aus dem Genom der pluripotenten Stammzellen herauszuschneiden.[5] Im Jahr 2013 wurde schließlich die Herstellung von induzierten pluripotenten Stammzellen ohne genetische Manipulation erstmals beschrieben. Bei der systematischen Testung von großen Molekülbibliotheken wurden Substanzen identifiziert, die bei gezielter Zugabe zu murinen Zellkulturen (z. B. Hautzellen) in den Zellen einen pluripotenten Phänotyp induzieren.[6] Ob Pluripotenzinduktion in somatischen Zellen alleine durch ungezielte Änderung von Umgebungsparametern, z. B. des chemischen Milieus (pH-Wert), wie kürzlich beschrieben wurde, erreicht werden kann, muss bis heute offen bleiben.[7]

Pluripotenz beschreibt die Eigenschaft von Zellen, sich grundsätzlich in alle unterschiedlichen Körperzellen entwickeln zu können. Ein wichtiges biologisches Kriterium für die Pluripotenz von Zellen ist ihre Entwicklung in Embryonaltumoren, sogenannte Teratome, nach Transplantation in ein Empfängertier. In Teratomen werden unkoordiniert ganz unterschiedliche Körperzellen und Gewebetypen eines Organismus gebildet (z. B. Darmanlagen, neurale Zellen, Knorpel, Knochen, Haare etc.). Aus therapeutischer Sicht ist diese Eigenschaft, Teratome zu bilden, problematisch und nicht erwünscht. Wenige pluripotente induzierte Stammzellen oder embryonale Stammzellen in einem Zelltransplantat würden ein erhebliches Risiko für Patienten bedeuten, da sich ein teratomartiges Tumorgewebe im Zielorgan bilden könnte. Für embryonale und induzierte pluripotente Stammzellkulturen wurden daher Verfahren entwickelt, nicht differenzierte Zellen gezielt zu entfernen.

Für induzierte pluripotente Stammzellen ergeben sich weitere Möglichkeiten, um das Risiko für künftige therapeutische Anwendungen zu verringern. Eines

---

3 Li et al. 2002, 497; Hacein-Bey-Abina et al. 2003, 255–256; Kustikova et al. 2005.
4 Stadtfeld et al. 2008; Okita et al. 2008.
5 Kuehle et al. 2014.
6 Hou et al. 2013.
7 Obokata et al. 2014.

dieser technischen Verfahren wird als »partielle Reprogrammierung« bezeichnet.[8] Diese Methode zielt darauf ab, einen gewünschten zellulären Phänotyp zu induzieren, ohne dass der Status der vollständigen Pluripotenz erreicht wird. Noch einen Schritt weiter gehen experimentelle Ansätze, die eine direkte Umprogrammierung von Ausgangszellen (z. B. Hautzellen) in eine gewünschte Zielzelle unter vollständiger Umgehung eines pluripotenten Stadiums verfolgen.[9] Die technischen Möglichkeiten zur Herstellung transplantierbarer Zellen sind in Abbildung 1 zusammengefasst.

Artifizielle bidirektionale Entwicklungen von Zellen

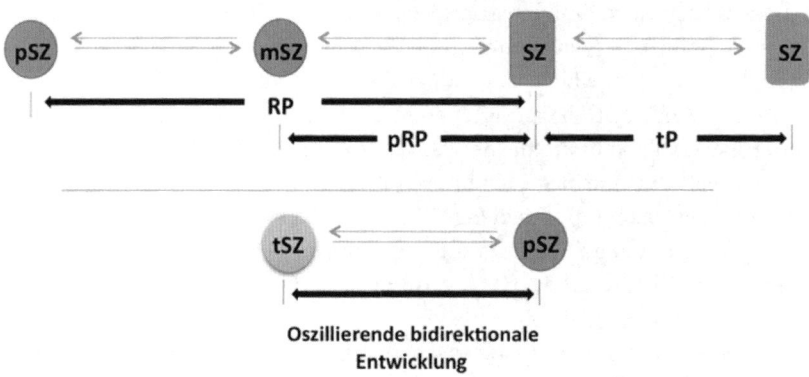

RP = Reprogrammierung , pRP = partielle Reprogrammierung , tP = Transprogrammierung
pSZ = pluripotente Stammzelle, mSZ = multipotente Stammzelle , SZ = somatische postnatale Zelle ,
tSZ = totipotente Stammzelle

Abb. 1 Technische Möglichkeiten zur Herstellung transplantierbarer Zellen.

Man kann zusammenfassend daher feststellen, dass für die sich heute abzeichnenden therapeutischen Ansätze wie die Zelltherapie oder auch die artifizielle Gewebebildung zunehmend Protokolle entwickelt und eingesetzt werden, die den Status der Pluripotenz in den Ausgangszellen vermeiden. Unabhängig von der skizzierten Entwicklung in der therapeutischen Forschung wird aber auch von Experimenten berichtet, in denen Hinweise für Zellen mit totipotenten Eigenschaften gefunden wurden oder hypothetisch möglich erscheinen.

Humanen embryonalen Stammzellen und induzierten pluripotenten Stammzellen werden pluripotente, aber keine totipotenten Eigenschaften zu-

---

8 Zhu et al. 2014.
9 Huang et al. 2011; Sekiya/Suzuki 2011; Ieda et al. 2010; Pang et al. 2011; Vierbuchen et al. 2010.

gesprochen. Unter Totipotenz wird die Eigenschaft von Stammzellen beschrieben, sich unter geeigneten biologischen Bedingungen zu einem geborenen Individuum zu entwickeln. Totipotenz umfasst nicht nur die Fähigkeit zur Bildung von embryonalem Gewebe, also zur Entwicklung des Embryos, sondern auch von extraembryonalem (z. B. plazentarem) Gewebe, das zur nutritiven Versorgung des Embryos und zur Kommunikation des Embryos mit der Mutter notwendig ist. Der Gesetzgeber hat im Embryonenschutzgesetz (ESchG) bereits Zellen, die ein totipotentes Entwicklungspotential aufweisen, eine Schutzwürdigkeit zugesprochen und damit den Status eines Embryos anerkannt. Einige wissenschaftliche Arbeiten aus jüngster Zeit weisen darauf hin, dass in einer embryonalen Stammzellkultur einzelne Zellen transient Merkmale eines totipotenten Phänotyps annehmen können, und zudem, dass einzelne Zellen im Zusammenhang der Zellkultur zwischen einem pluripotenten und totipotenten Status oszillieren können.[10] Solche Hinweise wurden bislang bei embryonalen und induzierten pluripotenten Stammzellen der Maus gewonnen und könnten daher hypothetisch auch in humanen embryonalen Stammzellkulturen oder humanen induzierten pluripotenten Stammzellkulturen auftreten. Sofern man die Eigenschaften einer Zelle, embryonales und extraembryonales Gewebe auszubilden, mit dem Begriff der Totipotenz gleichsetzt, konnten »totipotente Stammzellen« auch nach »in vivo« Reprogrammierung in der Maus nachgewiesen werden.[11] Technisch wurde dies durch induzierbare Expression der vier von Yamanaka beschriebenen Transkriptionsfaktoren erreicht. Dieser wissenschaftlichen Arbeit wurde 2013 ein Artikel in der »Frankfurter Allgemeinen Zeitung« mit der Überschrift »Embryonen in der Leber« gewidmet, der zu dem Schluss kommt, dass »induzierte Totipotenz (durch *in vivo*-Programmierung) grundsätzlich möglich ist.«[12] Prinzipiell ist mit einer ähnlichen Technik auch die Induktion menschlicher »totipotenter« Stammzellen möglich, wenn zum Beispiel die Übertragung mit nachfolgender Expression der vier Transkriptionsfaktoren durch virale Vektoren in eine humanisierte Leber der Maus erfolgt. Ein Grenzfall ergibt sich auch bei Forschungsansätzen, die aktuell zur Herstellung von adulten hämatopoetischen Stammzellen verfolgt werden. Wie bereits weiter oben erwähnt, können embryonale und induzierte pluripotente Stammzellen in der Zellkultur mit Hilfe zielgerichteter Protokolle in zahlreiche Körperzellen differenziert werden. Für das blutbildende System wurden bereits diverse Zelltypen erfolgreich hergestellt. Bislang sind allerdings keine Protokolle bekannt, die eine Differenzierung in adulte hämatopoetische Stammzellen in der Zellkulturschale erlauben. Um dies zu erreichen, werden induzierte pluripotente

---

10 Macfarlan et al. 2012.
11 Abad et al. 2013.
12 Müller-Jung 2013.

Stammzellen oder embryonale Stammzellen in Mäuse injiziert mit der Folge, dass sich nach einigen Wochen Teratome ausbilden. Aus diesen Teratomgeweben hofft man, auch hämatopoetische Stammzellen, die bislang nicht in der Zellkultur hergestellt werden können, isolieren zu können.[13] Ob auch Zellen mit totipotentem Phänotyp sowie trophektodermales Gewebe nachgewiesen werden kann, ist bislang nicht bekannt, kann aber auch nicht ausgeschlossen werden.

Aus diesen Beispielen wird ersichtlich, dass die Definition des Begriffs »Totipotenz« seine ursprüngliche inhaltliche Präzision eingebüßt hat. Zum Zeitpunkt der Verabschiedung des ESchG und des StZG richtete sich der Schutz auf natürliche »totipotente« Zellen des Menschen (befruchtete Oozyten, 2-Kern-, 4-Kern-Stadium des Embryos). Die Totipotentialität dieser Zellen war hinreichend offensichtlich und im Einzelfall durch Übertragung in die Gebärmutter zum Beispiel im Rahmen reproduktionsmedizinischer Behandlungen beweisbar. In artifiziell durch *in vitro* oder *in vivo* induzierter Reprogrammierung erzeugten Milieus sowie in embryonalen Stammzellkulturen ist dagegen das Auftreten von Zellen mit potentiell »totipotenten« Eigenschaften nicht hinreichend offensichtlich oder unmittelbar beweisbar.

Aus biologischer und medizinischer Sicht ist ein Beweis für die Totipotenz einer Stammzelle ausschließlich durch Übertragung in eine Gebärmutter und anschließende Entwicklung eines Embryos oder reifen Organismus zu erbringen. Eine Situation aber, in der es technisch möglich wäre, Stammzellen mit »totipotenten« Eigenschaften aus humanen Stammzellkulturen oder reprogrammiertem Gewebe zu isolieren und in eine Gebärmutter einzusetzen, würde zwangsläufig den Tatbestand des reproduktiven Klonens erfüllen. Da solche Experimente am Menschen abzulehnen und verboten sind, kann diese direkte Beweisführung für humane Zellen nicht erbracht werden.

Dieser stringentesten aller Beweisführungen für die Eigenschaft der Totipotenz von Stammzellen am nächsten kommen Analogiebetrachtungen mit experimentellen Säugetiermodellen. Am einfachsten sind solche Analogieüberlegungen für durch Zellkerntransfer hergestellte Stammzellen anzustellen. Im Jahr 2013 wurde erstmals in den USA über Zellkerntransfers in menschliche Eizellen berichtet.[14] Mit dieser Technik können menschliche Zellen hergestellt werden, die sowohl für therapeutische Zwecke – zum Beispiel, um Abstoßungsreaktionen bei nachfolgenden Transplantationen zu vermeiden – als auch für das reproduktive Klonen verwendet werden könnten. Der Zellkerntransfer ist eine verbreitete Technik und wird u. a. zur Herstellung genetisch veränderter Nutztiere verwendet, ein Umstand, der im biologischen Sinn die »Totipotenz« solcher Zellen beweist. Eine mit vergleichbarer Technik durch Kerntransfer hergestellte

---

13 Amabile et al. 2013.
14 Tachibana et al. 2013.

menschliche Zelle würde ein ähnliches biologisches Verhalten dieser Zelle nahelegen. Durch Analogiebetrachtung mit den Säugetierexperimenten könnte
also das Vorliegen von Totipotenz humaner durch Kerntransfer hergestellter
Zellen hohe Wahrscheinlichkeit erhalten. Deutlich komplexer stellt sich die Situation für die Beurteilung potentiell totipotenter Stammzellen aus humanen
Stammzellkulturen oder reprogrammiertem Gewebe dar. Bei Betrachtung der
publizierten Daten in murinen embryonalen und induzierten Stammzellkulturen ergeben sich allerdings Hinweise mit nur geringer wissenschaftlicher Evidenz für das Auftreten transienter oder oszillierender totipotenter Stammzellen.
In den vorliegenden Arbeiten wurden ausschließlich typische Genexpressionsmuster als Hinweis für Totipotenz interpretiert. Für den Nachweis funktionell
totipotenter Zellen in murinen embryonalen Stammzellkulturen und induzierten pluripotenten Stammzellen wäre es allerdings erforderlich, einzelne Zellen in
die Gebärmutter pseudoschwangerer Mäuse zu übertragen und die Entwicklung
vollständiger Embryonen nachzuweisen. Dieser Standpunkt begründet sich aus
der Tatsache, dass sich Totipotenz ausschließlich milieuabhängig realisiert und
daher in der artifiziellen Umgebung einer Zellkulturschale letztlich nicht
nachweisbar ist. Sollte dies in Zukunft möglich sein, läge es nahe, humane
embryonale Stammzellen und induzierte pluripotente Stammzellen mit identi-
schem oder ähnlichem Genexpressionsmuster im Analogieschluss ebenfalls als
totipotent zu betrachten, da sich ein direkter Nachweis durch Transfer beim
Menschen, wie bereits oben erwähnt, aus ethischen und rechtlichen Gründen
ausschließt. Allerdings sind bei der Analogiebetrachtung grundsätzliche Unterschiede in den Genexpressionsmustern und im biologischen Verhalten zwischen murinen und menschlichen Zellen zu erwägen, die eine eindeutige Vor-
hersage erschweren. Eine ähnliche Situation ergibt sich für die Hinweise auf
Totipotenz durch induzierte *in vivo* Reprogrammierung. Die Hinweise auf
Totipotenz durch Detektion von embryonalen und trophektodermalen Zellen
und sehr unreifer Stammzellen in diesen Mäusen müssten zunächst durch
Isolierung von Zellen und Übertragung in die Gebärmutter von Empfänger-
mäusen verifiziert werden. Solche experimentellen Ansätze sind aus wissenschaftlicher und medizinischer Sicht zwingend erforderlich zur Beantwortung
der Frage, ob »totipotente« Zellen generiert wurden, schließen allerdings das
Vorhandensein »totipotenter« Zellen in der untersuchten Zellpopulation auch
nicht vollständig aus.

Aus den oben genannten Beispielen kann gefolgert werden, dass aus-
schließlich für die menschliche befruchtete Eizelle ein direkter biologischer
Beweis für Totipotenz erbracht werden kann. Aus ethischer und juristischer
Sicht muss die Frage diskutiert werden, welche Wertigkeit der Existenz von
klonierbaren totipotenten Zellen des Menschen zukommt, die hypothetisch in
Zellkulturen oder bei *in vivo*-Reprogrammierung auftreten.

Als Hinweise für Totipotenz von Stammzellen werden in den oben diskutierten Beispielen typische Genexpressionsmuster, Unreife der Zellen oder die
Fähigkeit zur Bildung von Trophoblasten angeführt. Keines dieser Kriterien
ergibt einen klaren Beweis für totipotente Eigenschaften von Zellen, schließt
eine Totipotenz aber auch nicht aus. Der Bewertung einer Zelle als »totipotent«
sollte daher an die biologische Eigenschaft geknüpft werden, in einem geeigneten Milieu zu Embryonen heranzuwachsen. Da eine solche Beweisführung
ausschließlich in Säugetiermodellen möglich ist, sollten Analogiebetrachtungen
für die Bewertung von potentiell »totipotenten« menschlichen Zellen herangezogen werden. Der bereits oben erwähnte Artikel aus der Frankfurter Allgemeinen Zeitung vom 18. 09. 2013 setzt den Nachweis von Trophoblasten bei *in
vivo* reprogrammierten Zellen mit dem Auftreten induzierter Totipotenz gleich
und überschreibt den Artikel mit dem Titel »Embryonen in der Leber«. Auch
wenn die pointierte Überschrift dem journalistischen Bemühen geschuldet sein
mag, Aufmerksamkeit in der Leserschaft zu erwecken, muss jedoch entgegen-
gehalten werden, dass die Fähigkeit der reprogrammierten Zellen zur Bildung
von Trophoblasten zwar eine notwendige, aber keine hinreichende Eigenschaft
von Totipotenz darstellt.

Im Kontext dieser neuen experimentellen Erkenntnisse sollte diskutiert
werden, ob der Begriff der Totipotenz nicht deutlich schärfer gefasst und anhand
von Kriterien definiert werden muss. Nach dem ESchG wird jede Zelle, aus der
sich prinzipiell ein menschlicher Embryo entwickeln kann, als »totipotent«
angesehen und entsprechend geschützt. Diese Definition kann nach heutigem
Kenntnisstand als nicht hinreichend bewertet werden, da auch Zellen aus
»pluripotenten« embryonalen Stammzellkulturen z. B. im Kontext einer tetraploiden Embryoaggregation einen vollständigen Embryo ausbilden können.
Diese Eigenschaft wurde bislang nur in Nagetieren nachgewiesen, würde in einer
Analogiebetrachtung aber ebenso für menschliche embryonale Stammzellen
zutreffen. Die Fähigkeit zur Differenzierung in trophektodermale Zellen kann
ebenfalls nur als notwendiges, aber nicht hinreichendes Kriterium für Totipotenz gelten, da ein embryonales Entwicklungspotential unter geeigneten Bedingungen nicht an die Differenzierungsfähigkeit zu extraembryonalem Gewebe
gebunden ist. Typische Genexpressionsmuster für Totipotenz stellen isoliert
betrachtet ebenfalls kein ausreichendes Kriterium dar, wenn der Status einer
experimentell hergestellten Stammzelle bestimmt werden soll.

Letztlich ergeben sich drei Kriterien, mit denen die Totipotenz und damit eine
mögliche Schutzwürdigkeit (durch Verbot der Herstellung) von artifiziellen
menschlichen Stammzellen beurteilt werden kann:

1. Die zu beurteilende Stammzelle weist ein Genexpressionsmuster auf, das dem einer natürlichen totipotenten Zelle ähnlich ist.
2. Die Zelle ist in der Lage, trophektodermale Zellen/Gewebe in einem Empfängertier oder in der Zellkultur auszubilden.
3. Vergleichbare Zellen nicht-humaner Säugetierarten entwickeln sich als Embryonen in Empfängertieren.

Zusammenfassend kann festgestellt werden, dass der Totipotenzbegriff im Sinne des ESchG nicht eindeutig auf artifiziell hergestellte oder auftretende potentiell totipotente Stammzellen anwendbar ist, da er ursprünglich zur Anwendung auf »natürliche totipotente Zellen« formuliert war. Für hypothetisch auftretende, artifizielle totipotente Stammzellen erscheint er nicht ohne Weiteres in der heute geltenden Ausführung geeignet, da ein Kriterienkatalog für die Charakterisierung von artifiziellen Zellen als »totipotent« fehlt. Die heute verfügbare Evidenz für das Auftreten solcher totipotenter embryonaler oder induzierter Stammzellen in den angeführten Beispielen und hypothetischen Überlegungen ist noch gering und beruht lediglich auf einzelnen für die Statusbestimmung als totipotente Zellen notwendigen, aber möglicherweise nicht hinreichenden Kriterien. Sollte die Existenz totipotenter Zellen in murinen Stammzellkulturen tatsächlich durch Bildung intakter Embryonen in Empfängertieren nachweisbar sein, wäre ein solches Phänomen auch in menschlichen Stammzellkulturen im Analogieschluss anzunehmen und entsprechend im Kontext des Nachweises weiterer notwendiger Kriterien (Genexpressionsmuster, Differenzierung in trophektodermale Zellen) zu beurteilen. In einem solchen Fall wären artifizielle totipotente Zellen den auf natürlichem Weg gezeugten Embryonen und auch den durch Kerntransfer hergestellten Embryonen als biologisch (und möglicherweise normativ) gleichwertig zu betrachten. Letztlich werden nur Einzelfallbetrachtungen von artifiziell hergestellten totipotenten Stammzellen unter Berücksichtigung der experimentellen Bedingungen durch einen gesellschaftlichen Diskurs zu einer angemessenen ethischen und juristischen Bewertung führen.

Literaturverzeichnis

Abad, M./Mosteiro, L./Pantoja, C./Cañamero, M./Rayon, T./Ors, I./Graña, O./Megías, D./ Domínguez, O./Martínez, D./Manzanares, M./Ortega, S./Serrano, M.: Reprogramming in vivo produces teratomas and iPS cells with totipotency features. In: Nature. Bd. 502, 2013, 340–345.

Amabile, G./Welner, R.S./Nombela-Arrieta, C./D'Alise, A.M./Di Ruscio, A./Ebralidze, A.K./Kraytsberg, Y./Ye, M./Kocher, O./Neuberg, D.S./Khrapko, K./Silberstein, L.E./ Tenen, D.G.: In vivo generation of transplantable human hematopoietic cells from induced pluripotent stem cells. In: Blood. Bd. 121, 2013, 1255–1264.

Hacein-Bey-Abina, S./von Kalle, C./Schmidt, M./Le Deist, F./Wulffraat, N./McIntyre, E./ Radford, I./Villeval, J.L./Fraser, C.C./Cavazzana-Calvo, M./Fischer, A.: A serious adverse event after successful gene therapy for X-linked severe combined immunodeficiency. In: The New England Journal of Medicine. Bd. 348, 2003, 255–256.

Hou, P./Li, Y./Zhang, X./Liu, C./Guan, J./Li, H./Zhao, T./Ye, J./Yang, W./Liu, K./Ge, J./Xu, J./ Zhang, Q./Zhao, Y./Deng, H.: Pluripotent stem cells induced from mouse somatic cells by small-molecule compounds. In: Science. Bd. 341, 2013, 651–654.

Huang, P./He, Z./Ji, S./Sun, H./Xiang, D./Liu, C./Hu, Y./Wang, X./Hui, L.: Induction of functional hepatocyte-like cells from mouse fibroblasts by defined factors. In: Nature. Bd. 475, 2011, 386–389.

Ieda, M./Fu, J.-D./Delgado-Olguin, P./Vedantham, V./Hayashi, Y./Bruneau, B.G./Srivastava, D.: Direct reprogramming of fibroblasts into functional cardiomyocytes by defined factors. In: Cell. Bd. 142, 2010, 375–386.

Kuehle, J./Turan, S./Cantz, T./Hoffmann, D./Suerth, J.D./Maetzig, T./Zychlinski, D./Klein, C./Steinemann, D./Baum, C./Bode, J./Schambach, A.: Modified lentiviral LTRs allow Flp recombinase-mediated cassette exchange and in vivo tracing of »factor-free« induced pluripotent stem cells. In: Molecular Therapy. Bd. 22, 2014, 919–928.

Kustikova, O./Fehse, B./Modlich, U./Yang, M./Düllmann, J./Kamino, K./von Neuhoff, N./ Schlegelberger, B./Li, Z./Baum, C.: Clonal dominance of hematopoietic stem cells triggered by retroviral gene marking. In: Science. Bd. 308, 2005, 1171–1174.

Li, Z./Düllmann, J./Schiedlmeier, B./Schmidt, M./von Kalle, C./Meyer, J./Forster, M./Stocking, C./Wahlers, A./Frank, O./Ostertag, W./Kühlcke, K./Eckert, H.G./Fehse, B./Baum, C.: Murine leukemia induced by retroviral gene marking. In: Science. Bd. 296, 2002, 497.

Macfarlan, T.S./Gifford, W.D./Driscoll, S./Lettieri, K./Rowe, H.M./Bonanomi, D./Firth A./ Singer, O./Trono, D./Pfaff, S.L.: Embryonic stem cell potency fluctuates with endogenous retrovirus activity. In: Nature. Bd. 487, 2012, 57–63.

Müller-Jung, J.: Embryonen in der Leber. Wenn Organe im Leib »reprogrammiert« werden. In: Frankfurter Allgemeine Zeitung, 18.09.2013.

Obokata, H./Wakayama, T./Sasai, Y./Kojima, K./Vacanti, M.P./Niwa, H./Yamato, M./Vacanti, C.A.: Stimulus-triggered fate conversion of somatic cells into pluripotency. In: Nature. Bd. 505, 2014, 641–647.

Okita, K./Nakagawa, M./Hyenjong, H./Ichisaka, T./Yamanaka, S.: Generation of mouse induced pluripotent stem cells without viral vectors. In: Science. Bd. 322, 2008, 949–953.

Pang, Z.P./Yang, N./Vierbuchen, T./Ostermeier, A./Fuentes, D.R./Yang, T.Q./Citri, A./Se-
bastiano, V./Marro, S./Südhof, T.C./Wernig, M.: Induction of human neuronal cells by
defined transcription factors. In: Nature. Bd. 476, 2011, 220–223.

Park, I.H./Zhao, R./West, J.A./Yabuuchi, A./Huo, H./Ince, T.A./Lerou, P.H./Lensch, M.W./
Daley, G.Q.: Reprogramming of human somatic cells to pluripotency with defined
factors. In: Nature. Bd. 451, 2008, 141–146.

Sekiya, S./Suzuki, A.: Direct conversion of mouse fibroblasts to hepatocyte-like cells by
defined factors. In: Nature. Bd. 475, 2011, 390–393.

Stadtfeld, M./Nagaya, M./Utikal, J./Weir, G./Hochedlinger, K.: Induced pluripotent stem
cells generated without viral integration. In: Science. Bd. 322, 2008, 945–949.

Tachibana, M./Amato, P./Sparman, M./Gutierrez, N.M./Tippner-Hedges, R./Ma, H./Kang,
E./Fulati, A./Lee, H.S./Sritanaudomchai, H./Masterson, K./Larson, J./Eaton, D./Sadler-
Fredd, K./Battaglia, D./Lee, D./Wu, D./Jensen, J./Patton, P./Gokhale, S./Stouffer, R.L./
Wolf, D./Mitalipov, S.: Human embryonic stem cells derived by somatic cell nuclear
transfer. In: Cell. Bd. 153, 2013, 1228–1238.

Takahashi, K./Tanabe, K./Ohnuki, M./Narita, M./Ichisaka, T./Tomoda, K./Yamanaka, S.:
Induction of pluripotent stem cells from adult human fibroblasts by defined factors. In:
Cell. Bd. 131, 2007, 861–872.

Takahashi, K./Yamanaka, S.: Induction of pluripotent stem cells from mouse embryonic
and adult fibroblast cultures by defined factors. In: Cell, Bd. 126, 2006, 663–676.

Vierbuchen, T./Ostermeier, A./Pang, Z.P./Kokubu, Y./Südhof, T.C./Wernig, M.: Direct
conversion of fibroblasts to functional neurons by defined factors. In: Nature. Bd. 463,
2010, 1035–1041.

Yu, J./Vodyanik, M.A./Smuga-Otto, K./Antosiewicz-Bourget, J./Frane, J.L./Tian, S./Nie, J./
Jonsdottir, G.A./Ruotti, V./Stewart, R./Slukvin, I.I./Thomson, J.A.: Induced pluripotent
stem cell lines derived from human somatic cells. In: Science. Bd. 318, 2007, 1917–
1920.

Zhu, S./Rezvani, M./Harbell, J./Mattis, A.N./Wolfe, A.R./Benet, L.Z./Willenbring, H./Ding,
S.: Mouse liver repopulation with hepatocytes generated from human fibroblasts. In:
Nature. Bd. 508, 2014, 93–97.

II Totipotenz im Recht – Adäquates oder ergänzungsbedürftiges Kriterium?

Lena Laimböck

Qualifizierte Entwicklungsfähigkeit als statusbegründendes Kriterium des menschlichen Embryos[1]

Qualifizierte Entwicklungsfähigkeit ist ein Merkmal zur Bestimmung verfassungsrechtlich und einfachrechtlich geschützter, menschlicher Embryonen.[2] Es vermag das bislang herangezogene Totipotenzkriterium[3] zu ersetzen und bildet die Grundlage einer einheitlichen und schlüssigen statusbegründenden Kriteriologie.

1. Totipotenz

In der Entwicklungsbiologie wird Totipotenz mehrheitlich als die Fähigkeit einer einzelnen Zelle definiert, durch Zellteilung und Spezifizierung alle differenzierten Zellen des Körpers und der extraembryonalen Gewebe hervorzubringen und sich in einer geeigneten Umgebung zu einem vollständigen Organismus zu entwickeln.[4] In der Natur tritt dieses Potential jedenfalls bei be-

---

1 Der folgende Beitrag stammt inhaltlich aus meiner Dissertationsschrift: *Lena Laimböck: Totipotenz. Kritik eines normativen Kriteriums im Lichte neuer entwicklungsbiologischer Erkenntnisse* (noch nicht veröffentlicht).

2 Die humane pränatale Entität wird in der ersten Entwicklungsphase als *Embryo*, nach Abschluss der Organogenese als *Fötus* bezeichnet. Der Einfachheit halber wird im Folgenden ausschließlich von Embryonen die Rede sein. Allerdings gelten für den Fötus grundsätzlich dieselben Überlegungen, da es sich lediglich um ein späteres Entwicklungsstadium derselben Entität handelt. In den Regelungsbereich des ESchG fällt der Fötus allerdings nicht, da dieses nur den Umgang mit In-vitro-Embryonen (vor Implantation und Nidation) normiert.

3 Abgeleitet aus dem aus dem lateinischen *totus* (ganz, insgesamt) und *potentia* (Vermögen, Kraft, Macht).

4 »[A] single cell has the potential to develop into an embryo with all the specialized cells that make up a living being, as well as into the placental support structure necessary for fetal development. Thus, each totipotent cell is a self-contained entity that can give rise to the whole organism«, Mitalipov/Wolf 2009, 185. Ähnlich bereits Roux/Correns/Fischel/Küster 1912, 409. Siehe ferner Tarkowski 1959, 1286–1287; Papaioannou/Mkandawire/Biggers 1989; Edwards/Beard 1997.

fruchteten Eizellen sowie bei den einzelnen Blastomeren eines frühen Embryos auf.[5]

Der Gesetzgeber, die Rechtswissenschaft und die Ethik nehmen Bezug auf dieses entwicklungsbiologische Merkmal und ziehen es zumindest teilweise als zentrales Kriterium für die Bestimmung schutzwürdiger Embryonen heran.

Im Verfassungstext selbst taucht das Totipotenzkriterium zwar nicht auf, es wird aber in der rechtswissenschaftlichen Literatur verwendet, um den subjektiven Schutzbereich von Art. 1 Abs. 1 Satz 1 GG (Menschenwürde) und Art. 2 Abs. 2 Satz 1 GG (Lebensschutz) zu beschreiben.[6] Meist wird jedoch auf eine speziell für den jeweiligen Ansatz abgewandelte Form der Entwicklungsfähigkeit abgestellt, die nur noch Parallelen zur Totipotenz aufweist.[7]

Der einfache Gesetzgeber definiert den Embryo dagegen in § 8 Abs. 1 Alt. 2 Embryonenschutzgesetz (ESchG)[8] unter anderem und in § 3 Nr. 4 Stammzellgesetz (StZG)[9] sogar ausschließlich[10] über dieses, aus der Entwicklungsbiologie stammende Kriterium.

> § 8 Abs. 1 ESchG: Als Embryo im Sinne dieses Gesetzes gilt bereits die befruchtete, entwicklungsfähige menschliche Eizelle vom Zeitpunkt der Kernverschmelzung an, ferner jede einem Embryo entnommene *totipotente* Zelle, die sich bei Vorliegen der dafür erforderlichen weiteren Voraussetzungen zu teilen und zu einem Individuum zu entwickeln vermag.
>
> § 3 Nr. 4 StZG: Im Sinne dieses Gesetzes ist Embryo bereits jede menschliche *totipotente* Zelle, die sich bei Vorliegen der dafür erforderlichen weiteren Voraussetzungen zu teilen und zu einem Individuum zu entwickeln vermag.

In den normativen Wissenschaften erhofft man sich durch die Definition schutzwürdiger Embryonen mit Hilfe einer naturwissenschaftlich feststellbaren

---

5 Zu den naturwissenschaftlichen Hintergründen eingehend Sgodda in diesem Band, 13–55.

6 Hillgruber 2014, Rn. 21; Höfling 2011, Rn. 59; den Schutz totipotenter Zellen voraussetzend Starck 2010a, Rn. 100.

7 Neben einem sich selbst organisierenden Individuum das aktive Potential, »sich bei Hinzutreten der erforderlichen Umgebungsbedingungen kontinuierlich zu einem erwachsenen (›fertigen‹) Menschen zu entwickeln«, voraussetzend Müller-Terpitz 2007, 248, 346; siehe ferner Beckmann 2003, 197; Pap 1986, 233. Auf die Fähigkeit, sich mit Nidation ohne weitere Hilfe zu entwickeln, abstellend Sodan 2011, Rn. 25; Murswiek 2011, Rn. 145a; Rosenau 2004, 146.

8 Gesetz zum Schutz von Embryonen (Embryonenschutzgesetz – ESchG) vom 13.12.1990, BGBl. I 1990, 2746.

9 Gesetz zur Sicherstellung des Embryonenschutzes im Zusammenhang mit Einfuhr und Verwendung menschlicher embryonaler Stammzellen (Stammzellgesetz – StZG) vom 28.6. 2002, BGBl. I 2002, 2277.

10 Vorausgesetzt der Zusatz »die sich bei Vorliegen der dafür erforderlichen weiteren Voraussetzungen zu teilen und zu einem Individuum zu entwickeln vermag« wird nicht als weitere Voraussetzung, sondern als Definition von Totipotenz verstanden. So beispielsweise Taupitz 2008, Rn. 41.

Eigenschaft wie der Totipotenz eine möglichst verlässliche Statusbestimmung. Diese vermeintliche, durch die Naturwissenschaften gewährleistete Klarheit wird jedoch durch die im Folgenden offengelegten begrifflichen Unschärfen erschüttert.

1.1   Begriffliche Unschärfen

Schwächen des Totipotenzbegriffs bestehen insbesondere in Bezug auf den Endpunkt der Entwicklung, die möglichen Bezugsobjekte und die zu unterstellenden äußeren Voraussetzungen.

1.1.1   Endpunkt

Weder in der Entwicklungsbiologie noch in der Rechtswissenschaft oder den gesetzlichen Regelungen ist eindeutig bestimmt, bis zu welchem Endpunkt sich eine Entität entwickeln können muss, um als totipotent zu gelten.

In den Anfängen der naturwissenschaftlichen Forschung zur Totipotenz wurde hierfür bei Fröschen bereits das Erreichen des Larvenstadiums als ausreichend erachtet.[11] In späteren Experimenten an Säugetieren setzten Forscher sodann mindestens die Fähigkeit, sich bis zur Geburt[12] oder sogar zu einem fertilen Adult zu entwickeln, voraus.[13] In vereinzelten neueren Publikationen wird hingegen bereits das Potential, innere Zellmasse[14] und Trophektoderm[15] zu bilden, also das Blastozystenstadium zu erreichen, als Totipotenz bezeichnet.[16]

Ähnlich wird auch im Rahmen der juristischen Verwendung des Kriteriums diskutiert, ob der geborene Mensch, das auf unterschiedliche Weise definierte menschliche Individuum oder sonst ein Entwicklungsstadium den geeigneten Endpunkt des Totipotenzkriteriums darstellt. Die Legaldefinition von Totipotenz – im ESchG und im StZG – beschreibt den Endpunkt ohne weitere Konkretisierung durch den unbestimmten Begriff des Individuums.[17]

---

11 Driesch 1895; Driesch 1892; siehe dazu auch Sgodda in diesem Band, 16–18.

12 Seidel 1952; Papaioannou/Mkandawire/Biggers 1989.

13 Tarkowski 1959; Tarkowski/Ozdzenski/Czolowska 2005.

14 Die innere Zellmasse ist ein Teil der Blastozyste, aus dem sich u. a. der Embryo entwickelt, Müller/Hassel 2012, 155.

15 Trophektoderm ist der Teil der Blastozyste, aus dem sich extraembryonales Gewebe, also auch die Plazenta bildet, Müller/Hassel 2012, 155; Sauermost/Freudig, 2004b, 64.

16 Tao/Niemann 2000; Ishiuchi/Torres-Padilla 2013; siehe dazu ausführlich Sgodda in diesem Band, 19–22.

17 Siehe § 8 Abs. 1 EschG und § 3 Nr. 4 StZG.

1.1.2 Bezugsobjekt(e)

Unsicherheiten bestehen ferner bezüglich der Entitäten, die totipotent sein können. In den Naturwissenschaften wird zwar mehrheitlich vertreten, dass mit Totipotenz nur einzelne Zellen beschrieben werden,[18] diskutiert wird indes auch die Möglichkeit, Zellkerne[19] oder Gewebeverbände[20] als totipotent zu charakterisieren.

In der Rechtswissenschaft ist dagegen zu diskutieren, ob das juristische Totipotenzkriterium sich auch auf Entitäten bezieht, die aus mehreren Zellen bestehen. Immerhin hat der Gesetzgeber nicht nur den Status einzelner Zellen, sondern auch den mehrzelliger Entitäten zu bestimmen. Das ESchG geht zwar davon aus, dass auch aus mehreren Zellen bestehende Entitäten als Embryonen im Sinne des ESchG zu qualifizieren sind. Das Totipotenzkriterium scheint sich aber dennoch alleine auf einzelne Zellen zu beziehen.[21]

1.1.3 Äußere Voraussetzungen

Ferner bedarf es einer Konkretisierung der bei der Bestimmung von Totipotenz zu unterstellenden äußeren Voraussetzungen.[22] Je nachdem, ob alleine die Umgebung einer Gebärmutter oder auch die Reprogrammierung und andere mögliche manipulative Eingriffe hinzugedacht werden, verändert sich der Kreis der totipotenten Entitäten erheblich. In den Naturwissenschaften werden hierzu keine klaren Angaben gemacht. Für die juristische Verwendung des Totipotenzkriteriums stellt dies aber eine untragbare Unbestimmtheit dar.

1.2 Ausgangsszenarien

Die dargestellten Schwächen werden im Folgenden am Beispiel zweier Szenarien verdeutlicht. Es geht zum einen um das Auftreten transienter Totipotenz während der Reprogrammierung somatischer Zellen zu induzierten *pluripotenten* Stammzellen, zum anderen um den Einbau von Entwicklungsbremsen zur Verhinderung von Totipotenz.

---

18 Vgl. Darstellung in Beier 1999a, 25–26; Beier 1999b, 192, 194; Beier 1997, 18.

19 Zwischen »nuclear totipotency« und »full or cellular totipotency« differenzierend Edwards/ Beard 1997, 880–882.

20 Beier 1999a, 25; Beier 2001, 56; siehe dazu ausführlich Sgodda in diesem Band, 13–55.

21 Taupitz 2008, Rn. 39.

22 In § 8 Abs. 1 ESchG werden diese definiert als die »dafür erforderlichen weiteren Voraussetzungen«.

1.2.1 Transiente Totipotenz

Eine 2012 veröffentlichte Studie von Todd S. Macfarlan behauptet, dass bei der Reprogrammierung zu induzierten pluripotenten Stammzellen (iPS-Zellen)[23] transiente Totipotenzstadien durchlaufen werden. Aber auch bei der Kultivierung von iPS- und embryonalen Stammzellen (ES-Zellen)[24] wurden »2-Zell-embryoähnliche Zellen« entdeckt, die im Expressionsmuster Ähnlichkeiten mit den totipotenten Zellen eines durch Befruchtung entstandenen Embryos im Zweizellstadium besitzen und nicht nur innere Zellmasse, sondern auch extra-embryonales Gewebe erzeugen können.[25]

Ob damit bereits ein hinreichender Nachweis für die Existenz transienter Totipotenz erbracht wurde, hängt von dem jeweiligen Totipotenzverständnis ab, genauer von der Festlegung des zu erreichenden Endpunktes. Soweit Totipotenz als die Fähigkeit definiert wird, innere Zellmasse und Trophektoderm zu generieren, vermag die Studie den Nachweis zu erbringen. Der Nachweis gelingt jedoch nicht, wenn an der in der Entwicklungsbiologie verbreiteten Auffassung festgehalten wird, dass mindestens die Entwicklung bis zur Geburt vorauszusetzen ist.

Ferner lässt sich anhand dieser Verfahren darstellen, wie stark die Anzahl totipotenter Zellen variiert, je nachdem, welche extrinsischen Faktoren bei deren Bestimmung unterstellt werden. Die Existenz transienter Totipotenz vorausgesetzt, könnten bei einer Berücksichtigung der Reprogrammierung und Kultivierung auch ES-, iPS- und sogar somatische[26] Zellen als totipotent gelten. Das Kriterium würde somit alleine durch einen zu exzessiven Einbezug extrinsischer Faktoren *ad absurdum* geführt und aufgrund fehlender Abgrenzungskraft für die Statusbestimmung nutzlos.

Darüber hinaus stellt das Szenario auch das bisherige Totipotenzverständnis *an sich* in Frage. Die transiente Totipotenz beschreibt zwar streng genommen die gleiche Disposition wie die herkömmliche Totipotenz einer befruchteten Eizelle, sie unterstützt aber lediglich die Generierung und Kultivierung pluripotenter Stammzellen. Sie stellt gerade nicht den »Startschuss« für eine Entwicklung hin zu einem »Ganzen« dar. Es bleibt daher zu klären, ob die transiente Totipotenz, sofern sie denn existiert, überhaupt unter das herkömmliche, im Recht ver-

---

23 Zur Generierung von iPS-Zellen Takahashi/Yamanaka 2006.

24 ES-Zellen werden aus der inneren Zellmasse von Blastozysten gewonnen und zeichnen sich eigentlich durch ihre *Pluripotenz* aus, also die Fähigkeit, alle verschiedenen Zelltypen eines Organismus zu entwickeln, ohne den Organismus selbst aus sich heraus entwickeln zu können.

25 Macfarlan et al. 2012. Hierzu eingehend Sgodda in diesem Band, 32–36.

26 Somatisch bedeutet den Körper betreffend und ist eine Bezeichnung für Teile bzw. Prozesse des Organismus, die an der geschlechtlichen Fortpflanzung nicht unmittelbar beteiligt sind, Sauermost/Freudig 2004a, 31.

wendete Totipotenzkriterium zu subsumieren ist, ferner, ob dies dem normativen Verständnis und der Tragfähigkeit als Merkmal zur Statusbestimmung
schutzwürdiger Embryonen widerspricht.

1.2.2 Entwicklungsbremsen

Das zweite Szenario ist der Einbau von Entwicklungsbremsen bei der Generierung ansonsten totipotenter Zellen. Beispielsweise beim Zellkerntransfer[27] kann
die Entstehung eines totipotenten Stadiums durch Deaktivierung des Tran-
skriptionsfaktors Cdx2[28] verhindert werden.[29]

Diese Depotenzierung ist aber nicht unumkehrbar. Wird das Cdx2-Gen im
Nachhinein reaktiviert, so wird dadurch auch die Fähigkeit, sich zu einem
vollständigen Organismus zu entwickeln, wiederhergestellt.[30]

Die Möglichkeit, die Entwicklung durch den Einbau solcher Bremsen in
unterschiedlichen Stadien zu beenden, unterstreicht wiederum die Notwendigkeit einer exakten Definition des Endpunktes von Totipotenz. Ferner wird
der Konkretisierungsbedarf bezüglich der zu unterstellenden äußeren Voraussetzungen verdeutlicht. Ohne eine eindeutige Definition lässt sich nicht bestimmen, ob eine depotenzierte Zelle, bei der eine Reaktivierung des inaktiven
Gens noch möglich ist, als totipotent gilt.

1.3   Reformbedarf

Solange die dargestellten begrifflichen Unschärfen nicht beseitigt werden, kann
das Totipotenzkriterium keine tragfähige Grundlage einer Kriteriologie zur
Bestimmung schutzwürdiger Embryonen darstellen. Dies gilt für das Verfassungsrecht, aber insbesondere auch für strafrechtliche Regelungen, die dem
Bestimmtheitsgebot des Art. 103 Abs. 2 GG unterliegen. Für den Normadres-

---

27 Der Zellkerntransfer beschreibt ein Verfahren, bei dem ein bereits differenzierter Zellkern
durch Übertragung in eine entkernte Eizelle reprogrammiert wird, vgl. Gurdon 1962; Wilmut et al. 1997. Erst kürzlich gelang der Zellkerntransfer mit humanen Zellen, Tachibana et
al. 2013.

28 Die Expression von Cdx2 bewirkt die Bildung des Trophektoderms, das für die Entwicklung
der Plazenta verantwortlich ist, Meissner/Jaenisch 2006.

29 Wird kein Trophektoderm gebildet, so liegt auch keine Totipotenz vor, da der Embryo sich
ohne Versorgungsgewebe nicht einzunisten und zu einem vollständigen Organismus zu
entwickeln vermag. Wird das Cdx2-Gen also bereits vor dem Kerntransfer ausgeschaltet,
entsteht eine Zelle, der von Anfang an keine Totipotenz zukommt. Solche Verfahren werden
als *Altered Nuclear Transfer* (ANT) bezeichnet.

30 Auch dieses »knock-in-Experiment« wurde durchgeführt, Meissner/Jaenisch 2006. Da
Totipotenz aber nur retrospektiv nachgewiesen werden kann, wurde ein Nachweis der
Totipotenz menschlicher Zellen mit reaktiviertem cdx2-Gen nicht erbracht.

saten muss bereits im Vorhinein erkennbar sein, ob er sich durch ein bestimmtes Verhalten strafbar macht.[31]

Nun könnten diese Unsicherheiten im Recht durch eine allgemeinverbindliche Legaldefinition von Totipotenz bewältigt werden.[32] Da die Anforderungen an ein juristisches, statusbegründendes Kriterium aber nicht mit denen an das naturwissenschaftliche, rein deskriptive Merkmal identisch sind, ist es erforderlich, in einigen Punkten von der entwicklungsbiologischen Definition abzuweichen. Beispielsweise muss im Recht auch der Status mehrzelliger Entitäten bestimmt werden, wogegen das naturwissenschaftliche Totipotenzkriterium nur zur Beschreibung einzelner Zellen herangezogen wird.[33] Ein für die Bestimmung des rechtlichen Status *aller* pränataler Entitäten anwendbares Kriterium sollte daher sowohl einzelne Zellen, als auch mehrzellige Entitäten erfassen.

Eine Legaldefinition, die nicht mit dem naturwissenschaftlichen Begriffsverständnis übereinstimmt, birgt jedoch die Gefahr, bei naturwissenschaftlich vorgebildeten Normadressaten Verwirrung zu stiften. Um mögliche Missverständnisse zu vermeiden, sollte daher ein neues, rein juristisches Kriterium entwickelt werden, das sich ausschließlich an rechtlichen Herausforderungen der Statusbestimmung orientiert und durch eine verbindliche Legaldefinition hinreichend konkretisiert wird.

Prominenter Vertreter der Idee, sich von der tradierten Begrifflichkeit zu lösen, ist der Europäische Gerichtshof (EuGH). Dieser hat den Embryo für das europäische Patentrecht definiert und dabei zwar auf dessen Entwicklung abgestellt, sich aber von dem Begriff der Totipotenz vollständig gelöst. Laut EuGH besteht ein Embryo im Sinne des europäischen Patentrechts ab dem Ereignis, das »geeignet ist, den Prozess der Entwicklung eines Menschen in Gang zu setzen«, beispielsweise ab Befruchtung, Parthenogenese oder Zellkerntransfer.[34] Diese Definition entfaltet ihre Gültigkeit jedoch alleine für das Patentrecht. Um dort das Höchstgut der Menschenwürde möglichst nicht zu unterlaufen, wurde der Patentierungsausschluss besonders weit ausgelegt.[35] Für die Bestimmung des verfassungs- oder strafrechtlich geschützten Embryos eignet sich das Kriterium hingegen nicht, da es jede mögliche Gefahr einer Menschenwürdebe-

---

31 Das Bestimmtheitsgebot (*nulla poena sine lege certa*) verpflichtet den Gesetzgeber, den Wortlaut von Strafnormen präzise zu formulieren, Bundesverfassungsgericht 1995, 12 (BVerfGE 92, 1 [12]). Vgl. Schmitz 2011, Rn. 39–59.

32 In § 8 Abs. 1 Alt. 2 ESchG und § 3 Nr. 4 StZG wurde Totipotenz zwar für das jeweilige Gesetz definiert, jedoch vermögen diese Definitionen nicht alle Unbestimmtheiten zu beseitigen.

33 Siehe dazu Sgodda in diesem Band, 13–55, insb. 39–43.

34 Europäischer Gerichtshof 2011, Rn. 35–36.

35 Siehe ferner Dederer 2012. Zu den Schlussanträgen von GA *Yves Bot*, Laimböck/Dederer 2011.

einträchtigung auszuschließen versucht, ohne festzustellen, ob die Menschenwürde im konkreten Fall überhaupt beeinträchtigt ist.

2.   Neue Kriteriologie im Verfassungsrecht

Um eine tragfähige Kriteriologie für die Bestimmung der durch das Grundgesetz geschützten Embryonen zu finden, wird vorab der verfassungsrechtliche Hintergrund erläutert. Erst auf dieser Grundlage soll näher auf das statusbegründende Merkmal der qualifizierten Entwicklungsfähigkeit eingegangen werden.

2.1   Mensch im Sinne des Grundgesetzes

Ausgangspunkt der verfassungsrechtlichen Bearbeitung ist die Frage nach der Definition der subjektiven Schutzbereiche zweier Grundrechte:

> Art. 1 Abs. 1 Satz 1 GG: »Die Würde des Menschen ist unantastbar.«
> Art. 2 Abs. 2 Satz 1 GG: »Jeder hat das Recht auf Leben und körperliche Unversehrtheit.«

Menschenwürde und Lebensschutz sind die beiden zentralen Grundrechte, die auch pränatalen Entitäten zukommen könnten.

Menschen im Sinne des Art. 1 Abs. 1 Satz 1 GG wird eine allgemeine Grundrechtsfähigkeit und Schutzwürdigkeit zuerkannt.[36] Die Frage nach dem verfassungsrechtlichen Status embryonaler Entitäten korrespondiert also mit der Frage nach der Definition des Menschen im Sinne des Art. 1 Abs. 1 Satz 1 GG.

2.1.1   Systematik

Die Betrachtung anderer Verfassungsnormen vermag nicht viel zu der Bestimmung des Menschen im Sinne des Art. 1 Abs. 1 Satz 1 GG beizutragen, wohingegen sich die Analyse der Regelungen des BGB und des StGB als aufschlussreicher erweist.

Die Normen des BGB richten sich primär am geborenen Menschen aus, der gemäß § 1 BGB rechtsfähig ist. Aber auch pränatale und sogar noch nicht gezeugte Entitäten erfahren zumindest im Erb- oder Familienrecht einen gewissen Schutz.[37] So können beispielsweise künftige Rechte des Embryos durch eine

---

36 Hillgruber 2014, Rn. 12 – 13.
37 Aufführung von Rechten pränataler Entitäten im BGB: Schmitt 2012, Rn. 26 – 27.

Pflegschaft nach § 1912 BGB gewahrt werden. Gemäß § 1923 Abs. 2 BGB wird ein Embryo bereits als Erbe berücksichtigt, allerdings nur, wenn es zu einer Lebendgeburt kommt. Ist dies nicht der Fall, wird das Erbe aufgeteilt, als hätte er nie existiert.[38]

Auch im StGB wird eine Differenzierung zwischen einem Mord oder Totschlag an geborenen Menschen und einem Schwangerschaftsabbruch an einer »Leibesfrucht«[39] vorgenommen.

Zumindest in diesen Normen wird also einheitlich davon ausgegangen, dass frühere Entwicklungsstadien eines Menschen existieren, denen zwar nicht alle Rechte bzw. ein voller Schutzanspruch zusteht, die aber dennoch in eingeschränkter Weise schutzwürdig sind. Wenn damit aber wie im BGB nur die Rechtsposition des später geborenen Menschen gesichert werden soll und die Rechte erst mit der Lebendgeburt des Kindes ihre Wirkung entfalten, werden *de facto* nur solche Entitäten geschützt, die auch die Fähigkeit besitzen, sich zu einem rechtsfähigen Menschen im Sinne des BGB zu entwickeln.

Vergleichbar mit diesem einfachrechtlichen Konzept könnte auch im Verfassungsrecht eine Differenzierung zwischen Menschen im Sinne des Art. 1 Abs. 1 Satz 1 GG – als unbestrittenen Grundrechtsträgern – und früheren Entwicklungsstadien vorgenommen werden, welche aufgrund ihrer Fähigkeit, sich zu solchen Menschen zu entwickeln, eine eingeschränkte Schutzwürdigkeit erfahren. Diese früheren Entwicklungsstadien würden nicht um ihrer selbst willen geschützt, sondern um den Schutz von Menschen im Sinne des Art. 1 Abs. 1 Satz 1 GG durch die Sicherung der Entstehungsphase zu vervollständigen.

Überlegungen, die aus der Analyse des BGB und des StGB resultieren, kann jedoch nur Indizwirkung zukommen, da die Verfassung grundsätzlich unabhängig von einfachrechtlichen Regelungen ausgelegt wird. In diesem konkreten Fall spricht aber für deren verstärkte Berücksichtigung, dass diese Normen ihrem Inhalt nach bereits vor 1949 bestanden und der parlamentarische Rat diese somit als vorkonstitutionelles Recht bei der Ausarbeitung der Verfassung vor Augen hatte.

2.1.2 Telos

Zweck des verfassungsrechtlichen Menschenwürde- und Lebensschutzes ist es, zumindest für alle *geborenen* Angehörigen der Spezies *Homo sapiens* einen besonders umfassenden Schutz zu gewährleisten. Die deutsche Geschichte hat gezeigt, dass insbesondere eine Selektion zwischen »lebenswertem« und »le-

---

38 Vgl. Leipold 2012, Rn. 20.
39 Vor 1943 wurde die »Leibesfrucht« noch als »Frucht« bezeichnet.

bensunwertem« menschlichen Dasein verhindert werden muss.[40] Aus diesem Grund werden ausnahmslos alle Angehörigen der Spezies *Homo sapiens* im deutschen Grundgesetz jedenfalls nach ihrer Geburt und bis zu ihrem Tod geschützt.[41] Dies wird – zumindest ab der Geburt – durch eine typisierende,[42] allein an das menschliche Genom anknüpfende Definition des Schutzsubjektes gewährleistet, die sicherstellt, dass kein Dritter über die Macht verfügt, zwischen schutzwürdigen und schutzlosen Angehörigen der Spezies *Homo sapiens* zu differenzieren.[43]

Darüber hinaus hat der spätere Grundrechtsträger aber auch ein Interesse daran, nicht in seiner Entstehung gehindert zu werden. Außerdem könnte das Verbot der Unterscheidung zwischen »lebenswertem« und »lebensunwertem« menschlichen Dasein durch eine pränatale Selektion umgangen werden. Nach dem Telos des Art. 1 Abs. 1 Satz 1 GG erscheint eine Rückerstreckung des Schutzes auf Embryonen somit sogar geboten. Allerdings kann dieser Schutzanspruch auf entwicklungsfähige Entitäten begrenzt werden, da nur diese sich zu einem umfassend zu schützenden Grundrechtsträger zu entwickeln vermögen.

2.1.3 Rechtsvergleichung

Der Vergleich von internationalen und nationalen ausländischen Regelungen zeigt, dass die Frage nach der Schutzwürdigkeit pränataler Entitäten nicht nur in Deutschland umstritten ist. Von einem besonders intensiven und umfassenden Embryonenschutz in Italien[44] und Österreich[45] bis hin zu einem sehr liberalen

---

40 Vgl. Müller-Terpitz 2007, 235; Graf Vitzthum 2004, 94.

41 Siehe Bundesverfassungsgericht 1992, 228 (BVerfGE 87, 209 [228]); Robbers 2002, Rn. 20 – 21; Hillgruber 2014, Rn. 3; Jarass 2012, Rn. 6; Sodan 2011, Rn. 23; Graf Vitzthum 2006, 42 – 43.

42 »[S]tatistisch unübliche [...] Individuen verlieren nicht ihren Status als Speziesangehörige, sondern bleiben einfach statistisch unübliche Exemplare«, Roughley 2005, 137. Eine typisierende Betrachtungsweise wird beispielsweise angenommen von Höfling 2011, Rn. 55; Dreier 2013, Rn. 66 (entgegen der Aufl. von 1996); Hofmann 2011, Rn. 9 – 10.

43 Nur durch Abstellen auf die rein biologisch-physische Definition des menschlichen Lebens könne die Möglichkeit, den subjektiven Schutzbereich zu manipulieren, vermieden werden, so Starck 2010b, Rn. 192; siehe ferner Müller-Terpitz 2007, 31.

44 Nach dem Gesetz Nr. 40/2004 (L. 19 feb. 2004 n. 40 – »Norme in materia di procreazione medicalmente assistita« [Gazzetta Ufficiale 24 feb. 2004 n. 45]) wird dem Embryonenschutz in Italien ein hoher Wert beigemessen, vgl. Patti 2007, 209. Geschützt wird aber insbesondere die Verwirklichung des embryonalen Potentials, einer Verwendung von Embryonen ohne jegliche Lebenschance dürften die Normen nicht entgegenstehen, so Patti 2007, 212.

45 Gemäß § 1 Abs. 3 Fortpflanzungsmedizingesetz wird in Österreich bereits mit dem erfolgten Durchstoßen der Eizellmembran durch die Samenzelle eine schutzwürdige befruchtete Eizelle angenommen. Der Begriff »Embryo« wird jedoch vermieden. Vgl. Justizausschuss des österreichischen Nationalrats 1992, 3; siehe ferner Koch 2005a, 199.

Umgang mit Embryonenforschung in Großbritannien[46] und den USA[47] wird hierzu ein breites Spektrum an Regelungsvarianten angewandt.[48]

Trotz dieser unterschiedlichen Normierungen ziehen einige Rechtsordnungen für die Bestimmung schutzwürdiger Embryonen das Kriterium der Entwicklungsfähigkeit heran.[49] Dieses wird aber anders als nach deutschem Verständnis oft nicht als inhärente Disposition sondern als Entwicklungs*möglichkeit* verstanden.[50]

2.1.4 Zwischenergebnis

Die Analyse von Art. 1 Abs. 1 Satz 1 GG vermag zwar nicht eindeutig aufzuzeigen, welche Kriterien zur Bestimmung schutzwürdiger Embryonen heranzuziehen sind, aber einige Indizien sprechen für eine Differenzierung zwischen Menschen im Sinne des Art. 1 Abs. 1 Satz 1 GG, denen ein uneingeschränkter Grundrechtsschutz zukommt, und früheren Entwicklungsstadien, die aufgrund der Fähigkeit, sich zu solchen Menschen zu entwickeln, nicht gänzlich schutzlos gestellt werden dürfen.

---

46 Der Schutzanspruch eines Embryos ist in Großbritannien deutlich geringer als der eines geborenen Menschen, vgl. Beyleveld/Pattinson 2007, 187–188; Schütze 2007, 47. Insbesondere an frühen Embryonen – bis zur Bildung des Primitivstreifens bzw. bis zum 14. Tag *post conceptionem* (von lat. *post* = nach, *conceptio* = Empfängnis) – ist die Forschung zugelassen (Section 3 (3) (a) und (4) Human Fertilisation and Embryology Act 1990 mit den Änderungen aus dem Human Fertilisation and Embryology Act 2008), da zwar bereits »human life«, aber noch kein »human being« bestehe, vgl. Dreier 2010, 23–24.

47 Embryonen wird gemäß 14. Zusatzartikel Abschnitt 1 zu der Verfassung der Vereinigten Staaten kein Recht auf Leben zugesprochen, US Supreme Court 1973 (*Roe v. Wade*). Jedoch wurde ein nach Entwicklungsstufen gestaffeltes staatliches Interesse am Schutz des Lebens eines Fötus, der sich zu einem Kind entwickeln könnte, anerkannt, U.S. Supreme Court 1992 (*Planned Parenthood of Southeastern Pennsylvania v. Casey*). Vgl. ferner Jost 2007, 433; Schütze 2007, 49–50.

48 Dies zeigt, dass strenge, aber auch sehr liberale Regelungssysteme mit den wesentlichen ethischen und rechtlichen Grundwerten unserer Gesellschaft vereinbar sind, vgl. Dreier 2010, 29; Schulze-Fielitz 2004, 377–378.

49 Beispielsweise in Italien (siehe Fn. 43) und Frankreich: Der Embryo gilt als »personne humaine potentielle«, aber nur solange die erforderlichen Bedingungen für eine Weiterentwicklung erfüllt sind, vgl. Schütze 2007, 90; Seith 2007, 166–167. Oder in Israel, mit Verweis auf das Bioethics Advisory Committee of the Israel National Academy of Sciences and Humanities, Seith 2007, 167.

50 Vgl. Seith 2007, 168.

2.2   Qualifizierte Entwicklungsfähigkeit

Nach den vorgenannten Überlegungen scheint die Entwicklungsfähigkeit ein notwendiges Merkmal zur Bestimmung verfassungsrechtlich schutzwürdiger Embryonen darzustellen. Der Entwicklungsfähigkeit an sich fehlt jedoch die Abgrenzungskraft. Sie muss weiter konkretisiert werden, um als tragfähiges statusbegründendes Kriterium zu überzeugen und eine Rückerstreckung des Schutzes von Menschen im Sinne des Art. 1 Abs. 1 Satz 1 GG auf frühere Entwicklungsstadien zu begründen. Hierfür wird im Folgenden ein juristisches Kriterium entwickelt, das, anders als das aus den Naturwissenschaften stammende Totipotenzkriterium, auf rechtliche Bedürfnisse zugeschnitten ist – die »qualifizierte Entwicklungsfähigkeit«.

2.2.1 Endpunkt

Die »Qualifikation« der Entwicklungsfähigkeit bezieht sich darauf, dass ein konkreter Endpunkt zu bestimmen ist, bis zu dem sich eine Entität entwickeln können muss. Gerade im Hinblick auf neue technische Möglichkeiten, wie den Einbau von Entwicklungsbremsen, die ihre hemmende Wirkung in unterschiedlichen Entwicklungsstadien entfalten, ist eine klare Definition des Endpunktes notwendig.

Da das Kriterium der qualifizierten Entwicklungsfähigkeit dazu dient, eine Rückerstreckung des Grundrechtsschutzes vom Menschen im Sinne des Art. 1 Abs. 1 Satz 1 GG zu begründen, muss auch genau dieser Mensch als Endpunkt definiert werden. Nur so wird die schutzbegründende Verbindung zwischen dem unbestrittenen Grundrechtsträger und dem früheren Entwicklungsstadium hergestellt.

Damit kann allerdings noch keine abschließende Antwort auf die Frage nach dem Endpunkt der qualifizierten Entwicklungsfähigkeit gegeben werden, da auch der Mensch im Sinne des Art. 1 Abs. 1 Satz 1 GG nicht abschließend definiert ist. Zwar werden *geborene* Menschen bis zu deren Tod einhellig allein anhand des Genoms, also typisierend, definiert,[51] jedoch ist umstritten, wie bzw. ob auch pränatale Entitäten unter bestimmten Voraussetzungen als Mensch im Sinne des Art. 1 Abs. 1 Satz 1 GG zu qualifizieren sind. Welche weiteren Kriterien, neben der Grundvoraussetzung der Spezieszugehörigkeit, eine pränatale Entität hierfür erfüllen muss, ist höchst umstritten.

---

51 Siehe Fn. 40-42.

Als statusbegründendes Merkmal könnte beispielsweise eine rudimentäre Hirntätigkeit vorauszusetzen sein,[52] verkörpert durch die Bildung des Neuralrohrs, den frühesten Zeitpunkt einer neuralen Entwicklung.[53] Dies lässt sich dadurch begründen, dass das menschliche Gehirn die Grundvoraussetzung für die meisten den Menschen charakterisierenden Eigenschaften darstellt. Aus diesem Grund wird auch das Ende des Menschseins mehrheitlich durch den Hirntod bestimmt.[54] Demzufolge wäre die humane pränatale Entität mit ausgebildetem Neuralrohr bereits als Mensch im Sinne des Art. 1 Abs. 1 Satz 1 GG zu qualifizieren und auf frühere menschliche Entwicklungsstadien, die sich zu einer solchen Entität mit Neuralrohr zu entwickeln vermögen, würde ein gewisser Schutz rückerstreckt.

Alternativ könnte auch auf die Unabhängigkeit von der Mutter mit Eintritt extrauteriner Lebensfähigkeit bzw. Geburt[55] oder auf die Bildung des Primitivstreifens, mit der die pränatale Entität angeblich die Fähigkeit zur Mehrlings- oder Chimärenbildung verliert,[56] abgestellt werden.

Diese Frage muss hier noch nicht abschließend geklärt werden. Auf Verfassungsebene ist die qualifizierte Entwicklungsfähigkeit abhängig vom jeweiligen Menschverständnis zu definieren als das Potential, sich zu einem Menschen im Sinne des Art. 1 Abs. 1 Satz 1 GG zu entwickeln. Erst auf einfachrechtlicher Ebene muss zu dieser Frage ausdrücklich Stellung bezogen werden.

2.2.2 Bezugsobjekte

Anders als das naturwissenschaftliche Totipotenzkriterium bezieht sich die qualifizierte Entwicklungsfähigkeit nicht nur auf einzelne Zellen, sondern auch auf Entitäten, die aus mehreren Zellen bestehen. Es fungiert damit auch als Voraussetzung für deren verfassungsrechtliche Schutzwürdigkeit.

---

52 Die Hirnentwicklung bzw. das Potential zur Hirnentwicklung als wesentliches Kriterium einer Grundrechtsträgerschaft erachten Heun 2004, 39; Starck 2010a, Rn. 18.

53 Im Rahmen der Organogenese faltet sich eine dünne Zellschicht des Ektoderms in mehreren Schritten zum Neuralrohr. Sobald dieses geschlossen ist, beginnen sich die Zellen schnell zu vermehren und das Gehirn und das Rückenmark werden aus dem Neuralrohr heraus generiert. Hierbei handelt es sich um einen kontinuierlichen Prozess, der auch mit der Geburt noch nicht abgeschlossen ist, vgl. Schulze 2006, 153–160; Müller/Hassel 2012, 407.

54 Das Hirntodkriterium ist zwar nicht unumstritten, wird aber mehrheitlich herangezogen, um das Ende des Menschen im Sinne von Art. 1 Abs. 1 Satz 1 GG, also des uneingeschränkten Grundrechtsträgers, zu bestimmen, vgl. Lorenz 2014, Rn. 443–445; Schulze-Fielitz 2013, Rn. 30; Jarass 2012, Rn. 81; Starck 2010b, Rn. 192; Di Fabio 2013, Rn. 21; Murswiek 2011, Rn. 142; Sodan 2011, Rn. 20; Wiedemann 2002, Rn. 197. Für das Kriterium des Herz-Kreislaufstillstands, Höfling 2014, Rn. 78; Lang 2014, Rn. 61.

55 Vgl. Podlech 2001, Rn. 57; Enders 2003, 672.

56 Zur Singularität als Voraussetzung der Grundrechtsträgerschaft: Jarass 2012, Rn. 9; Murswiek 2011, Rn. 145 a; Dreier 2002, 21; Haßmann 2003, 96–97, 103; Rosenau 2003, 768–769.

Bei dem Kriterium der qualifizierten Entwicklungsfähigkeit kommt es somit auf das aktuelle Potential an und nicht etwa auf das der Ursprungszelle. Diese Feststellung ist insbesondere im Lichte neuer entwicklungsbiologischer Techniken von wesentlicher Bedeutung. Ein Embryo ist also auch schützenswert, wenn er zwar aus einer depotenzierten Ursprungszelle entstanden ist, aber aktuell, aufgrund der Reaktivierung eines Gens, qualifiziert entwicklungsfähig geworden ist.

2.2.3 Äußere Voraussetzungen

Ferner dürfen bei der Bestimmung der qualifizierten Entwicklungsfähigkeit nur äußere Voraussetzungen unterstellt werden, die den »natürlichen« bzw. »gewöhnlichen« Verlauf der Entwicklung unterstützen, wie beispielsweise die Umgebung einer Gebärmutter. Diese stellt die Grundvoraussetzung dar, ohne die keine Zelle in der Lage ist, sich zu einem Menschen im Sinne des Art. 1 Abs. 1 Satz 1 GG (unabhängig von dem jeweiligen Menschverständnis) zu entwickeln.

Andere denkbare äußere Voraussetzungen, die die weitere Entwicklung dominieren oder erheblich verändern, dürfen hingegen nicht unterstellt werden, da das Kriterium der qualifizierten Entwicklungsfähigkeit nicht auf die *Wahrscheinlichkeit* der erfolgreichen Entwicklung bis zum Menschen im Sinne des Art. 1 Abs. 1 Satz 1 GG abstellt, sondern auf die der Entität innewohnende *Disposition*, sich weiterzuentwickeln.[57] Nur auf diese Weise wird der Entität ein intrinsischer Wert zugesprochen, der unabhängig von den Handlungen oder Intentionen Dritter besteht.

Manipulative Eingriffe, wie etwa eine Reprogrammierung zur Generierung von iPS-Zellen, die transient totipotente und damit eventuell auch qualifiziert entwicklungsfähige Zellen hervorbringen könnten, dürfen somit nicht unterstellt werden. Ansonsten müsste bereits jede reprogrammierungsfähige Hautzelle als qualifiziert entwicklungsfähig eingestuft werden.

2.3 Abstufung nach Entwicklungsstufen

Der Grundrechtsschutz qualifiziert entwicklungsfähiger pränataler Entitäten sollte ferner nach Entwicklungsstufen abgestuft werden. Der anfangs nur schwache Schutz wird mit fortschreitender Entwicklung des Embryos hin zum Menschen im Sinne des Art. 1 Abs. 1 Satz 1 GG fortlaufend intensiviert.

Für diesen Ansatz spricht die verbindende Wirkung des Kriteriums der qualifizierten Entwicklungsfähigkeit zwischen dem früheren Entwicklungssta-

---

57 Vgl. zur intrinsischen Betrachtungsweise Hetz 2005, 100; Reich 2004, 121.

dium und dem Menschen im Sinne des Art. 1 Abs. 1 Satz 1 GG. Umso näher die pränatale Entität dem Endpunkt kommt, umso kürzer ist die »Brücke«, die für eine Rückwirkung des Schutzes geschlagen werden muss.[58]

Eine Abstufung der Intensität des Schutzes von Menschen nach Entwicklungsstufen ist in unserem Rechtssystem außerdem bereits tief verankert. *In vivo* befruchtete Eizellen werden momentan einfachrechtlich bis zur Nidation schutzlos gestellt. »Handlungen, deren Wirkung vor Abschluß der Einnistung des befruchteten Eies in der Gebärmutter eintritt, gelten« nach § 218 Abs. 1 Satz 2 StGB ausdrücklich nicht als Schwangerschaftsabbruch im Sinne des Strafgesetzbuchs. Die nächste Stufe der Schutzintensität dauert von der Nidation bis zum Ende der zwölften Schwangerschaftswoche. In dieser Zeit gilt die Regelung des § 218 a Abs. 1 StGB, nach der der Tatbestand des Schwangerschaftsabbruchs nicht erfüllt ist, wenn die Schwangere sich vor dem Abbruch entsprechend hat beraten lassen und der Abbruch durch einen Arzt vorgenommen wurde. Ein später durchgeführter Schwangerschaftsabbruch kann nur noch über eine Indikation nach dem für Schwangerschaftsabbrüche in *jedem* Entwicklungsstadium anwendbaren § 218 a Abs. 2, 3 StGB gerechtfertigt werden. Erst mit Geburt kommt dem Menschen voller strafrechtlicher Lebensschutz gemäß §§ 211, 212 StGB zu.

Gegen eine Abstufung des Grundrechtsschutzes von Embryonen wird jedoch eingewandt, dieser stehe die Absolutheit des Würdeanspruchs entgegen[59] und eine Abstufung des Lebensschutzes sei nicht sinnvoll, da das Leben selbst nicht gradualisiert werden könne.[60] Ferner würden Grundrechtsträger zweiter Klasse erzeugt.[61]

Die aufgrund ihrer qualifizierten Entwicklungsfähigkeit geschützten Entitäten werden jedoch nicht als Träger von Art. 1 und Art. 2 GG geschützt, sondern nur im Wege der Rückerstreckung. Eine Abstufung kann daher unter anderem mit einer Parallele zu dem anerkannten spiegelbildlichen postmortalen Würdeschutz[62] begründet werden.[63] Ist eine sukzessive Abnahme des postmortalen Würdeschutzes möglich, so muss auch die sukzessive Zunahme im pränatalen Stadium möglich sein.[64]

---

58 Vgl. »Brückentheorie«, Dederer 2002.
59 Vgl. Heun 2010, 107; Hilgendorf 2010, 182; Gounalakis 2006, 51; Hoerster 2011, 243 – 244; a. A.: Herdegen 2001, 774; Baldus 2011, 548.
60 Vgl. Frommel 2002, 173; Enders 2003, 672; Hoerster 2008, 296.
61 Merkel 2002, 46; Weschka 2010, 248.
62 Bundesverfassungsgericht 1971, 194 (BVerfGE 30, 173 [194]).
63 Vgl. Wendtland 2005, 144 – 145; Denninger 2003, 207; Ipsen 2004, 73; Rosenau 2004, 141.
64 Hartleb 2006b, 675.

2.4   Zwischenergebnis

Grundsätzlich schützt die deutsche Verfassung nur Menschen im Sinne des Art. 1 Abs. 1 Satz 1 GG, welche durch ihre Spezieszugehörigkeit und ein zusätzliches Kriterium wie etwa die extrauterine Lebensfähigkeit, die Geburt, die rudimentäre Hirnaktivität oder die Bildung eines Primitivstreifens definiert werden. Mit Hilfe des Kriteriums der qualifizierten Entwicklungsfähigkeit kann sich der Grundrechtsschutz aber auch auf frühere Entwicklungsstadien rückerstrecken. Grund hierfür ist die durch das Kriterium begründete Verbindung mit dem späteren Menschen im Sinne des Art. 1 Abs. 1 Satz 1 GG. Dieser Schutzanspruch ist nach Entwicklungsstufen abzustufen.

Qualifizierte Entwicklungsfähigkeit ist die *Fähigkeit einer Zelle oder Entität, sich in der Umgebung einer Gebärmutter zu einem Menschen im Sinne des Art. 1 Abs. 1 Satz 1 GG zu entwickeln.*

3.   Reformvorschlag für das ESchG

Basierend auf diesen verfassungsrechtlichen Überlegungen soll nun ein konkreter Reformvorschlag für das ESchG präsentiert werden. Dafür sind vorab allerdings noch Ausführungen zur aktuellen Regelung erforderlich.

3.1   Die aktuelle Regelung

In § 8 Abs. 1 ESchG *de lege lata* wird der Embryo wie folgt definiert:

> »Als Embryo im Sinne dieses Gesetzes gilt bereits die befruchtete, entwicklungsfähige menschliche Eizelle vom Zeitpunkt der Kernverschmelzung an, ferner jede einem Embryo entnommene totipotente Zelle, die sich bei Vorliegen der dafür erforderlichen weiteren Voraussetzungen zu teilen und zu einem Individuum zu entwickeln vermag.«

Diese Definition ist durch einige, teilweise bereits angedeutete Schwächen gekennzeichnet.[65] So ist umstritten, ob die Befruchtung einer Eizelle eine zwingende oder nur eine exemplarische Voraussetzung der Definition darstellt.[66] Unklar ist auch, auf welchen Endpunkt sich das Totipotenzkriterium bezieht, also ab welcher Entwicklungsstufe ein »Individuum« im Sinne der Norm vorliegt. Das Totipotenzkriterium scheint sich außerdem, wie in den Naturwis-

---

65 Siehe auch Laimböck 2012, 47.

66 Teilweise wird die Definition des § 8 Abs. 1 Alt. 1 ESchG unter Verweis auf das Wort »bereits« als nicht abschließende Regelung verstanden, die alle totipotenten Zellen erfasst. Vgl. Taupitz 2008, Rn. 50; Advena-Regnery et al. 2012, 222–224.

senschaften vorgegeben, allein auf einzelne Zellen zu beziehen, obwohl die zweite Alternative der Embryodefinition – die Abspaltung einer totipotenten Zelle von einem Embryo – denklogisch einen aus mindestens zwei Zellen bestehenden Embryo voraussetzt. Ferner erscheinen die zu unterstellenden äußeren Voraussetzungen nicht hinreichend bestimmt.

Die einfachrechtliche Embryodefinition weist also u. a. genau die Unsicherheiten auf, die bereits im verfassungsrechtlichen Teil dieses Beitrags als Schwachpunkte des Totipotenzkriteriums offengelegt wurden. Somit besteht aktuell gesetzgeberischer Handlungsbedarf bezüglich der Embryodefinition des Embryonenschutzgesetzes.

3.2   Verfassungsrechtliche Vorgaben

Einige der Verbotsnormen des EschG greifen in Grundrechte Dritter ein, wie etwa in das der potentiellen Eltern auf »reproduktive Selbstbestimmung«[67] oder in die Forschungs- (Art. 5 Abs. 3 GG) und Berufsfreiheit (Art. 12 Abs. 1 GG) von Forschern und Ärzten. Da aber insbesondere ein Eingriff in die Forschungsfreiheit nur durch kollidierendes Verfassungsrecht zu rechtfertigen ist, müssen die entsprechenden Normen – soweit kein anderes verfassungsrechtlich geschütztes Interesse einschlägig ist – zumindest dem grundrechtlichen Schutz des Embryos dienen.

In der Folge könnten sich einige Verbotsnormen des EschG als verfassungswidrig erweisen, würde die Embryodefinition des EschG weiter gefasst als die Definition verfassungsrechtlich geschützter Embryonen. Demnach sollte auch im EschG auf das Kriterium der qualifizierten Entwicklungsfähigkeit abgestellt und eine Abstufung des Schutzes vorgenommen werden.

Da es vorliegend um die Reform einer strafrechtlichen Norm geht, muss die in den verfassungsrechtlichen Ausführungen entwickelte statusbegründende Kriteriologie aber noch weiter konkretisiert werden. Wird an die Embryodefinition ein strafrechtlich bewehrtes Verbot geknüpft, so muss im Vorhinein erkennbar sein, ob es sich bei einer Zelle oder Entität um einen Embryo im Sinne des EschG handelt.[68]

---

67 Das Grundrecht auf Fortpflanzungsfreiheit wird aus dem Recht auf Familiengründung (Art. 6 Abs. 1 GG), aus dem Persönlichkeitsrecht (Art. 2 Abs. 1 i. V. m. Art. 1 Abs. 1 GG), aus der allgemeinen Handlungsfreiheit (Art. 2 Abs. 1 GG) oder aus der Menschenwürde (Art. 1 Abs. 1 GG) abgeleitet, vgl. Überblick bei Weyrauch 2003, 34 – 37; ferner Kersten 2012, 111; Reinke 2008, 134 – 138.
68 Zum Bestimmtheitsgebot: Fn. 31.

3.3   Konkreter Reformvorschlag

Die neue, auf dem verfassungsrechtlichen Kriterium der qualifizierten Entwicklungsfähigkeit aufbauende Embryodefinition könnte wie folgt lauten:

> *Abs. 1: Embryo im Sinne dieses Gesetzes ist jede humane qualifiziert entwicklungsfähige
> Entität. Ausgeschlossen sind Vorkernstadien sowie Stadien, in denen die qualifizierte
> Entwicklungsfähigkeit noch nicht stabilisiert wurde.*
> *Abs. 2: Qualifizierte Entwicklungsfähigkeit ist die Fähigkeit, sich bei Vorliegen der dafür
> erforderlichen unterstützenden Voraussetzungen mindestens bis zum Beginn der
> Neuralrohrbildung zu entwickeln.*

Im Folgenden sollen die Besonderheiten des Reformvorschlags näher erläutert
werden.

3.3.1   Endpunkt

Ein wesentlicher Vorteil des Reformvorschlags besteht darin, dass der Endpunkt
der qualifizierten Entwicklungsfähigkeit auf ein konkret bestimmbares Entwicklungsstadium, den Beginn der Neuralrohrbildung, festgelegt ist. Zwar war
ein Endpunkt von Totipotenz auch *de lege lata* definiert, allerdings nur mit dem
unbestimmten Begriff des Individuums.

Der Beginn der Neuralrohrbildung kennzeichnet die frühestmögliche Form
der Hirnentwicklung. Dieser Beginn einer zumindest rudimentären Hirntätigkeit könnte den Menschen im Sinne des Art. 1 Abs. 1 Satz 1 GG charakterisieren,
da die Hirnaktivität Grundvoraussetzung für die meisten den Menschen aus-
machenden Eigenschaften darstellt und die Besonderheiten repräsentiert, die
den Menschen von jeder anderen Spezies unterscheiden.

Ein weiteres Argument für diesen Ansatz – zumindest auf einfachrechtlicher
Ebene – ist die damit einhergehende Möglichkeit, eine einheitliche Kriteriologie
und damit nicht nur ein schlüssiges, sondern auch ein einheitliches System zu
schaffen. Denn spiegelbildlich wird in § 3 Abs. 2 Nr. 2 Transplantationsgesetz
(TPG)[69] die Möglichkeit einer Entnahme von Organen oder Geweben einge-
räumt, und somit das Ende des absolut geschützten Menschseins bestimmt.
Dabei wird auf den Zeitpunkt abgestellt, zu dem »der endgültige, nicht beheb-
bare Ausfall der Gesamtfunktion des Großhirns, des Kleinhirns und des Hirn-
stamms [...] festgestellt ist«. Im Ergebnis kann also ein *Homo sapiens*, dessen
Hirnfunktion endgültig ausgefallen ist, in der Abwägung mit anderen Interessen
und Rechten unterliegen. Genauso sollten auch solche Angehörige der Spezies

---

69 Gesetz über die Spende, Entnahme und Übertragung von Organen und Geweben (Transplantationsgesetz – TPG) vom 12.9.2007, BGBl. I 2007, 2206.

Homo sapiens, die *noch* keine Hirntätigkeit aufweisen, als nur eingeschränkt schutzwürdig qualifiziert werden.

Hiergegen wird eingewandt, dass das Kriterium des Hirntods gewählt wurde, weil es sich um eine endgültige und unwiderrufliche Entwicklung handelt.[70] Die fehlende Übertragbarkeit dieses einen Arguments auf den Beginn des Menschseins widerlegt jedoch nicht das Kriterium an sich. Die Hirnaktivität wurde bereits in den verfassungsrechtlichen Ausführungen als wesentliches Merkmal befürwortet, und das Ziel eines einheitlichen Menschenverständnisses im einfachen Recht vermag diese Überlegung zu stützen.[71]

Im aktuellen System des einfachen Rechts sollte der Beginn der Neuralrohr-bildung als Kriterium für den absolut geschützten Menschen gelten und dem-zufolge auch als Endpunkt des statusbegründenden Merkmals der qualifizierten Entwicklungsfähigkeit dienen.

3.3.2 Frühste Entwicklungsstadien

Vorkernstadien sowie Stadien, in denen die qualifizierte Entwicklungsfähigkeit noch nicht stabilisiert ist – dieser Fall erfasst die transiente Totipotenz – werden nicht als Embryonen im Sinne des ESchG *de lege ferenda* definiert.

Auch nach der aktuellen Definition des § 8 Abs. 1 ESchG liegt erst mit Kernverschmelzung ein Embryo vor. Auf der Grundlage des heutigen For-schungsstandes erscheint der Begriff der Kernverschmelzung jedoch überholt, da im Rahmen des Befruchtungsvorgangs keine Verschmelzung der beiden Vorkerne im eigentlichen Wortsinne stattfindet.

Da qualifizierte Entwicklungsfähigkeit auch im Vorkernstadium[72] und im nicht stabilisierten Zustand vorliegen kann und daher zumindest verfassungs-rechtlich bereits eine Rückwirkung des Grundrechtsschutzes von Menschen im Sinne des Art. 1 Abs. 1 Satz 1 GG eintritt, scheint diese Einschränkung auf den ersten Blick zu überraschen. Der Grund hierfür liegt in der Abstufung des Grundrechtsschutzes qualifiziert entwicklungsfähiger Entitäten nach Entwick-lungsstufen. Besonders frühe Entwicklungsstadien, wie das Vorkernstadium, sollen noch nicht denselben Schutz erfahren wie weiterentwickelte Entitäten. Dies gilt auch für transiente Totipotenzstadien einer Zelle, die sich nur mit Hilfe einer Stabilisierung in einer linearen Entwicklung hin zu einem Menschen im

---

70 Böckenförde-Wunderlich 2002, 175; Müller-Terpitz 2007, 185 f.; Wille 2003, 100.

71 Falls das TPG reformiert und das Hirntodkriterium gestrichen wird, müsste demnach auch der Endpunkt der qualifizierten Entwicklungsfähigkeit neu überdacht werden.

72 Mit Eindringen des Spermiums in die Eizelle steht der genetische Bauplan fest und ein *determiniertes Programm* beginnt abzulaufen. Ab diesem Zeitpunkt vermag die Zelle sich durch Zellteilung und Spezifizierung zu einem vollständigen Organismus zu entwickeln.

Sinne des Art. 1 Abs. 1 Satz 1 GG bzw. bis zum Beginn der Neuralrohrbildung zu entwickeln vermögen.

3.3.3 Bezugsobjekte

Da das ESchG unstreitig auch mehrzellige Entitäten als Embryonen qualifiziert,[73] bezieht sich das Merkmal der qualifizierten Entwicklungsfähigkeit nicht nur auf einzelne Zellen – wie es in der aktuellen Embryodefinition für den naturwissenschaftlich geprägten Begriff der Totipotenz angenommen wird[74] – sondern auch auf Entitäten, die aus mehreren Zellen bestehen. Demnach wird die Schutzwürdigkeit nicht von dem Potential der Ursprungszelle abgeleitet, sondern kann anhand der aktuellen Fähigkeiten bestimmt werden.

Dadurch lassen sich z. B. auch aus einer depotenzierten Ursprungszelle generierte, qualifiziert entwicklungsfähige Entitäten unter die Definition subsumieren.

3.3.4 Natürlichkeitskriterium

In Bezug auf § 8 Abs. 1 ESchG *de lege lata* ist umstritten, ob die Definition nur durch Befruchtung einer Eizelle entstandene Entitäten sowie von diesen abgespaltene totipotente Zellen erfasst oder auch auf andere Weise erzeugte totipotente Zellen unter die Definition fallen. Da der Gesetzeswortlaut explizit eine befruchtete Eizelle voraussetzt, verstößt eine weite Auslegung, nach der alle totipotenten Zellen als Embryonen im Sinne des ESchG zu qualifizieren sind, gegen das Analogieverbot[75] und ist damit verfassungswidrig.[76] Dagegen wird jedoch eingewandt, dass die befruchtete Eizelle nur exemplarisch aufgeführt und das Wort »bereits« gleichbedeutend mit »auch« zu verstehen sei.[77]

---

73 Taupitz 2008, Rn. 9. Dies ist unbestritten, schließlich kann bereits die zweite Alternative der Definition (Abspaltung einer totipotenten Zelle von einem Embryo) nur bei Vorliegen mehrzelliger Embryonen erfüllt werden.

74 Taupitz 2008, Rn. 16.

75 Das Analogieverbot wird aus dem Bestimmtheitsgebot des Art. 103 Abs. 2 GG abgeleitet. Demnach ist eine über den Wortlaut, wie ihn ein durchschnittlicher Normadressat versteht, hinausgehende, täterungünstige Auslegung unzulässig. Vgl. Bundesverfassungsgericht 2010, 194 (BVerfGE 126, 170 [194]).

76 Der durchschnittliche Normadressat wird nicht davon ausgehen, dass entgegen dem Wortlaut *alle* totipotenten Zellen als Embryonen zu qualifizieren sind, geschweige denn, dass das Wort »bereits« als »auch« zu verstehen ist. Vgl. Kersten 2004, 38; Paul 2004, 99.

77 Vgl. zur weiten Auslegung der Embryodefinition Taupitz 2008, Rn. 50; Hartleb 2006a, 99; Eser et al. 1997, 369; Haßmann 2003, 211 – 212; Koch 2005b, 1109; Rosenau 2003, 763, Fn. 13.

Diese Streitigkeit wird durch den dargestellten Reformvorschlag, der die Entstehungsart von Embryonen unberücksichtigt lässt, aus der Welt geschafft.[78]

3.3.5 Äußere Voraussetzungen

In dem Reformvorschlag werden die bei der Bestimmung der qualifizierten Entwicklungsfähigkeit zu unterstellenden extrinsischen Faktoren als *unterstützende Voraussetzungen* definiert. Da diese Bezeichnung allein aber noch keine klare Bestimmung der zu unterstellenden Faktoren ermöglicht, muss diese durch einige weiterführende Erläuterungen ergänzt werden.

Sinnvoll erscheint, wie bereits in den verfassungsrechtlichen Ausführungen angedeutet, eine Unterscheidung danach, wie intensiv der Eingriff ist, also ob eine Handlung nur mit geringem Kraftaufwand den »natürlichen« bzw. den »gewöhnlichen« Verlauf der Entwicklung unterstützt oder ein die weitere Entwicklung dominierender Eingriff vorliegt, der einem Vorgang aktiv entgegenwirkt oder beispielsweise Erbinformation zusteuert. Entscheidend kommt es also auf den Grad der externen Einflussnahme an. Nur wenn die wesentliche Entwicklung sich noch aus der Entität selbst ergibt, kann von der Verwirklichung einer inhärenten Disposition ausgegangen werden.

Im Ergebnis werden die Umgebung einer Gebärmutter, der Transfer in den Uterus sowie gegebenenfalls eine Verbringung in eine *Zona pellucida* bei der Bestimmung des Potentials unterstellt, da sie lediglich die Entfaltung des der Entität bereits inhärenten Potentials ermöglichen. Dagegen werden einerseits die tetraploide Embryo-Komplementierung, bei der die Mitochondrien-DNA hinzugeführt wird, und andererseits die Reprogrammierung und die Aktivierung eines Gens, bei denen der natürliche Verlauf der Differenzierung durch erhebliche Einflussnahme umgekehrt wird, keine Berücksichtigung finden.

Diese Differenzierung ist nicht detailliert in dem Reformvorschlag geregelt, da sie den Rahmen einer gesetzlichen Regelung sprengen würde, sie findet sich aber in der Bezeichnung der »erforderlichen unterstützenden Voraussetzungen« wieder und schafft mit Hilfe der voranstehenden Kommentierung Rechtssicherheit, kann aber auch flexibel auf zukünftige Verfahren angewandt werden.

---

78 Ob eine Differenzierung nach »Natürlichkeit« vorgenommen werden sollte, ist Thema des Beitrags Dederer et al. in diesem Band, 109 – 136. Aus philosophischer Perspektive zu dem Kriterium der Natürlichkeit Advena-Regnery in diesem Band, 223 – 250.

4.   Fazit

Aufgrund begrifflicher Unschärfen sollte das Totipotenzkriterium nicht weiter herangezogen werden, um schutzwürdige pränatale Entitäten im Verfassungsrecht oder im einfachen Recht zu definieren. Stattdessen ist der verfassungsrechtliche Schutz von Embryonen in dem Sinne zu verstehen, dass ein voller Grundrechtsschutz erst dem Menschen im Sinne des Art. 1 Abs. 1 Satz 1 GG zukommt. Vorher findet eine in ihrer Intensität nach Entwicklungsstufen abgestufte Rückerstreckung des Schutzes auf qualifiziert entwicklungsfähige Entitäten statt.

Die Embryodefinition des ESchG sollte wie folgt reformiert werden:

Abs. 1: Embryo im Sinne dieses Gesetzes ist jede humane qualifiziert entwicklungsfähige Entität. Ausgeschlossen sind Vorkernstadien sowie Stadien, in denen die qualifizierte Entwicklungsfähigkeit noch nicht stabilisiert wurde.
Abs. 2: Qualifizierte Entwicklungsfähigkeit ist die Fähigkeit, sich bei Vorliegen der dafür erforderlichen unterstützenden Voraussetzungen mindestens bis zum Beginn der Neuralrohrbildung zu entwickeln.

Dieser Vorschlag schafft gegenüber der aktuellen Embryodefinition Klarheit und Rechtssicherheit. Das Kriterium der qualifizierten Entwicklungsfähigkeit bestimmt einen konkreten Endpunkt der Entwicklung, es kann sich auf alle Entitäten beziehen und die zu unterstellenden äußeren Voraussetzungen werden – zumindest mit Hilfe der oben erläuternden Ausführungen – hinreichend konkretisiert. Außerdem wird in der vorgeschlagenen Definition nicht auf das überholte Kriterium der Kernverschmelzung abgestellt. Es wird zudem auf eine Differenzierung nach natürlicher oder artifizieller Entstehungsart verzichtet.

Mit Hilfe der reformierten Embryodefinition lassen sich auch alle im Rahmen der beiden Ausgangsszenarien dargestellten Probleme lösen. Transiente Totipotenz fällt ausdrücklich nicht unter die Embryodefinition *de lege ferenda*, sie müsste vorher stabilisiert werden. Auch depotenzierte Zellen fallen nicht unter den Reformvorschlag, da die Aktivierung eines Gens keine zu unterstellende Umweltbedingung darstellt. Erst nach einer erfolgreichen Reaktivierung des Gens läge also qualifizierte Entwicklungsfähigkeit im Sinne der Regelung vor.

Durch den Reformvorschlag könnte der Anwendungsbereich des ESchG allerdings ausgeweitet werden. Das wäre insbesondere dann der Fall, wenn man die bisherige Embryodefinition eng auslegt, also die befruchtete Eizelle als zwingende Voraussetzung ansieht, und erst *de lege ferenda* auch künstlich erzeugte totipotente bzw. qualifiziert entwicklungsfähige Entitäten erfasst würden. Aufgrund dieser Erweiterung, aber auch um neueren Entwicklungen gerecht zu werden, sollten im Rahmen einer Reform des ESchG alle Verbotsnormen darauf überprüft werden, ob sie verfassungskonform und auf Grundlage des heutigen Erkenntnisstandes noch geboten und angemessen sind.

Literaturverzeichnis

Advena-Regnery, B./Laimböck, L./Rottländer, K./Sgodda, S.: Totipotenz im Spannungsfeld von Biologie, Ethik und Recht. In: Zeitschrift für medizinische Ethik. 2012, 217 – 236.

Baldus, M.: Menschenwürdegarantie und Absolutheitsthese. Zwischenbericht zu einer zukunftsweisenden Debatte. In: Archiv des öffentlichen Rechts. Bd. 136, 2011, 529 – 552.

Beckmann, R.: Der Embryo und die Würde des Menschen. In: Beckmann, R./Löhr, M. (Hg.): Der Status des Embryos. Würzburg 2003, 170 – 207.

Beier, H.: Zum Problem der Totipotenz aus embryologischer Sicht. In: Reproduction in domestic animals. Bd. 32, 1997, 17 – 18.

Beier, H.: Definition und Grenzen der Totipotenz. Aspekte für die Präimplantationsdiagnostik. In: Ethik in der Medizin. Bd. 11, 1999a, 23 – 37.

Beier, H.: Die Phänomene Totipotenz und Pluripotenz. Von der klassischen Embryologie zu neuen Therapiestrategien. In: Reproduktionsmedizin. Bd. 15, 1999b, 190 – 199.

Beier, H.: Zum Status des menschlichen Embryos in vitro und in vivo vor der Implantation. In: Bundesministerium für Gesundheit (Hg.): Fortpflanzungsmedizin in Deutschland. Wissenschaftliches Symposium des Bundesministeriums für Gesundheit in Zusammenarbeit mit dem Robert-Koch-Institut vom 24. bis 26. Mai 2000 in Berlin. Baden-Baden 2001, 52 – 66.

Beyleveld, D./Pattinson, S.: Landesbericht Großbritannien. In: Eser, A./Koch, H.-G./Seith, C. (Hg.): Internationale Perspektiven zu Status und Schutz des extrakorporalen Embryos. Baden-Baden 2007, 171 – 203.

Böckenförde-Wunderlich, B.: Präimplantationsdiagnostik als Rechtsproblem. Tübingen 2002.

Bundesverfassungsgericht: Urteil vom 23. 6. 2010 – 2 BvR 2559/08; 2 BvR 105/09; 2 BvR 491/09. In: Mitglieder des Bundesverfassungsgerichts (Hg.): Entscheidungen des Bundesverfassungsgerichts. Bd. 126. Tübingen , 170 – 233.

Bundesverfassungsgericht: Urteil vom 10. 1. 1995 – 1 BvR 718/89; 1 BvR 719/89; 1 BvR 722/89; 1 BvR 723/89. In: Mitglieder des Bundesverfassungsgerichts (Hg.): Entscheidungen des Bundesverfassungsgerichts. Bd. 92. Tübingen 1995, 1 – 25.

Bundesverfassungsgericht: Urteil vom 20. 10. 1992 – 1 BvR 698/89. In: Mitglieder des Bundesverfassungsgerichts (Hg.): Entscheidungen des Bundesverfassungsgerichts. Bd. 87. Tübingen 1992, 209 – 233.

Bundesverfassungsgericht: Urteil vom 24. 2. 1971 – 1 BvR 435/68. In: Mitglieder des Bundesverfassungsgerichts (Hg.): Entscheidungen des Bundesverfassungsgerichts. Bd. 30, Tübingen 1971, 173 – 200.

Dederer, H.-G.: Menschenwürde des Embryos in vitro? Der Kristallisationspunkt der Bioethik-Debatte am Beispiel des therapeutischen Klonens. In: Archiv des öffentlichen Rechts. Bd. 127, 2002, 1 – 26.

Dederer, H.-G.: Human-embryonale Stammzellforschung vor dem Aus? Anmerkung zum Urteil des EuGH v. 18.10.2011, Rs. C-34/10. In: Europarecht 2012, 336–343.

Denninger, E.: Embryo und Grundgesetz. Schutz des Lebens und der Menschenwürde vor Nidation und Geburt. In: Die Kritische Vierteljahresschrift für Gesetzgebung und Rechtswissenschaft 2003, 191–209.

Di Fabio, U.: Art. 2 Abs. 2 S. 1 GG. In: Maunz, T./Dürig, G.: Grundgesetz. Kommentar. München, Stand: 12.2013.

Dreier, H.: Art. 1 Abs. 1 GG. In: Dreier, H. (Hg.): Grundgesetz. Kommentar. Bd. 1. Tübingen 2013.

Dreier, H.: Bioethik zwischen gesellschaftlicher Pluralität und staatlicher Neutralität. Münster 2010.

Dreier, H.: Lebensschutz und Menschenwürde in der bioethischen Diskussion. In: Reuter H.-R. (Hg.): Bioethik und Menschenwürde. Münster/Hamburg/London 2002, 9–49.

Driesch, H.: Von der Entwicklung einzelner Ascidienblastomeren. In: Development Genes and Evolution. Bd. 1, 1895, 398–413.

Driesch, H.: The potency of the first two cleavage cells in echinoderm development. Experimental production of partial and double formations. In: Willier, B./Oppenheimer, J. (Hg.): Foundations of experimental embryology. New York 1892, 38–50.

Edwards, R./Beard, H.: Oocyte polarity and cell determination in early mammalian embryos. In: Molecular Human Reproduction. Bd. 3, 1997, 863–905.

Enders, C.: Würde- und Lebensschutz im Konfliktfeld von Biotechnologie und Fortpflanzungsmedizin. In: Jura 2003, 666–674.

Eser, A./Frühwald, W./Honnefelder, L./Markl, H./Reiter, J./Tanner, W./Winnacker, E.-L.: Klonierung beim Menschen. Biologische Grundlagen und ethisch-rechtliche Bewertung. In: Honnefelder L./Streffer C. (Hg.): Jahrbuch für Wissenschaft und Ethik. Berlin/New York 1997, 357–373.

Europäischer Gerichtshof: Urteil vom 18.10.2011 – C-34/10. In: Gewerblicher Rechtsschutz und Urheberrecht 2011, 1104–1109.

Frommel, M.: Ethische, verfassungsrechtliche und strafrechtliche Problematik. In: Reproduktionsmedizin. Bd. 18, 2002, 158–182.

Gounalakis, G.: Embryonenforschung und Menschenwürde. Baden-Baden 2006.

Graf Vitzthum, W.: Eher Kant als Klon. Zu Biotechnologie und Verfassungsrecht in Deutschland. In: Asada K./Assmann H.-D./Kitagawa Z./Murakami J./Nettesheim M. (Hg.): Das Recht vor den Herausforderungen neuer Technologien. Deutsch-japanisches Symposium in Tübingen vom 12. bis 18. Juli 2004. Tübingen 2006, 41–58.

Graf Vitzthum, W.: Back to Kant! An Interjection in the Debate on Cloning and Human Dignity. In: Vöneky S./Wolfrum R. (Hg.): Human dignity and human cloning. Leiden/Boston 2004, 87–106.

Gurdon, J.: The Developmental Capacity of Nuclei taken from Intestinal Epithelium Cells of Feeding Tadpoles. In: Journal of Embryology and experimental Morphology. Bd. 10, 1962, 622–640.

Hartleb, T.: Verstößt die Bestrafung des »therapeutischen Klonens« gegen Art. 103 II GG? Zur verfassungskonformen Auslegung von § 8 I ESchG. In: Juristische Rundschau 2006a, 98–102.

Hartleb, T.: Grundrechtsvorwirkungen in der bioethischen Debatte – alternative Gewährleistungsdimensionen von Art. 2 II 1 GG und Art. 1 I GG. In: Deutsches Verwaltungsblatt 2006b, 672 – 680.

Haßmann, H.: Embryonenschutz im Spannungsfeld internationaler Menschenrechte, staatlicher Grundrechte und nationaler Regelungsmodelle zur Embryonenforschung. Berlin/Heidelberg/New York 2003.

Herdegen, M.: Die Menschenwürde im Fluß des bioethischen Diskurses. In: Juristen Zeitung 2001, 773 – 779.

Hetz, S.: Schutzwürdigkeit menschlicher Klone? Baden-Baden 2005.

Heun, W.: Menschenwürde und Lebensrecht als Maßstäbe für PID? Dargestellt aus verfassungsrechtlicher Sicht. In: Gethmann, C. F./Huster, S. (Hg.): Recht und Ethik in der Präimplantationsdiagnostik. München 2010, 103 – 127.

Heun, W.: Gattungszugehörigkeit oder Personsein als Anknüpfungspunkt der Menschenrechte? In: Klein, E./Menke, C. (Hg.): Menschenrechte und Bioethik. Berlin 2004, 24 – 41.

Hilgendorf, E.: Stufungen des vorgeburtlichen Lebens- und Würdeschutzes. In: Gethmann, C. F./Huster, S. (Hg.): Recht und Ethik in der Präimplantationsdiagnostik. München 2010, 175 – 187.

Hillgruber, C.: Art. 1 GG. In: Epping, V./Hillgruber, C. (Hg.): Beck'scher Online-Kommentar GG. München, Stand: 06.2014.

Hoerster, N.: Sind Lebensrecht und Menschenwürde »abstufbar«? In: Jura 2011, 241 – 244.

Hoerster, N.: Erwiderung. »Politische« Rechtswissenschaft und »abgestufte« Menschen. In: Juristen Zeitung 2008, 295 – 297.

Höfling, W.: Art. 2 GG. In: Friauf, H./Höfling, W. (Hg.): Berliner Kommentar zum Grundgesetz. Berlin, Stand: 2014.

Höfling, W.: Art. 1 GG. In: Sachs, M. (Hg.): Grundgesetz Kommentar. München 2011.

Hofmann, H.: Art. 1 GG. In: Schmidt-Bleibtreu, B./Hofmann, H./Hopfauf, A. (Hg.): Kommentar zum Grundgesetz. Köln 2011.

Ipsen, J.: Does the German Basic Law Protect against Human Cloning? In: Vöneky, S./Wolfrum, R. (Hg.): Human dignity and human cloning. Leiden/Boston 2004, 69 – 75.

Ishiuchi, T./Torres-Padilla, M.-E.: Towards an understanding of the regulatory mechanisms of totipotency. In: Current Opinion in Genetics & Development. Bd. 23, 2013, 512 – 518.

Jarass, H.: Art. 1 GG. In: Jarass, H./Pieroth, B. (Hg.): Grundgesetz. Kommentar. München 2012.

Jost, T.: Landesbericht USA. In: Eser, A./Koch, H.-G./Seith, C. (Hg.): Internationale Perspektiven zu Status und Schutz des extrakorporalen Embryos. Baden-Baden 2007, 411 – 443.

Justizausschuss des österreichischen Nationalrats: Bericht des Justizausschusses. 490 der Beilagen zu den Stenographischen Protokollen des Nationalrates XVIII. GP, 8.5.1992.

Kersten, J.: Präimplantationsdiagnostik und Grundgesetz. Ausblendung, Instrumentalisierung und Respektierung des Verfassungsrechts. In: Rosenau, H. (Hg.): Ein zeitgemäßes Fortpflanzungsmedizingesetz für Deutschland. Baden-Baden 2012, 97 – 125.

Kersten, J.: Das Klonen von Menschen. Eine verfassungs-, europa- und völkerrechtliche Kritik. Tübingen 2004.

Koch, H.-G.: Erzeugung und Verwendung »therapeutischer Klone« aus rechtlicher Sicht. Nationale Rechtslage – rechtsvergleichende Kontraste – rechtspolitische Optionen. In:

Dabrock, P./Ried, J. (Hg.): Therapeutisches Klonen als Herausforderung für die Statusbestimmung des menschlichen Embryos. Paderborn 2005a, 183–207.

Koch, H.-G.: Embryonenschutz ohne Grenzen? In: Arnold, J./Burkhardt, B./Gropp, W./ Heine, G./Koch, H.-G./Lagodny, O./Perron, W./Walther, S. (Hg.): Menschengerechtes Strafrecht. Festschrift für Albin Eser zum 70. Geburtstag. München 2005b, 1091–1118.

Laimböck, L.: Totipotenz. Kritik eines normativen Kriteriums im Lichte neuer entwicklungsbiologischer Erkenntnisse. Noch nicht publiziert.

Laimböck, L.: Frühe Zellstadien und Totipotenz. In: Deutsche Hebammenzeitschrift 2012, 46–50.

Laimböck, L./Dederer, H.-G.: Der Begriff des »Embryos« im Biopatentrecht. Anmerkungen zu den Schlussanträgen von GA *Yves Bot* v. 10. März 2011, Rs. 34/10 – *Brüstle*. Zugleich eine Kritik des Kriteriums der »Totipotenz«. In: Gewerblicher Rechtsschutz und Urheberrecht. Internationaler Teil 2011, 661–788.

Lang, H.: Art. 2 GG. In: Epping, V./Hillgruber, C. (Hg.): Beck'scher Online-Kommentar GG. München, Stand: 06.2014.

Leipold, D.: § 1923 BGB. In: Säcker, F.-J. (Hg.): Münchener Kommentar zum Bürgerlichen Gesetzbuch. Bd. 9. München 2012.

Lorenz, D.: Art. 2 GG. In: Dolzer, R./Kahl, W./Waldhoff, C./Graßhof, K. (Hg.): Bonner Kommentar zum Grundgesetz. Bd. 1. Heidelberg, Stand: 5.2014.

Macfarlan, T./Gifford, W./Driscoll, S./Lettieri, K./Rowe, H./Bonanomi, D./Firth, A./Singer, O./Trono, D./Pfaff, S.: Embryonic stem cell potency fluctuates with endogenous retrovirus activity. In: Nature. Bd. 487, 2012, 57–63.

Meissner, A./Jaenisch, R.: Generation of nuclear transfer-derived pluripotent ES cells from cloned Cdx2-deficient blastocysts. In: Nature. Bd. 439, 2006, 212–215.

Merkel, R.: Forschungsobjekt Embryo. Verfassungsrechtliche und ethische Grundlagen der Forschung an menschlichen embryonalen Stammzellen. München 2002

Mitalipov, S./Wolf, D.: Totipotency, pluripotency and nuclear reprogramming. In: Advances in Biochemical Engineering Biotechnology. Bd. 114, 2009, 185–199.

Müller, W./Hassel, M.: Entwicklungsbiologie und Reproduktionsbiologie des Menschen und bedeutender Modellorganismen, Berlin (u. a.) 2012.

Müller-Terpitz, R.: Der Schutz des pränatalen Lebens. Tübingen 2007.

Murswiek, D.: Art. 2 GG. In: Sachs M. (Hg.): Grundgesetz. Kommentar. München 2011.

Pap, M.: Die Würde des werdenden Lebens in vitro. Verfassungsrechtliche Grenzen der extrakorporalen Befruchtung. In: Medizinrecht 1986, 229–236.

Papaioannou, V./Mkandawire, J./Biggers, J.: Development and phenotypic variability of genetically identical half mouse embryos. In: Development . Bd. 106, 1989, 817–827.

Patti, S.: Landesbericht Italien. In: Eser, A./Koch, H.-G./Seith, C. (Hg.): Internationale Perspektiven zu Status und Schutz des extrakorporalen Embryos. Baden-Baden 2007, 205–214.

Paul, A.: Möglichkeiten und Grenzen der Forschung an embryonalen Stammzellen und des therapeutischen Klonens. Eine Untersuchung der verfassungsrechtlichen und einfachgesetzlichen Aspekte. Hamburg 2004.

Podlech, A.: Art. 1 Abs. 1 GG. In: Denninger, E./Hoffmann-Riem, W./Schneider, H.-P./ Stein, E. (Hg.): Kommentar zum Grundgesetz für die Bundesrepublik Deutschland. Neuwied 2001.

Reich, J.: Empirische Totipotenz und metaphysische Gattungszugehörigkeit bei der moralischen Beurteilung des vorgeburtlichen menschlichen Lebens. In: Zeitschrift für medizinische Ethik 2004, 115–130.

Reinke, M.: Fortpflanzungsfreiheit und das Verbot der Fremdeizellspende. Berlin 2008.

Robbers, G.: Art. 1 GG. In: Clemens, T./Umbach, D.: Mitarbeiterkommentar und Handbuch. Bd. 1. Heidelberg 2002.

Rosenau, H.: Reproduktives und therapeutisches Klonen. In: Amelung, K./Beulke, W./ Lilie, H./Rosenau, H./Rüping, H./Wolfslast, G. (Hg.): Strafrecht, Biorecht, Rechtsphilosophie. Festschrift für Hans-Ludwig Schreiber zum 70. Geburtstag am 10. Mai 2003. Heidelberg 2003, 761–781.

Rosenau, H.: Der Streit um das Klonen und das deutsche Stammzellgesetz. In: Schreiber, H.-L./Rosenau, H./Ishizuka, S./Kim, S. (Hg.): Recht und Ethik im Zeitalter der Gentechnik. Deutsche und japanische Beiträge zu Biorecht und Bioethik. Göttingen 2004, 135–168.

Roughley, N.: Was heisst »menschliche Natur«? Begriffliche Differenzierungen und normative Ansatzpunkte. In: Bayertz, K. (Hg.): Die menschliche Natur. Paderborn 2005, 133–156.

Roux, W./Correns, C./Fischel, A./Küster, E.: Terminologie der Entwicklungsmechanik der Tiere und Pflanzen. Leipzig 1912.

Sauermost, R./Freudig, D.: Lexikon der Biologie. Bd. 13. Heidelberg 2004a.

Sauermost, R./Freudig, D.: Lexikon der Biologie. Bd. 14. Heidelberg 2004b.

Schmitt, J.: § 1 BGB. In: Säcker, F.-J. (Hg.): Münchener Kommentar zum Bürgerlichen Gesetzbuch. Bd. 1. München 2012.

Schmitz, R.: § 1 StGB. In: Joecks, W./Miebach, K./Heintschel-Heinegg, B./Ambos, K./ Athing, G./Duttge, G./Erb, V./Franke, U./Freund, G./Hardtung, B./Herzberg, R./Müssig, B./Radtke, H./Ruegenberg, G./Schlehofer, H./Schmitz, R./Streng, F. (Hg.): Münchener Kommentar zum Strafgesetzbuch. Bd. 1. München 2011.

Schütze, H.: Embryonale Humanstammzellen. Eine rechtsvergleichende Untersuchung der deutschen, französischen, britischen und US-amerikanischen Rechtslage. Berlin/ Heidelberg 2007.

Schulze, S.: Kurzlehrbuch Embryologie. München/Jena 2006.

Schulze-Fielitz, H.: Art. 2 GG. In: Dreier H. (Hg.): Grundgesetz. Kommentar. Bd. 1. Tübingen 2013.

Schulze-Fielitz, H.: Verfassungsvergleichung als Einbahnstraße? Zum Beispiel der Menschenwürde in der biomedizinischen Forschung. In: Blankenagel, A./Pernice, I./ Schulze-Fielitz, H. (Hg.): Verfassung im Diskurs der Welt. Liber Amicorum für Peter Häberle zum siebzigsten Geburtstag. Tübingen 2004, 355–379.

Seidel, F.: Die Entwicklungspotenzen einer isolierten Blastomere des Zweizellenstadiums im Säugetierei. In: Naturwissenschaften. Bd. 39, 1952, 355–356.

Seith, C.: Status und Schutz des extrakorporalen Embryos. Eine rechtsvergleichende Studie. Baden-Baden 2007.

Sodan, H.: Art. 1 GG. In: Sodan, H. (Hg.): Grundgesetz. Beck'scher Kompakt-Kommentar. München 2011.

Starck, C.: Art. 1 Abs. 1 GG. In: von Mangoldt, H./Klein, F./Starck, C. (Hg.): Kommentar zum Grundgesetz. Bd. 1. München 2010a.

Starck C.: Art. 2 Abs. 2 GG. In: von Mangoldt H./Klein F./Starck C. (Hg.): Kommentar zum Grundgesetz. Bd. 1. München 2010b.

Tachibana, M./Amato, P./Sparman, M./Gutierrez, N./Tippner-Hedges, R./Ma, H./Kang, E./ Fulati, A./Lee, H.-S./Sritanaudomchai, H./Masterson, K./Larson, J./Eaton, D./Sadler-Fredd, K./Battaglia, D./Lee, D./Wu, D./Jensen, J./Patton, P./Gokhale, S./Stouffer, R./ Wolf, D./Mitalipov, S.: Human Embryonic Stem Cells Derived by Somatic Cell Nuclear Transfer. In: Cell. Bd. 153, 2013, 1228–1238.

Takahashi, K./Yamanaka, S.: Induction of Pluripotent Stem Cells from Mouse Embryonic and Adult Fibroblast Cultures by Defined Factors. In: Cell. Bd. 126, 2006, 663–676.

Tao, T./Niemann, H.: Cellular characterization of blastocysts derived from rabbit 4-, 8- and 16-cell embryos and isolated blastomeres cultured in vitro. In: Human Reproduction. Bd. 15, 2000, S. 881–889.

Tarkowski, A.: Experiments on the development of isolated blastomeres of mouse eggs. In: Nature. Bd. 184, 1959, 1286–1287.

Tarkowski, A./Ozdzenski, W./Czolowska, R.: Identical triplets and twins developed from isolated blastomeres of 8- and 16-cell mouse embryos supported with tetraploid blastomeres. In: The International Journal of Developmental Biology, Bd. 49, 2005, 825–832.

Taupitz, J.: § 8 ESchG. In: Günther, H.-L./Taupitz, J./Kaiser, P. (Hg.): Embryonenschutzgesetz. Juristischer Kommentar mit medizinisch-naturwissenschaftlichen Einführungen. Stuttgart 2008.

U.S. Supreme Court: Planned Parenthood of Southeastern Pennsylvania v. Casey, 505 U.S. 833, 1992.

U.S. Supreme Court: Roe v. Wade, 410 U.S. 113, 1973.

Wendtland, C.: Die Forschung mit menschlichen embryonalen Stammzellen als Gegenstand der Rechtsetzung. Frankfurt 2005.

Weschka, M.: Präimplantationsdiagnostik, Stammzellforschung und therapeutisches Klonen. Berlin 2010.

Weyrauch, V.: Zulässigkeitsfragen und abstammungsrechtliche Folgeprobleme bei künstlicher Fortpflanzung im deutschen und US-amerikanischen Recht. Berlin 2003.

Wiedemann, R.: Art. 2 Abs. 2 GG. In: Clemens T./Umbach D. (Hg.): Mitarbeiterkommentar und Handbuch. Bd. 1. Heidelberg 2002.

Wille, M.: Die Rechtsstellung des Nasciturus gegenüber der Nutzung fetaler und embryonaler Zellen. Baden-Baden 2003

Wilmut, I./Schnieke, A./McWhir, J./Kind, A./Campbell, K.: Viable offspring derived from fetal and adult mammalian cells. In: Nature. Bd. 385, 1997, 810–813.

Hans-Georg Dederer / Katharina Böhm / Tobias Endrich /
Franziska Enghofer / Benjamin Jung / Lena Laimböck

»Natürlichkeit« als (Zusatz-)Kriterium für die Statusbestimmung des Embryos?

1. Vorüberlegungen

1.1 Notwendigkeit einer Statusbestimmung

Die Frage nach dem verfassungsrechtlichen Status des Embryos, also die Frage, ob der menschliche Embryo insbesondere Träger der Menschenwürdegarantie (Art. 1 Abs. 1 Satz 1 GG) und des Lebensrechts (Art. 2 Abs. 2 Satz 1 GG) ist bzw. ob ihm zumindest objektiv-rechtlich der Schutz dieser Fundamentalnormen zukommt, ist heute umstrittener denn je, ohne dass in absehbarer Zeit auch nur ansatzweise ein Konsens zu erwarten wäre.[1] Dennoch scheint offenkundig gewisse Einigkeit in Gesellschaft und Politik wie in Ethik und Recht darüber zu bestehen, dass mit dem menschlichen Embryo keinesfalls beliebig und völlig unbeschränkt umgegangen werden darf und dass bestimmte Handlungsweisen in Bezug auf den Embryo sogar verboten sein sollen.[2] Tatsächlich zeigt die Entwicklung des Embryonenschutzes in Deutschland (ESchG 1990[3], StZG 2002[4]/ 2008[5], »PID-Gesetz« 2011[6]), dass der Umgang mit dem menschlichen Embryo in Abhängigkeit vom jeweiligen Handlungskontext in spezifisch abgewogener

---

1 Dreier 2013, 1–3. Das Fehlen eines diesbezüglichen Konsenses wird teilweise sogar als wünschenswerter Zustand erachtet. Da subjektive weltanschauliche Überlegungen die Frage nach dem Status pränataler Entitäten prägten, solle diese in einer pluralistischen Gesellschaft gerade umstritten bleiben, Gutmann 2010, 69.

2 Praktisch unbestritten ist freilich nur die Ablehnung des reproduktiven Klonens, vgl. etwa Günther, in: Günther/Taupitz/Kaiser, ESchG 2014, § 6, Rn. 3; Kloepfer 2002, 426; Koch 2007, 234; Müller-Terpitz, in: Spickhoff, Medizinrecht 2011, § 5, Rn. 1; Witteck/Erich 2003, 260.

3 Gesetz zum Schutz von Embryonen (Embryonenschutzgesetz – ESchG) vom 13.12.1990, BGBl. I S. 2746.

4 Gesetz zur Sicherstellung des Embryonenschutzes im Zusammenhang mit Einfuhr und Verwendung menschlicher embryonaler Stammzellen (Stammzellgesetz – StZG) vom 28.6. 2002, BGBl. I S. 2277.

5 Gesetz zur Änderung des Stammzellgesetzes vom 14.08.2008, BGBl. I S. 1708.

6 Gesetz zur Regelung der Präimplantationsdiagnostik (Präimplantationsdiagnostikgesetz – PräimpG) vom 21.11.2011, BGBl. I S. 2228.

Weise geregelt wird, ohne dass im Zeitpunkt der Regelung allseits Einigkeit oder Klarheit über den Status des Embryos bestanden hätte oder erzielt worden wäre. Insofern könnte fraglich erscheinen, ob die rechtliche Regulierung auf dem Gebiet des Embryonenschutzes einer vorgängigen Statusbestimmung überhaupt bedarf.[7]

1.1.1 Entbehrlichkeit einer Statusbestimmung bei Normierung von Handlungskontexten

Möglicherweise könnte also auf die Beantwortung der Statusfrage – als eigentlich maßgeblicher verfassungsrechtlicher Vorfrage – im Rahmen und zugunsten einer abgewogenen, auf breite Zustimmung stoßenden Normierung von Handlungskontexten verzichtet werden.[8] In vergleichbarer Weise wird nämlich auch in anderen Bereichen des Rechts, beispielsweise im Völkerrecht, vorgegangen.[9]

In der Tat lässt etwa der Augsburg-Münchener-Entwurf für ein Fortpflanzungsmedizingesetz von 2013[10] die Statusfrage explizit offen.[11] Speziell für den Bereich der medizinisch unterstützen Fortpflanzung begründen die Autoren dies damit, dass darauf gerichtete Verfahren gerade die Entstehung neuen Lebens im Blick hätten.[12] Das leuchtet auf den ersten Blick ein. Ohne abschließende

---

7 Sich für das Offenlassen der Statusfrage und eine vermittelnde Lösung aussprechend Bayertz 2001, 83; Gassner et al. 2013, 38–41; Reich 2003a, 500.

8 Vorgeschlagen wird auch, Verhaltensstandards in Bezug auf den menschlichen Embryo auf Verfassungsebene, z.B. durch die Einfügung eines Bioethikartikels in das Grundgesetz, zu normieren. Unter der Voraussetzung eines breiten Konsenses könne »an Verfassungszusätze in Gestalt geschriebener Verfassungsänderung gedacht werden«, um die gesetzgeberische Aufgabe zu erfüllen, »neu erwachenden Schutzbedürfnissen« Rechnung zu tragen, Lerche 1986, 111. Eine Verfassungsänderung müsste sich aber an der »Ewigkeitsgarantie« des Art. 79 Abs. 3 GG messen lassen, welche sich auf Art. 1 Abs. 1 GG erstreckt. Damit kann die umstrittene Frage nach dem Schutzbereich der Menschenwürdegarantie auch bei Aufnahme eines Bioethikartikels ins Grundgesetz nicht offen bleiben. Denn je nach Auslegung der Menschenwürdegarantie könnte Art. 1 Abs. 1 GG über Art. 79 Abs. 3 GG der Regelung bestimmter Formen des Umgangs mit dem menschlichen Embryo auch in einem Bioethikartikel auf Verfassungsebene entgegen stehen, ebenso schon Hartleb 2007, 650–653.

9 So vermochten sich die Anrainerstaaten des Bodensees (Österreich, Schweiz und Deutschland) bislang nicht rechtsverbindlich über den Grenzverlauf im Obersee zu einigen. Sie legten aber einverständlich Regeln über den Schutz und die Nutzung des Sees sowie über die Ausübung von Hoheitsgewalt fest (dazu Allgaier 2006, 369–381). Auf den tatsächlichen Grenzverlauf und damit auf den Status des Gebiets (Realteilung oder Kondominium), d.h. auf die eigentlich entscheidende Vorfrage für die Frage der Reichweite territorialer Souveränität und damit der Ausübung von Hoheits-, insbesondere Regelungsbefugnissen auf dem See, kam es insofern nicht an (vgl. Stein/von Buttlar 2012, 86).

10 Gassner et al. 2013.

11 Gassner et al. 2013, 40–41.

12 Gassner et al. 2013, 38.

vorgängige Klärung der Statusfrage kommen in der Tat all diejenigen Regelungen aus, die schon keinen Eingriff in die Rechte Dritter bilden und zudem auch einen etwaigen aus dem Status des Embryos folgenden Schutzanspruch nicht verletzen, d. h. die sich weder vor Freiheitsrechten Dritter (z. B. der Eltern, des Arztes) noch vor einer staatlichen Pflicht zum Schutz des Embryos rechtfertigen müssen. Eine unterschiedliche Beantwortung der Statusfrage bliebe beispielsweise folgenlos, wenn der Embryo nur für Zwecke der Herbeiführung einer Schwangerschaft erzeugt, fortentwickelt und implantiert wird. Hier wird lediglich dem Kinderwunsch der Eltern sowie der Berufsausübung von Reproduktionsmedizinern Rechnung getragen.

Allerdings kehrt das scheinbar elegant verdrängte Statusproblem postwendend zurück, wenn sich beispielsweise keine Frau den zu Reproduktionszwecken erzeugten Embryo übertragen lassen will. Wie mit solcherart »überzählig« gewordenen Embryonen verfahren werden soll bzw. darf, kann nicht mehr völlig losgelöst von der Statusfrage beantwortet werden. Denn jede Verfahrensweise betrifft jetzt unmittelbar den »überzähligen« Embryo selbst und kann sich deshalb als Grundrechtseingriff z. B. in Art. 1 Abs. 1 Satz 1, Art. 2 Abs. 2 Satz 1 GG oder zumindest als Nichterfüllung einer aus Art. 1 Abs. 1 Satz 1, Art. 2 Abs. 2 Satz 1 GG abgeleiteten grundrechtlichen Schutzpflicht des Staates darstellen – sofern dem menschlichen Embryo denn ein entsprechender verfassungsrechtlicher (Freiheits- oder Schutz-)Status unter Art. 1 Abs. 1 Satz 1, Art. 2 Abs. 2 Satz 1 GG zukommt.

Die Statusfrage stellt sich deshalb in jedem Fall beim Umgang mit »überzähligen« Embryonen im Rahmen der In-vitro-Fertilisation, bei der Untersuchung von Embryonen vor der Verbringung in den Mutterleib und erst recht bei der Erzeugung bzw. Verwendung von Embryonen für Forschungszwecke.[13] Gleichwohl bleibt die Statusfrage im Augsburg-Münchener-Entwurf insgesamt ausdrücklich unbeantwortet. Die Autoren führen hierfür keine verfassungsdogmatischen Gründe an. Vielmehr verfolgen sie explizit den Zweck, einen rechtspolitisch konsensfähigen Entscheidungsvorschlag zu entwickeln und zu unterbreiten.[14] Dies hat unbestritten den nonchalanten Charme, den verfassungsrechtlichen Status des menschlichen Embryos einerseits offen lassen, an-

---

13 So im Ergebnis auch Gassner et al. 2013, 39.

14 Gassner et al. 2013, 40. Auch Albin Eser spricht sich dafür aus, die Bedeutung der Statusfrage zumindest stark einzuschränken. Wenn z. B. eine Verbotsnorm auf dem Gebiet der Fortpflanzungsmedizin auch auf Überlegungen jenseits des Embryonenschutzes basiert, dem Gesetzgeber also andere Rechtfertigungsgründe als der Schutz des menschlichen Embryos zu Gebote stehen, so wird die Bedeutung des Streits um die Statusfrage tatsächlich abgeschwächt. Vermögen jene sonstigen Rechtfertigungsgründe einen Freiheitseingriff aber nicht zu rechtfertigen, so kann es auf die Frage des Status des menschlichen Embryos gerade doch ankommen – eine Abkopplung von Status und Verbot ist dann nicht möglich. Vgl. Eser 1990, 44.

dererseits ein konsensfähiges abgestuftes Schutzkonzept entwickeln zu können.[15]

1.1.2 Verfassungsdogmatische Bedenken

Allerdings impliziert eine jede gesetzliche fortpflanzungsmedizinische Regelung notwendig eine – vom Gesetzgeber auf einfachgesetzlicher Ebene gefundene – handlungskontextspezifische Antwort auf die Statusfrage. Denn offenbar beruht die Regulierung fortpflanzungsmedizinischer Handlungskontexte auf einer sorgfältigen Abwägung, welcher bestimmte, wenngleich möglicherweise diffus gebliebene Annahmen über Art und Maß von Freiheitsansprüchen und Schutzpflichten zugrunde liegen müssen.[16] Andernfalls wäre nicht einzusehen, weshalb sich etwa die Forschungsfreiheit, die (ärztliche) Berufsfreiheit, die Reproduktionsfreiheit oder die Behandlungsfreiheit nicht einseitig und (zumindest weitgehend) restriktionslos durchsetzen können sollten.

Die Normierung von Handlungskontexten ohne Beantwortung der Statusfrage begegnet letztlich verfassungsrechtsdogmatischen Bedenken. Der Gesetzgeber ist an die Verfassung, insbesondere an die Grundrechte als höherrangiges Recht gebunden (Art. 1 Abs. 1 Satz 2, Abs. 3, Art. 20 Abs. 3 GG). Die Befugnis zur authentischen und zugleich – vor allem gegenüber dem Bundesverfassungsgericht – autoritativen, also verfassungsgerichtlich unangreifbaren Konkretisierung der Verfassung, zumal des Art. 1 Abs. 1 GG, steht dem Gesetzgeber nach geltender Verfassungsdogmatik nicht zu. Unbeschadet bisweilen weitreichender Beurteilungsspielräume und Ausgestaltungsbefugnisse des Gesetzgebers überantwortet die Verfassung dem Gesetzgeber nicht exklusiv die abschließende Beurteilung, ob und inwieweit der persönliche und sachliche Schutzbereich der Grundrechte eröffnet ist. Das gilt uneingeschränkt zumal für Art. 1 Abs. 1 Satz 1, Art. 2 Abs. 2 Satz 1 GG.[17] Dass speziell die »Würde des

---

15 Gassner et al. 2013, 40–41.

16 Gerade derartige nur schemenhaft zu erahnende Annahmen des Gesetzgebers können zu Unklarheiten bei der Auslegung und Anwendung von Gesetzen führen. Darauf weist zu Recht Kubiciel 2013, 382–383 in Bezug auf die PID-Regelung des § 3a ESchG hin.

17 Ist ein Begriff so erheblich mit »zweieinhalbtausend Jahre[n] Geistesgeschichte« (Pieroth et al. 2013, Rn. 368) wie die »Würde des Menschen« aufgeladen (eingehend zu den außerrechtlichen Quellen des Würdeverständnisses von Art. 1 Abs. 1 GG Isensee 2011, § 87, Rn. 55–84), dann könnte dieser Umstand freilich auch dafür sprechen, dass unter allen Staatsorganen nicht die Gerichte, sondern nur das Parlament nach Legitimation, Funktion, Organisation und Verfahrensweise dazu berufen ist, Träger und Inhalt der Menschenwürde zu konkretisieren. Eine Neuinterpretation von bisher grundsätzlich anders verstandenen Zentralbegriffen der Verfassung bildete indes eine »strukturtiefe Veränderung[…], die ohne das formelle Verfahren der Verfassungsänderung versucht« würde (Lerche 1971, 294). Sie könnte allenfalls im Sinne eines kontinuierlichen Prozesses akzeptiert werden. Eine »unvermittelt einsetzende Neu- und Umdefinition des jeweils zuständigen verfassungsgesetz-

Menschen« dem Gesetzgeber vorausliegt, zeigt auch der Wortlaut des Art. 1 Abs. 1 Satz 2 GG, wonach der Gesetzgeber wie alle andere Staatsgewalt diese vorgefundene Würde zu achten und zu schützen hat.

Käme also dem menschlichen Embryo zumindest objektiv-rechtlich der Schutz des Art. 1 Abs. 1 Satz 1, Art. 2 Abs. 2 Satz 1 GG zu, könnte der Gesetzgeber den Umgang mit dem Embryo offensichtlich keinesfalls ganz beliebig regeln, sondern müsste einen dem »Untermaßverbot«[18] entsprechenden, hinreichenden Schutz gewähren. Aber auch mit Blick auf betroffene Freiheitsrechte Dritter (z. B. von Forschern, Ärzten, Eltern, Patienten) kann die Frage nach dem verfassungsrechtlichen Schutz des Embryos virulent werden. Denn soweit deren Grundrechtspositionen einfachgesetzlich eingeschränkt werden, bedarf dies der verfassungsrechtlichen Rechtfertigung.[19] Eine Möglichkeit der Rechtfertigung könnte im verfassungsrechtlich gebotenen Schutz des menschlichen Embryos liegen. Nur wenn dessen verfassungsrechtlicher Status dabei hinreichend abwägbar wäre, ließe sich im Wege der Normierung von Handlungskontexten ein abgestuftes Embryonenschutzkonzept verwirklichen.

Damit bleibt die Frage aufgeworfen, ob und inwieweit der Embryo in den persönlichen und sachlichen Schutzbereich der Art. 1 Abs. 1 Satz 1 (»Würde« des »Menschen«), Art. 2 Abs. 2 Satz 1 GG (»Jeder«, »Leben«) fällt.

1.2 »Qualifizierte Entwicklungsfähigkeit«: notwendiges, aber nicht hinreichendes Statuskriterium

Wie der Begriff des Menschen im Sinne von Art. 1 Abs. 1 Satz 1 GG genau zu definieren ist und ob embryonale Entitäten als »Menschen« in jenem Sinne zu qualifizieren sind, lässt sich aus dem Verfassungstext selbst noch nicht ableiten. Eine Analyse von Art. 1 Abs. 1 Satz 1 und Art. 2 Abs. 2 Satz 1 GG bestärkt die These, dass zwischen dem »Menschen« im Sinne von Art. 1 Abs. 1 Satz 1 GG, dem uneingeschränkter Würde- und infolgedessen Grundrechtsschutz zukommt, und früheren Entwicklungsstadien jenes »Menschen«, die zwar ebenfalls nicht schutzlos gestellt werden dürfen, aber gerade noch keinen uneingeschränkten Grundrechtsschutz genießen, zu differenzieren ist. Dies wird im Beitrag »Qualifizierte Entwicklungsfähigkeit als statusbegründendes Kriterium des menschlichen Embryos«[20] eingehend und im Einzelnen näher ausgeführt.

---

lichen Tatbestandsmerkmals« durch den einfachen Gesetzgeber genügte dem nicht, Lerche 1971, 293–294.

18 BVerfG, Urt. v. 28.05.1993 – 2 BvF 2/90; 2 BvF 4/90; 2 BvF 5/92, BVerfGE 88, 203, 254–258.

19 Hierzu nur (speziell auf dem Gebiet der Bioethik) Dreier 2013, 16; Kubiciel 2013, 383; allgemein hierzu Herdegen, in: Maunz/Dürig, GG 2013, Art. 1 Abs. 3 GG, Rn. 29.

20 Laimböck in diesem Band, 81–108.

Ausgehend von einer eingeschränkten Rückerstreckung des absoluten Schutzes des »Menschen« im verfassungsrechtlichen Sinne des Art. 1 Abs. 1 Satz 1 GG wird in jenem Beitrag ein abgestufter Schutz früherer menschlicher Entwicklungsstadien konstruiert.[21] Nach dieser Auffassung soll die Rückerstreckung des Würde- und Lebensschutzes entwicklungsfähige Entitäten in ihrer Entstehung unterstützen und der Sicherung späterer Rechte dienen.[22]

Voraussetzung für diese Rückerstreckung ist das Kriterium der »qualifizierten Entwicklungsfähigkeit«, das eine nicht nur biologische, sondern auch normative Verbindung zwischen der embryonalen Entität und dem »Menschen« im Sinne von Art. 1 Abs. 1 Satz 1 GG herzustellen vermag. »Qualifizierte Entwicklungsfähigkeit« ist dabei die Fähigkeit, sich in einer Gebärmutter zu einem »Menschen« im verfassungsrechtlichen Sinne des Art. 1 Abs. 1 Satz 1 GG zu entwickeln.[23]

Problematisch ist jedoch, dass sich das Potential einer Zelle und damit auch deren qualifizierte Entwicklungsfähigkeit mithilfe neuer entwicklungsbiologischer Techniken nahezu willkürlich manipulieren lassen.[24] Würde die qualifizierte Entwicklungsfähigkeit als alleiniges statusbegründendes Kriterium herangezogen, dann könnte mithin aus einer Zelle ohne spezifischen verfassungsrechtlichen Schutzstatus, wie etwa einer Hautzelle, durch einen technischen Eingriff, z. B. durch Zellkerntransfer oder direkte Reprogrammierung, eine zumindest abgestuft schutzwürdige embryonale Entität geschaffen werden.[25]

Diese Möglichkeit, eine bestimmte Entwicklungsfähigkeit nach Belieben zu erzeugen oder aber auch durch den Einbau von Entwicklungsbremsen[26] gerade zu verhindern, begrenzt die normative Tragfähigkeit des Kriteriums der qualifizierten Entwicklungsfähigkeit für die Statusbestimmung embryonaler Entitäten.[27] Denn die qualifizierte Entwicklungsfähigkeit wird u. a. deswegen als für das Recht leitendes Kriterium herangezogen, weil sie *prima facie* ein biologisch eindeutig feststellbares Merkmal bildet und deshalb eine möglichst objektive,

---

21 Ähnlich schon Dederer 2002, 1–26.

22 Laimböck in diesem Band, 81–108, insb. 90–103; ferner ausführlich demnächst Laimböck 2014, 72.

23 Hierzu näher Laimböck in diesem Band, 81–108, insb. 92–103; ferner ausführlich demnächst Laimböck 2014, 102–117.

24 Hierzu eingehend Sgodda in diesem Band, 13–55.

25 Siehe hierzu Advena-Regnery et al. 2012, 217–236; Laimböck/Dederer 2011, 666; Laimböck 2012, 47–48.

26 Beispielsweise durch Deaktivierung des Cdx2-Gens vor der Reprogrammierung kann die so erzeugte Zelle nur innere Zellmasse und kein Trophektoderm bilden. Sie eignet sich daher zwar zur Generierung von ES-Zellen, ist aber nicht in der Lage, sich in einen mütterlichen Uterus einzunisten. Vgl. Meissner/Jaenisch 2006, 212–215.

27 Unabhängig vom Kriterium der qualifizierten Entwicklungsfähigkeit problematisiert in Herrmann/Heyer 2010, 175–176; Reich 2003b, 285; siehe ferner Ach/Schöne-Seifert/Siep 2006, 304.

verlässliche Statusbestimmung gewährleisten können sollte, indem subjektive Wertungen, Absichten oder Zwecke Dritter ausgeschlossen werden.[28] Diese von den Naturwissenschaften eigentlich erhoffte Verlässlichkeit wird durch die modernen entwicklungsbiologischen Erkenntnisse und Techniken selbst insofern konterkariert, als die moderne Entwicklungsbiologie embryonale Artefakte zu generieren vermag, deren normative Schutzwürdigkeit zumindest intuitiv erheblichen Zweifeln unterliegt. So können neben zu Reproduktionszwecken geschaffenen Embryonen auch sonstige qualifiziert entwicklungsfähige embryonale Entitäten erzeugt werden, wie beispielsweise zu Forschungs- oder Therapiezwecken hergestellte Klone[29] oder – hypothetisch – unbeabsichtigt transiente Stadien der Totipotenz bei der Erzeugung von iPS-Zellen[30].

Die normative Gleichsetzung aller dieser embryonalen Entitäten im Hinblick auf den verfassungsrechtlichen Status allein wegen ihrer qualifizierten Entwicklungsfähigkeit unabhängig vom Maß ihrer natürlichen oder artifiziellen Generierung liegt jedenfalls nicht auf der Hand. Das immer breiter gewordene Spektrum artifizieller Erzeugung und Entwicklungssteuerung embryonaler Entitäten lässt die Statusbestimmung embryonaler Entitäten unterschiedlichster Artifizialität anhand eines einzigen Kriteriums zweifelhaft erscheinen. Sollten bestimmte höchst artifiziell generierte embryonale Entitäten ausschließlich deshalb normativ als schutzwürdig aufzufassen sein, weil sie qualifiziert entwicklungsfähig sind? Diese Frage stellt sich zumal für zufällig transient-totipotente Entitäten, wie sie – hypothetisch – im Zuge der Reprogrammierung adulter Zellen zu iPS-Zellen entstehen könnten. In diesem Handlungskontext von – nach § 2 Abs. 1 oder Abs. 2 ESchG strafbarem – »Embryonenmissbrauch« zu sprechen, liegt intuitiv nicht besonders nahe.

Deshalb wird das Kriterium der qualifizierten Entwicklungsfähigkeit aber nicht schon *per se* in Frage gestellt. Vielmehr bildet es ein notwendiges, aber noch nicht hinreichendes Kriterium für die Statusbestimmung, das in eine erweiterte statusbegründende Kriteriologie eingeht.[31] Im Rahmen einer solchen Kriteriologie könnte neben dem Merkmal der qualifizierten Entwicklungsfähigkeit ergänzend auf das Kriterium der »Natürlichkeit« abzustellen sein.

---

28 Siehe zum Ziel des Grundgesetzes, eine Selektion zwischen »lebenswertem« und »lebensunwertem« menschlichem Dasein zu verhindern, Lehmann 2007, 34; Müller-Terpitz 2007, 235; Vitzthum 2004, 94.

29 Klone werden in § 6 Abs. 1 ESchG definiert als »menschlicher Embryo mit der gleichen Erbinformation wie ein anderer Embryo, ein Foetus, ein Mensch oder ein Verstorbener«.

30 Zu Hinweisen auf eine solche transiente Totipotenz Macfarlan et al. 2012, 57–63. Freilich steht der Nachweis qualifizierter Entwicklungsfähigkeit der oben im Text genannten embryonalen Entitäten für den Humanbereich noch aus. Zur Nachweisproblematik Sgodda in diesem Band, 13–16.

31 Eingehend hierzu Advena-Regnery et al. 2012, 217–236.

2.   »Natürlichkeit« als zusätzliches Statuskriterium?

Mithilfe des zusätzlichen Kriteriums der »Natürlichkeit« könnte z. B. zwischen der befruchteten Eizelle einerseits und einem Zellkerntransferklon oder einem ungewollt transienten Totipotenzstadium im Zuge der Generierung von iPS-Zellen andererseits normativ differenziert und damit der Kreis der verfassungsrechtlich schutzwürdigen embryonalen Entitäten eingegrenzt werden.[32] Die befruchtete Eizelle wäre als natürliche und qualifiziert entwicklungsfähige embryonale Entität prinzipiell schutzwürdig, der Zellkerntransferklon oder die (hypothetisch angenommene) transient-totipotente iPS-Zelle wären dagegen als artifizielle, obgleich ebenso qualifiziert entwicklungsfähige embryonale Entitäten nicht oder weniger schutzwürdig.

Die hierin liegende Privilegierung des »Natürlichen« bzw. Diskriminierung des »Artifiziellen« bedürfte allerdings einer hinreichend belastbaren rechtsdogmatischen Begründung. Denn immerhin würde bestimmten besonders artifiziellen Entitäten hierdurch der Grundrechtsschutz, zumal also der Schutz fundamentaler Gewährleistungen (Art. 1 Abs. 1 Satz 1, Art. 2 Abs. 2 Satz 1 GG) ganz oder teilweise versagt.

In dem Beitrag von *Barbara Advena-Regnery*[33] wird ein philosophischer Ansatz vorgestellt, der aus ethischer Sicht den Versuch unternimmt, eine vertretbare Differenzierung zwischen (schutzwürdigen) »natürlichen« Embryonen und (nicht oder weniger schutzwürdigen) »artifiziellen« Entitäten zu begründen. Möglicherweise erweist auch schon das geltende Recht, dass »Natürlichkeit« einen normativ relevanten Unterschied macht, welcher die Diskriminierung von »Artifizialität« rechtfertigt.

2.1   Privilegierungen des »Natürlichen« im Recht

Im deutschen Rechtssystem finden sich Bestimmungen, welche der Natur bzw. Natürlichkeit einen privilegierten Status zusprechen könnten. Beispielhaft sei hier auf die Staatszielbestimmung des Art. 20a GG, das Bundesnaturschutzgesetz und das Gentechnikgesetz etwas näher eingegangen.

Nach Art. 20a GG schützt der Staat speziell »die *natürlichen* Lebensgrundlagen«. Dazu gehören freilich nicht alleine vom Menschen unberührte Urzu-

---

32 Neben den Kriterien der Entwicklungsfähigkeit und der genetischen Zugehörigkeit zur Gattung Mensch »das *Entstehen aus* (natürlichen oder künstlichen) *Keimzellen unter Neukombination des beteiligten Erbguts*« berücksichtigend Koch 2005b, 204 (Hervorhebungen im Original). Siehe ferner Advena-Regnery et al. 2012, 229–230; Faltus 2011, Rn. 68, 420, 435; Koch 2005a, 1114.
33 Advena-Regnery in diesem Band, 223–250.

stände der Natur, sondern auch vom Menschen veränderte Kulturlandschaften.[34] Andererseits soll aber »die vom Menschen geschaffene gegenständliche bzw. künstliche [*sic!*] Umwelt, wie etwa Wohngebäude«, nicht unter das Umweltschutzprinzip des Art. 20a GG fallen.[35] Ob der Natur durch Art. 20a GG außerdem ein spezifischer Eigenwert zugesprochen wird,[36] weshalb die Natur schon allein um ihrer selbst Willen zu schützen sein könnte, oder ob diese Norm vorwiegend menschliche Interessen bedient,[37] weshalb die Natur nur im Hinblick auf die Bedürfnisse heutiger und zukünftiger Generationen (z.B. an nutzbaren Ressourcen) zu schützen sein könnte, ist umstritten. Letztlich liegt Art. 20a GG aber nicht spezifisch die Vorstellung einer Privilegierung des (schutzwürdigen) »Natürlichen« gegenüber dem (weniger schutzwürdigen) »Artifiziellen« zugrunde. Vielmehr beruht Art. 20a GG auf der Einsicht, dass die menschliche Existenz auf die »natürliche« Umwelt und deren »Produkte« und »Dienstleistungen« unabdingbar angewiesen ist, weshalb die Umwelt und damit insbesondere die Natur als dem Menschen »lebensfreundlich« erhalten und geschützt werden müssen. Das »Artifizielle« und seine Hervorbringung findet überdies seinen eigenen besonderen verfassungsrechtlichen Schutz in anderen Verfassungsnormen, namentlich in der Eigentumsgarantie (Art. 14 Abs. 1 Satz 1 GG), der Berufsfreiheit (Art. 12 Abs. 1 GG) oder der Kunst- und der Forschungsfreiheit (Art. 5 Abs. 3 Satz 1 GG).

Auf einfachrechtlicher Ebene wird das Staatsziel des Schutzes der natürlichen Lebensgrundlagen (Art. 20a GG) unter anderem durch das Bundesnaturschutzgesetz (BNatSchG) umgesetzt. Dieses schützt die Natur ausdrücklich (auch) »auf Grund ihres eigenen Wertes« (§ 1 Abs. 1 BNatSchG). Die »Eigenwertklausel« soll Ausdruck eines zeitgemäßen Naturschutzverständnisses sein, in welchem der Mensch nicht als alleiniger Maßstab für den Umgang mit der Natur gilt.[38] Allerdings erscheint selbst im Zusammenhang mit dem Naturschutzrecht zweifelhaft, ob eine tragfähige Begründung für den besonderen

---

34 Hoppe/Beckmann/Kauch 2000, 4; Kloepfer 2011, 12; Scholz, in: Maunz/Dürig, GG, Art. 20a, Rn. 36 (2002). Teilweise werden die natürlichen Grundlagen als »nicht vom Menschen geschaffene« Grundlagen definiert Huster/Rux, in: Epping/Hillgruber, BeckOK GG 2014, Art. 20a, Rn. 12; vgl. Murswiek, in: Sachs (Hg.), Grundgesetz-Kommentar 2011, Art. 20a GG, Rn. 28.

35 Jarass, in: Jarass/Pieroth, GG 2014, Art. 20a, Rn. 4.

36 Für einen Eigenwert der Natur argumentierend: von Lersner 1988, 991; Murswiek in: Sachs, GG 2011, Art. 20a, Rn. 22; Sening 1989, 331; anderer Ansicht sind jedoch etwa: Bernsdorff, in: Umbach/Clemens, GG 2002, Art. 20a, Rn. 20–21; Schulze-Fielitz, in: Dreier, GG 2006, Art. 20a, Rn. 29–31; Sannwald, in: Schmidt-Bleibtreu/Klein, GG 2008, Art. 20a, Rn. 16–21; Sommermann, in: von Münch/Kunig, GG 2012, Art. 20a, Rn. 31.

37 Rengier 1990, 2506; Sommermann, in: von Münch/Kunig, GG 2012, Art. 20a, Rn. 31.

38 Schumacher/Schumacher, in: Schumacher/Fischer-Hüftle, BNatSchG 2011, § 1, Rn. 14. Als Ausdruck eines »Paradigmenwechsels« bezeichnend Marzik, in: Marzik/Wilrich, BNatSchG 2004, § 1, Rn. 17.

Eigenwert der Natur gelingen kann.[39] Letztlich dienen auch die Regelungen des BNatSchG dem Menschen, der mit dem BNatSchG ein Eigeninteresse am Erhalt der Natur zur Geltung bringt (vgl. § 1 Abs. 1 BNatSchG: »Natur und Landschaft [...] als Grundlage für Leben und Gesundheit des Menschen«[40]). Außerdem impliziert auch das BNatSchG mit der Anerkennung eines Eigenwerts der Natur noch nicht aus sich heraus, dass »Artifizielles« *per se* weniger schutzwürdig sei.

Das Gentechnikgesetz (GenTG) schließlich spiegelt den gegen gentechnisch veränderte Organismen (GVO) gerichteten Verdacht eines »Basisrisikos«[41] wider, indem es diese »Artefakte« – anders als mit sonstigen, angeblich »natürlichen« Züchtungstechniken erzeugte Organismen – einem scharfen Rechtsregime unterwirft. Denn definiert werden GVO als Organismen, deren »genetisches Material in einer Weise verändert worden ist, wie sie unter *natürlichen* Bedingungen durch Kreuzen oder *natürliche* Rekombination nicht vorkommt« (§ 3 Nr. 3 GenTG).[42] Die hinter dem GenTG stehende Diskriminierung des »Artifiziellen«, nämlich alles Gentechnischen, lässt sich freilich nicht zwingend so deuten, dass zwischen artifiziell gezüchteten und natürlich gezüchteten Organismen ein Statusunterschied besteht. Vielmehr verbindet sich mit der Diskriminierung des »Artifiziellen« unter dem GenTG eine rational nicht vollständig greifbare Risikobesorgnis.[43] Als »natürlich« bezeichnet wird offenbar, was ein – nicht notwendig berechtigtes – Gefühl von Vertrautheit beschert.

Der Staatszielbestimmung des Art. 20a GG, dem BNatSchG und dem GenTG lässt sich durchaus entnehmen, dass das Recht einen Unterschied zwischen »Natur« bzw. »Natürlichem« einerseits und »Artifiziellem« andererseits in gewissem Umfang normativ nachvollzieht. Allerdings verbindet sich in diesen Normen bzw. Normenbeständen keine Privilegierung des »Natürlichen« gegenüber dem »Artifiziellen« dergestalt, dass »Artifizielles« als *per se* weniger oder nicht schutzwürdig erachtet würde. Normative Bedeutung erlangt der Unterschied von »Natur« bzw. »Natürlichem« und »Artifiziellem« in den zuvor

---

39 Begründungstheoretische und anwendungspraktische Bedenken äußernd Mengel, in: Frenz/ Müggenborg, BNatSchG 2011, § 1, Rn. 25; die »Eigenwert-Position« als »nicht haltbar« bezeichnend, weil ein Wert vorausgesetzt wird, »der rechtlich mit der Existenz als solcher verbunden und damit vorgegeben ist«, Gassner, in: Gassner et al., BNatSchG 2003, § 1, Rn. 1a; das Fehlen einer ethischen Begründung kritisierend Nusser 2007, 194.

40 Lütkes, in: Lütkes/Ewer, BNatSchG 2011, § 1, Rn. 17; auf die Wertentscheidung des Menschen, »in welcher Welt die Menschen leben wollen«, abstellend Schumacher/Schumacher, in: Schumacher/Fischer-Hüftle, BNatSchG 2011, § 1, Rn. 14.

41 Wahl, in: von Landmann/Rohmer, Umweltrecht 2007, Vorbemerkung zum GenTG Rn. 17; BVerfG, Urt. v. 24. 11. 2010 – 1 BvF 2/05, BVerfGE 128, 1 (39).

42 Hervorhebung nicht im Original.

43 Zum »besonderen Risiko- und Gefahrenpotential der Gentechnik« Wahl, in: von Landmann/ Rohmer, Umweltrecht 2007, Vorbemerkung zum GenTG Rn. 10.

behandelten Fällen (Art. 20a GG, BNatSchG, GenTG) außerdem nur im außerhumanen Bereich.[44]

Deshalb lässt sich für den hier einschlägigen Humanbereich eine normative Privilegierung natürlicher embryonaler Entitäten gegenüber biologisch funktional äquivalenten Artefakten gerade nicht in dem Sinne begründen, dass die ontologische Unterscheidung zwischen »Natürlichem« und »Artifiziellem« im geltenden Recht typischerweise immer auch einen normativen Unterschied macht. Hinzu kommt, dass die ontologische Unterscheidung von »Natürlichem« gegenüber »Artifiziellem« gerade im vorliegenden Zusammenhang nicht ohne weiteres normativ leitend sein kann. Denn die artifiziell generierten embryonalen Entitäten sind den natürlich, d. h. durch Befruchtung erzeugten Embryonen nicht nur *biologisch* funktional äquivalent. Diese Äquivalenz schlägt sich vielmehr auch *normativ* in der Weise nieder, dass artifiziell generierte embryonale Entitäten – ihre qualifizierte Entwicklungsfähigkeit vorausgesetzt – den im Kriterium der qualifizierten Entwicklungsfähigkeit vorausgesetzten, *normativ* relevanten Zielpunkt zu erreichen vermögen, nämlich das Menschsein im Sinne von Art. 1 Abs. 1 Satz 1 GG. Natürliche embryonale Entitäten und artifizielle embryonale Entitäten unterscheiden sich bei Vorliegen qualifizierter Entwicklungsfähigkeit nicht im Hinblick auf den normativ bedeutsamen Ziel- und Fixpunkt des »Menschen« i. S. von Art. 1 Abs. 1 Satz 1 GG.

2.2 Privilegierung des »Natürlichen«, insbesondere »natürlicher« Embryonen im ESchG?

Allerdings könnten einige Vorschriften des ESchG den Schluss nahe legen, dass sie bestimmten Entitäten, die nicht tradierten Vorstellungen von »natürlicher« menschlicher Reproduktion entsprechend entstanden sind, einen Lebens- und Würdeschutz nur in abgestufter Form gewähren oder generell versagen. Denn jedenfalls die quasi »natürlich«, d. h. durch Befruchtung *in vitro* erzeugten Embryonen werden eindeutig einem äußerst strikten Schutzregime unterstellt. Die Befruchtung muss reproduktiven Zwecken dienen, und die entstandenen Embryonen dürfen nur zu Reproduktionszwecken, nicht aber zu sonstigen Zwecken verwendet werden (siehe §§ 1, 2 ESchG). Nachfolgend soll geklärt werden, ob dem ESchG damit tatsächlich eine Privilegierung des »Natürlichen«, insbesondere »natürlicher«, d. h. aus Befruchtung einer Eizelle entstandener Embryonen zu Grunde liegt. Hierzu sollen einzelne Regelungen des ESchG daraufhin untersucht werden, ob sie sich auf Vorstellungen von (Schutzwür-

---

44 Aus dem Anwendungsbereich des GenTG werden Menschen ausdrücklich ausgenommen (§ 2 Abs. 3 GenTG).

digkeit auslösender) Natürlichkeit bzw. (keine oder geringere Schutzwürdigkeit fordernder) Artifizialität zurückführen lassen.

2.2.1 Natürlichkeitsvorstellungen in den Herstellungsverboten der §§ 6 Abs. 1, 7 Abs. 1 ESchG?

Gemäß § 6 Abs. 1 ESchG wird bestraft, »wer künstlich bewirkt, dass ein menschlicher Embryo mit der gleichen Erbinformation wie ein anderer Embryo, ein Foetus, ein Mensch oder ein Verstorbener entsteht« (Klonverbot). § 7 Abs. 1 ESchG verbietet die Chimären- (Nrn. 1 und 2) und Hybridbildung (Nr. 3). Die Pönalisierung dieser als höchst artifiziell zu qualifizierenden Herstellungsverfahren könnte als Beleg dafür dienen, dass die Entstehung bestimmter »artifizieller« embryonaler Entitäten unbeschadet ihrer (u. U. qualifizierten) Entwicklungsfähigkeit gerade wegen des besonderen Maßes an Artifizialität nicht gewollt ist.

Die *ratio legis* der §§ 6 Abs. 1, 7 Abs. 1 ESchG ist aber eine andere. Angesichts der nicht abschätzbaren Risiken des Humanexperimentes »Klonen« soll § 6 Abs. 1 ESchG dem Schutz der »Menschenwürde (Art. 1 Abs. 1 GG) aller Betroffenen« dienen[45]. Außerdem soll verhindert werden, dass Menschen im Wege des Klonens zum »Geschöpf eines Technokraten«[46] werden.

Ferner kann aus den Herstellungsverboten der §§ 6 Abs. 1, 7 Abs. 1 ESchG noch nicht unmittelbar abgeleitet werden, ob einer artifiziell generierten Entität im Gegensatz zu einer natürlich entstandenen Entität ein anderer (ggf. geringerer) Schutzstatus zuteilwerden soll. Hinter den Herstellungsverboten steht nicht zwingend schon die Vorstellung geringerer oder fehlender Schutzwürdigkeit besonders artifizieller embryonaler Entitäten.

Dagegen könnte sich aus den Transferverboten der §§ 6 Abs. 2, 7 Abs. 2 ESchG im Rückschluss ergeben, dass der Gesetzgeber den gemäß §§ 6 Abs. 1, 7 Abs. 1 ESchG artifiziell erzeugten Entitäten keinen oder nur einen minderen Schutzstatus zuweisen wollte. Denn wenn jene Entitäten nach ihrer artifiziellen Generierung nicht zur Austragung und Geburt gebracht werden dürfen, dann möglicherweise gerade deshalb, weil ihr Status von vornherein aufgrund der Artifizialität ihrer Generierung nicht dem natürlich erzeugter Embryonen gleichkommt. So werden nach Ansicht einiger Autoren gemäß §§ 6 Abs. 1, 7 Abs. 1 ESchG entstandene – also artifiziell generierte – embryonale Entitäten gegenüber »natürlich« entstandenen Embryonen als

---

45 BT-Drs. 11/5460, 11; Günther, in: Günther/Taupitz/Kaiser, ESchG 2014, § 6, Rn. 4; Pelchen/Häberle, in: Erbs/Kohlhaas, Strafrechtliche Nebengesetze 2013, § 6, Rn. 1; zum Menschenwürdeschutz im Kontext von § 7 ESchG vgl. Günther, in: Günther/Taupitz/Kaiser, ESchG 2014, § 7, Rn. 6.
46 Günther, in: Günther/Taupitz/Kaiser, ESchG 2014, § 6, Rn. 4.

»menschenunwürdig«[47] und »anormal«[48], ja sogar als »nicht lebenswert«[49] qualifiziert.

2.2.2 Natürlichkeitsvorstellungen in den Transferverboten nach §§ 6 Abs. 2, 7 Abs. 2 ESchG?

(1)   Die Transferverbote nach §§ 6 Abs. 2, 7 Abs. 2 ESchG
Möglicherweise müssten Klone, Chimären und Hybriden – wären sie Träger der Menschenwürde (Art. 1 Abs. 1 Satz 1 GG) und des Lebensrechts (Art. 2 Abs. 2 Satz 1 GG) oder zumindest objektiv-rechtlich im Einklang mit diesen Fundamentalgewährleistungen zu schützen – mit ihrer Erzeugung weiterentwickelt und nach Möglichkeit in den Uterus einer Frau implantiert werden.[50] § 6 Abs. 2 ESchG stellt indes die Übertragung geklonter Embryonen auf eine Frau unter Strafe. Parallel hierzu verbietet § 7 Abs. 2 ESchG die Übertragung von Chimären und Hybriden auf eine Frau oder ein Tier. Diese Transferverbote haben zur Folge, dass artifiziell entstandene Embryonen von Gesetzes wegen keine Möglichkeit erhalten, sich zu entwickeln und geboren zu werden.[51] Vielmehr müssen sie letztlich sich selbst und damit ihrem allmählichen Absterben überlassen werden (vgl. § 2 Abs. 1 und 2 ESchG).[52]

Die Übertragungsverbote sehen sich denn auch herber Kritik ausgesetzt:[53] Teilweise wird vertreten, die Regelungen enthielten »strafbewehrte indirekte Tötungspflichten«[54] oder seien als »staatliches Tötungsrecht«[55] zu qualifizieren, da durch sie »ein menschliches Individuum, das an sich unter dem Schutz der Würde- und Lebensgarantie des Grundgesetzes steh[e], der Vernichtung preisgegeben werden d[ürfe]«.[56]

Jedenfalls scheint von §§ 6 Abs. 2, 7 Abs. 2 ESchG gerade nicht jede Form von qualifiziert entwicklungsfähigem menschlichem Leben als in gleicher Art und

---

47 Günther, in: Günther/Taupitz/Kaiser, ESchG 2014, § 6, Rn. 22.

48 Hilgendorf 2001, 1161.

49 Kersten 2004, 43; vgl. Gutmann 2001, 356.

50 Vgl. Müller-Terpitz, in: Spickhoff, Medizinrecht 2011, § 6 ESchG, Rn. 4; Müller-Terpitz, 2006, 50.

51 Zu § 6 Abs. 2 ESchG: von Bülow 2001, 142–143; Höfling, in: Prütting, Fachanwaltskommentar Medizinrecht 2010, § 6 ESchG, Rn. 8; Müller-Terpitz, in: Spickhoff, Medizinrecht 2011, § 6 ESchG, Rn. 4.

52 Dazu, dass das bloße Absterbenlassen nicht nach § 2 Abs. 1 ESchG strafbar ist, BGH, Urt. v. 06.07.2010 – 5 StR 386/09, BGHSt 55, 206 (219–220) (zur PID).

53 Vgl. etwa: Gutmann 2001, 356; Hilgendorf 2001, 1161–1162; Höfling, in: Prütting, Fachanwaltskommentar Medizinrecht 2010, § 6 ESchG, Rn. 8, § 7 ESchG, Rn. 7.

54 Günther, in: Günther/Taupitz/Kaiser, ESchG 2014, § 6, Rn. 22, § 7, Rn. 32.

55 Günther, in: Günther/Taupitz/Kaiser, ESchG 2014, § 6, Rn. 22.

56 Müller-Terpitz 2006, 50.

Weise schützenswert erachtet zu werden. Darin könnte eine Privilegierung von Natürlichkeit zum Ausdruck kommen. Das ist freilich anhand der *ratio legis* der §§ 6 Abs. 2, 7 Abs. 2 ESchG zu überprüfen.

(2)   *Ratio legis* der §§ 6 Abs. 2, 7 Abs. 2 ESchG

So könnten die Transferverbote mit der Notwendigkeit der wirksamen Durchsetzung des Klonverbotes aus § 6 Abs. 1 ESchG bzw. des Verbots der Chimären- und Hybridbildung aus § 7 Abs. 1 ESchG begründet werden.[57] Zudem wird der Schutz des »vorherrschenden Menschenbilds, das auf einer zufälligen genetischen Zusammensetzung« basiere, als Sinn und Zweck von §§ 6 Abs. 2, 7 Abs. 2 ESchG angeführt.[58] Während diese Schutzzwecke zumindest auch auf eine Privilegierung von Natürlichkeit schließen lassen, könnten den Transferverboten daneben aber von Natürlichkeitserwägungen völlig unabhängige Regelungsmotive zugrunde liegen.

Denn § 6 Abs. 2 ESchG könnte etwa auch den Schutz der Individualität des Klons und damit seiner Menschenwürde bezwecken.[59] Neben dem Schutz des Klons selbst werden ferner der Schutz der Individualität der »Vorlage«[60] und der Schutz der Mutter[61] als *ratio legis* des § 6 Abs. 2 ESchG angeführt. Außerdem gelten der Lebens- und Gesundheitsschutz der Klone bzw. Chimären und Hybriden in Anbetracht der noch unausgereiften und damit extrem risikoreichen neuen entwicklungsbiologischen Verfahren[62] sowie die Vermeidung von Humanexperimenten[63] als Zweck der Transplantationsverbote.

(3)   *Missbrauchsverbot des § 2 ESchG*

Darüber hinaus wird vertreten, dass die Forschung an bzw. mit Klonen, die entgegen dem Herstellungsverbot des § 6 Abs. 1 ESchG erzeugt worden sind,

---

57 Vgl. zu § 6 Abs. 2 ESchG: Kutzer 2002, 25; das ESchG soll – schon seinem Namen nach – primär dem Schutz des Embryos dienen, vgl. Haskamp 2012, 176–177; aus dieser Schutzrichtung wird teilweise der Schluss gezogen, dass § 6 Abs. 2 ESchG das aus der Menschenwürde abgeleitete Instrumentalisierungsverbot umsetze, welches eine Fremddeterminierung des Klons sowohl im Rahmen der Entstehung als auch des Transfers verbiete, vgl. Gassner et al. 2013, 68; Günther 2003, 38; Haskamp 2012, 189–190; Jungfleisch 2005, 92.
58 So, aber kritisch hierzu Beck 2005, 231.
59 Auf die Menschenwürde als ratio von §§ 6, 7 ESchG abstellend BT-Drs. 11/5460, 11–12; kritisch hierzu Müller-Terpitz, in: Spickhoff 2011, § 7 ESchG, Rn. 2.
60 Witteck/Erich 2003, 261–262.
61 Auf die Wahrung des Persönlichkeits- und Selbstbestimmungsrechts der Frau abstellend Kutzer 2002, 25.
62 Gassner et al. 2013, 68; Beck 2005, 230; Günther, in: Günther/Taupitz/Kaiser, ESchG 2014, § 6, Rn. 4; Müller-Terpitz, in: Spickhoff, Medizinrecht 2011, § 7 ESchG, Rn. 2; zur Diskussion ausführlicher Laimböck 2014, 194–195.
63 Hierzu kritisch in Bezug auf das Klonverbot im Allgemeinen Beck 2005, 231; Günther, in: Günther/Taupitz/Kaiser, ESchG 2014, § 6, Rn. 4; Hilgendorf 2001, 1157.

nach § 2 Abs. 1 und 2 ESchG verboten sei.[64] Sie würden als »Embryonen« (vgl. auch § 6 Abs. 2 ESchG) durch § 2 Abs. 1 und 2 ESchG vor missbräuchlicher Verwendung bewahrt. Sofern damit nicht eine Verwertung der »Früchte des verbotenen Baumes« (§ 6 Abs. 1 ESchG) verhindert werden sollte,[65] ließe sich das Verbot aus § 2 Abs. 1 und 2 ESchG, Klone missbräuchlich, z. B. zu Forschungszwecken, zu verwenden, gerade auch so deuten, dass diesen artifiziellen embryonalen Entitäten gegenüber natürlichen (z. B. Befruchtungs-)Embryonen nicht prinzipiell ein minderer Schutzstatus zukommen soll.

Demgegenüber wird vereinzelt abgelehnt, entgegen § 7 Abs. 1 ESchG hergestellten, nach § 7 Abs. 2 ESchG als »Embryonen« qualifizierten Chimären und Hybriden den Schutz des § 2 ESchG angedeihen zu lassen.[66] Tatsächlich erfassen § 2 Abs. 1 und 2 ESchG jedenfalls nur »menschliche« Embryonen. Der Ausschluss vom strafbewehrten Schutz durch das Missbrauchsverbot dürfte deshalb aber gerade nicht an der besonderen Artifizialität embryonaler Chimären und Hybriden ansetzen, sondern an dem Umstand, dass sie ihrer inneren Konstitution nach nicht hinreichend »menschlich« sind.[67]

(4)   Zwischenergebnis

Im Ergebnis könnten in den §§ 6 Abs. 2, 7 Abs. 2 ESchG zwar Anhaltspunkte dafür gefunden werden, dass der Gesetzgeber eine Präferenz für »natürliche« embryonale Entitäten hatte. Indes zeigt die Vielfalt der den Normen möglicherweise zugrunde liegenden Zwecke, dass ein solcher Schluss keinesfalls zwingend ist. Dass die Entstehung in besonderer Weise artifizieller embryonaler Entitäten nicht gewollt (§§ 6 Abs. 1, 7 Abs. 1 ESchG) und deren Beseitigung – für den Fall, dass sie widerrechtlich doch generiert wurden – gewollt ist (vgl. §§ 6 Abs. 2, 7 Abs. 2 ESchG), muss seinen teleologischen Grund nicht allein oder auch nur primär darin haben, dass artifiziell generierte Entitäten mangels Schutzstatus diskriminiert werden dürften. Vor allem genießen Klone den Schutz des § 2 Abs. 1 und 2 ESchG. Zusammenfassend erscheint das Argument, §§ 6 Abs. 2, 7 Abs. 2 ESchG sei eine Festlegung des Gesetzgebers auf einen geminderten Schutzstatus solcher embryonaler Entitäten zu entnehmen, wenig belastbar.

---

64 Günther, in: Günther/Taupitz/Kaiser, ESchG 2014, § 2, Rn. 23.

65 Für diese Auffassung lassen sich in der Literatur keine Hinweise finden. Siehe zu den Zwecken von § 2 Abs. 1 ESchG Günther, in: Günther/Taupitz/Kaiser, ESchG 2014, § 2, Rn. 7; auf den Lebens- und Würdeschutz des Embryos abstellend Müller-Terpitz, in: Spickhoff, Medizinrecht 2011, § 2 ESchG, Rn. 1; BT-Drs. 11/5460, 10.

66 Trips-Hebert 2009, 81–82. Differenzierend dagegen Taupitz, in: Günther/Taupitz/Kaiser, ESchG 2014, § 8, Fn. 41 bei Rn. 13, Rn. 60, der zumindest gem. § 7 Abs. 1 Nr. 2 ESchG erzeugte Entitäten als von § 2 ESchG geschützt erachtet.

67 Trips-Hebert 2009, 81–82.

2.2.3 Natürlichkeitsvorstellungen im Verbot der Keimbahnmanipulation, § 5 Abs. 1 und Abs. 2 ESchG?

§ 5 Abs. 1 ESchG stellt die künstliche Veränderung einer menschlichen Keimbahnzelle unter Strafe, ohne dass es aber darauf ankommt, ob die Gameten natürlichen oder künstlichen Ursprungs sind.[68] Dabei wird die Gefahr des Missbrauchs dieses Verfahrens zur Menschenzüchtung[69] mehrheitlich nicht als Normzweck des § 5 Abs. 1 ESchG verstanden.[70] Selbst wenn die Vermeidung von Menschenzüchtung als Sinn und Zweck des § 5 Abs. 1 ESchG aufgefasst würde, ließe sich daraus nicht zwingend folgern, dass das Verbot der Keimbahnmanipulation dem Schutz der Natürlichkeit des Entstehungsprozesses dienen soll. Ziel der Vorschrift ist vielmehr der Schutz der Menschenwürde und des Lebensrechts in Anbetracht möglicher Humanexperimente[71] sowie die Verhinderung der Anwendung äußerst risikoreicher Verfahren.[72]

Auch § 5 Abs. 2 ESchG liegt die Vorstellung einer Privilegierung natürlicher Entstehungsbedingungen von menschlichen Embryonen fern. In § 5 Abs. 2 ESchG wird die Verwendung künstlich veränderter Keimzellen zwar unter Strafe gestellt. Dieses Verbot wird jedoch – ähnlich wie die Transplantationsverbote in §§ 6 Abs. 2, 7 Abs. 2 ESchG – mit dem Schutz von Leben und Gesundheit der Betroffenen, d.h. der Frau wie des *nasciturus* und späteren Kindes begründet.[73]

Eine Privilegierung von Natürlichkeit ist somit auch aus § 5 Abs. 1 und Abs. 2 ESchG nicht ableitbar.

2.2.4 Natürlichkeitsvorstellungen in der Embryodefinition, § 8 Abs. 1 ESchG?

(1) Befruchtung
Als Embryo gilt nach § 8 Abs. 1 Alt. 1 ESchG »bereits die befruchtete, entwicklungsfähige menschliche Eizelle vom Zeitpunkt der Kernverschmelzung

---

68 Günther, in: Günther/Taupitz/Kaiser, ESchG 2014, § 5, Rn. 10.
69 Auf die Gefahr der Menschenzüchtung hinweisend BT-Drs. 11/5460, 11; von Bülow 2001, 141.
70 Vgl. Günther, in: Günther/Taupitz/Kaiser, ESchG 2014, § 5, Rn. 3; Müller-Terpitz, in: Spickhoff, Medizinrecht 2011, § 5 ESchG, Rn. 1; zu den (utopischen) Folgen der Gentechnik vgl. Köbl 1985, 183–185.
71 Vgl. BT-Drs. 11/5460, 11; Jungfleisch 2005, 90; Müller-Terpitz, in: Spickhoff, Medizinrecht 2011, § 5 ESchG, Rn. 1.
72 Günther, in: Günther/Taupitz/Kaiser, ESchG 2014, § 5, Rn. 3, 5; Müller-Terpitz, in: Spickhoff, Medizinrecht 2011, § 5 ESchG, Rn. 1; (auch) auf die Gefahr der Menschenzüchtung abstellend BT-Drs. 11/5460, 11.
73 Müller-Terpitz, in: Spickhoff, Medizinrecht 2011, § 5 ESchG, Rn. 4.

an«. Ob die Eizelle selbst natürlichen oder künstlichen Ursprungs ist, spielt für den Embryobegriff nach § 8 Abs. 1 Alt. 1 ESchG keine Rolle.[74]

Indem § 8 Abs. 1 Alt. 1 ESchG auf die »befruchtete Eizelle«, also auf den natürlichen Vorgang der Befruchtung abstellt, könnte der Embryodefinition des § 8 Abs. 1 Alt. 1 ESchG aber entnommen werden, dass nur »natürlich« erzeugte Embryonen unter den Schutz des ESchG fallen sollen. Allerdings haben gerade neue entwicklungsbiologische Techniken, insbesondere der Zellkerntransfer (»Dolly-Methode«), die Frage aufgeworfen, ob § 8 Abs. 1 Alt. 1 ESchG die Legaldefinition des Embryos im Sinne des Gesetzes wirklich auf »Befruchtungsembryonen« beschränken wollte.[75] So werden verschiedentlich Versuche unternommen, die Legaldefinition des § 8 Abs. 1 ESchG entgegen dem engeren Wortlaut für artifiziell generierte embryonale Entitäten zu öffnen. Teilweise wird aus dem Wort »bereits« gefolgert, dass die Embryodefinition des § 8 Abs. 1 Alt. 1 ESchG nicht abschließend sei und daher auch artifiziell erzeugte Entitäten davon erfasst würden.[76] Hierfür wird u. a. vorgebracht, dass die Gleichstellung von totipotenten Zellen (§ 8 Abs. 1 Alt. 2 ESchG) mit befruchteten Eizellen (§ 8 Abs. 1 Alt. 1 ESchG) dafür spreche, dass maßgeblich nur auf die Entwicklungsfähigkeit, nicht aber auf den Befruchtungsvorgang abzustellen sei.[77] Möglicherweise kommt es für die Qualifizierung als Embryo i.S. von § 8 Abs. 1 Alt.1 ESchG aber ohnehin nicht auf die Entstehungsmethode, sondern auf das Ausgangsmaterial (eine menschliche Eizelle) an.[78] Ein durch Zellkerntransfer entstandener Embryo wäre damit auch nach dieser Auffassung von § 8 Abs. 1 ESchG erfasst.[79] Das Wort »bereits« wird durch alle diese Interpretationen letztlich in »auch« umgedeutet.[80] Mit Blick auf das strafrechtliche Be-

---

74 Vgl. Taupitz, in: Günther/Taupitz/Kaiser, ESchG 2014, § 8, Rn. 35.

75 Vgl. Laimböck 2014, 149; Müller-Terpitz, in: Spickhoff, Medizinrecht 2011, § 6 ESchG, Rn. 2; Taupitz, in: Günther/Taupitz/Kaiser, ESchG 2014, § 8, Rn. 49. Ausgangspunkt dieser Debatte war seinerzeit der somatische Zellkerntransfer, der erstmals zur Geburt eines geklonten Säugetiers, konkret des Schafs »Dolly«, geführt hatte. Siehe dazu BT-Drs. 13/11263, 8 – 9, 14 – 15.

76 Vgl. BT-Drs. 13/11263, 14; BT-Drs. 13/7590, 6; BT-Drs. 14/7546, 24; Taupitz, in: Günther/Taupitz/Kaiser, ESchG 2014, § 8, Rn. 50.

77 Vgl. BT-Drs. 13/11263, 14; Eser/Koch 2003, 28; kritisch: Taupitz, in: Günther/Taupitz/Kaiser, ESchG 2014, § 8, Rn. 51.

78 Die Befruchtung stellt nach dieser Ansicht nur *einen* möglichen Weg für die Entstehung einer entwicklungsfähigen menschlichen Eizelle dar, ohne sonstige Verfahren vom Embryobegriff des ESchG auszuschließen, vgl. Taupitz, in: Günther/Taupitz/Kaiser, ESchG 2014, § 8, Rn. 55.

79 So Jochen Taupitz, der auf die funktionale Äquivalenz von Zellkerntransfer- und Befruchtungsembryonen abstellt, Taupitz, in: Günther/Taupitz/Kaiser, ESchG 2014, § 8, Rn. 55.

80 Vgl. Taupitz, in: Günther/Taupitz/Kaiser, ESchG 2014, § 8, Rn. 50.

stimmtheitsgebot (Art. 103 Abs. 2 GG)[81] erscheint diese Auslegung kaum vertretbar.[82]

Deshalb wird ein strikt temporales Verständnis des Wortes »bereits« in § 8 Abs. 1 Alt. 1 ESchG vorgeschlagen. Danach soll der Schutz des – durch Befruchtung entstandenen – Embryos »schon« ab dem Zeitpunkt der Kernverschmelzung beginnen.[83] Eine Erweiterung des Embryobegriffs auf artifiziell erzeugte Entitäten lasse das Wort »bereits« demnach nicht zu.[84] Wird § 8 Abs. 1 Alt. 1 ESchG diese Auffassung zugrunde gelegt, dann lässt die Embryodefinition auf eine Privilegierung von Natürlichkeit schließen. Denn dann fallen über § 8 Abs. 1 Alt. 1 ESchG nur durch Befruchtung entstandene Entitäten (oder davon gemäß § 8 Abs. 1 Alt. 2 ESchG abgespaltene Entitäten) unter den Schutz des ESchG.

(2) Zwillingsbildung durch Embryonensplitting?

Durch Embryonensplitting entstandene Klone sind ebenfalls von der Embryodefinition erfasst (§ 8 Abs. 1 Alt. 2 ESchG).[85] Die Technik des Embryonensplittings ahmt letztlich die natürliche Zwillingsbildung nach.[86] Dieser Umstand könnte systematisch dafür sprechen, dass § 8 Abs. 1 ESchG insgesamt, in beiden Alternativen der Legaldefinition, nur solche Embryonen erfassen und unter dem ESchG geschützt wissen will, die zwar *in vitro*, aber eben noch »naturnah«, d. h. durch Befruchtung oder Zwillingsbildung entstanden sind.

(3) Gegenüberstellung mit § 3 Nr. 4 StZG

Im Gegensatz zu § 8 Abs. 1 ESchG wird in § 3 Nr. 4 StZG auf neue entwicklungsbiologische Erkenntnisse und Techniken reagiert, indem alle artifiziellen Entitäten unter der Voraussetzung, dass sie totipotent sind, in die Embryodefinition einbezogen werden.[87] Erfasst werden sollen damit gerade die Zellkerntransferklone,[88] aber auch andere artifiziell generierte embryonale Entitäten. Entscheidendes, den Embryo konstituierendes Merkmal ist im StZG die Ent-

---

81 BVerfG, Urt. v. 07.07.1971 – 1 BvR 775/66, BVerfGE 31, 255 (264); BVerfG, Urt. v. 06.05. 1987 – 2 BvL 11/85, BVerfGE 75, 329 (341).

82 Ebenso Paul 2004, 99; zum Wortlaut als Grenze der Auslegung im Strafrecht Kersten 2004, 38.

83 Vgl. Laimböck 2014, 151 – 152; hierfür spreche auch die Verwendung des temporal gebrauchten Wortes »schon« im Gesetzentwurf zum ESchG, BT-Drs. 11/5460, 12; Kersten 2004, 37; Schroth 2002, 172.

84 Vgl. Höfling, in: Prütting, Fachanwaltskommentar Medizinrecht 2010, § 8 ESchG, Rn. 8; Kersten 2004, 37.

85 Vgl. Taupitz, in: Günther/Taupitz/Kaiser, ESchG 2014, § 8, Rn. 53, § 6, Rn. 9.

86 Hillebrand/Lanzerath 2001, 9; Nationaler Ethikrat 2004, 18.

87 Vgl. Müller-Terpitz, in: Spickhoff, Medizinrecht 2011, § 8 ESchG, Rn. 1.

88 BT-Drs. 14/8394, 9; vgl. Dederer, StZG 2012, § 3 StZG, Rn. 6.

wicklungsfähigkeit im Sinn von Totipotenz, weshalb es auf den Entstehungs-
vorgang oder die Verwendung von Keimzellen nicht ankommt.[89]

Auslegungsmethodisch muss diese Neudefinition des Embryobegriffs in
§ 3 Nr. 4 StZG jedoch nicht zwingend Auswirkungen auf die Legaldefinition des
Embryos in § 8 Abs. 1 ESchG haben.[90] Der Gesetzgeber des StZG hat die ältere
Begriffsbestimmung in § 8 Abs. 1 ESchG gerade nicht im Zuge der Verabschiedung des StZG an § 3 Nr. 4 StZG angeglichen. Auch im Rahmen der No-
vellierung des StZG 2008 und erst recht bei der Einfügung des § 3a ESchG 2011
hat der Gesetzgeber die sich klar bietenden Gelegenheiten verstreichen lassen,
§ 8 Abs. 1 ESchG und § 3 Nr. 4 StZG einander anzugleichen. Wenn aber der
Gesetzgeber 2011 – auch angesichts des bis dahin aufgelaufenen Streits im
Schrifttum über die Auslegung der Embryodefinition des § 8 Abs. 1 ESchG mit
Blick auf artifiziell generierte embryonale Entitäten – keine Klärung herbei-
führen wollte, müssen die unterschiedlichen Wortlaute von § 8 Abs. 1 ESchG
und § 3 Nr. 4 StZG so aufgefasst werden, dass zwei unterschiedliche Embryonendefinitionen gelten sollen.

2.2.5 Zwischenergebnis

Bei unbefangener Lektüre könnte dem ESchG eine Privilegierung natürlicher
bzw. naturnah generierter menschlicher Embryonen zugrunde liegen. Diese
Vermutung lässt sich aber bei einer genaueren Prüfung nicht bis zur Gewissheit
erhärten. Die Verbote des Klonens und der Chimären- und Hybridbildung sowie
die Verbote, daraus hervorgegangene, höchst artifizielle Entitäten zu implantieren (§§ 6 Abs. 1 und 2, 7 Abs. 1 und 2 ESchG), knüpfen ihr Unwerturteil
nicht zwingend spezifisch an die Artifizialität der betreffenden embryonalen
Entitäten als solche an. Zwar scheint die Embryodefinition des § 8 Abs. 1 ESchG
an natürliche Vorbilder embryonaler Entstehung bzw. Entwicklung (Befruchtung, eineiige Zwillingsbildung) anzuknüpfen. Indes werden auch Klone in
§ 6 Abs. 1 und 2 ESchG sowie Chimären und Hybriden in § 7 Abs. 2 ESchG als
»Embryonen« bezeichnet und speziell Klone darüber hinaus als »menschliche
Embryonen« vom Verbot missbräuchlicher Embryonenverwendung des
§ 2 Abs. 1 und 2 ESchG geschützt.

---

89 Vgl. Pelchen/Häberle, in: Erbs/Kohlhaas, Strafrechtliche Nebengesetze 2013, § 3 StZG, Rn. 5.
90 Vgl. Faltus 2011, Rn. 109; Lee 2013, 139–140; Taupitz, in: Günther/Taupitz/Kaiser, ESchG
      2014, § 8, Rn. 12.

2.3   Status geborener Artefakte als »Lackmustest«

Die bisherige Analyse kommt zum Ergebnis, dass sich im geltenden Recht eine Privilegierung des Natürlichen, welche als Kehrseite dem Artifiziellen zugleich einen Status minderer (Schutz-)Würdigkeit zuweist, nicht belegen lässt. Das gilt zumal für den hier einschlägigen Humanbereich. Insbesondere kann auch dem ESchG nicht entnommen werden, dass artifiziell generierte embryonale Entitäten *a priori* als nicht oder weniger schutzwürdig aufgefasst werden. Damit bleibt die Frage weiterhin offen, auf welchen rechtsdogmatisch vertretbaren Ansatz sich eine Privilegierung natürlich entstandener Embryonen gegenüber artifiziell generierten embryonalen Entitäten stützen lassen könnte – eine Privilegierung, welche sich in der Weise niederschlägt, dass »artifizielle« Entitäten, da nicht »natürlich«, von einem besonderen Schutzstatus ausgeschlossen bleiben oder zumindest mit einem geringeren Schutzstatus ausgestattet sein sollen, obwohl sie genetisch der Spezies Mensch zuzurechnen sind.

Gegen die Überlegung, »Natürlichkeit« als zusätzliches statusbestimmendes Kriterium im rechtlichen Embryonenschutz heranzuziehen, sprechen folgende Thesen:

These 1: Geborene Artefakte dürfen nicht anders behandelt werden als geborene, aus einer befruchteten Eizelle, also in diesem Sinne natürlich entstandene Menschen.

These 2: Nachdem jedem geborenen, aus einer befruchteten Eizelle entstandenen Menschen volle Schutzwürdigkeit zukommt, muss dies auch für geborene Artefakte gelten.

These 3: Sind *geborene* Artefakte schutzwürdig, so gibt es keinen Grund, *pränatalen* bzw. *embryonalen* Artefakten – anders als noch nicht geborenen Menschen (*nasciturus*, Embryo *in vitro*) – die Schutzwürdigkeit ganz oder teilweise abzusprechen.

Die in den Thesen 1 und 2 enthaltene Gleichstellung von artifiziell und natürlich entstandenen geborenen Menschen hinsichtlich des ihnen zukommenden Status dürfte sich auf einen breiten gesellschaftlichen und politischen Konsens gründen lassen. Würde beispielsweise ein Klon – entgegen dem Verbot aus § 6 Abs. 2 ESchG – doch implantiert und geboren, würde diesem geborenen Artefakt der volle verfassungsrechtliche Status, wie er jedem geborenen Menschen zusteht, nicht vorenthalten werden dürfen: Schon das Menschsein als solches begründet die umfassende (Grund-)Rechtsfähigkeit, also das Personsein. Ausreichend sind Geburt und Spezieszugehörigkeit, wie sie sich sowohl genomisch wie im äußeren Erscheinungsbild manifestiert. Besonders deutlich wird der breite gesellschaftliche und politische Konsens am empörten Aufschrei in Medien, Politik und Gesellschaft anlässlich der von *Sibylle Lewitscharoff* in ihrer Dresdner Rede vertretenen Ansicht, dass durch In-vitro-Fertilisation entstandene Kinder als »Halbwesen«, als »zweifelhafte Geschöpfe, halb Mensch, halb künstliches Weißnichtwas« zu betrachten seien.[91] Unisono hallte in Medien, Politik und Gesellschaft die Auffassung wider, dass der Entstehungsprozess, sei er nun natürlicher oder künstlicher Art, für die Statusbestimmung des geborenen Menschen keinerlei Bedeutung hat.

Wenn geborene, artifiziell erzeugte Menschen den uneingeschränkten Schutzstatus gleichwie geborene, natürlich erzeugte Menschen haben, dann ist *prima facie* kein vernünftiger Grund ersichtlich, warum noch nicht geborenen, also pränatalen bzw. embryonalen Artefakten – anders also als noch nicht geborenen, d.h. pränatalen bzw. embryonalen, aber natürlich erzeugten menschlichen Embryonen – überhaupt kein oder nur ein geminderter Schutzstatus zukommen sollte. Insbesondere müsste begründet werden, warum spezifisch bei Artefakten erst und gerade die Geburt diejenige normativ relevante Zäsur bilden soll, die erstmals und dann sogleich uneingeschränkt den vollen verfassungsrechtlichen Schutzstatus bewirkt. Auch geborene Artefakte haben – gleichwie natürlich erzeugte Menschen – ihren Ursprung in der kontinuierlichen Entwicklung und der daraus resultierenden Identität zwischen (artifiziell erzeugter) ungeborener Entität und dem geborenen Artefakt.[92] Sind geborene Artefakte hinsichtlich ihres verfassungsrechtlichen Status geborenen, aber natürlich entstandenen Menschen gleichzusetzen (vgl. These 2), müsste der Prozess der Entstehung von Artefakten gleichwie der Prozess der Entstehung natürlicher Menschen einheitlich gesichert werden.[93] In der Konsequenz müsste auch noch nicht geborenen Artefakten – ebenso wie natürlich erzeugten menschlichen Entitäten – ein Schutzstatus durch Rückerstreckung des Schutzes geborener Menschen gewährt werden.

3. Resümee

1. Die Statusfrage, also die Frage nach dem verfassungsrechtlichen Status des menschlichen Embryos und funktional äquivalenter Artefakte, ist eine Auseinandersetzung, gleichsam ein Kampf um Anerkennung als unseresgleichen, d.h. als »Menschen«. Die Verfassung erzwingt mit der Garantie des

---

91 Lewitscharoff 2014, 12–13; zur Medienreaktion siehe beispielsweise Bernhard 2014, 11; Kegel 2014, 13; Spiegel Online 2014: Sibylle Lewitscharoff: Büchner-Preisträgerin hält Skandalrede zu künstlicher Befruchtung.

92 Zum Identitäts- und Kontinuitätsargument siehe beispielhaft Ach/Schöne-Seifert/Siep 2006, 272–273.

93 Zu diesem Argumentationsgang Laimböck 2014, 135–144.

Art. 1 Abs. 1 GG diese Anerkennung, *wenn* natürliche Embryonen und artifizielle embryonale Entitäten »Menschen« im Sinne der Würdegarantie sind. Das Ringen um die Anerkennung betrifft also die Qualifizierung natürlicher Embryonen und artifizieller embryonaler Entitäten als »Menschen« im Sinne des Art. 1 Abs. 1 Satz 1 GG, mithin dogmatisch gesprochen die »Tatbestandsseite« der Menschenwürdegarantie.

2. Die Statusfrage kann jedenfalls nach geltender Verfassungsrechtsdogmatik nicht offen bleiben. Der Gesetzgeber ist an die Verfassung unmittelbar gebunden (Art. 1 Abs. 1 Satz 2, Abs. 3, Art. 20 Abs. 3 GG). Sollte die Verfassung dem Embryo einen bestimmten Status zuweisen – und sei es nur ein objektiv-rechtlicher Schutz unter dem Schirm des Art. 1 Abs. 1 Satz 1, Art. 2 Abs. 2 Satz 1 GG –, dann ist der Umgang mit dem menschlichen Embryo nicht mehr beliebig regelbar. Der Gesetzgeber mag die Statusfrage im einfachgesetzlichen Embryonenschutz- oder (allgemeineren) Fortpflanzungsmedizinrecht in bestimmtem Sinne beantworten (wollen), verfassungsrechtlich darf er sie aber nicht anders beantworten, als es die Verfassung zulässt.

3. Normativ gesicherter Fixpunkt ist der Status des geborenen Menschen als uneingeschränkter Würde- und damit (Grund-)Rechtsträger. Von diesem Fixpunkt aus lässt sich durch Rückerstreckung insbesondere der Würdegarantie (Art. 1 Abs. 1 Satz 1 GG) und des Lebensrechts (Art. 2 Abs. 2 Satz 1 GG) ein verfassungsrechtlicher Status embryonaler Entitäten begründen. Die »Brücke« für diese Rückerstreckung wird durch statusbegründende Kriterien gebildet. Notwendiges statusbegründendes Kriterium ist das tradierte Kriterium der »Totipotenz« (vgl. § 8 Abs. 1 Alt. 2 ESchG, § 3 Nr. 4 StZG) bzw. das jenes tradierte Kriterium ablösende, neuere Kriterium der »qualifizierten Entwicklungsfähigkeit«.[94]

4. Neue entwicklungsbiologische Erkenntnisse und Techniken lassen auch höchst artifizielle embryonale Entitäten (wie z. B. Zellkerntransferklone oder – hypothetisch – transient-totipotente iPS-Zellen) als »qualifiziert entwicklungsfähig« erscheinen. Der Annahme eines verfassungsrechtlichen Schutzstatus für alle derart artifiziellen embryonalen Entitäten widerstreitet die Intuition: Soll insbesondere die Reprogrammierung adulter Zellen, würde die Hypothese einer dabei nur vorübergehend auftretenden, transienten Totipotenz zutreffen, eine strafbare missbräuchliche Embryonenverwendung (§ 2 Abs. 1 ESchG) sein? Diese Überlegung wirft die Frage auf, ob

---

94 Hierzu Laimböck in diesem Band, 81–108, insb. 92–103.

neben »Totipotenz« bzw. »qualifizierter Entwicklungsfähigkeit« weitere statusbegründende Kriterien als notwendige Kriterien heranzuziehen sind, namentlich das Kriterium der »Natürlichkeit« der embryonalen Entität.

5. Das geltende Recht bietet – zumal im hier einschlägigen Humanbereich – keine Anhaltspunkte für eine Privilegierung von »Natürlichkeit« in dem Sinne, dass dem »Artifiziellen« kein oder nur ein geminderter Schutzstatus zukommen soll. Insbesondere lässt sich dem ESchG nicht entnehmen, dass der Gesetzgeber artifizielle embryonale Entitäten *a priori* spezifisch wegen ihrer Artifizialität als nicht oder weniger schutzwürdig qualifizieren wollte. Eine »kulturell tief verankerte und vom (Straf-)Recht beglaubigte Statusdifferenz«[95] zwischen Natürlichem und Artifiziellem im Allgemeinen oder natürlichen und artifiziellen embryonalen Entitäten im Besonderen lässt sich nicht nachweisen.

6. Den »Lackmustest« bildet der Status geborener Artefakte. Wird im Hinblick auf den verfassungsrechtlichen Status bei geborenen Menschen nicht zwischen natürlicher und artifizieller Konstitution und Generierung unterschieden, dann lässt sich eine Privilegierung vorgeburtlicher natürlicher embryonaler Entitäten (mit gewissem Schutzstatus) gegenüber vorgeburtlichen artifiziellen embryonalen Entitäten (ohne oder nur mit gemindertem Schutzstatus) nicht rechtfertigen. Ob und inwieweit philosophische Begründungsansätze für eine rechtsdogmatisch vertretbare Differenzierung zwischen »natürlichen« und »künstlichen« embryonalen Entitäten fruchtbar gemacht werden können, bleibt weiterer, vertiefter Analyse vorbehalten.

Literaturverzeichnis

Ach, J./Schöne-Seifert, B./Siep, L.: Totipotenz und Potentialität: Zum moralischen Status von Embryonen bei unterschiedlichen Varianten der Gewinnung humaner embryonaler Stammzellen. Gutachten für das Kompetenznetzwerk Stammzellforschung NRW. In: Honnefelder, L./Sturma, D. (Hg.): Jahrbuch für Wissenschaft und Ethik. Bd. 11. Berlin 2006, 261–321.

Advena-Regnery, B./Laimböck, L./Rottländer, K./Sgodda, S.: Totipotenz im Spannungsfeld von Biologie, Ethik und Recht. In: Zeitschrift für medizinische Ethik, 2012, 217–236.

Allgaier, E.: Der Bodensee im Rechtsraum – Kondominat oder Realteilung. In: Verwaltungsblätter für Baden-Württemberg. 2006, 369–381.

---

95 Wie sie Kubiciel 2013, 834, (zutreffend) »zwischen ungeborenem und geborenem Leben« annimmt.

Bayertz, K.: Drei Thesen zum moralischen Status menschlicher Embryonen in vitro. In: Arndt, D./Obe, G. (Hg.): Fortpflanzungsmedizin in Deutschland. Wissenschaftliches Symposium des Bundesministeriums für Gesundheit in Zusammenarbeit mit dem Robert-Koch-Institut vom 24. bis 26. Mai 2000 in Berlin. Baden-Baden 2001, 81–84.

Bernhard, A.: Von Abartigkeiten und Halbwesen. Sibylle Lewitscharoff hat in Dresden eine irritierende Rede über künstliche Befruchtung gehalten. In: Süddeutsche Zeitung. Nr. 55, 07.03.2014, 11.

Beck, S.: Die Bedeutung der Wortbedeutung. Die Klondebatte und das Definitionsproblem. In: Dabrock, P./Ried, J. (Hg.): Therapeutisches Klonen als Herausforderung für die Statusbestimmung des menschlichen Embryos. Paderborn 2005, 209–234.

Bülow, D. von: Embryonenschutzgesetz. In: Winter, S./Fenger, H./Schreiber, H.-L. (Hg.): Genmedizin und Recht. München 2001, 127–154.

Dederer, H.-G.: Nomos Kommentar Stammzellgesetz (Online Edition), Baden-Baden 2012.

Dederer, H.-G.: Menschenwürde des Embryos in vitro? Der Kristallisationspunkt der Bioethik-Debatte am Beispiel des therapeutischen Klonens. In: Archiv des öffentlichen Rechts. Bd. 127, 2002, 1–26.

Dreier, H.: Bioethik. Politik und Verfassung. Tübingen 2013.

Dreier, H.: Grundgesetz. Kommentar. Band II, 2. Aufl., Tübingen 2006.

Epping, V./Hillgruber, C. (Hg.): Beck'scher Online-Kommentar. Grundgesetz. Edition 20 (Stand: März 2014), München 2014.

Erbs/Kohlhaas/Ambs, F. (Hg. v.): Strafrechtliche Nebengesetze. Loseblatt. Bd. 1 (Stand: Februar 2014), München 2014.

Eser, A./Koch, H.-G.: Rechtsprobleme biomedizinischer Fortschritte in vergleichender Perspektive. Zur Reformdiskussion um das deutsche Embryonenschutzgesetz. In: Strafrechtsprofessoren der Tübinger Juristenfakultät und vom Justizministerium Baden-Württemberg (Hg.): Gedächtnisschrift für Rolf Keller. Tübingen 2003, 15–36.

Eser, A.: Neuartige Bedrohungen ungeborenen Lebens. Embryoforschung und »Fetozid« in rechtsvergleichender Perspektive. Heidelberg 1990.

Faltus, T.: Handbuch Stammzellenrecht. Ein rechtlicher Praxisleitfaden für Naturwissenschaftler, Ärzte und Juristen. Halle an der Saale 2011.

Frenz, W./Müggenborg, H.-J.: Bundesnaturschutzgesetz. Kommentar. Berlin 2011.

Gassner, E./Schmidt-Räntsch, A./Bendomir-Kahlo, G./Schmidt-Räntsch, J.: Bundesnaturschutzgesetz. Kommentar. 2. Aufl., München 2003.

Gassner, U./Kersten, J./Krüger, M./Lindner, J./Rosenau, H./Schroth, U.: Fortpflanzungsmedizingesetz. Augsburg-Münchner-Entwurf. Tübingen 2013.

Günther, H.-L./Taupitz, J./Kaiser, P.: Embryonenschutzgesetz. Juristischer Kommentar mit medizinisch-naturwissenschaftlichen Einführungen. Stuttgart 2008.

Günther, H.-L.: Fremdnützige Verwendung menschlicher Embryonen? In: Strafrechtsprofessoren der Tübinger Juristenfakultät und vom Justizministerium Baden-Württemberg (Hg.): Gedächtnisschrift für Rolf Keller. Tübingen 2003, 37–43.

Gutmann, T.: Rechtliche und rechtsphilosophische Fragen der Präimplantationsdiagnostik. In: Gethmann C./Huster, S. (Hg.): Recht und Ethik in der Präimplantationsdiagnostik. München 2010, 61–102.

Gutmann, T.: Auf der Suche nach einem Rechtsgut: Zur Strafbarkeit des Klonens von

Menschen. In: Roxin, C./Schroth, U. (Hg.): Medizinstrafrecht. Im Spannungsfeld von Medizin, Ethik und Strafrecht. 2. Auflage, Stuttgart, München 2001, 363–379.

Hartleb, T.: Möglichkeiten und Grenzen einer verfassungsunmittelbaren Regelung des Embryonenschutzes im deutschen Recht. In: Maio, G. (Hg.): Der Status des extrakorporalen Embryos. Perspektiven eines interdisziplinären Zugangs. Stuttgart-Bad Cannstatt 2007, 643–656.

Haskamp, T.: Embryonenschutz in vitro. Hamburg 2012.

Herrmann, I./Heyer, M.: Wirklich Alleskönner? Bericht über Forschungsergebnisse und ausgesuchte ethische und rechtswissenschaftliche Fragen der Stammzellforschung. In: Spranger, T. (Hg.): Aktuelle Herausforderungen der Life Sciences. Berlin 2010, 159–189.

Hilgendorf, E.: Klonverbot und Menschenwürde. In: Geis, M.-E./Lorenz, D. (Hg.): Staat, Kirche, Verwaltung. Festschrift für Hartmut Maurer zum 70. Geburtstag. München 2001, 1147–1164.

Hillebrand, I./Lanzerath, D.: Klonen. Stand der Forschung, ethische Diskussion, rechtliche Aspekte. Stuttgart 2001.

Hoppe, W./Beckmann, M./Kauch, P.: Umweltrecht. Juristisches Kurzlehrbuch für Studium und Praxis. 2. Aufl., München 2000.

Isensee, J.: Würde des Menschen. In: Merten, D./Papier, H.-J.: Handbuch der Grundrechte. Bd. IV, Heidelberg 2011, § 87.

Jarass, H./Pieroth, B.: Grundgesetz für die Bundesrepublik Deutschland. Kommentar. 10. Aufl., München 2009.

Jungfleisch, F.: Fortpflanzungsmedizin als Gegenstand des Strafrechts?. Eine Untersuchung verschiedenartiger Regelungsansätze aus rechtsvergleichender und rechtspolitischer Perspektive. Berlin 2005.

Kegel, S.: Hören Sie nicht auf Frau Doktor Frankenstein. Im Gruselkabinett: Die Schriftstellerin Sibylle Lewitscharoff ist beim Wort zu nehmen – sie wertet menschliches Leben ab. In: Frankfurter Allgemeine Zeitung. Nr. 56, 07.03.2014, 13.

Kersten, J.: Das Klonen von Menschen. Eine verfassungs-, europa- und völkerrechtliche Kritik. Tübingen 2004.

Kloepfer, M.: Umweltschutzrecht. 2. Aufl., München 2011.

Kloepfer, M.: Humangentechnik als Verfassungsfrage. In: JuristenZeitung. Heft 9, 2002, 417–428.

Köbl, U.: Gentechnologie zu eugenischen Zwecken. Niedergang oder Steigerung der Menschenwürde?. In: Forkel, H./Kraft, A. (Hg.): Beiträge zum Schutz der Persönlichkeit und ihrer schöpferischen Leistung. Festschrift für Heinrich Hubmann. Frankfurt am Main 1985, 161–192.

Koch, H.-G.: Das deutsche Embryonenschutzgesetz im Rechtsvergleich. In: zur Hausen, H. (Hg.): Reproduktionsmedizin in Klinik und Forschung: Der Status des Embryos. Leopoldina-Symposium vom 17. bis 18. November 2006 in Lübeck. Halle (Saale) 2007, 229–235.

Koch, H.-G.: Embryonenschutz ohne Grenzen? In: Arnold, J./Burkhardt, B./Gropp, W./Heine, G./Koch, H.-G.; Lagodny, O./Perron, W./Walther, S. (Hg.): Menschengerechtes Strafrecht. Festschrift für Albin Eser zum 70. Geburtstag. München 2005, 1091–1118. Zit.: Koch 2005a.

Koch, H.-G.: Erzeugung und Verwendung <therapeutischer Klone> aus rechtlicher Sicht.

In: Dabrock, P./Ried, J. (Hg.): Therapeutisches Klonen als Herausforderung für die Statusbestimmung des menschlichen Embryos. Paderborn 2005, 183–207. Zit.: Koch 2005b.

Kubiciel, M.: Grund und Grenzen des Verbots der Präimplantationsdiagnostik. In: Neue Zeitschrift für Strafrecht. Heft 7, 2013, 382–386.

Kutzer, K.: Embryonenschutzgesetz – Wertungswidersprüche zu den Regelungen bei Schwangerschaftsabbruch, Früheuthanasie, Sterbehilfe und Transplantation. In: Medizinrecht. Heft 1, 2002, 23–26.

Laimböck, L.: Totipotenz. Kritik eines normativen Kriteriums im Lichte neuer entwicklungsbiologischer Erkenntnisse. 2014. Noch nicht publiziert.

Laimböck, L.: Frühe Zellstadien und Totipotenz. In: Deutsche Hebammenzeitschrift, 2012, 46–50.

Laimböck, L./Dederer, H.-G.: Der Begriff des »Embryos« im Biopatentrecht – Anmerkungen zu den Schlussanträgen von GA Yves Bot v. 10. März 2011, Rs. C-34/10 – Brüstle – Zugleich eine Kritik des Kriteriums der »Totipotenz«. In: Gewerblicher Rechtsschutz und Urheberrecht Internationaler Teil. Heft 8/9, 2011, 661–667.

Landmann, R. von/Rohmer, G.: Umweltrecht. Kommentar. Loseblatt. Bd. 4 (Stand: August 2013), München 2014.

Lersner, H., Freiherr von: Gibt es Eigenrechte der Natur? In: Neue Zeitschrift für Verwaltungsrecht. Heft 11, 1988, 988–992.

Lee, J.-H.: Die aktuellen juristischen Entwicklungen in der PID und Stammzellforschung in Deutschland. Eine Analyse der BGH-Entscheidung zur PID, Gesetzesnovellierung des ESchG und EuGH-Entscheidung zur Grundrechtsfähigkeit des Embryo in vitro. Exkurs: Vergleich zur Rechtslage in Südkorea. Frankfurt am Main 2013.

Lehmann, M.: Die In-vitro-Fertilisation und ihre Folgen. Eine verfassungsrechtliche Analyse. Frankfurt am Main 2007.

Lerche, P: Verfassungsrechtliche Aspekte der Gentechnologie. In: Lukes, R./Scholz, R. (Hg.): Rechtsfragen der Gentechnologie. Vorträge anläßlich eines Kolloquiums Recht und Technik – Rechtsfragen der Gentechnologie in der Tagungsstätte der Max-Planck-Gesellschaft »Schloß Ringberg« am 18./19./20. November 1985. Köln, Berlin, Bonn, München 1986, 88–111.

Lerche, P.: Stiller Verfassungswandel als aktuelles Politikum. In: Spanner, H./Lerche, P./Zacher, H./Badura, P./ Campenhausen, A., Freiherr von (Hg.): Festgabe für Theodor Maunz zum 70. Geburtstag am 1. September 1971. München 1971, 285–300.

Lewitscharoff, S.: Von der Machbarkeit. Die wissenschaftliche Bestimmung über Geburt und Tod. http://www.staatsschauspiel-dresden.de/download/18986/dresdner_rede_sibylle_lewitscharoff_final.pdf, eingesehen am 09.07.2014.

Lütkes, S./Ewer, W.: Bundesnaturschutzgesetz. Kommentar. München 2011.

Macfarlan, T./Gifford, W./Driscoll, S./Lettieri, K./Rowe, H./Bonanomi, D./Firth, A./Singer, O./Trono, D./Pfaff, S.: ES cell potency fluctuates with endogenous retrovirus activity. In: Nature. Bd. 487, 2012, 57–63.

Marzik, U./Wilrich, T.: Bundesnaturschutzgesetz. Kommentar. Baden-Baden 2004.

Maunz/Dürig/Herzog, R./Herdegen, M./Scholz, R./Klein, H. (Hg. v.): Grundgesetz. Kommentar. Loseblatt. Bd. 1 (Stand: Dezember 2013), München 2013.

Meissner, A./Jaenisch, R.: Generation of nuclear transfer-derived pluripotent ES cells from cloned Cdx2-deficient blastocysts. In: Nature. Bd. 439. 2006, 212–215.

Müller-Terpitz, R.: Der Schutz des pränatalen Lebens. Eine verfassungs-, völker- und gemeinschaftsrechtliche Statusbetrachtung an der Schwelle zum biomedizinischen Zeitalter. Tübingen 2007.

Müller-Terpitz, R.: Das Recht der Biomedizin. Berlin 2006.

Münch, I. von/Kunig, P. (Hg. v.): Grundgesetz. Kommentar. Bd. 1, 6. Aufl., München 2012.

Nationaler Ethikrat: Klonen zu Fortpflanzungszwecken und Klonen zu biomedizinischen Forschungszwecken. Stellungnahme. Berlin 2004.

Nusser, J.: Zweckbestimmungen in Umweltschutzgesetzen. Grundlagen, rechtliche Bedeutung und gesetzliche Umsetzung. Baden-Baden 2007.

Paul, A.: Möglichkeiten und Grenzen der Forschung an embryonalen Stammzellen und des therapeutischen Klonens. Eine Untersuchung der verfassungsrechtlichen und einfachgesetzlichen Aspekte. Hamburg 2004.

Pieroth, B./Schlink, B./Kingreen, T./Poscher, R.: Grundrechte. Staatsrecht II. 29. Aufl., Heidelberg 2013.

Prütting, D.: Fachanwaltskommentar Medizinrecht. 2. Aufl., München 2010.

Reich, J.: Der Begriff der Totipotenz ist unbrauchbar. In: BIOforum. Bd. 9, 2003, 500–513. Zit.: Reich 2003a.

Reich, J.: Über Totipotenz als Kriterium für den Status des menschlichen Embryos in vitro. In: Honnefelder, L./Lanzerath, D. (Hg.): Klonen in biomedizinischer Forschung und Reproduktion. Wissenschaftliche Aspekte – Ethische, rechtliche und gesellschaftliche Grenzen. Beiträge der internationalen Konferenz vom 14.–16. Mai 2003 in Berlin. Bonn 2003, 279–288. Zit.: Reich 2003b.

Rengier, R.: Zur Bestimmung und Bedeutung der Rechtsgüter im Umweltstrafrecht. In: Neue Juristische Wochenschrift. Heft 40, 1990, 2506–2515.

Sachs, M. (Hg.): Grundgesetz. Kommentar. 6. Aufl., München 2011.

Schmidt-Bleibtreu, B./Klein, F./Hofmann, H./Hopfauf, A.: GG. Kommentar zum Grundgesetz. 11. Aufl., Köln 2008.

Schroth, U.: Forschung mit embryonalen Stammzellen und Präimplantationsdiagnostik im Lichte des Rechts. In: JuristenZeitung 2002, 170–179.

Schumacher, J./Fischer-Hüftle, P.: Bundesnaturschutzgesetz. Kommentar. 2. Aufl., Stuttgart 2001.

Sening, C.: Eigenwert und Eigenrechte der Natur? In: Natur und Recht (Zeitschrift für das gesamte Recht zum Schutze der natürlichen Lebensgrundlagen und der Umwelt). Bd. 11, 1989, 325–331.

Spickhoff, A.: Medizinrecht. München 2011.

Spiegel Online: Sibylle Lewitscharoff: Büchner-Preisträgerin hält Skandalrede zu künstlicher Befruchtung. 2014. http://www.spiegel.de/kultur/literatur/lewitscharoff-rede-buechner-preistraegerin-zu-befruchtung-und-onanie-a-957254.html, eingesehen am 09.07.2014.

Stein, T./von Buttlar, C.: Völkerrecht. 13. Aufl., München 2012.

Trips-Hebert, R.: Hybrid-Embryonen – Herausforderung für den Gesetzgeber. In: Zeitschrift für Rechtspolitik, 2009, 80–82.

Umbach, D./Clemens, T.: Grundgesetz. Mitarbeiterkommentar und Handbuch. Band I, Heidelberg 2002.

Vitzthum, W.: Back to Kant! An Interjection in the Debate on Cloning and Human Dignity.

In: Vöneky, S./Wolfrum, R. (Hg.): Human dignity and human cloning. Leiden 2004, 87 – 106.

Witteck, L./Erich, C.: Straf- und verfassungsrechtliche Gedanken zum Verbot des Klonens von Menschen. In: Medizinrecht. Heft 5, 2003, 258 – 262.

Jens Kersten

Der rechtliche Status totipotenter menschlicher Artefakte
– Transiente Totipotenz vs. totipotente Transienz –

1. Einleitung

Der Begriff der Totipotenz beschreibt die Fähigkeit von Zellen, sich bei Vorliegen der dafür erforderlichen weiteren Voraussetzungen zu einem Individuum zu entwickeln.[1] Diese Begriffsbestimmung weist definitorische Unsicherheiten auf:[2] Entwickeln sich totipotente Zellen zum oder als Individuum? Was sind die »erforderlichen weiteren Voraussetzungen«, die hinzugedacht werden können, dürfen oder müssen, um die Totipotenz von Zellen zu begründen? Spielt es für die Annahme von Totipotenz eine Rolle, ob die entsprechenden Zellen natürlich oder künstlich erzeugt wurden und sich *in vivo* oder *in vitro* befinden? Die damit nur angedeuteten begrifflichen Probleme spitzen sich im Rahmen entwicklungsbiologischer Innovationen noch weiter zu: Wenn sich ausdifferenzierte Zellen in totipotente Entwicklungsstadien »reprogrammieren« lassen, sind dann nicht praktisch alle somatischen Zellen totipotent? Und wie ist der Status von Zellen einzuschätzen, wenn sich Totipotenz nur als ein vorübergehendes Entwicklungsstadium der Transdifferenzierung einstellt?

Diese Fragen an das Totipotenzkriterium ließen sich fortsetzen, um doch immer (nur) zum gleichen Punkt zurückzuführen: Was ist mit der Fähigkeit, sich als Individuum auszudifferenzieren, überhaupt gemeint? Das deutsche und das europäische Recht knüpfen an den Begriff bzw. das Konzept von Totipotenz an, um natürlich wie künstlich, geschlechtlich wie ungeschlechtlich erzeugten menschlichen Entitäten einen Rechtsstatus zuzuerkennen oder vorzuenthalten. In einem übertragenen Sinn ist die Rechtslage hinsichtlich des Begriffs der Totipotenz selbst »pluripotent«. Versucht man diese »pluripotente« Rechtslage normativ auszudifferenzieren, so fällt auf, dass die rechtliche Definition totipotenter menschlicher Entitäten regelmäßig im Kontext des Fortpflanzungsmedizinrechts erfolgt. In der historischen Entwicklungsperspektive bildet ins-

---

1 Günther/Taupitz/Kaiser 2008, 286–287.
2 Denker 2006, 249–255; Laimböck/Dederer 2011, 666.

besondere das Recht des Schwangerschaftsabbruchs den Ausgangs- und Bezugspunkt des rechtlichen Diskurses über totipotente menschliche Entitäten. Vor diesem Hintergrund wäre es ein interessantes Experiment, den Diskurs über totipotente menschliche Artefakte einmal vollkommen unabhängig von dieser fortpflanzungsmedizinischen Fixierung zu führen: Zu welchen Einordnungen und Kategorien totipotenter Zellen würden wir gelangen? Kämen wir auf die Idee, durch Zellkerntransfer für Forschungszwecke erzeugten Zellen einen Würdeanspruch oder das Lebensrecht zuzuerkennen?

Dies verdeutlicht (aber) zugleich, dass wir über die Frage des rechtlichen Status totipotenter Zellen gerade nicht im »luftleeren« Raum, also quasi unter sozial, politisch, religiös und rechtlich sterilen Laborbedingungen, diskutieren und entscheiden. Die gesetzgeberische oder richterliche Bewertung totipotenter menschlicher Entitäten findet in einem konkreten Rechtskontext statt, der von den Brüchen und Spannungen zwischen sehr unterschiedlichen Rechtsräumen geprägt wird: zum einen zwischen den fachlichen Rechtsräumen, die zwischen Verfassungs-, Biomedizin-, Wissenschafts- und Patentrecht bestehen; zum anderen zwischen den politischen Rechtsräumen der Europäischen Union und ihrer Mitgliedstaaten, die ein verflochtenes Mehrebenensystem konstituieren. Einzelne rechtliche Entscheidungen eines nationalen oder europäischen Gesetzgebers beziehungsweise Gerichts vermögen in einer solch komplexen Rechtsverflechtung die Bewertung des Status totipotenter Entitäten nicht zu monopolisieren. Deshalb ist es notwendig, mittels einer letztlich kompositorischen Rechtsanalyse dem Status totipotenter menschlicher Artefakte nachzugehen. Da sich eine solche Untersuchung – jedenfalls nicht *ad hoc* – von der normativen Sogwirkung des Rechts des Schwangerschaftsabbruchs und der Fortpflanzungsmedizin emanzipieren kann, soll es in den folgenden Überlegungen vor allem darum gehen, die normative Tragweite dieser biomedizinischen Wertungen für die Beurteilung totipotenter menschlicher Artefakte kritisch zu analysieren. Dafür werden mit dem Embryonen-Splitting, dem Zellkerntransfer, der tetraploiden Komplementierung sowie der Generierung von induzierten pluripotenten Stammzellen (iPS-Zellen) vier biowissenschaftliche Methoden vorgestellt, in deren Rahmen totipotente menschliche Artefakte entstehen (können). In der rechtlichen Bewertung dieser biowissenschaftlichen Methoden und der durch sie erzeugten totipotenten menschlichen Artefakte soll zunächst vom Grundgesetz ausgegangen werden. Auf der Grundlage der Rechtsprechung des Bundesverfassungsgerichts lässt sich zwischen »transienter Totipotenz« und »totipotenter Transienz« unterscheiden – eine verfassungsrechtliche Differenzierung, die im Fachrecht, also im Embryonenschutz-, Stammzell- und Patentgesetz, normativ sehr unterschiedlich reflektiert wird.

2. Totipotente menschliche Artefakte

Totipotente menschliche Artefakte lassen sich auf sehr verschiedene Art und Weise herstellen, unter anderem durch Embryonen-Splitting, Zellkerntransfer und tetraploide Komplementierung. Darüber hinaus können totipotente menschliche Artefakte auch im Rahmen der »Reprogrammierung« von iPS-Zellen entstehen.

Im Fall des Embryonen-Splittings wird ein Embryo in mehrere einzelne Zellen geteilt, die selbst wiederum totipotent sind, also die Fähigkeit besitzen, sich als Individuum auszudifferenzieren.[3] Es ist allerdings umstritten, bis zu welchem Entwicklungsstadium bei einem menschlichen Embryo davon ausgegangen werden muss, dass eine von ihm abgespaltene Zelle totipotent ist:[4] Konsens besteht insofern, dass bis zum Vier-Zell-Stadium jede Zelle eines Embryos die Fähigkeit zur »Ganzheitsbildung« besitzt, während dies ab dem Sechzehn-Zell-Stadium jedenfalls nicht mehr möglich sein soll.

Der Zellkerntransfer ist eine weitere Klonmethode, die auf unterschiedliche Weise durchgeführt werden kann:[5] Im Fall von »Dolly« entnahm man den Milchdrüsen eines sechsjährigen Schafs, das sich (selbst) im letzten Trimester einer Schwangerschaft befand, somatische Zellen. Die aus diesen Zellen isolierten Zellkerne wurden in entkernte Eizellen eingefügt und in weibliche Schafe übertragen, was zur Geburt von »Dolly« führte.

Bei der tetraploiden Komplementierung handelt es sich um eine Zellfusionstechnik:[6] Ein Embryo, der geschlechtlich durch die Verschmelzung von Ei- und Samenzelle oder ungeschlechtlich durch einen Zellkerntransfer hergestellt wird, teilt sich bis zum Vier-Zell-Stadium. In dieser Entwicklungsphase werden jeweils zwei dieser Zellen miteinander fusioniert, sodass im Ergebnis zwei Zellen mit einem doppelten Chromosomensatz entstehen. Der tetraploide Zellverband verfügt nicht über die Fähigkeit, sich als Individuum auszudifferenzieren. Werden allerdings iPS-Zellen in den Zellverband eingefügt, kann sich dieser – jedenfalls im Mausmodell – zu einem Individuum entwickeln.

Schließlich können im Rahmen der Herstellung von iPS-Zellen totipotente Zellen generiert werden. iPS-Zellen entstehen durch die stimulierte »Reprogrammierung« von ausdifferenzierten somatischen Zellen in einen pluripotenten Zustand.[7] Damit verfügen iPS-Zellen über die Fähigkeit, sich wiederum in verschiedene Zelltypen auszudifferenzieren, ohne sich jedoch zu einem Ge-

---

3 Kersten 2004, 8–10.
4 Günther/Taupitz/Kaiser 2008, 286–287; Dederer 2009, 19–20.
5 Wilmut et al. 1997; Cantz 2014.
6 Cantz 2014; ferner Nagy et al. 1990; Nagy et al. 1993; Denker 2006, 255.
7 Takahashi/Yamanaka 2006; Okita/Ichisaka/Yamanaka 2007; Hayashi/Surani 2009, 496–497;
   Yamanaka/Blau 2010; ferner Ishiuchi/Torres-Padilla 2013.

samtorganismus entwickeln zu können. Allerdings scheint sich im Rahmen der »Reprogrammierung« jedenfalls nicht mit Sicherheit ausschließen zu lassen, dass nicht doch totipotente Entwicklungsstadien durchlaufen werden.

3. Verfassungsrecht

Das Grundgesetz kennt weder den Begriff des Embryos noch den der Totipotenz. Wenn es um die Bestimmung des verfassungsrechtlichen Status totipotenter menschlicher Entitäten geht, bilden deshalb die Gewährleistung der Menschenwürde (Artikel 1 Absatz 1 GG) und des Rechts auf Leben und körperliche Unversehrtheit (Artikel 2 Absatz 2 Satz 1 GG) den juristischen Entscheidungsmaßstab. Um diese Rechte Embryonen zuzumessen, knüpft das Bundesverfassungsgericht an deren biologischen Entwicklungsstatus an.

3.1 Biologische Entwicklung und rechtlicher Status

In seinen beiden Urteilen zum Schwangerschaftsabbruch von 1975 und 1993 hat das Bundesverfassungsgericht eine staatliche Schutzpflicht für den Würdeanspruch (Artikel 1 Absatz 1 GG) und das Lebensrecht (Artikel 2 Absatz 2 Satz 1 GG) von Embryonen mit deren Einnistung in die Gebärmutter anerkannt.[8] Jedenfalls ab der Nidation

> »handelt es sich bei dem Ungeborenen um individuelles, in seiner genetischen Identität und damit in seiner Einmaligkeit und Unverwechselbarkeit bereits festgelegtes, nicht mehr teilbares Leben, das im Prozeß des Wachsens und Sich-Entfaltens sich nicht erst zum, sondern als Mensch entwickelt.«[9]

Das Gericht sah keinen Anlass, sich im Rahmen seiner verfassungsrechtlichen Würdigung der §§ 218 ff. StGB mit der Frage auseinanderzusetzen, ob das Leben und damit auch die Schutzpflicht für den Embryo bereits vor der Nidation beginnt. Dennoch zitierte es § 10 I 1 des Allgemeinen Landrechts für die Preußischen Staaten (ALR) von 1794, nach dem die allgemeinen Rechte der Menschheit auch den noch ungeborenen Kindern schon von der Zeit der Empfängnis an gebühren. Es bedürfe – so das Bundesverfassungsgericht weiter – im vorliegenden Verfahren keiner Entscheidung, »ob, wie es Erkenntnisse der

---

8 Bundesverfassungsgericht 1975, 36 – 37; Bundesverfassungsgericht 1993, 251 – 252.
9 Bundesverfassungsgericht 1993, 251 – 252, im Rückgriff auf Bundesverfassungsgericht 1975, 37.

medizinischen Anthropologie naheleg en, menschliches Leben bereits mit der Verschmelzung von Ei und Samenzelle entsteht.«[10]

Auch das Bundesverfassungsgericht verwendet also in seinen beiden Entscheidungen zum Schwangerschaftsabbruch den Begriff der Totipotenz nicht, um die Frage nach dem Grundrechtsschutz des Embryos zu klären. Es umreißt jedoch dessen Gehalt: Die Kontinuität der Entwicklung, die Identität des Subjekts und die Potentialität der Individualisierung werden argumentativ zusammengeführt, um den entwicklungsbiologischen Status des Embryos zu beschreiben, an den sodann wiederum die Bestimmung seines rechtlichen Status und die Zuerkennung von Grundrechten anknüpft. Auf den ersten Blick erscheinen die Parallelen dieser Argumentation zu den SKIP-Kriterien offensichtlich, anhand derer im Rahmen der Bioethik über den Status des Embryos diskutiert wird.[11] Allerdings ist bei der Annahme einer solchen Parallele Zurückhaltung angezeigt beziehungsweise deren interdisziplinäre Ambivalenzen in Rechnung zu stellen. Die verfassungsgerichtliche Argumentation »übersetzt« nicht einfach bioethische Kriterien in eine juristische Entscheidung. Umgekehrt orientiert sich die Bioethik in ihrem SKIP-Diskurs nicht schlicht an Karlsruher Urteilen. Obwohl Bioethik und Recht an den gleichen biologischen Sachverhalt anknüpfen und sogar die gleichen Begriffe verwenden, folgen sie doch ihren jeweils eigenen Rationalitäten: Die Bioethik möchte an den Schnittstellen naturwissenschaftlicher, sozialer und ethischer Sichtweisen einen verantwortlichen Umgang mit den Folgen der äußerst dynamischen biowissenschaftlichen Entwicklungen ermöglichen.[12] Deshalb steigert sie gezielt die Komplexität der Reflexion, um auf dieser Grundlage eine ethische Orientierung im gesellschaftlichen Umgang mit biowissenschaftlichen Innovationen zu bieten. Im Gegensatz dazu reduziert die rechtswissenschaftliche Perspektive gezielt die ganze Komplexität dieser Entwicklung auf die Bestimmung eines Tatbestands in Verbindung mit einer Rechtsfolge; konkret: Welchen biologischen Entwicklungsstatus muss ein menschliches Individuum erreicht haben, damit ihm der Würdeanspruch und das Lebensrecht zuerkannt werden können?

Wenn das Bundesverfassungsgericht für die Beantwortung dieser Frage auf die Identität, Kontinuität und Potentialität embryonaler Entwicklung abstellt, ist für die Analyse dieser Kriterien also eine spezifisch juristische Rationalität in Rechnung zu stellen. Diese normative Rationalität schlägt sich erstens im Entscheidungsmaßstab nieder: Um den Grundrechtrechtsschutz nicht *a priori* zu verkürzen, begreift das Grundgesetz die Fähigkeit, Grundrechte in Anspruch zu nehmen oder durch sie geschützt zu werden, weit. Die Würde »des Menschen«

---

10 Bundesverfassungsgericht 1993, 251.
11 Damschen/Schönecker 2003; Heinemann 2007, 202–205.
12 Rendtorff/Schleissing/Voigt 2013, 12.

ist unantastbar (Artikel 1 Absatz 1 Satz 1 GG), und »jeder« hat ein Recht auf Leben und körperliche Unversehrtheit (Artikel 2 Absatz 2 Satz 1 GG). Dementsprechend bestimmt auch die Grundrechtsdogmatik den Schutzbereich der einzelnen Grundrechte großzügig, um möglichst jede Form der Freiheitsentfaltung verfassungsrechtlich gewährleistet zu sehen.[13] Wenn also in der juristischen Prüfung die Identität, Kontinuität und Potentialität als Argumente zur Bestimmung der Grundrechtssubjektivität des Embryos als Kriterien herangezogen werden, wird die argumentative Messlatte, welche diese Kriterien nehmen müssen, normativ nicht sehr hoch gelegt. Zweitens bestimmt die spezifisch juristische Rationalität des gerichtlichen Urteils die Reichweite der getroffenen Aussagen: Gerichte entscheiden Einzelfälle. Der Gehalt von Urteilen und Beschlüssen ist also nicht beliebig verallgemeinerbar, sondern kann nur vor dem Hintergrund der konkreten Entscheidung eines bestimmten Sachverhalts verstanden werden. So nehmen die beiden Urteile des Bundesverfassungsgerichts »nur« zum Status des Embryos im Hinblick auf die §§ 218 ff. StGB Stellung – und dies heißt: Die Aussagen des Gerichts zum Würdeanspruch und Lebensrecht totipotenter menschlicher Entitäten betreffen allein auf natürlichem Weg erzeugte Embryonen nach der Nidation. Das Gericht hätte gerne mehr zu diesem Thema gesagt. Dies lässt sich daran erkennen, dass es der soeben beschriebenen *ratio decidendi* noch ein *obiter dictum* beigefügt hat: In diesem deuten die Richterinnen und Richter an, dass es aus ihrer Sicht naheliegt, diesen Würde- und Lebensschutz schon der befruchteten Eizelle zuzumessen. Doch zum einen ist dies nur eine Erwägung, die nicht von der Rechtskraft des richterlichen Urteils umfasst wird. Zum anderen limitiert der Entscheidungskontext auch den Aussagegehalt des *obiter dictums* auf den Status von Embryonen, die auf natürlichem Weg erzeugt wurden, sich aber noch nicht in die Gebärmutter eingenistet haben.

3.2   Fallgruppen

Diese beiden Bedingungen juristischer Rationalität stehen in einem Spannungsverhältnis zueinander: Einerseits sind Rechtssubjektivität und Grundrechtsgewährleistung großzügig zu bestimmen. Andererseits sind die normativ belastbaren Aussagen der beiden Leitentscheidungen des Bundesverfassungsgerichts auf Embryonen limitiert, die auf natürlichem Weg erzeugt wurden. Damit lautet die entscheidende Frage: Wie weit tragen die verfassungsrechtlichen Kriterien der beiden Entscheidungen zum Schwangerschaftsabbruch, wenn der rechtliche Status totipotenter menschlicher Artefakte bestimmt wer-

---

13 Bumke/Voßkuhle 2013, 18 – 22.

den soll? Für die Beantwortung dieser Frage lässt sich von zwei Differenzierungen ausgehen: zum einen von der Unterscheidung zwischen der natürlichen und künstlichen und zum anderen zwischen der geschlechtlichen und ungeschlechtlichen Erzeugung totipotenter menschlicher Entitäten. Auf diese Weise ergeben sich vier Fallgruppen für die Charakterisierung totipotenter Zellen.

3.2.1 Natürlich/Geschlechtlich

Die erste Fallgruppe betrifft den Status von totipotenten menschlichen Entitäten, die auf natürlichem Weg geschlechtlich erzeugt wurden. Diese Fallgruppe bildet den Ausgangspunkt der verfassungsrechtlichen Reflexion, da sie unmittelbar Gegenstand der beiden Urteile des Bundesverfassungsgerichts zum Schwangerschaftsabbruch ist: Die tragenden Gründe der Entscheidungen erkennen ab der Nidation des Embryos dessen Würdeanspruch und (dessen) Lebensrecht an. *Obiter dicta* stellt das Gericht aber die Erwägung in den Raum, dass diese Rechte dem Embryo bereits von der Kernverschmelzung an zukommen können, weil schon ab diesem Zeitpunkt die Kontinuität, Identität und Potentialität individueller Entwicklung die Anerkennung eines menschlichen Rechtssubjekts nahelegen.

3.2.2 Natürlich/Ungeschlechtlich

Die zweite Fallgruppe betrifft den Status von totipotenten menschlichen Entitäten, die auf natürlichem Weg ungeschlechtlich erzeugt wurden. Dabei handelt es sich um die natürliche Zwillingsbildung durch Zellteilung. Die Bewertung der dabei entstehenden Embryonen entspricht der rechtlichen Statusbestimmung bei auf natürlichem Weg geschlechtlich erzeugten Embryonen, die im Rahmen der ersten Fallgruppe behandelt wurde.

3.2.3 Künstlich/Geschlechtlich

Die dritte Fallgruppe betrifft den Status von totipotenten menschlichen Entitäten, die auf künstlichem Weg geschlechtlich erzeugt wurden, also beispielsweise im Rahmen einer In-vitro-Fertilisation. Der rechtliche Status dieser Zellen ist nicht Gegenstand der beiden Urteile des Bundesverfassungsgerichts zum Schwangerschaftsabbruch. Allerdings spricht der Fortpflanzungszusammenhang einer IVF dafür, die Grundsätze der Entscheidungen auf die so erzeugten totipotenten Zellen entsprechend anzuwenden. Die Tatsache, dass die geschlechtliche Fortpflanzung in diesem Fall nicht auf natürlichem Weg, sondern künstlich erfolgt, steht dem nicht entgegen. Zwar ist die Differenzierung zwischen Natur und Kultur, zwischen Natürlichkeit und Künstlichkeit für unser ontologisches Selbstverständnis zentral.[14] Doch Natur und Kultur beginnen in unserer allgemeinen Wahrnehmung und insbesondere in der Gestaltung von Fortpflanzung längst zu verschwimmen. Dies wird deutlich, wenn man sich vor Augen führt, dass sich die »künstliche Befruchtung« *in vitro* keineswegs ausschließlich als »künstlich« oder gar »synthetisch« charakterisieren lässt: Es werden »natürliche« Gameten »künstlich« zur Befruchtung gebracht. Die Rekonstruktion dieses Vorgangs als »rein« künstlich scheidet demnach aus. Die Frage, ob es sich insofern überhaupt um einen Arte- oder Naturfakt handelt, lässt sich nicht klar entscheiden. Wendet man dementsprechend die Grundsätze, die das Bundesverfassungsgericht in seinen beiden Entscheidungen zum Schwangerschaftsabbruch entwickelt hat, auf Embryonen an, die auf künstlichem Weg geschlechtlich erzeugt wurden, so genießen letztere ebenfalls nach der Nidation den Würdeanspruch und das Lebensrecht.

Problematisch und deshalb verfassungsrechtlich auch vollkommen umstritten ist demgegenüber die Anwendung des *obiter dictums* des Bundesverfassungsgerichts auf extrakorporale Embryonen, die im Rahmen einer IVF erzeugt wurden:[15] Im Unterschied zu Embryonen, die auf natürlichem Weg geschlechtlich erzeugt wurden, müssen extrakorporale Embryonen zunächst aktiv in eine Gebärmutter übertragen werden, um sich nach der Einnistung als Individuen ausdifferenzieren zu können. Für eine Anerkennung des Würdeanspruchs und Lebensrechts von extrakorporal erzeugten Embryonen spricht jedoch, dass auch diese geschlechtlich erzeugt wurden. Da diese geschlechtliche Erzeugung explizit in einem Fortpflanzungskontext erfolgte, liegt es nahe, das Kontinuitätskriterium als gewahrt anzusehen: Die Übertragung eines Embryos in eine Gebärmutter ist im Rahmen einer IVF eine Handlung, die als eine »erforderliche weitere Voraussetzung« der Fortpflanzung in den Zurechnungszusammenhang des Kontinuitätskriteriums einbezogen werden kann. Dies reflektiert eine soziale Praxis, entspricht der Intention aller beteiligten Personen und ist rechtlich konsequent. Aus diesem Grund sind auf künstlichem Weg geschlechtlich erzeugte Embryonen auch *in vitro* als totipotent anzusehen, sodass ihnen der Würdeanspruch und das Lebensrecht zukommen.

Diese Zuerkennung von Grundrechten an geschlechtlich erzeugte Embryonen *in vitro* hat jedoch weitreichende Folgen für den extrakorporalen Umgang mit dieser Form totipotenter Zellen: Der Würdeanspruch und das Lebensrecht schließen es aus, diese Embryonen zu anderen als Fortpflanzungszwecken zu erzeugen oder zu verwenden. Insbesondere scheidet eine gezielte geschlechtliche Herstellung von Forschungsembryonen aus, da sich diese qualitativ nicht

---

14 Siehe zu diesem Aspekt Advena-Regnery in diesem Band, 223 – 250.
15 Einerseits Starck 2002; andererseits Dreier 2011; kompromissorientiert Gassner et al. 2013, 40 – 41.

von Embryonen unterscheiden, die im Rahmen einer IVF zu Fortpflanzungszwecken erzeugt werden. Dementsprechend käme eine Durchbrechung des Fortpflanzungszusammenhangs einer willkürlichen und deshalb verfassungswidrigen Disposition über den Würdeanspruch und das Lebensrecht der entsprechenden Embryonen gleich. Analoges gilt für die Frage der Verwendungsmöglichkeiten so genannter »überzähliger Embryonen«, die nicht dem Fortpflanzungszusammenhang entzogen werden dürfen, in dessen Rahmen sie erzeugt wurden. Insofern wäre gegebenenfalls eine Embryonenspende oder Embryonenadoption angezeigt[16] und bleibt selbst die nur subsidiäre Verwendung für therapeutisch finalisierte Grundlagenforschung verfassungsrechtlich höchst umstritten.[17]

3.2.4 Künstlich/Ungeschlechtlich

Die vierte Fallgruppe betrifft den Status von totipotenten menschlichen Entitäten, die auf künstlichem Weg ungeschlechtlich erzeugt wurden, etwa durch die Anwendung von Klontechniken wie dem Embryonen-Splitting oder dem Zellkerntransfer. Die Bestimmung des rechtlichen Status dieser totipotenten menschlichen Entitäten war ebenfalls nicht Gegenstand der Entscheidungen des Bundesverfassungsgerichts zum Schwangerschaftsabbruch. Im Gegensatz zu den Verfahren der medizinisch unterstützten geschlechtlichen Fortpflanzung stehen diese ungeschlechtlichen Reproduktionstechniken in ihrer sozialen Praxis regelmäßig nicht in einem unmittelbaren Zusammenhang mit menschlicher Fortpflanzung. Dennoch wird diese Verbindung durch zwei Umstände hergestellt: Zum einen kommt – wie soeben in der zweiten Fallgruppe angesprochen – das Embryonen-Splitting in Form der Zwillingsbildung auch auf natürlichem Weg im Rahmen der geschlechtlichen Fortpflanzung vor und kann den Ausgangspunkt für die Ausdifferenzierung von menschlichen Individuen bilden. Zum anderen hat sich im Tierexperiment gezeigt, dass die durch Zellkerntransfer erzeugten Zellen totipotent sind, da auch sie sich nach der Übertragung in eine Gebärmutter als Individuum ausdifferenzieren können.[18] Angesichts dessen liegt es ebenfalls nahe, die Grundsätze der Entscheidungen des Bundesverfassungsgerichts zum Schwangerschaftsabbruch auf diese totipotenten Artefakte zu übertragen: Auf künstlichem Weg ungeschlechtlich erzeugten totipotenten Entitäten kommt nach ihrer Nidation der Würdeanspruch und das Lebensrecht zu.

---

16 Schleissing et al. 2014, 439–440.
17 Gassner et al. 2013, 38–41, 71–75.
18 Wilmut et al. 1997.

War aber schon der rechtliche Status geschlechtlich erzeugter Embryonen *in vitro* im Rahmen der dritten Fallgruppe umstritten, so ist es die rechtliche Bewertung von ungeschlechtlich erzeugten totipotenten Artefakten erst recht. Entscheidend ist auch hier die Bewertung des Kontinuitätsarguments: Ein ungeschlechtlich erzeugter totipotenter Artefakt müsste zunächst in eine Gebärmutter übertragen werden, um sich nach der Einnistung als Individuum entwickeln zu können. Im Fall von IVF-Embryonen konnte dies mit dem Verweis auf eine etablierte reproduktionsmedizinische Handlungspraxis, die Intention der beteiligten Akteure und die rechtliche Konsequenz der juristischen Argumentation bejaht werden. Auf diese Weise ließ sich die Übertragung von geschlechtlich erzeugten Embryonen *in vitro* in den Zurechnungszusammenhang des Kontinuitätskriteriums einbeziehen. Vor diesem Hintergrund werden aber zugleich die Probleme deutlich, die sich im Hinblick auf die Einordnung von ungeschlechtlich erzeugten menschlichen Artefakten *in vitro* als totipotent stellen: Klontechniken gehören nicht zur etablierten Fortpflanzungspraxis. Bei aller gebotenen Vorsicht lässt sich wohl auch vermuten, dass Klontechniken weniger in einem Fortpflanzungs-, als vielmehr in einem Forschungskontext angewandt würden. Deshalb stellt sich die Frage, ob die bloß abstrakte Eignung einer geklonten Zelle zur Fortpflanzung deren totipotenten Status begründen kann. Nach der hier vertretenen Auffassung ist dies zu bejahen:[19] Wie die Qualifikation von IVF-Embryonen als totipotent gezeigt hat, können Handlungspraxis und Handlungsintention sicherlich zur rechtlichen Substanziierung des Zurechnungszusammenhangs beitragen, den das Kontinuitätskriterium voraussetzt. Umgekehrt führen aber eine – bisher – fehlende Handlungspraxis und Handlungsintention juristisch nicht denknotwendiger Weise dazu, dass ein entsprechender Zurechnungszusammenhang entfallen müsste; juristisch zugespitzt: Nach welchen Kriterien sollte in diesem Fall die erste Übertragung von durch Embryonen-Splitting oder Zellkerntransfer geklonten Zellen in eine Gebärmutter bewertet werden, wenn sich infolgedessen ein Individuum ausdifferenzieren würde? Deshalb kann auch die Totipotenz von Zellen bejaht werden, die durch Embryonen-Splitting oder Zellkerntransfer hergestellt werden: Sie verfügen über das Potential, sich nach der Nidation als Individuum zu entwickeln. Dies genügt, um die Übertragung in eine Gebärmutter, die technisch wie

---

19 Kersten 2004, 550–552.

praktisch auch im Rahmen einer IVF etabliert ist, als die notwendige weitere Voraussetzung im Sinn des Kontinuitätskriteriums anzuerkennen.

3.3 Differenzierung

Auf der verfassungsrechtlichen Ebene sieht sich das Konzept von Totipotenz von der Rechtsprechung des Bundesverfassungsgerichts also prinzipiell aufgenommen. Dennoch bedarf es aufgrund neuer biowissenschaftlicher Entwicklungen wie der »Reprogrammierung« von somatischen in pluripotente Zellen einer weiteren Ausdifferenzierung. Im Rahmen einer solchen »Reprogrammierung« kann sich Totipotenz als ein nur vorübergehendes Entwicklungsstadium einstellen, bevor sich die Zelle in einen pluripotenten Zustand weiterentwickelt. Für die rechtliche Einordnung dieses Phänomens ist wiederum das Kontinuitätskriterium entscheidend. Um insofern den konkreten Entwicklungszusammenhang totipotenter Zellen rechtlich zu reflektieren, bietet es sich an, zwischen »transienter Totipotenz« und »totipotenter Transienz« zu unterscheiden.

3.3.1 Transiente Totipotenz

Der Begriff der transienten Totipotenz beschreibt das individualisierende Entwicklungspotential einer Zelle in einem Fortpflanzungskontext, an das ihr verfassungsrechtlicher Status als Grundrechtssubjekt anknüpft. Er charakterisiert die Eigenschaft von Zellen, die sich im Fall einer Nidation als Individuen ausdifferenzieren können. Diese Fähigkeit besitzt eine Zelle beziehungsweise ein Zellverband aber nur vorübergehend. Nach der Kernverschmelzung beziehungsweise dem Klonvorgang verliert sie sich innerhalb von drei bis vier Zellteilungen. Deshalb lässt sich von transienter Totipotenz sprechen. Wesentlich für das weitere und zugleich nähere Verständnis von transienter Totipotenz ist der Fortpflanzungskontext. Dieser kommt darin zum Ausdruck, dass sich erstens das gesamte Konzept der Totipotenz auf die entwicklungsbiologische Ausdifferenzierung eines Menschen bezieht, dass zweitens auf natürlichem Weg geschlechtlich erzeugte Embryonen den normativen Ausgangspunkt der verfassungsrechtlichen Einordnung auch totipotenter menschlicher Artefakte bilden und dass drittens das Kontinuitätskriterium durch die Nidationsfiktion gewahrt wird. In dem so eröffneten Fortpflanzungskontext werden gezielt durch Embryonen-Splitting und Zellkerntransfer hergestellte Artefakte geschlechtlich erzeugten Embryonen gleichgestellt: Auch diesen Artefakten ist im Fall der Nidation eine totipotente Entwicklungsfähigkeit zuzuschreiben. Darüber hinaus führt dieser Fortpflanzungszusammenhang zugleich zu einer negativen verfassungsrechtlichen Bewertung von Techniken wie der tetraploiden Komplementierung, weil für diese Zellfusionstechnik eine totipotente Zelle beziehungsweise ein totipotenter Zellverband gezielt zerstört wird, um neue totipotente Zellen zu erzeugen.

3.3.2 Totipotente Transienz

Der Begriff der totipotenten Transienz beschreibt das individualisierende Entwicklungspotential einer Zelle, die sich jedoch nicht in einem Fortpflanzungskontext entwickelt und an das deshalb kein verfassungsrechtlicher Status als Grundrechtssubjekt anknüpft. Wird eine ausdifferenzierte somatische Zelle in einen pluripotenten Entwicklungszustand »reprogrammiert«, kann sie in diesem Entwicklungsprozess totipotente Entwicklungsstadien durchlaufen. Auch in diesem Fall tritt die Totipotenz nur vorübergehend auf, bevor sich die Zelle in einen pluripotenten Zustand weiterdifferenziert. Im Unterschied zu der soeben beschriebenen transienten Totipotenz findet dies jedoch nicht in einem Fortpflanzungskontext statt und kann einem solchen auch nicht rechtlich gleichgestellt werden: Der Prozess der »Reprogrammierung« verläuft kontinuierlich und zielt von vornherein auf die Ausdifferenzierung eines pluripotenten Zellcharakters. Die totipotente Transienz charakterisiert »nur« ein Zwischenstadium dieser *kontinuierlichen* Entwicklung. Diese konkrete entwicklungsbiologische Kontinuität lässt für die abstrakte Nidationsfiktion des Kontinuitätskriteriums keinen Raum: Diese Einbettung in einen nicht reproduktiven Entwicklungskontext unterscheidet die totipotente Transienz von der transienten Totipotenz: Im Fall des Embryonen-Splittings und des Zellkerntransfers werden totipotente Zellen erzeugt, für die sich konkret die Fortpflanzungsoption stellt, da sie sich gerade nicht in einen kontinuierlichen weiteren Entwicklungsprozess integriert sehen. Deshalb kommen sie in den Genuss eines verfassungsrechtlichen Status, dessen Charakterisierung bei den Eigenschaften von Embryonen, die auf natürlichem Weg geschlechtlich erzeugt werden, seinen argumentativen Ausgang nimmt. Demgegenüber ist dieser verfassungsrechtliche Status nicht auf Zellen zu erstrecken, die sich im entwicklungsbiologischen Transformationszustand der totipotenten Transienz befinden.

Hiergegen lässt sich nicht einwenden, dass die »Reprogrammierung«, die diesen totipotenten Übergangszustand erzeugt, wiederum selbst gezielt durch menschliche Akteure angestoßen wurde. Denn diese künstliche Initiierung ändert grundsätzlich nichts an dem kontinuierlichen Prozess der biologischen Entwicklung der somatischen in eine pluripotente Zelle. Die biologische Entwicklungskontinuität »sperrt« auch den Einwand, es werde im Rahmen einer »Reprogrammierung« eine totipotente Zelle gezielt hergestellt, die sodann wiederum für die Generierung von pluripotenten Zellen verwendet beziehungsweise verbraucht würde. Richtig an diesem Argument ist, dass die Unterbrechung des kontinuierlichen Vorgangs der »Reprogrammierung« in einem totipotenten Differenzierungsstadium zu einem rechtlichen Statuswandel der totipotenten Zelle führen würde: Sie befände sich in diesem Fall nicht mehr in einem Zustand der totipotenten Transienz, sondern der transienten Totipotenz. Auf diese Weise wäre die totipotente Zelle durch »Reprogrammierung« geklont worden. Sie ließe sich nicht von einer totipotenten Zelle unterscheiden, die im Rahmen eines Embryonen-Splittings beziehungsweise eines Zellkernstransfers erzeugt wurde. Mit der aktiven Beendigung der kontinuierlichen Transdifferenzierung entstehen neue Handlungsoptionen menschlicher Akteure im Hinblick auf diese totipotente Zelle. Deshalb eröffnet sich über die nun mögliche Nidationsfiktion des Kontinuitätskriteriums mit der Fortpflanzungsoption ein Fortpflanzungskontext, an den der verfassungsrechtliche Status transienter Totipotenz anknüpft. Doch diese Möglichkeit, transiente Totipotenz durch die Unterbrechung des an sich kontinuierlichen »Reprogrammierungsvorgangs« aktiv herzustellen, ändert nichts daran, dass der damit verbundene verfassungsrechtliche Status im Fall von totipotenter Transienz nicht besteht.

3.4   Zwischenergebnis

Im Rahmen der Transdifferenzierung von somatischen in pluripotente Zellen können totipotente Entwicklungsstadien durchlaufen werden. Dies legt eine Differenzierung zwischen transienter Totipotenz und totipotenter Transienz nahe: Während sich mit transienter Totipotenz ein verfassungsrechtlicher Status verbindet, ist dies bei Entwicklungsstadien totipotenter Transienz nicht der Fall. Der Grund für diese Unterscheidung liegt darin, dass der verfassungsrechtliche Status transienter Totipotenz von Zellen entweder auf einen Fortpflanzungskontext zurückgeht oder diesem – etwa bei Anwendung von Klontechniken wie dem Embryonen-Splitting oder dem Zellkerntransfer – rechtlich gleichzustellen ist. Im Zuge eines kontinuierlichen Transdifferenzierungsprozesses eröffnet sich demgegenüber kein konkreter Fortpflanzungszusammenhang, sodass allenfalls Entwicklungsstadien totipotenter Transienz auftreten können.

4.   Fachrecht

Wenn das Verfassungsrecht vor dem Hintergrund neuer wissenschaftlicher Entwicklungen eine Ausdifferenzierung des Begriffs der Totipotenz erlaubt, stellt sich die Frage, inwiefern sich auch das Fachrecht für die Unterscheidung zwischen transienter Totipotenz und totipotenter Transienz offen zeigt. Dafür

sind die entsprechenden Regelungen des Embryonenschutz-, des Stammzell-
und des Patentgesetzes in den Blick zu nehmen.

4.1   Embryonenschutzgesetz

Im Gegensatz zum Grundgesetz greift das Embryonenschutzgesetz, das zum
1. Januar 1991 in Kraft getreten ist, den Begriff der Totipotenz ausdrücklich auf.
Dies geschieht in der Definition des Embryos in § 8 Absatz 1 ESchG:[20]

> »Als Embryo im Sinne dieses Gesetzes gilt bereits die befruchtete, entwicklungsfähige
> menschliche Eizelle vom Zeitpunkt der Kernverschmelzung an, ferner jede einem
> Embryo entnommene totipotente Zelle, die sich bei Vorliegen der dafür erforderlichen
> weiteren Voraussetzungen zu teilen und zu einem Individuum zu entwickeln vermag.«

Damit versteht die Legaldefinition des § 8 Absatz 1 Alternative 2 ESchG den
Begriff der Totipotenz in seiner bereits »klassischen« Bedeutung als die prinzipielle Fähigkeit individueller menschlicher Ausdifferenzierung. Allerdings
verwendet die Regelung das Totipotenzkonzept nur sekundär. Nicht jede totipotente Zelle gilt als Embryo, sondern nur eine solche, die selbst wiederum
einem Embryo entnommen wurde. Damit sind zwei Konstellationen denkbar, in
denen sich eine totipotente Zelle als Embryo qualifiziert:[21] Erstens wenn eine
totipotente Zelle einem auf natürlichem oder künstlichem Weg geschlechtlich
erzeugten Embryo im Sinn des § 8 Absatz 1 Alternative 1 ESchG entnommen
wurde, also ein Fall des Klonens durch Embryonen-Splitting vorliegt. Zweitens
wenn einem Embryo im Sinn des § 8 Absatz 1 Alternative 2 ESchG eine totipotente Zelle entnommen wurde, es also zu einer Kettenentnahme durch Embryonen-Splitting kommt. Dem Gesetzgeber von 1991 mag ein derart enges
Verständnis des Embryonen- und Totipotenzbegriffs nicht vorgeschwebt haben.
Dies ergibt sich aus der historischen Gesetzesbegründung von 1989, in der es
heißt:

> »§ 8 Abs. 1 bestimmt, daß als Embryo im Sinne des Gesetzes schon die befruchtete
> Eizelle vom Zeitpunkt der Kernverschmelzung an gilt. Darüber hinaus stellt die Vor-
> schrift jede totipotente Zelle, die sich zu teilen und zu einem Individuum zu entwickeln
> vermag, dem Embryo gleich.«[22]

In dieser Bestimmung des Status einer totipotenten Zelle findet sich nicht die
Restriktion des § 8 Absatz 1 Alternative 2 ESchG, dass die totipotente Zelle nur
dann einen Embryo im Sinn des Embryonenschutzgesetzes darstellt, wenn diese

---

20 Rosenau/Linoh 2013, 938 – 939.
21 Kersten 1994, 35 – 40; Kersten 2007a, 129 – 131.
22 Bundesregierung 1989, 12.

selbst wiederum einem Embryo im Sinn des Embryonenschutzgesetzes entnommen wurde. Alle totipotenten Zellen werden nach der Gesetzesbegründung
dem Embryo gleichgestellt. Allerdings ist dieses weite Verständnis des Status
totipotenter Zellen nicht Gesetz geworden. Die Definition des § 8 Absatz 1 Alternative 2 ESchG ist – wie gesagt – ihrem Wortlaut nach sehr viel enger. Da es
sich bei dem Embryonenschutzgesetz um ein Strafgesetz handelt, muss es sich
am verfassungsrechtlich garantierten Bestimmtheitsgrundsatz (Artikel 103
Absatz 2 GG) orientieren, nach dem das Verständnis strafrechtlicher Normen
durch deren Wortlaut strikt limitiert ist.[23] Will der Gesetzgeber also seinen
Vorsatz umsetzen, bereits »die« totipotente Zelle als Embryo strafrechtlich zu
schützen, muss er dies auch sprachlich klar und eindeutig zum Ausdruck
bringen. Im Fall des § 8 Absatz 1 ESchG ist dies jedenfalls nicht geschehen,
sodass es bei dem soeben skizzierten engen Schutzkonzept für totipotente Zellen
und damit auch für Embryonen bleibt.

Dieses enge Schutzkonzept hat weitreichende Folgen für die Bestimmung des
rechtlichen Status totipotenter menschlicher Entitäten, was den Zellkerntransfer, die Erzeugung von iPS-Zellen sowie die tetraploide Komplementierung
angeht: Erstens handelt es sich bei den totipotenten menschlichen Artefakten,
die durch Zellkerntransfer erzeugt werden, nicht um Embryonen im Sinn des § 8
Absatz 1 ESchG, da sie weder aus einer Kernverschmelzung (Alternative 1) noch
aus einem Embryonen-Splitting (Alternative 2) hervorgegangen sind. Daraus
folgt wiederum, dass das Klonverbot des § 6 Absatz 1 ESchG nicht greift, weil
dieses die Herstellung eines menschlichen Embryos untersagt, der über die
gleiche Erbinformation wie ein anderer Embryo, ein Foetus, ein Mensch oder ein
Verstorbener verfügt. Zweitens handelt es sich bei den totipotenten menschlichen Entitäten, die im Rahmen der »Reprogrammierung« von somatischen in
iPS-Zellen als Durchgangsstadium entstehen können, aus dem gleichen Grund
nicht um Embryonen im Sinn des § 8 Absatz 1 ESchG, sodass auch diese Form
des Klonens nicht durch § 6 Absatz 1 ESchG pönalisiert wird. Schließlich ist
drittens hinsichtlich der Verwendung von totipotenten Zellen für eine tetraploide Komplementierung danach zu unterscheiden, ob es sich bei diesen um
Embryonen im Sinn des § 8 Absatz 1 ESchG handelt: Werden geschlechtlich
oder durch Splitting erzeugte Embryonen für eine tetraploide Komplementierung zerstört, handelt es sich bei diesen um Embryonen im Sinn des § 8 Absatz 1
ESchG, die entgegen dem Verbot des § 2 Absatz 1 ESchG zu einem nicht ihrer
Erhaltung dienenden Zweck verwendet werden. Gebraucht man demgegenüber
totipotente menschliche Entitäten, die durch Zellkerntransfer oder »Reprogrammierung« hergestellt wurden, für eine tetraploide Komplementierung,
handelt es sich bei diesen nicht um Embryonen im Sinn des § 8 Absatz 1 ESchG,

---

23 Bundesverfassungsgericht 1995, 1141; Jakobs 1993, 63–90.

sodass auch das Verbot der missbräuchlichen Verwendung von menschlichen Embryonen (§ 2 Absatz 1 ESchG) nicht greift.

Damit lässt sich zusammenfassend nur konstatieren, dass der rechtliche Status von totipotenten menschlichen Artefakten nicht normativ konsequent durch das Embryonenschutzgesetz geregelt wird. Grund dafür ist die misslungene Legaldefinition des Embryos in § 8 Absatz 1 ESchG, die nicht der verfassungsrechtlichen Statusbestimmung totipotenter menschlicher Entitäten und insbesondere Artefakte entspricht. Zwar ist es durchaus konsequent, wenn der Gesetzgeber bei seiner Definition des Embryobegriffs an die befruchtete Eizelle anknüpft, da diese auch den Ausgangspunkt der verfassungsrechtlichen Würdigung bildet. Sodann bestimmt er den Anwendungsbereich des Embryobegriffs jedoch zu eng, wenn er nur die totipotenten Zellen einbezieht, die im Rahmen eines Embryonen-Splittings, nicht aber eines Zellkerntransfers erzeugt werden. Schließlich reflektiert das Embryonenschutzgesetz nicht, dass bereits diesen totipotenten menschlichen Artefakten der Würdeanspruch und das Lebensrecht zukommen, sodass das Verbot des § 6 Absatz 2 ESchG, einen geklonten Embryo auf eine Frau zu übertragen, wegen eines Verstoßes gegen Artikel 1 Absatz 1 und Artikel 2 Absatz 2 Satz 1 GG nichtig ist.[24] Deshalb muss der Gesetzgeber die Legaldefinition des Embryos in § 8 Absatz 1 ESchG entsprechend der verfassungsrechtlichen Vorgaben neu fassen und zugleich die Widersprüche in der Regelung des Klonverbots (§ 6 ESchG) bereinigen. Insofern kann er auch nicht schlicht auf eine analoge Anwendung der sogleich noch ausführlich zur würdigenden Definition des Embryos in § 3 Nummer 4 StZG verweisen. Aufgrund des – bereits angesprochenen – strafrechtlichen Bestimmtheitsgrundsatzes ist allein die Embryodefinition des § 8 Absatz 1 ESchG für die Konkretisierung der Tatbestände des Embryonenschutzgesetzes anwendbar. Auf diese Weise bleibt der Gesetzgeber rechtspolitisch aufgefordert, sein vollkommen veraltetes Embryonenschutzgesetz durch ein Fortpflanzungsmedizingesetz zu ersetzen,[25] das nicht nur den aktuellen Stand der biomedizinischen sowie der sozialen Entwicklung reflektiert, sondern zugleich auch der verfassungsrechtlichen Differenzierung zwischen transienter Totipotenz und totipotenter Transienz Rechnung trägt.

4.2   Stammzellgesetz

Das Stammzellgesetz vom 28. Juni 2002 regelt die Einfuhr und Verwendung von menschlichen embryonalen Stammzellen (ES-Zellen). Um dieses Regelungsziel

---

24 Kersten 2003, 43; Günther/Taupitz/Kaiser 2008, 259.
25 Gassner et al. 2013.

umzusetzen, verbindet das Stammzellgesetz ein grundsätzliches Verbot der Einfuhr und Verwendung von ES-Zellen (§ 4 Absatz 1 StZG) mit einem eng gefassten Ausnahmetatbestand (§ 4 Absatz 2 und 3 in Verbindung mit § 6 Absatz 1 und Absatz 4 StZG): Die Einfuhr und Verwendung von ES-Zellen zu hochrangigen und nicht anders erreichbaren Forschungszwecken (§ 5 StZG) kann dann genehmigt werden, wenn die ES-Zellen vor dem Stichtag des 1. Mai 2007 aus Embryonen gewonnen wurden, die im Weg der medizinisch unterstützten extrakorporalen Befruchtung zum Zweck der Herbeiführung einer Schwangerschaft erzeugt worden sind, aber endgültig nicht mehr für diesen Zweck verwendet werden.

Damit dieses repressive Verbot mit genehmigungsbedürftigem Ausnahmevorbehalt funktionieren kann, definiert § 3 StZG die drei zentralen Begriffe des Stammzellgesetzes, (nämlich) den der pluripotenten Stammzellen[26], der embryonalen Stammzellen[27] und des Embryos: Ein Embryo im Sinn des § 3 Nummer 4 StZG ist »bereits jede menschliche totipotente Zelle, die sich bei Vorliegen der dafür erforderlichen weiteren Voraussetzungen zu teilen und zu einem Individuum zu entwickeln vermag.« Mit dieser Definition wollte der Gesetzgeber ausdrücklich an die Begriffsbestimmung des Embryos in § 8 Absatz 1 ESchG anknüpfen; insofern heißt es explizit in der Begründung des Stammzellgesetzes:

»Diesem Gesetz liegt die Begriffsbestimmung des Embryo nach dem Embryonenschutzgesetz zugrunde, nach der bereits die befruchtete Eizelle vom Zeitpunkt der Kernverschmelzung an, d. h. mit Abschluss der Vereinigung der Vorkerne von Ei- und Samenzelle als Embryo gilt. Umfasst vom Begriff des Embryo ist jede totipotente menschliche Zelle, die auf andere Weise als durch Befruchtung einer menschlichen Eizelle durch eine menschliche Samenzelle entstanden ist und sich bei Vorliegen der dafür erforderlichen weiteren Voraussetzungen zu teilen und zu einem Individuum zu entwickeln vermag. Somit wird auch die in Zukunft vermutlich mögliche Stammzellgewinnung aus Embryonen beziehungsweise totipotenten Zellen, die durch sog. ›therapeutisches‹ Klonen, also durch Übertragung eines somatischen Zellkerns in eine entkernte Eizelle, entstanden sind, entsprechend § 6 Abs. 1 des Embryonenschutzgesetzes ebenfalls vom Regelungsbereich des Gesetzes erfasst.«[28]

---

26 Nach § 3 Nummer 1 StZG sind »Stammzellen alle menschlichen Zellen, die die Fähigkeit besitzen, in entsprechender Umgebung sich selbst durch Zellteilung zu vermehren, und die sich selbst oder deren Tochterzellen sich unter geeigneten Bedingungen zu Zellen unterschiedlicher Spezialisierung, jedoch nicht zu einem Individuum zu entwickeln vermögen (pluripotente Stammzellen).«

27 Nach § 3 Nummer 2 StZG sind »embryonale Stammzellen alle aus Embryonen, die extrakorporal erzeugt und nicht zur Herbeiführung einer Schwangerschaft verwendet worden sind oder einer Frau vor Abschluss ihrer Einnistung in der Gebärmutter entnommen wurden, gewonnenen pluripotenten Stammzellen.«

28 Böhmer et al. 2002, 9.

Ungeachtet dieses Vorsatzes des Gesetzgebers in seiner Konturierung des Embryobegriffs des Stammzellgesetzes vom Embryonenschutzgesetz auszugehen, sind die begrifflichen Unterschiede zwischen § 3 Nummer 4 StZG und § 8 Absatz 1 ESchG offensichtlich: Der Bezug auf die befruchtete Eizelle (§ 8 Absatz 1 Alternative 1 ESchG) und die Beschränkung auf mittels Embryonen-Splitting erzeugter totipotenter menschlicher Artefakte (§ 8 Absatz 1 Alternative 2 ESchG) fehlen im Stammzellgesetz. Und weil der Gesetzgeber die damit verbundenen Folgen für die Steuerungswirkung des Klonverbots nicht reflektiert, hält er – irrtümlicher Weise – auch den Zellkernstransfer durch § 6 Absatz 1 ESchG für verboten. Im Gegensatz zu der missglückten Regelung des § 8 Absatz 1 ESchG stellt nach § 3 Nummer 4 StZG jede totipotente menschliche Zelle einen Embryo dar, soweit bei Vorliegen der dafür erforderlichen Voraussetzungen ihre Ausdifferenzierung zu einem Individuum grundsätzlich möglich ist. Die Embryodefinition des Stammzellgesetzes verwendet den Begriff der Totipotenz im Gegensatz zum Embryonenschutzgesetz also weit, um möglichst alle natürlich und künstlich, geschlechtlich und ungeschlechtlich erzeugten Zellen zu erfassen, die ein kontinuierliches Entwicklungspotential zum Individuum aufweisen.[29] Damit fallen alle totipotenten Zellen unter § 3 Nummer 4 StZG, die in Folge der Befruchtung einer Eizelle *in vivo* oder *in vitro*, eines Embryonen-Splittings oder eines Zellkernstransfers entstehen sowie den Ausgangs- und Endpunkt einer tetraploiden Komplementierung bilden. Grundsätzlich werden auch die totipotenten Entwicklungsstadien, die im Rahmen der »Reprogrammierung« einer ausdifferenzierten somatischen Zelle in eine iPS-Zelle eintreten können, in die weite Definition des § 3 Nummer 4 StZG einbezogen. Zu einem anderen Ergebnis würde man nur dann kommen, wenn man die Embryodefinition des § 3 Nummer 4 StZG bereits insofern restriktiv auslegt, als im Fall von nur vorübergehenden totipotenten Transformationsstadien eine Übertragung in eine Gebärmutter als weitere erforderliche Voraussetzung individueller Entwicklung bereits prinzipiell ausscheidet. Eine solch restriktive Auslegung wäre allerdings angesichts der vom Gesetzgeber beabsichtigten weiten Reichweite der Embryodefinition des § 3 Nummer 4 StZG keineswegs methodologisch abgesichert. Folge dieses weiten Regelungsansatzes ist, dass die ES-Zellen, die man aus all diesen Embryonen gewinnt, nicht in die Bundesrepublik eingeführt und hier verwendet werden dürfen (§ 4 Absatz 1 StZG).[30] Als Ausnahme von diesem grundsätzlichen Verbot kann »nur« eine Genehmigung für die Einfuhr und die Verwendung von ES-Zellen erteilt werden, die aus »überzähligen« IVF-Embryonen stammen (§ 4 Absatz 2 Nummer 1 Buchstabe b) StZG).

---

29 Böhmer et al. 2002, 9; Dederer 2009, 19 – 20.
30 Böhmer et al. 2002, 9.

Reflektiert man diese normative Konturierung von Totipotenz wiederum vor der verfassungsrechtlichen Folie, so lässt sich zusammenfassend festhalten, dass die Embryodefinition des § 3 Nummer 4 StZG zu weit gefasst ist: Sie lässt den Fortpflanzungskontext als begriffsschärfenden Faktor außer Acht. Aus diesem Grund ist das Stammzellgesetz nicht in der Lage, die verfassungsrechtlich mögliche Unterscheidung zwischen transienter Totipotenz und totipotenter Transienz aufzunehmen. Griff das Totipotenzverständnis des Embryonenschutzgesetzes zu kurz, gerät das Totipotenzverständnis des Stammzellgesetzes zu weit.

4.3   Patentgesetz

Neben dem Fortpflanzungsmedizin- und dem Biowissenschaftsrecht bildet das Patentgesetz die dritte Säule des Fachrechts, die sich mit dem Status des Embryos und damit auch der Frage der rechtlichen Charakterisierung totipotenter menschlicher Artefakte auseinandersetzt. Der Ansatzpunkt hierfür sind die patenthindernden Generalklauseln:[31] Für Erfindungen, deren gewerbliche Verwertung gegen die öffentliche Ordnung oder die guten Sitten verstoßen würde, werden keine Patente erteilt (§ 2 Absatz 1 PatG; Artikel 6 Absatz 1 Biopatentrichtlinie[32]). In diesem Sinn sind insbesondere Verfahren zum Klonen von menschlichen Lebewesen (§ 2 Absatz 2 Nummer 1 PatG; Artikel 6 Absatz 1 Buchstabe a) Biopatentrichtlinie) und für die Verwendung von menschlichen Embryonen zu industriellen oder kommerziellen Zwecken (§ 2 Absatz 2 Nummer 3 PatG; Artikel 6 Absatz 1 Buchstabe c) Biopatentrichtlinie) von der Patentierung ausgeschlossen. Schon diese begriffliche Differenzierung zwischen menschlichen Lebewesen und menschlichen Embryonen zeigt, vor welchen Interpretationsproblemen das Patentrecht im Hinblick auf die rechtliche Einordnung von totipotenten menschlichen Artefakten steht.[33]

Der Europäische Gerichtshof hat in seinem Urteil vom 18. Oktober 2011 in der Rechtssache Brüstle/Greenpeace sein Verständnis des Embryos im Sinn des Artikels 6 Absatz 1 Buchstabe c) Biopatentrichtlinie vorgestellt.[34] Der Entscheidung lag ein Streit über die Patentierbarkeit eines Verfahrens zugrunde, das die Entnahme von Stammzellen umfasst. Diese Stammzellen werden aus menschlichen Embryonen im Blastozystenstadium gewonnen, was die Zerstö-

---

31 Kersten 2005, 173–176; Kersten, 2007, 671–673.
32 Richtlinie 98/44/EG des Europäischen Parlaments und des Rates vom 6. Juli 1998 über den rechtlichen Schutz biotechnologischer Erfindungen, Amtsblatt der Europäischen Gemeinschaften, 30.07.1998, L 213/13.
33 Kersten 2004, 155–162, 164–167.
34 Europäischer Gerichtshof 2011.

rung der verwendeten Embryonen mit sich bringt. Im Ergebnis schließt der Europäische Gerichtshof solche Verfahren von der Patentierung auf der Grundlage des Artikels 6 Absatz 1 Buchstabe c) Biopatentrichtlinie aus. Ein Verfahren dieser Art soll nur dann patentierbar sein, wenn es therapeutischen oder diagnostischen Zwecken dient, die dem menschlichen Embryo selbst nutzen. Im Hinblick auf die Bestimmung des Begriffs des Embryos im Sinn des Artikels 6 Absatz 1 Buchstabe c) Biopatentrichtlinie ist nach der Auffassung des Europäischen Gerichtshofs anzuerkennen,

> »dass der Unionsgesetzgeber jede Möglichkeit der Patentierung ausschließen wollte, sobald die der Menschenwürde geschuldete Achtung dadurch beeinträchtigt werden könnte. Daraus folgt, dass der Begriff des menschlichen Embryos im Sinne von Art. 6 II lit. c der Richtlinie weit auszulegen ist. Insofern ist jede menschliche Eizelle vom Stadium ihrer Befruchtung an als ›menschlicher Embryo‹ im Sinne und für die Anwendung von Art. 6 II lit. c der Richtlinie anzusehen, da die Befruchtung geeignet ist, den Prozess der Entwicklung eines Menschen in Gang zu setzen. Das Gleiche gilt für die unbefruchtete menschliche Eizelle, in die ein Zellkern aus einer ausgereiften menschlichen Zelle transplantiert worden ist oder die durch Parthenogenese zur Teilung und Weiterentwicklung angeregt worden ist. Selbst wenn diese Organismen, genau genommen, nicht befruchtet worden sind, sind sie, wie aus den beim Gerichtshof abgegebenen schriftlichen Erklärungen hervorgeht, infolge der zu ihrer Gewinnung verwendeten Technik geeignet, wie der durch Befruchtung einer Eizelle entstandene Embryo den Prozess der Entwicklung eines Menschen in Gang zu setzen. Was Stammzellen angeht, die von einem menschlichen Embryo im Stadium der Blastozyste gewonnen werden, ist es Sache des nationalen Gerichts, im Licht der technischen Entwicklung festzustellen, ob sie geeignet sind, den Prozess der Entwicklung eines Menschen in Gang zu setzen, und folglich unter den Begriff des menschlichen Embryos im Sinne und für die Anwendung von Art. 6 II lit. c der Richtlinie fallen.«[35]

Die Bewertung dieser Bestimmung des Embryobegriffs durch den Europäischen Gerichtshof fällt nicht leicht. Gegen sie lässt sich kritisch einwenden, dass in den Mitgliedstaaten der Europäischen Union keineswegs ein Konsens darüber besteht, welche menschlichen Entitäten als Embryonen einzuordnen sind.[36] Lässt man aber einmal die Frage nach der Reichweite europarichterlicher Entscheidungskompetenz beiseite, so überzeugt die Auslegung des Embryobegriffs durch den Europäischen Gerichtshof.[37] Dafür rekurriert der Gerichtshof zwar nicht ausdrücklich auf den Begriff der Totipotenz. Teilweise wird deshalb die Frage aufgeworfen, ob darin nicht vielleicht eine Verabschiedung des Totipotenzkriteriums gesehen werden kann.[38] Doch dafür ist nicht allein die Verwen-

---

35 Europäischer Gerichtshof 2011, 909.
36 Ohly 2011; Taupitz 2012, 2; Dederer 2012, 336.
37 Ohly 2011; Schneider 2011, 485–487; Starck 2012, 146; anderer Ansicht Taupitz 2012, 1–2; Dederer 2012, 337.
38 Dederer 2012, 337.

dung des Begriffs entscheidend. Vielmehr konturiert der Europäische Gerichtshof den Status des Embryos mit Argumenten, die durchaus dem Totipotenzkonzept entsprechen. In der juristischen Struktur ähneln die Ausführungen des Europäischen Gerichtshofs den Argumenten, mit denen das Bundesverfassungsgericht den Status des Embryos in seinen beiden Entscheidungen zum Recht des Schwangerschaftsabbruchs konkretisiert hat: Ausgangspunkt ist ein freiheitsrechtliches Verständnis, das an die Gewährleistung der Menschenwürde (Artikel 1 Charta der Grundrechte der Europäischen Union) anknüpft. Dies führt über eine weite Bestimmung des Schutzbereichs dieses Grundrechts zu einer weiten Embryodefinition, für die es – ganz entsprechend dem Totipotenzkriterium – darauf ankommen soll, dass ein »Prozess der Entwicklung eines Menschen in Gang« gesetzt wird. Von ganz wesentlicher Bedeutung für die nähere Konturierung des Embryobegriffs anhand des Totipotenzkriteriums ist jedoch, dass der Europäische Gerichtshof an diesem Punkt über die Entscheidungen des Bundesverfassungsgerichts hinausgeht und die Argumentation – parallel zur wissenschaftlichen Entwicklung – im Hinblick auf die Bestimmung des rechtlichen Status totipotenter menschlicher Artefakte fortschreibt: Die Entscheidungen des Bundesverfassungsgerichts mussten sich im Kontext des Schwangerschaftsabbruchs »nur« mit dem rechtlichen Status von Embryonen auseinandersetzen, die auf natürlichem Weg erzeugt werden. In der verfassungsrechtlichen Argumentationsstruktur bildete damit – wie oben gezeigt werden konnte – der Fortpflanzungszusammenhang den entscheidenden Bezugspunkt für die Einordnung totipotenter menschlicher Artefakte. Der Europäische Gerichtshof folgt nun in der Rechtssache Brüstle/Greenpeace der gleichen Argumentationsstruktur: Den Ausgangspunkt der Argumentation bildet die Einordnung der befruchteten Eizelle als »Embryo«. Dem werden der Zellkerntransfer und die Parthenogenese gleichgestellt. Die rechtliche Charakterisierung von Stammzellen soll ebenfalls anhand des Totipotenzkriteriums vorgenommen werden. Sie wird aber vom Gerichtshof selbst offen gelassen und den Mitgliedstaaten zur Entscheidung überwiesen. Dies bedeutet, dass die totipotenten menschlichen Artefakte, die durch Zellkerntransfer und Embryonen-Splitting erzeugt werden, ebenso als Embryonen im Sinn des Artikels 6 Absatz 1 Buchstabe c) Biopatentrichtlinie einzuordnen sind wie die totipotenten Ausgangs- und Ergebniszellen einer tetraploiden Komplementierung. Demgegenüber bleibt die Bewertung von totipotenten Zellen, die im Rahmen einer »Reprogrammierung« somatischer in pluripotente Zellen als Übergangsstadium entstehen können, nach den Kriterien des Europäischen Gerichtshofs offen. Dieser Transdifferenzierung fehlt es am Fortpflanzungsbezug, der den Ausgangspunkt des Totipotenzkriteriums in der Argumentation des Gerichtshofs bildet. Insofern kann die Rechtsprechung des Gerichtshofs Anschluss an die

Differenzierung zwischen transienter Totipotenz und totipotenter Transienz
finden.

5. Fazit

Der schillernde Begriff der Totipotenz bildet nach wie vor das zentrale Kriterium, um den rechtlichen Status menschlicher Artefakte zu bestimmen. Es kommt
darauf an, ob sie sich bei Vorliegen der dafür erforderlichen weiteren Voraussetzungen als Individuum entwickeln. Angesichts biowissenschaftlicher Innovationen bedarf das Totipotenzkonzept allerdings einer weiteren rechtlichen
Ausdifferenzierung. Dies gilt insbesondere im Hinblick auf die rechtliche Einordnung von totipotenten Übergangsstadien, die im Rahmen einer »Reprogrammierung« von somatischen in pluripotente Zellen auftreten können. In
diesem Zusammenhang gilt es, den Fortpflanzungskontext des Totipotenzkriteriums zu betonen. Dies ist im verfassungsrechtlichen Maßstab angelegt, den
das Bundesverfassungsgericht in seinen beiden Entscheidungen zum Schwangerschaftsabbruch konkretisiert hat. Vor diesem Hintergrund lässt sich zwischen transienter Totipotenz und totipotenter Transienz unterscheiden. Dabei
charakterisiert der Begriff der transienten Totipotenz das individualisierende
Entwicklungspotential einer Zelle in einem Fortpflanzungskontext, an das ihr
verfassungsrechtlicher Status als Grundrechtssubjekt anknüpft. Demgegenüber
umschreibt der Begriff der totipotenten Transienz das individualisierende
Entwicklungspotential einer Zelle, die sich nicht in einem Fortpflanzungskontext entwickelt und mit dem deshalb kein verfassungsrechtlicher Status als
Grundrechtssubjekt verbunden ist. Das Fachrecht reflektiert diese verfassungsrechtliche Unterscheidungsmöglichkeit zwischen transienter Totipotenz
und totipotenter Transienz bisher nur unvollkommen: Während das Embryonenschutzgesetz mit seiner Bestimmung des Embryobegriffs zu kurz greift,
gerät die Embryodefinition des Stammzellgesetzes zu weit. Demgegenüber
bietet die Rechtsprechung des Europäischen Gerichtshofs zum patentrechtli-
chen Verständnis des Embryos den richtigen Ansatzpunkt, um das Totipotenzkriterium über den Fortpflanzungskontext wieder rechtlich schärfer zu
konturieren.

Literaturverzeichnis

Böhmer, M./Catenhusen, W.-M./Fischer, A./Lensing, W. et al.: Entwurf eines Gesetzes zur Sicherstellung des Embryonenschutzes im Zusammenhang mit Einfuhr und Verwendung menschlicher embryonaler Stammzellen (Stammzellgesetz – StZG). 27.02.2002. In: Deutscher Bundestag-Drucksache 14/8394.

Bumke, C./Voßkuhle, A.: Casebook Verfassungsrecht. Tübingen 2013.

Bundesregierung: Entwurf eines Gesetzes zum Schutz von Embryonen (Embryonenschutzgesetz – ESchG). 25.10.1989. In: Deutscher Bundestag-Drucksache 11/5460.

Bundesverfassungsgericht: Urteil vom 25.02.1975 – 1 BvF 1 – 6/74. In: Mitglieder des Bundesverfassungsgerichts (Hg.): Entscheidungen des Bundesverfassungsgerichts. Bd. 39. Tübingen 1975, 1 – 68.

Bundesverfassungsgericht: Urteil vom 28.05.1993 – 2 BvF 2/90, 2 BvF 4/92. In: Mitglieder des Bundesverfassungsgerichts (Hg.): Entscheidungen des Bundesverfassungsgerichts. Bd. 88. Tübingen 1993, 203 – 366.

Bundesverfassungsgericht: Beschluss vom 10.01.1995 – 1 BvR 718, 719, 722, 723/89. In: Neue Juristische Wochenschrift. Bd. 48, 1995, 1141 – 1141.

Cantz, T.: Totipotenz, Pluripotenz und Multipotenz. 2014. http://www.zellux.net/m.php?sid=71, eingesehen am 10.06.2014.

Damschen, G./Schönecker, D. (Hg.): Der moralische Status des Embryos. Pro und contra Spezies-, Kontinuums-, Identitäts- und Potentialitätsargument. Berlin 2003.

Dederer, H.-G.: Stammzellgesetz. In: Das deutsche Bundesrecht, I K 77, 1075. Lieferung, Baden-Baden. 2009, 7 – 35.

Dederer, H.-G.: Human-embryonale Stammzellforschung vor dem Aus? – Anmerkung zum Urteil des EuGH v. 18.10.2011, Rs. C-34/10. In: Europarecht. Bd. 47, 2012, 336 – 343.

Denker, H.-W.: Totipotenz – Omnipotenz – Pluripotenz. Ausblendungsphänomäne in der Stammzelldebatte: Indikatoren für den Konflikt zwischen Norm- und Nutzenkultur? In: Hoffmann, T. S./Schweidler, W. (Hg.): Normkultur versus Nutzenkultur. Über kulturelle Kontexte von Bioethik und Biorecht. Berlin/New York 2006, 249 – 272.

Dreier, H.: Diesseits der Grenze zum Menschen. In: Süddeutsche Zeitung. Nr. 86, 13.04.2011, 12.

Europäischer Gerichtshof: Urteil vom 18.10.2011 – C-34/10. In: Europäische Zeitschrift für Wirtschaftsrecht. Bd. 22, 2011, 908 – 911.

Gassner, U./Kersten, J./Krüger, M./Lindner, J. F./Rosenau, H./Schroth, U.: Fortpflanzungsmedizingesetz. Augsburg-Münchner Entwurf. Tübingen 2013.

Günther, H.-L./Taupitz, J./Kaiser, P.: Embryonenschutzgesetz. Juristischer Kommentar mit medizinisch-naturwissenschaftlichen Einführungen. Stuttgart 2008.

Hayashi, K/Surani, M.A.: Resetting the Epigenome beyond Pluripotency in the Germline. In: Cell Stem Cell. Bd. 4, 5.6.2009, 493 – 498.

Heinemann, T.: Ethische Beurteilungskriterien für die Forschung an Stammzellen. In: Heinemann, T./Kersten, J.: Stammzellforschung. Naturwissenschaftliche rechtliche und ethische Aspekte. Freiburg/München 2007, 187 – 247.

Ishiuchi, T./Torres-Padilla, M.-E.: Towards an understanding of the regulatory mechanisms of totipotency. In: Current Opinion in Genetics&Development. Bd. 23, 2013, 512–518.

Jakobs, G.: Strafrecht. Allgemeiner Teil. Die Grundlagen und die Zurechnungslehre. 2. Auflage. Berlin/New York 1993.

Kersten, J.: Das Klonen von Menschen. Eine verfassungs-, europa- und völkerrechtliche Kritik. Tübingen 2004.

Kersten, J.: Ethische und rechtliche Herausforderungen des Biopatents. In: Bräcklein, S./ Meyer, J./Scherf, H. (Hg.), Politisches Denken ist … Festschrift für Margot von Renesse. Frankfurt/Berlin/Bern/Bruxelles/New York/Oxford/Wien 2005, 173–179.

Kersten, J.: Rechtliche Aspekte der Stammzellforschung. In: Heinemann, T./Kersten, J.: Stammzellforschung. Naturwissenschaftliche rechtliche und ethische Aspekte. Freiburg/München 2007a, 107–185.

Kersten, J.: Biotechnologie in der Bundesrepublik Deutschland – Klonen, Keimbahnintervention, Chimären- und Hybridbildung –. In: Jura. Bd. 29, 2007b, 667–673.

Laimböck, L./Dederer, H.-G.: Der Begriff des »Embryos« im Biopatentrecht. Anmerkungen zu den Schlussanträgen von GA Yves Bot v. 10. März 2011, Rs. C 34/10. Zugleich eine Kritik des Kriteriums der »Totipotenz«. In: Gewerblicher Rechtsschutz und Urheberrecht International. Bd. 60, 2011, 661–667.

Nagy, A./Gocza, E./Diaz, E. M./Prideaux, V. R.: Embryonic stem cells alone are able to support fetal development in the mouse. In: Development. Bd. 100, 1990, 815–821.

Nagy, A./Rossant, J./Nagy, R./Abramow-Newerly, W./Roder, J. C.: Derivation of completely cell culture-derived mice from early-passage embryonic stem cells. In: Proceedings of the National Academy of Sciences of the United States of America. Bd. 90, 1993, 8424–8428.

Ohly, A.: EuGH: Keine Patentierung bei Verwendung embryonaler Stammzellen. Anmerkung zu EuGH, Urteil vom 18.10.2011 – C-34/10, EuZW 2011, 908 – »Brüstle/ Greenpeace«. In: LMK, Jg. 9, 2011, 326137.

Okita, K./Ichisaka, T./Yamanaka, S.: Generation of germline-competent induced pluripotent stem cells. In: Nature. Bd. 448, 2007, 313–317.

Rendtorff, T./Schleissing, S./Voigt, F.: Einleitung. In: Rendtorff, T. (Hg.): Zukunft der biomedizinischen Wissenschaften. Baden-Baden 2013, 9–12.

Rosenau, H./Linoh, K. P.: Der Import von Embryonen. In: JuristenZeitung. 68. Bd., 2013, 937–942.

Schleissing, S./Kersten, J./Thaler, C./von Schönfeldt, V.: Ethical Issues Currently Being Discussed in Relation to Reproductive Medicine and Laws Governing Reproductive Medicine. In: Geburtshilfe und Frauenheilkunde. Bd. 74, 2014, 436–440.

Schneider, I.: Das EuGH-Urteil »Brüstle versus Greenpeace« (Rs. C-34/10): Bedeutung und Implikationen für Europa. In: Zeitschrift für Geistiges Eigentum/Intellectual Property Journal. Bd. 3, 2011, 475–510.

Starck, C.: Verfassungsrechtliche Grenzen der Biowissenschaften und Fortpflanzungsmedizin. In: JuristenZeitung. Bd. 57, 2002, 1065–1072.

Starck, C.: Anmerkung zu EuGH, Urteil v. 18.10.2011 – C-34/10 Oliver Brüstle ./. Greenpeace e.V. In: JuristenZeitung. Bd. 67, 2012, 145–147.

Takahashi, K./Yamanaka, S.: Induction of pluripotent stem cells from mouse embryonic and adult fibroblast cultures by defined factors. In: Cell. Bd. 126, 2006, 663–676.

Taupitz, J.: Menschenwürde von Embryonen – europäisch-patentrechtlich betrachtet.

Besprechung zu EuGH, Urt. v. 18.10.2011 – C-34/10 – Brüstle/Greenpeace. In: Gewerblicher Rechtsschutz und Urheberrecht. Bd. 114, 2012, 1–5.

Yamanaka, S./Blau, H. M.: Nuclear reprogramming to a pluripotent state by three approaches. In: Nature. Bd. 465, 2010, 704–712.

Wilmut, I./Schnieke, A.E./McWhir, J./Kind, A.J./Campbell, K.H.S.: Viable offspring derived from fetal and adult mammalian cells. In: Nature. Bd. 385, 1

III Totipotenz im philosophischen Kontext – Überlegungen
   zur Potentialität, Zweckbestimmungen und Natürlichkeit

Heike Baranzke

Der menschliche Embryo – Naturzweck oder Handlungszweck? Eine Kritik an Totipotenz und Potentialitätsargument in der Embryonenschutzdiskussion

1. Einleitung

Der deutsche Gesetzgeber hat 1990 im Embryonenschutzgesetz (ESchG) und 2002 im Stammzellgesetz (StZG) den menschlichen Embryo als eine »totipotente Zelle, die sich bei Vorliegen der dafür erforderlichen weiteren Voraussetzungen zu teilen und zu einem Individuum zu entwickeln vermag«, bestimmt. Durch Rückgriff auf den entwicklungsbiologischen Fachterminus »Totipotenz« sollte ein möglichst umfassender Schutz des menschlichen Embryos u. a. mit Blick auf das Verbot von Erzeugung und Verbrauch menschlicher Embryonen für die embryonale Stammzellforschung sowie der Verhinderung reproduktiven Klonens von menschlichen Embryonen gewährleistet werden.

Die Reprogrammierung humaner differenzierter Körperzellen, mit der »humane induzierte pluripotente Stammzellen« (hiPS-Zellen) als Ausgangspunkt für individualisierte medizinische Therapien gewonnen werden sollen, scheint sich als Königsweg aus der seit Jahren geführten ethischen Kontroverse über die verbrauchende Embryonenforschung anzubieten.[1] Allerdings sind die Prozesse der Reprogrammierung noch wenig verstanden. Daher ist theoretisch nicht auszuschließen, wenngleich wenig wahrscheinlich, dass bei der Reprogrammierung von Somazellen zu pluripotenten Stammzellen vielleicht ein transient totipotentes Stadium durchlaufen werden könnte.[2] Diese Gedankenspiele scheinen durch rezente Fachpublikationen aus der Stammzellforschung empirisch gestützt zu werden. Die Experimentalbefunde internationaler Forschergruppen überraschen durch die Entdeckung der großen Plastizität und der niederschwelligen Induzierbarkeit der De- bzw. Transdifferenzierungsfähigkeiten tierischer Zellen, die das bisher leitende Modell einer zeitlich linear geordneten und weitgehend determinierten Phasenabfolge zunehmender zellulärer

---

1 Problematisierend dazu schon Schöne-Seifert 2009, 271–273.
2 Vgl. z. B. Macfarlan/Gifford/Driscoll et al. 2012; Surani/Tischler 2012, 43–45.

Differenzierung von der Toti- über die Pluri-, Multi- und Unipotenz herausfordern.[3] Das Bild der Entwicklungsübergänge ist vielfältiger geworden.

Vor dem Hintergrund der sich dynamisch entwickelnden Stammzellforschung und Entwicklungsbiologie stellen sich eine Reihe von Fragen. Aus forschungspragmatischer Sicht gilt es, die entwicklungsbiologische Fachterminologie zu überprüfen und gegebenenfalls zu präzisieren, um die neuen Erkenntnisse in der *scientific community* adäquat beschreiben, beurteilen und kommunizieren zu können. Das betrifft nicht zuletzt den Totipotenzbegriff, der von den Veränderungen der Forschungsfragen und dem Wandel der Experimentaldesigns erwartungsgemäß nicht unberührt geblieben ist.[4] Die Folge ist, dass Totipotenz schon innerhalb der Forschungsgemeinde und keineswegs erst in der fachfremden Rezeption mittlerweile vieldeutig verwendet wird (Kapitel 2. Totipotenz und Embryo – zum Verhältnis zweier biologischer Begriffe).[5] Diese spezifisch biologische Problematik müsste die öffentliche und die philosophische Debatte nicht interessieren, wenn nicht der deutsche Gesetzgeber den Totipotenzbegriff in die Embryodefinitionen des Embryonenschutzrechts hineingetragen hätte. Der vermeintlich exakte naturwissenschaftliche Begriff suggeriert größtmögliche Rechtssicherheit im Bereich strafrechtlicher Bestimmungen. Nun steht die Frage im Raum, ob auch die Herstellung von hiPS-Zellen im Fall einer eventuell auch nur transienten Totipotenz wider Erwarten mit dem Makel der ethisch umstrittenen und rechtlich verbotenen missbräuchlichen Verwendung von menschlichen Embryonen belastet wäre. Daher gilt es, das Verhältnis der Begriffe Totipotenz und Embryo zueinander im Embryonenschutzrecht zu untersuchen (Kapitel 3. Bemerkungen zur Funktion des Totipotenzbegriffs im Recht). Da das ESchG keineswegs die als totipotent bezeichneten Embryonen erhalten, ja nicht einmal erzeugt wissen will, steht die oft unterstellte Gleichsetzung von Totipotenz mit dem Potentialitätsargument in Frage. Letzteres wird auf dem Hintergrund der aristotelischen Akt-/Potenzlehre und ihrer Rezeption in christlichen Beseelungslehren sowie in der US-amerikanischen Abtreibungsdebatte analysiert und sein Zusammenhang mit dem Speziesargument, untersucht (Kapitel 4. Totipotenz – Potentialität – Potentialitätsargument). Der in der SKIP-Argumentation virulente Biologismus und der ethische Naturalismus treiben insbesondere in der deutschen Embryonen-

---

3 Vgl. Ladewig/Koch/Brüstle 2013, 225–236. Zu dem komplexeren Modell von Waddingtons »epigenetischer Landschaft« vgl. auch Huber 2009, 70 f. Für die Verhältnisbestimmung von Totipotenz und Pluripotenz aus stammzellbiologischer Perspektive vgl. die Beiträge von Sgodda in diesem Band, 13–55 sowie Ott in diesem Band, 67–77.

4 Vgl. dazu auch Kummer 2004, 459–472; Huber 2009, bes. Kap. 4, sowie Denker 2006, 249–271. – Für die Mehrdeutigkeiten des Begriffs »embryonale Stammzellen« vgl. Kummer 2012, 87–98.

5 Siehe dazu Sgodda in diesem Band, 13–55.

schutzdebatte zu der Frage, in welchem Verhältnis das biologische Entwicklungspotential eines menschlichen Embryos zum moralischen und verfassungsrechtlichen Begriff der Menschenwürde als Selbstzwecklichkeit steht
(Kapitel 5. Der menschliche Lebensbeginn im Spiegel einer Ethik der Menschenwürde). Nach dieser kritischen Ausleuchtung des menschlichen Embryos
im Fadenkreuz vier teleologischer Begriffe – der experimentalbiologischen
Totipotenz, dem naturphilosophischen Potential, dem ethischen Potentialitätsargument und der Menschenwürde – werden abschließend Kriterien zur
Beurteilung eines menschenwürdigen Handelns mit frühen menschlichen Embryonen *in vitro* und mit (möglichen) menschlichen embryonalen Funktionsäquivalenten diskutiert (6.).

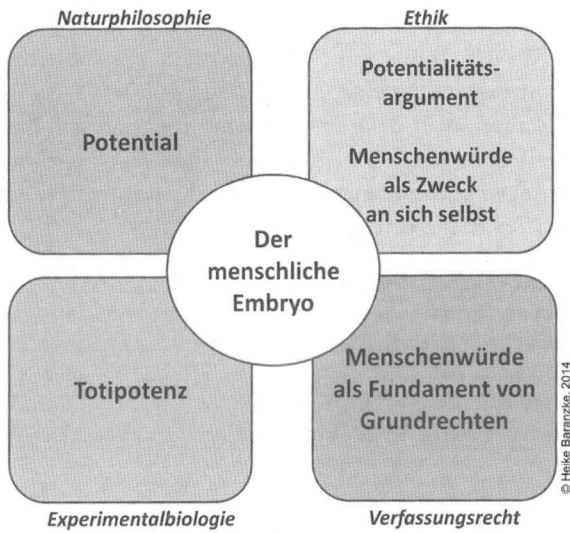

Abb. 1 Der menschliche Embryo im Fadenkreuz teleologischer Begriffe.

2. Totipotenz und Embryo – zum Verhältnis zweier biologischer Begriffe

2.1 Der experimentalbiologische Ursprung des Begriffs »Totipotenz«

Die Frage, ob und welche Entitäten totipotent sind, scheint sich an dem natürlichen Entwicklungspotential eines Embryos zu orientieren. Aufschlussreich ist,
dass der Begriff Totipotenz der experimentellen Entwicklungsbiologie um 1900
entstammt und keine im vorwissenschaftlich-lebensweltlichen Sprachgebrauch
oder im Recht zuvor verankerte Begriffsgeschichte aufweist. Es handelt sich also

um einen neuen biologischen Fachterminus, der just in der Zeit der »Vernaturwissenschaftlichung der Biologie«[6] geprägt wird, die auch in der Embryologie zu einer Transformation von einer beobachtenden zu einer experimentell arbeitenden Disziplin führt, als deren Pioniere Hans Driesch und Wilhelm Roux gelten.[7]

Der Term »Totipotenz« wurde ursprünglich zur experimentellen Exploration von Gestaltbildungsprozessen (Morphogenese) in frühen Organismen geprägt. Um zu überprüfen, ob schon der frühe befruchtete Keim den fertigen präformierten Bauplan für die Endgestalt des adulten Organismus miniaturhaft enthält oder ob die Organismusgestalt erst durch sukzessiv eingeleitete Regulationsprozesse – »epigenetisch« – allmählich entsteht, isolierte der von der vitalistischen Idee eines Ganzheitsfaktors inspirierte Entwicklungsbiologe Hans Driesch Blastomeren durch Schütteln aus frühen Seeigelkeimen, während der mechanistisch denkende Wilhelm Roux eine Blastomere in amphibischen Zweizellembryonen durch Anstechen mit einer heißen Nadel abtötete.[8]

Nach der klassischen Definition in dem ersten Fachwörterbuch der Entwicklungsbiologie vergleicht Totipotenz das Vermögen eines Teils einer befruchteten Eizelle mit dem einer ganzen befruchteten Eizelle, »ein *ganzes* Lebewesen zu entwickeln«. Die vollständige Definition lautet:

> »**Totipotenz** ist das dem einer *ganzen* Eizelle gleichende Gestaltungsvermögen eines noch nicht oder erst sehr wenig ›specificierten‹ Keim*teiles*, z. B. einer Furchungszelle, also das Vermögen ein *ganzes* Lebewesen zu entwickeln. Diese Potenz kann dem Teil *primär*, also typischerweise eigen sein [Driesch, Edm. Wilson], oder sie kann erst *sekundär* durch Störung und dadurch erweckte Regulation hervorgebracht werden, somit atypisch sein [Roux]. Zur letzteren Art gehört das Vermögen der Postgeneration. S. Omnipotenz.«[9]

Bis heute existieren unterschiedliche fachwissenschaftliche Verwendungsweisen hinsichtlich der Frage, von welchen Entitäten Totipotenz definitionsgemäß

---

6 Vgl. Seidel 2010, 111.

7 Seidel 2010, 111 f. Seidel spricht von der »Transformation der Embryologie von einer deskriptiven zu einer experimentell arbeitenden Disziplin«. Da aber auch die experimentelle Wissenschaft deskriptiv und nicht präskriptiv oder normativ in einem moralischen Sinne ist (höchstens in einem technischen), wird der methodische Paradigmenwechsel angemessener als Transformation von einer nur *beobachtenden* zu einer experimentellen Disziplin beschrieben.

8 Aus heutiger Sicht der Stammzellforschung gelten allein Drieschs Blastomerenisolationsexperimente als korrekte experimentelle Totipotenznachweise, nicht aber Roux' »Anstichversuche« (Huber 2009, 87 f.). Roux hatte den Einfluss der zwar zerstörten, aber im Zellverband verbliebenen Blastomerenreste unterschätzt. Er erhielt anders als Driesch nur halbe Embryonen und formulierte daraufhin die heute als widerlegt geltende Theorie der »Mosaikarbeit« einzelner Keimbezirke. Vgl. Huber 2009, 88 sowie Sgodda in diesem Band, 17 f.

9 Roux 1912, 409 f. (Hervorhebungen und Klammerbemerkungen im Original).

ausgesagt werden kann. Während in der Stammzellforschung Totipotenz als Eigenschaft von *isolierten Einzelzellen* betrachtet wird, bezeichnet der Term in der Embryologie auch die Regulationsfähigkeit eines *embryonalen Zellverbandes* zu einer Organogenese und Entwicklung zu einem Individuum, nachdem seine Gesamtzellzahl experimentell reduziert wurde.[10] Roux' klassische Totipotenzdefinition scheint zumindest terminologisch für beide Verwendungsweisen offen zu sein, insofern die (isolierte) »Furchungszelle« nur als Beispiel eines »erst sehr wenig ›specificierten‹ Keim*teiles*« dient.[11] – Schon wenige Jahre später führte Hans Spemann erste Transplantationsversuche durch, »um festzustellen, ob sich eine ›Anlage‹ in einem fremden ›Wirt‹ ›herkunftsgemäß‹, also unabhängig von ihrer neuen Umgebung, entwickelt und ob sie ihrerseits ihre neue Umgebung beeinflußt«.[12] Spemanns Gedankengänge führten später zur Entwicklung des Somatic Cell Nuclear Transfer-Verfahren (SCNT), der Transplantation eines somatischen Zellkerns in eine entkernte Eizelle, im Zuge dessen dann sogar von der Totipotenz von Zellkernen gesprochen wurde – eine Redeweise, die aufgrund der Entdeckung des maßgeblichen Anteils des Eizellplasmas an der Entwicklungsfähigkeit allerdings heute generell kritisiert wird.[13]

2.2 Der lebensweltliche Ursprung des Begriffs »Embryo« und die Einflüsse der beobachtenden und der experimentellen Embryologie auf seine Konzeptualisierung

Zu Recht betont Christian Kummer, dass der Begriff der Totipotenz nicht eingeführt wurde, um einen Embryo zu definieren. Der Begriff »Embryo« als die aus einem anderen Körper hervorsprossende »Leibesfrucht« (gr. *tò émbryon* = die ungeborene Frucht im Mutterleib; auch: neugeborenes Lamm; *bryô* = hervorsprossen) entstammt in der Antike der vorwissenschaftlichen Alltagsbeobachtung über vorgeburtliches Leben insbesondere im Bereich der Säugetiere und der menschlichen Selbsterfahrung. Die hippokratische Ärzteschule und vor allem Aristoteles, der mit seiner Schrift »De generatione animalium« als der Begründer der Embryologie gilt, stellten »die Zeugungslehre dann erstmals auf eine empirische Basis« am Modell der Hühnchenentwicklung, da die Entwicklung im Hühnerei dem unbewaffneten Auge zugänglich ist.[14] Die Vorstellungen über vorgeburtliche Entwicklung sind bis heute dem stetigen Wandel der Theoriebildung unterworfen. Aristoteles deutete seine embryologischen Beob-

---

10 Beier 2002, 36–54.
11 Roux 1912, 409.
12 Bäumer-Schleinkofer 1993, 248.
13 Vgl. Sgodda in diesem Band, 22–24; Huber 2009, 98–100.
14 Bäumer-Schleinkofer 1993, 1 u. 9–25.

achtungen unter dem Primat seiner Lehre von der Seele als dem Lebensbewe-
gungsprinzip im Bereich des Organischen. In der frühen Neuzeit beeinflussten
vor allem die Anatomie sowie die Erfindung des Mikroskops, seit dem
19. Jahrhundert die Entdeckung der weiblichen Eizelle durch Karl Ernst von
Baer, die Schwann-Schleidensche Zytologie und die Evolutionsbiologie die
Vorstellungen von der Gestaltentwicklung des Embryos. Im Zentrum der neuzeitlichen Embryogenese stand die Frage, ob die adulte Endgestalt eines Lebewesens sich bei jedem Individuum nach und nach neu bildet (Epigenesistheorie)
oder ob sie schon im Samen vorgebildet sei und lediglich einem Größen-
wachstum unterliege (Präformationstheorie). Die grundsätzliche ontologische
Frage aber, *was ein Embryo ist*, war noch um 1900 so unproblematisch, dass die
Entwicklungsbiologen sie gar nicht erst stellten. Der Terminus »Embryo« bezeichnete die unhinterfragte Anfangsphase eines Lebewesens vor seiner adulten
Gestaltbildung. Erst im Verlauf des 20. Jahrhunderts löst sich das selbstver-
ständliche Vorverständnis von einem Embryo unter dem Einfluss der »Transformation der klassischen Embryologie zur molekularen Entwicklungsbiologie«
auf, in deren Kontext es auch zur Entwicklung der In-vitro-Techniken gekom-
men ist.[15]

Der Begriff des Embryos war einst der antiken lebensweltlichen Erfahrung im
Säugetierbereich entsprungen. Im Laufe seiner fachbiologischen Aneignungs-
geschichte wurde er jedoch auf andere Tierstämme übertragen. Sogar in der
Botanik hat der Begriff des Pflanzenembryos bis heute eine Heimat gefunden,
dank der zoomorphen Beschreibung des Pflanzenkeimlings.[16] Im Tierreich
verdanken sich wiederum längst nicht alle Embryonen einer sexuellen Reproduktion aus verschiedengeschlechtlichen Gameten, sondern bei manchen Wirbellosen und einigen Wirbeltieren auch der Parthenogenese. Das *tertium com-
parationis* all dieser Entitäten ist ihr Dasein als individuelle Fortpflanzungs-
einheiten, die einer mehrzelligen, organisch gegliederten adulten Lebensgestalt
entstammen und die sich selbst zu einer solchen erst wieder ausdifferenzieren
müssen.[17]

---

15 Seidel 2010, 115. Diese Transformation vollzieht sich durch »die Integration vormals unabhängig voneinander arbeitender biologischer Disziplinen«, die Seidel (ebd.) idealtypisch
in den folgenden drei Stationen zusammenfasst:
- »Zusammenführung von klassischer Genetik und Biochemie zur molekularen Genetik«
- »Zusammenführung von klassischer Zytologie und molekularer Genetik zur molekularen
Zellbiologie«
- »Zusammenführung von klassischer Embryologie und molekularer Zellbiologie zur molekularen Entwicklungsbiologie«
16 Vgl. Ingensiep 2004, 309–331.
17 Einzellige Lebewesen vermehren sich bekanntlich durch Zellteilung nach Wachstum (vgl.
Huber 2009, 34). Hier kann der Begriff des Embryos nicht mehr sinnvoll angewendet werden.

2.3   Embryo und Totipotenz im Zeichen der Morphogenese

Den Embryologen um 1900 ging es nun darum zu erforschen, wie ein Embryo seine Gestalt bildet. Sie suchten herauszufinden, welche *experimentell isolierbaren Teile eines Embryos* bis zu welchem Teilungsstadium sich noch mit Bezug auf das Erreichen einer bestimmten lebensfähigen Ganzheitsgestalt *wie ein ungestörter Embryo* verhalten, d. h. trotz bereits vorhandener Differenzierungsprozesse die Ganzheitsregulation in isolierten Blastomeren bzw. nach Umschichtung oder Reduktion von Blastomeren in Frühembryonen regenerieren konnten.[18] Diese Fragestellung ließ sich am besten am Beispiel von solchen tierischen Embryonen verfolgen, deren Entwicklung extrauterin beobachtbar ist. Daher wurden die embryologischen Experimente vor allem an Seeigeln und Amphibien durchgeführt. Für Driesch und Roux war der Nachweis dieser Regenerationsfähigkeit von vereinzelten Blastomeren und manipulierten Restembryonen folglich mit dem Erreichen des Larvenstadiums ihrer Modelltiere gegeben, also nicht mit dem Erreichen ihrer für ihre Lebensform typischen adulten Gestalt.

Mit der Übertragung der experimentellen Fragestellung auf andere Tierklassen stellt sich die Frage, durch welches Entwicklungsendstadium die Totipotenz bei Tieren empirisch als bewiesen angenommen werden kann, die kein Larvenstadium durchleben. Unter dem Gesichtspunkt des Abschlusses der Morphogenese könnte man bei Plazentatieren eventuell den Beginn der Fetalphase in Betracht ziehen. Unter dem Eindruck von Klonschaf Dolly als der ersten mittels Zellkerntransfer erzeugten Lebendgeburt im Säugetierbereich scheint jedoch die Geburt als Totipotenznachweis zu gelten. Angesichts der Erfolge der Neonatologie, immer früher geborene Frühchen am Leben erhalten zu können, relativiert sich der Geburtstermin allerdings durch Vorrücken in die Fetalphase hinein. Sind die Experimentatoren davon überzeugt, dass mit dem Erreichen einer bestimmten Entwicklungsschwelle die Möglichkeit zur Weiterentwicklung bereits gegeben ist, können prinzipiell auch sehr viel frühere Zäsuren im Gestaltbildungsprozess als Totipotenznachweis gelten. Tatsächlich bietet die entwicklungs- und stammzellbiologische Forschungsliteratur bis heute ein Spek-

---

18 Vgl. Kummer 2004, 459 f. und Sgodda in diesem Band, 16–18.
   Auch wenn es bei diesen frühen Experimenten um Regenerationsexperimente ging, darf nicht übersehen werden, dass die Regenerationsfähigkeit der Embryoteile experimentell induziert war. Die Rede von Totipotenz als »interner Beitrag« (Ach/Schöne-Seifert/Siep 2006, 289) einer Entität überspringt dieses Faktum und verwischt damit die Trennschärfe zwischen dem entwicklungsbiologisch-operationalen Fachterminus »Totipotenz« und dem naturphilosophischen Deutungsbegriff »Potential(ität)«.

trum von Entwicklungsendzuständen, durch welche die Totipotenz von unterschiedlichen biologischen Entitäten dokumentiert werden soll.[19]

2.4   Totipotenz als funktionaler Experimentalbegriff – systematische Reflexion auf biologiegeschichtlichem Hintergrund

Wie angezeigt, stehen die Begriffe »Embryo« und »Totipotenz« in einem Spannungsverhältnis. Wissenschaftstheoretisch unklar ist, welche Bedeutung dabei der Höhe der Wahrscheinlichkeit des Erreichens einer definierten Endgestalt zukommen soll, um einer bestimmten Entität unter definierten Bedingungen die Eigenschaft von Totipotenz zuzusprechen.[20] Dabei ist wichtig festzuhalten, dass Totipotenz streng genommen immer nur *ex post*, d. h. *nach der erfolgreichen Realisierung des definierten Entwicklungsendzustandes*, festgestellt werden kann. Dadurch erweist sich *Totipotenz* als ein *funktionaler Experimentalterm*, der Auskunft darüber gibt, ob eine – im Prinzip beliebige – beobachtbare biologische Entität unter definierten Randbedingungen experimentell induziert eine – im Prinzip beliebig definierbare – Endgestalt erreicht hat bzw. ob typische Individuen der definierten Klasse diese Endgestalt aufgrund einer hinreichenden Beobachtungsgrundlage mit einer angebbaren Wahrscheinlichkeit verwirklichen können.

Embryo hingegen bezeichnet im Kontext spezifischer Alltagserfahrungen als Beobachtungsbegriff konkrete substantielle Entitäten hervorgehend aus sexueller Fortpflanzung, die im Verlaufe der medizinisch-biologischen Geschichte *anatomisch-morphologisch* und seit dem ausgehenden 19. Jahrhundert dann zunehmend *zellbiologisch* rekonstruiert wurden. Die biologische Inkongruenz von »ein Embryo sein« und »totipotent sein« zeigt sich u. a. auch daran, dass – auch wenn Embryonen typischerweise zu einem adulten Organismus entwicklungsfähig sind – auch nicht entwicklungsfähige Befruchtungsembryonen als Embryonen angesprochen werden können, nämlich als »kranke« Embryonen.[21]

Steht der Begriff »Totipotenz« in der experimentellen Embryologie erst ein-

---

19 Vgl. dazu Sgodda in diesem Band, insbes. 43, Abb. 1.
20 So erreichen nur etwa die Hälfte aller befruchteten menschlichen Eizellen die Geburtsreife. Für das Klonschaf Dolly wurden 277 Zellkerntransfers durchgeführt, aus denen 29 entwicklungsfähige Embryonen gewonnen werden konnten, die schließlich zu einer Lebendgeburt führten. Die Arbeitsgruppe um Shoukrat Mitalipov erreichte im Jahr 2010 bei Rhesusaffen mit einer modifizierten SCNT-Methode eine Entwicklung bis zum Fetalstadium aus 67 Embryotransfers in zehn Empfängertiere, von denen fünf schwanger wurden. Diese Studie gilt als Nachweis für die erfolgreiche Anwendung der SCNT-Methode bei Primaten.
21 Ferner könnte man einzellige Lebewesen als totipotent bezeichnen, weil sie durch Zellteilung ein ganzes Lebewesen zu produzieren vermögen. Das Zellteilungsprodukt durchläuft aber kein Embryonalstadium. Vgl. Huber 2009, 34.

mal zur Verfügung, dann kann er in logischer Konsequenz auch auf das unmanipulierte typische Verhalten von Embryonen wie auch auf das Phänomen natürlicher eineiiger Zwillingsbildung zurück übertragen werden. Dabei wird auf dem Boden experimentell erhärteter Erfahrung vom erreichten Entwicklungszustand bzw. von den beobachtbaren eineiigen Zwillingen *ex post* spekulativ auf die Totipotenz der postulierten Zygote bzw. der Blastomeren im Zweizellstadium geschlossen. Auf diese Weise wird der *Experimentalterm* Totipotenz als ein durch wiederholte experimentelle Erfahrung plausibilisierter *theoretischer Beobachtungsterm* verwendet, weil im Fall natürlicher Zwillingsbildung die Blastomeren des frühen Embryos nicht durch einen technischen Eingriff vereinzelt wurden bzw. weil die Ganzheitsbildungsfähigkeit kein Produkt experimenteller Manipulation ist. Durch diese sekundäre Anwendung auf unmanipulierte »natürliche« Embryonen wird die ursprünglich experimentell induzierte Eigenschaft der Totipotenz gewissermaßen naturalisiert zu einer *scheinbar natürlichen Eigenschaft* unmanipulierter Embryonen. Mit dieser Naturalisierung durch spekulative Rückübertragung wird aus der artifiziellen Totipotenz ein Wesensmerkmal »natürlicher« Embryonen. Interessant ist, dass die seit Driesch Totipotenz genannte Ganzheitsfähigkeit menschlicher Befruchtungsembryonen als ein Wesensmerkmal gilt, obwohl sich nicht einmal 50 % natürlicherweise bis zur Geburt entwickeln.[22]

Der kurze Rückblick auf die Anfänge des Totipotenzbegriffs zeigt, dass dieser keineswegs als ein reiner Beobachtungsbegriff unbeeinflusster Naturprozesse, sondern als *ein experimenteller, technisch-praktischer Handlungsbegriff* eingeführt wurde.[23] Denn nicht nur Roux' Blastomerenabtötungen und Drieschs Umschichtungsexperimente, auch die von Driesch vorgenommenen Blastomerenvereinzelungen durch Schütteltechnik sind Manipulationshandlungen, die die morphogenetische Regenerationsfähigkeit isolierter Einzelzellen oder reduzierter Restembryonen überhaupt erst hervorrufen.[24] Totipotenz ist somit

---

22 Aufgrund chromosomaler Anomalien sterben bereits ca. 50 % aller menschlichen Embryonen »sowohl *in vivo* als auch *in vitro* vor der Nidation« ab (Huber 2009, 17). Dazu kommt dann noch die natürliche Fehlgeburtsrate in der Zeit nach der Nidation, so dass der durch menschliche Störungshandlungen unbeeinflusste Geburtserfolg auch *in vivo* deutlich unter der Hälfte der erfolgreichen Befruchtungen liegt. Vgl. dazu auch die Überlegungen von Keil in diesem Band, 251–288, insb. 256 und 278.

23 Vgl. Huber 2009, 86.

24 Darüber kann auch die Unterscheidung von »*primär*, also typischerweise« einem Keimteil eignenden und »*sekundär* durch Störung und dadurch erweckte Regulation« hervorgebrachter Totipotenz in Wilhelm Roux' klassischer Totipotenzdefinition (1912, 409 f.) nicht hinwegtäuschen. Roux' Unterscheidung von ›primärer‹ vs. ›sekundärer‹ Totipotenz darf daher nicht kurzschlüssig mit ›natürlich‹ vs. ›künstlich‹ übersetzt werden. – Vgl. auch Kummer 2009, 322–338, der den experimentellen Charakter von Totipotenz unterstreicht, indem er darauf hinweist, dass die artifizielle Reprogrammierung differenzierter Körperzellen nicht übersehen lassen dürfe, »dass auch die durch bloße Isolation erzeugte Totipo-

zunächst definiert als die experimentell erzeugte Ganzheitsregulationsfähigkeit von manipulierten Frühembryonen und artifiziell isolierten Blastomeren aus frühen Embryonen, in beiden Fällen also von technisch erzeugten Teilen einer unhinterfragt als natürlicher Embryo vorausgesetzten Ganzheit. Der Totipotenzbegriff liefert somit keine Definition eines Embryos. »Er bietet keine Kriterien, ab wann eine Eizelle als Keimform des Embryos zu gelten hat, sondern setzt dies einfach voraus.«[25]

2.5   Embryo und Totipotenz im Zeichen molekularbiologischer Funktionsäquivalente – zwischen Endzustand und Gestalt

Der Totipotenzbegriff bleibt aber nicht nur ein Kriterium dafür schuldig, wann das Dasein eines Embryos beginnt, sondern auch, aus welchen Keimteilen er hervorgegangen sein muss. Die Reprogrammierung von Somazellen eröffnet ferner theoretisch die experimentelle Möglichkeit des gänzlichen Verzichts auf jegliche Keimzellen, auch auf die Oozyte, und hebt insofern die für höhere Organismen seit einhundert Jahren als ausschlaggebend betrachtete Trennung von Soma- und Keimzellen experimentell wieder auf. Sollten Lebewesen einmal durch diese Form der Klonierung erzeugt werden können, dann könnte ihre Embryonalphase im Gegensatz zur SCNT-Entität materialiter nicht mehr als Derivat einer Eizelle betrachtet werden.

Um 1900 galt das Wissen darum, *was ein Embryo ist*, noch als evident. Anstelle eines Embryos wollte man die *in einem frühen Embryo wirkenden Gestaltbildungsprozesse* verstehen und wirkursächlich erklären. Als verstanden gilt dem neuzeitlichen empirischen Wissenschaftsideal, wenn ein Prozess soweit kausal analysiert ist, dass sein Verlauf unter kontrollierten Bedingungen prognostizierbar oder gar technisch reproduzierbar ist. Unter dem Eindruck der molekularbiologischen Komplexierung der möglichen Regenerations- und wechselseitigen Regulationsanteile von Zellkern und Eizellplasma sowie dem Einfluss der Embryoumgebung (der Position einer Zelle im Zellverband, des mütterlichen Organismus *in vivo* oder des Milieus der Zellkulturen *in vitro*) löst

---

tenz extrinsischen Ursprungs ist« (Kummer 2009, 332). »Denn diese Furchungszellen (Blastomeren), die im üblichen Jargon der Entwicklungsbiologen als totipotent bezeichnet werden, haben innerhalb des ganzen Embryos natürlich nur ein eingeschränktes, nicht mehr autonomes Entwicklungspotential, das dadurch bestimmt ist, wie viel die einzelne Furchungszelle zum Entwicklungsziel des vollständigen Organismus beiträgt. Erst nach Abtrennung einer Furchungszelle kann diese als totipotent in Erscheinung treten und zeigen, dass der Umfang ihres Entwicklungspotentials zu diesem Zeitpunkt noch regulierbar ist.« (Kummer 2009, 331).

25 Kummer 2004, 459.

sich Mitte des 20. Jahrhunderts das ehemals evidente vorwissenschaftliche Alltagswissen darum, was ein Embryo ist, immer mehr auf. Mit dem zunehmenden molekularbiologisch-experimentellen Vermögen, (inter-)zelluläre Regenerations- und Regulationsvorgänge kontrolliert induzieren oder unterdrücken zu können, wird der vorwissenschaftliche Begriff des Embryos fachwissenschaftlich problematisch. Dass die wissenschaftliche Erforschung von Alltagsphänomenen zu einem lebensweltlichen Orientierungsverlust führt, beschreibt Geert Keil als Fall des sogenannten »Sorites-Paradox«, insofern die immer schon unscharfen qualifizierenden Prädikate der natürlichen Sprache die experimentalwissenschaftlichen Präzisierungen nicht abzubilden vermögen.[26] Da wir aber im alltäglichen handelnden und zu verantwortenden Umgang mit den Dingen in der Welt auf bedeutungsvolle Orientierung durch qualitative Unterscheidungen angewiesen sind, wird der öffentliche Ruf nach Vergewisserung über die Natur der Dinge um so lauter, je größer die experimentalwissenschaftlich verursachte lebensweltliche Verunsicherung ist. Das Paradox besteht darin, dass die experimentalwissenschaftliche Wissensvermehrung Teil des Problems, nicht aber die Lösung für den Orientierungsverlust ist, wir diesen aber durch wissenschaftliche Präzisierung zu überwinden suchen und ihn dadurch noch verschlimmern. Je genauer wir wissen, *wie ein Embryo funktioniert*, umso mehr schwindet die Alltagsgewissheit darüber, *was ein Embryo ist*[27] – weil das wissenschaftliche Wissen seine Gegenstände nicht substanzontologisch zu konstituieren vermag, sondern lediglich erklärt, wie die schlechthin vorausgesetzten Teile in dem embryonalen Gegenstand aufeinander wirken und welche Funktion sie in den Prozessen eines Gesamtsystems ausüben.

Prozessuale Funktionen können aber u. U. auch von ganz anderen substanziellen Trägern übernommen werden. So konnte der Prozess der sexuellen Befruchtung beispielsweise durch den – wenngleich deutlich weniger effektiven – Transfer des Kerns einer Körperzelle in eine zuvor entkernte Eizelle ersetzt werden, weshalb darüber diskutiert wird, ob totipotente Funktionsäquivalente wie SCNT-Entitäten oder möglicherweise totipotente Reprogrammierungsprodukte von Somazellen als Embryonen angesprochen werden sollen bzw. müssen. Im Fall der SCNT-Entitäten ist zudem der experimentelle *ex post*-Nachweis der Totipotenz durch Erreichen lebensfähiger Individuen für Amphibien und Säugetiere erbracht. Für die Ordnung der Primaten ist es der Forschergruppe um Shoukrat Mitalipov 2010[28] gelungen, mit einem epigenetisch verbesserten

---

26 Vgl. Keil in diesem Band, 251–288, insb. 267–269.
27 Keil (in diesem Band) weist darauf hin, dass die Grammatik natürlicher Sprachen in substanzontologischer Weise Aussagen über Dinge macht, 258 ff.
28 Sparman/Tachibana/Mitalipov 2010, 1671–1678.
    Im Mai 2013 vermeldete Mitalipov in der renommierten Fachzeitschrift »Cell« die ebenfalls geglückte Klonierung beim Menschen (Tachibana et al. 2013). Die Totipotenz wird im

SCNT-Verfahren bei Rhesusaffen in einem Fall immerhin eine Fetalentwicklung bis zur Hälfte der Schwangerschaft zu erreichen. Ob damit der experimentelle Totipotenzbeweis von SCNT-Entitäten für Primaten schon gegeben ist, hängt nicht zuletzt von der Definition des zu erreichenden Endzustands ab – insbesondere vor dem Hintergrund, dass Driesch und Roux mit dem Erreichen des Larvenstadiums bei Echinodermen und Amphibien zufrieden waren. Aber auch wenn für Entwicklungsbiologen der funktionale Totipotenzbeweis für Säugetiere, zu denen Primaten bekanntlich gehören, erst mit der Geburt eines lebensfähigen Individuums gegeben sein sollte, kommt man nicht umhin zu konzedieren, dass der mit dem SCNT-Verfahren hergestellte Rhesusaffenfetus anatomisch und morphologisch aussieht wie ein natürlich entstandener Rhesusaffenfetus gleichen Entwicklungsstadiums, weshalb wir ihn als Rhesusaffen*fetus* ansprechen und vor Abschluss der Organentwicklung als Rhesusaffen*embryo* ansprechen würden. Aber offensichtlich ist die Anwendung des SCNT-Verfahrens bei Primaten noch nicht hinreichend verstanden, um solche Embryonen und Feten hervorzubringen, die imstande sind, sich bis zu ihrer Geburt zu entwickeln. Wenn aber Embryonen und Feten traditionell an ihrer Gestalt – also morphologisch-anatomisch – identifiziert werden, nicht aber anhand des Erreichens eines bestimmten Entwicklungsendzustandes, was spricht dann dagegen, auch Parthenoten oder sogenannte »embryoid bodies« oder Blastocysten als Embryonen anzusprechen? Es mag vielleicht gute Gründe dafür geben, Embryonen nicht länger als durch ihre Gestalt bestimmt zu betrachten. So gibt es nachvollziehbare Kritik daran, die dreidimensionalen Strukturen, die nicht als totipotent geltende embryonale Stammzellen unter bestimmten Kulturbedingungen bilden, überhaupt als »embryoid bodies« zu bezeichnen.[29] Andererseits können unter Zuhilfenahme von ihrerseits entwicklungsunfähigen tetraploiden Embryonalzellen pluripotente embryonale Stammzellen dazu befähigt werden, im Mausmodell geborene überlebensfähige Mäuse zu bilden.[30] Diese Technik assistierter Totipotenz, die tetraploide Komplementierung, geht wiederum über isolierte Einzelzellen hinaus, nimmt aber auch nicht von einem reduzierten Embryozellverband ihren Ausgang. Aber warum sollte der funktionale Experimentalterm »Totipotenz« auf einen be-

---

letztgenannten Experiment mit menschlichen Zellen (ein Humanexperiment?) aufgrund der Gewinnung menschlicher sog. »embryonaler« Stammzellen behauptet, deren Totipotenz sich durch Weiterentwicklung (bis zu welchem Stadium?) streng genommen experimentell erst erweisen müsste. Vgl. dazu auch das Interview von Harro Albrecht mit Oliver Brüstle Menschliches Klonen: Ethische Problemzone | Wissen | ZEIT ONLINE | Gesundheit.

29 Beier 2002, 36–54.

30 Zur Diskussion der Musterbildung von ES-Zellen sowie zur »Sandwich-Technik« bzw. der »Tetraploiden Komplementierung« vgl. Huber 2009, 63–68. Seit vielen Jahren warnt Hans Werner Denker vor diesen Ausblendungen in der ethischen Bewertung der Stammzellforschung. Exemplarisch hierzu: Denker 2002, 19–35 sowie ders. 2006, 249–271.

stimmten substanziellen Träger beschränkt sein, wenn doch die tetraploide Komplementierung sogar die Maximalforderung des totipotenten Finalzustandes, nämlich den von Lebendgeburten im Säugetierbereich, erfüllt? Entpuppt sich der Streit darüber, ob Totipotenz die Eigenschaft einer Einzelzelle oder eines Zellverbandes oder gar eines Zellkerns ist, als anachronistisches Festhalten an einem zytologischen Paradigma, das die molekularbiologische Wende in der Entwicklungsbiologie zwar praktiziert, aber terminologisch noch nicht adaptiert hat?[31]

2.6   Zwischenfazit: Von der Untauglichkeit szientifischer Begriffe zur lebensweltlichen Orientierung

Diese Diskussionen belegen nicht nur die fragwürdige Beziehung der Begriffe Totipotenz und Embryo zueinander,[32] die von der Inkongruenz funktionaler und substanzontologisch-morphologischer Betrachtung herrührt, sondern auch die fragwürdig werdende substanzontologische Festlegung von Totipotenz auf die technisch induzierte Eigenschaft einer Einzelzelle. Als ein Funktionsbegriff referiert Totipotenz auf einen definierten, vom gerade leitenden Erkenntnisinteresse abhängigen Entwicklungsendzustand. Wer ein bestimmtes Ziel verfolgt, der kann dies prinzipiell auf vielen Wegen und mit verschiedenen substanziellen Mitteln erreichen, sofern diese als Funktionsäquivalente taugen. Es macht dabei einen Unterschied, ob man fragt, *wie etwas funktioniert* oder *was etwas ist*. Die substantielle Gegenstandsbestimmung wird vom funktionalen Blick nicht erfasst. Wenn wir aber nicht mehr *wissen, was etwas ist*, dann können wir in pragmatischer und in moralisch-praktischer Hinsicht auch nicht mehr die Frage stellen, *als was wir etwas behandeln sollen* bzw. *was es im Kontext unserer Lebensführung bedeuten soll*.[33] Insofern setzt die ethisch-normative Frage substantiell identifizierbare Entitäten voraus. Allerdings liegt die *moralische Begründung* für einen moralisch bestimmten Umgang mit diesen Entitäten nicht schon in ihrer *physischen Natur* oder ihrer (un-)manipulierten *Genese* vor,[34]

---

31 Vgl. dazu Huber 2009, 114: »Aber erst durch die Möglichkeit des SCNT ist es nicht mehr notwendig, die Zelle als Funktionseinheit zu respektieren. Nun lässt sich analog fragen, welche Kombination von Zellleib und Zellkern das volle Entwicklungspotential zur adulten Lebensform entfalten kann. Die Zusammenstellung einer Zelle aus verschiedenen anderen kann dabei in dem resultierenden Konstrukt Totipotenz erzeugen.« In Abb. 21 gibt Huber (ebd.) Beispiele für »natürliche« und »experimentell induzierte Totipotenz« sowohl bei Einzelzellen als auch bei Gewebeverbänden.

32 So zu Recht schon Kummer 2004 und Huber 2009, 68.

33 Zur ontologischen Fundierung lebensweltlicher Orientierung vgl. Advena-Regnery in diesem Band, 223–250.

34 Dann läge nach Hume ein Sein-Sollens-Fehler vor.

sondern vielmehr in der *Beurteilung ihrer physischen Natur oder natürlichen bzw. artifiziellen Genese nach moralischen Kriterien.*

Der szientifisch-funktionale Blick reduziert die Bedeutungsvielfalt der Dinge dieser Welt radikal auf ihre Funktionstüchtigkeit für instrumentelle Interessen. Diese Einsicht ist umso relevanter, je mehr das menschliche Selbstverständnis davon betroffen ist. Dem funktionalen Blick ist es buchstäblich gleichgültig, ob Embryonen oder deren Funktionsäquivalente als Rohstofflieferanten für die medizinische Grundlagenforschung oder als Quelle für die Kinderwunscherfüllung fungieren. Ethische Reflexionen darüber, ob wir höchst artifizielle funktionale Äquivalente als menschliche Embryonen betrachten sollen oder nicht und ob wir solche Gebilde überhaupt erzeugen sollen, sind dagegen auf lebensweltliche Erfahrungen mit identifizierbaren Substanzen als Beurteilungsmaßstab angewiesen. Dies gilt auch für die Rechtssphäre, so dass die Frage aufgeworfen wird, wie sich der funktionale Totipotenzbegriff im Rahmen des strafgesetzlichen Schutzes menschlicher Embryonen auswirkt. Im Folgenden geht es jedoch nicht um eine juristische Beurteilung des gesetzlichen Embryonenschutzes,[35] sondern um eine Analyse des juristischen Gebrauchs der biologischen Begriffe »Embryo« und »totipotent« im Vergleich zu ihrem biologischen Gebrauch.

3.   Bemerkungen zur Funktion des Totipotenzbegriffs im Recht

3.1   Recht als Handlungsordnung

Rechtsordnungen normieren interpersonale *menschliche Handlungen*, nicht natürliche Sachverhalte. Deshalb ist es z. B. für das ESchG ganz unerheblich, dass die Entwicklung von ungefähr der Hälfte aller menschlichen Embryonen schon vor der Nidation durch natürlichen Spontanabort abgebrochen wird.[36] In Rechtsordnungen werden aber auch keine technischen Verfahrensvorschriften in dem Sinne gemacht, dass der Gesetzgeber sich anmaßen würde, als Experte den innerwissenschaftlichen Wettstreit um naturwissenschaftlich-technische Methoden und Produktionsstandards zu entscheiden. Sofern der Gesetzgeber zu wissenschaftlich-technischen Methoden Stellung nimmt, beurteilt er diese nach einem rechtlichen, nicht nach technischen Maßstab, um Menschen eine Ori-

---

35 Vgl. dazu die rechtswissenschaftlichen Beiträge in diesem Band, 81 – 161.

36 Insofern kann es weder im ESchG um den Lebensschutz der »Gesamtheit aller Embryonen« *in vivo* und *in vitro* noch in irgendeinem anderen Gesetz um einen »absoluten Lebensschutz« des Menschen gehen (vgl. Huber 2009, 19 f.), weil Sterblichkeit zur natürlichen Bestimmung des menschlichen Lebewesens gehört. Im Gesetz kann es nur um die Ahndung von Tötungsdelikten, also um von Menschen begangene Tötungshandlungen gehen.

entierung zu bieten, welche Handlungen im Hinblick auf das gesellschaftliche Zusammenleben verboten, geboten oder erlaubt sind. So verpflichtet beispielsweise das Patientenrechtegesetz den Arzt, Patienten nach den medizinischen Fachstandards zu behandeln, aber es definiert keine Regeln der ärztlichen Kunst.

Rechtsordnungen sollten ferner für ihre Normadressaten und Interpreten gleichermaßen verständlich formuliert sein, damit die Rechtsgegenstände eindeutig identifizierbar und klassifizierbar sind. Stammzellforscher und Reproduktionsmediziner müssen wissen, was menschliche Embryonen im Sinne der jeweiligen gesetzlichen Bestimmungen sind und welche Handlungen an menschlichen Embryonen der Gesetzgeber rechtlich normiert. Aber auch für Rechtsinterpreten der Gesetze zum Embryonenschutz ist es entscheidend, menschliche Embryonen nach den Bestimmungen des Gesetzes zweifelsfrei identifizieren zu können. Dies ist notwendig, sowohl um das Gesetz transparent zur Anwendung bringen zu können als auch um weitergehende verfassungsrechtliche oder rechtsethische Diskussionen wie diejenige, ob auch menschliche Embryonen als früheste Stadien des vorgeburtlichen Menschen schon als Rechtspersonen gelten müssen oder in welchem Sinne sie an der staatlichen Schutzpflicht für das Menschenleben teilnehmen, zu ermöglichen. Dabei ist der Gesetzgeber zwar prinzipiell frei, Legaldefinitionen unabhängig von fremder Fachterminologie zu formulieren,[37] jedoch ist es klug, interdisziplinären Missverständnissen nicht durch die Produktion äquivoker Fachterminologie Vorschub zu leisten.[38] Da Rechtsgesetze aber den gesellschaftlichen Verkehr von Personen miteinander regeln sollen, ist der Gesetzgeber außerdem gut beraten, den Alltagssprachgebrauch zu berücksichtigen, um für jeden transparent eine sichere Einschätzung über die normative Beurteilung von Handlungen zu ermöglichen. Dies ist umso wichtiger, je stärker der Handlungsbereich den alltäglichen Lebensbereich aller Bürger betrifft.

Fortpflanzung und Familienplanung mit ihrem von Wissenschaft und Technik mit geprägten Alltagswissen um vorgeburtliches menschliches Leben sind unzweifelhaft von allgemein menschlichem Interesse. Zugleich ist aber der private Alltagsbereich von der Zeugung eines Kindes und dem Erleben einer Schwangerschaft zunehmend von den neuesten wissenschaftlich-technischen Fortschritten der Reproduktionsmedizin betroffen. Die Entwicklung der In-vitro-Technik im Kontext der assistierenden Reproduktionsmedizin hat durch die Verlagerung der Gametenvereinigung aus dem weiblichen Körper in ein

---

37 Für die Begriffsautarkie vgl. Augsberg 2010.
38 Nicht zuletzt deshalb schlägt Lena Laimböck vor, den Totipotenzbegriff im Recht durch das Kriterium der »qualifizierten Entwicklungsfähigkeit« zu ersetzen. Vgl. Laimböck in diesem Band, 81 – 108, insb. 92 – 103.

Reagenzglas neuartige Handlungsspielräume erzeugt, in denen menschliches
Leben bereits in seinen frühesten biologischen Stadien instrumentalisiert werden kann. Die neu entstandenen Handlungsräume hat der deutsche Gesetzgeber
mit den beiden Gesetzen zum Embryonenschutz (ESchG und StZG) reguliert.

Die gesetzlich zu normierenden Handlungsräume sind zum einen das Innere
des Reagenzglases bzw. der Petrischale, in dem ein menschlicher Embryo entsteht oder sich befindet, zum anderen der Raum zwischen dem Reagenzglas und
dem weiblichen Körper, in den ein In-vitro-Embryo transferiert werden soll
oder eben nicht. Um gewisse Handlungen an einem Embryo innerhalb des
Reagenzglases mit ihren Implikationen rechtlich zu erfassen, griff der Gesetzgeber in den Embryodefinitionen des 1991 in Kraft getretenen Embryonenschutzgesetz (ESchG) und des 2002 erlassenen Stammzellgesetz (StZG) auf den
funktionalen biologischen Fachterminus der Totipotenz zurück. Die Existenz
zweier Gesetze zum Embryonenschutz suggeriert, dass sich die Praxisbereiche
der assistierenden Reproduktionsmedizin und der embryonalen Stammzellforschung voneinander trennen ließen. *De facto* hat sich diese Auffassung längst
als Illusion erwiesen. Die Beeinflussung reproduktionsmedizinischer Vorstellungen und Begriffe durch eine sehr dynamische Stammzellforschung und
Biotechnologie macht deutlich, dass auch das Recht von dem Problem der szi-
entifischen Erodierung eines lebensweltlich verankerten Embryoverständnisses
betroffen ist.

Durch die Verwendung einer rechtsfremden Terminologie in einem Rechts-
text, zumal in einer Legaldefinition, wird dieser selbst zu einem Rechtsterminus
mit juridisch-argumentativer Funktion. Von daher ist insbesondere vor dem
Hintergrund der Problematisierung des entwicklungsbiologischen Totipotenzbegriffs zu prüfen, in welchem Verhältnis dieser zu den verhältnismäßig unreflektiert verwendeten rechtlichen Totipotenz- sowie Embryobegriffen steht und
ob »Totipotenz« im Recht zu einem »überforderte[n] Kriterium der Schutzwürdigkeit« menschlicher Embryonen wird.[39]

3.2   Embryo und Totipotenz im StZG

Das Stammzellgesetz (StZG) ist die Frucht der im Jahr 2001 geführten öffentlichen Debatte über die moralische und verfassungsrechtliche Vertretbarkeit der
Verwendung früher menschlicher Embryonen für die embryonale Stammzell-

---

39 So der Buchtitel von Huber 2009. Für die spezifisch rechtswissenschaftliche Analyse und
    Bewertung der Embryodefinitionen in ESchG und StZG siehe die rechtswissenschaftlichen
    Beiträge in diesem Band, 81–161.Vgl. ferner Taupitz 2009, 107–152 sowie im Folgenden
    Günther/Taupitz/Kaiser 2008.

forschung (ESF). Ziel des Stammzellgesetzes ist es, die ESF in Deutschland zu ermöglichen und zugleich jeglichen von Deutschland ausgehenden Anreiz für die Erzeugung von menschlichen Embryonen für die embryonale Stammzellforschung zu unterbinden. Im Fokus der Stammzelldebatte von 2001 stand zunächst die Legitimierung der Einfuhr von Stammzelllinien aus dem Ausland, die bereits vor dem 1. Januar 2002 aus »überzähligen« menschlichen Embryonen erzeugt worden waren. Unter »überzähligen Embryonen« werden bislang aus einer Ei- und Samenzelle *in vitro* erzeugte Embryonen verstanden, die im Rahmen einer reproduktionsmedizinischen Assistenzbehandlung übrig geblieben und nicht mehr für den Transfer in den Uterus einer Frau vorgesehen sind. Im Jahr 2008 wurde nach erneuter heftiger Debatte der Stichtag auf den 1. Mai 2007 verschoben, weil die bestehenden embryonalen Stammzelllinien als zu alt und daher für eine Erfolg versprechende ESF als unbrauchbar galten.

Im Sinne der Embryodefinition des Stammzellgesetzes § 3,4 »ist Embryo bereits jede menschliche totipotente Zelle.« Da der Embryo in der Legaldefinition im Hinblick auf seine Ausgangsmaterialien und Entstehungsmethoden nicht weiter qualifiziert ist, signalisiert das Adverb »bereits« in modaler Weise die größtmögliche Extension der Menge menschlicher Entitäten, die zwar nicht totipotent sein müssen, für die aber Totipotenz als Bedingung ausreicht, um die Embryodefinition des StZG zu erfüllen. Damit sind alle pränidativen menschlichen Entitäten erfasst, vollkommen unabhängig von der Art ihrer Entstehung bzw. Erzeugung. Dabei sind nicht nur einzellige Entitäten definiert, auch mehrzellige Gewebeverbände wie z. B. Blastozysten, aus deren innerer Zellmasse schließlich bevorzugt embryonale Stammzellen gewonnen werden, sind in dieser Embryodefinition eingeschlossen.[40] Darüber, ob alle Bestandteile dieser ein- oder mehrzelligen Entitäten menschlich sein müssen oder z. B. nur jene, die im Entwicklungsverlauf den Embryoblasten bilden, aus dem embryonale Stammzellen gewonnen werden können, gibt der Gesetzestext keine Auskunft.

Reprogrammierte menschliche Körperzellen wären, falls sie totipotent wären, von den Regelungen des StZG genauso erfasst wie die tetraploide Komplementierung.[41] Auch schweigt sich die Legaldefinition darüber aus, durch welchen Endzustand der Nachweis von Totipotenz tatsächlich gegeben wäre, – ob durch eine Blastozyste, durch Trophektodermbildung, durch das Erreichen einer Fetalentwicklung oder erst durch die Lebendgeburt. Da aber das durch eine bestimmte erwartbare Wahrscheinlichkeit gegebene Erreichen eines bestimmten Endzustandes stark von der jeweiligen biologischen Spezies abhängt und der Nachweis im Menschenversuch nicht erbracht werden darf, ist außer-

---

40 Zu den Quellen und Methoden der Gewinnung embryonaler Stammzellen vgl. Heinemann/ Kersten 2007.
41 So auch Laimböck in diesem Band, 81 – 108.

dem völlig offen, durch welche Spezies das Erreichen eines definierten Endzustandes für den Humanbereich zumindest als experimentell plausibilisiert gelten soll. Die Verwendung des Totipotenzbegriffs im StZG ist aufgrund seiner methodischen Unbestimmtheit offen für alle embryonalen Funktionsäquivalente und für alle Totipotenzdefinitionen, die vom jeweils herrschenden Stand der biowissenschaftlichen bzw. biomedizintechnischen Forschung vorgegeben werden. Damit wird der Embryobegriff radikal abhängig von der gerade vorherrschenden wissenschaftlich-technischen Totipotenzdefinition mit all ihren angesprochenen Unschärfen und verliert im Extrem jegliche alltagssprachliche Verankerung. Auf ein substanzielles Vorverständnis von dem, was ein Embryo ist, kann bezüglich der Frage, von welchen embryonalen Funktionsäquivalenten menschliche embryonale Stammzellen auch nach dem Stichtag frisch generiert und nach Deutschland importiert werden dürften, nicht mehr rekurriert werden. Gemäß der Legaldefinition des StZG wäre somit auch der Import von Zellen, die z. B. durch die Reprogrammierung von menschlichen Körperzellen gewonnen würden, im Falle ihrer Totipotenz verboten.

3.3   »Es werde (k)ein Embryo!« – Zur Funktion von Totipotenz im ESchG

Während das Stammzellgesetz die Einfuhr und Verwendung von hES-Zellen für die embryonale Stammzellforschung (ESF) rechtlich normiert und den Anreiz zur Erzeugung von menschlichen Forschungsembryonen mit Hilfe einer weiten, alle embryonalen Funktionsäquivalente umfassenden Totipotenzdefinition zu unterbinden sucht, reguliert das ESchG einen anderen Praxisbereich, nämlich den medizinisch-technischen Bereich der assistierten Reproduktion. Das ESchG zielt darauf ab, menschliche Embryonen *in vitro* ausschließlich für Fortpflanzungszwecke entstehen zu lassen und restlos dazu zu verwenden. Es qualifiziert jede anderweitige Verwendung als Missbrauch, seit 2011 allerdings mit Ausnahme der Blastomerenbiopsie für die Durchführung einer PID bei bestimmten genetischen Hochrisikopaaren (§ 3b ESchG). Insofern ist der Schutz menschlicher Embryonen ein gemeinsames Thema der beiden Teilstrafrechtsbestimmungen ESchG und StZG. Dennoch steht nach herrschender Meinung einer Interpretation der Embryodefinition des ESchG durch die zwölf Jahre später formulierte und auf einem aktuelleren Stand von Wissenschaft und Technik befindliche Embryodefinition im StZG das Bestimmtheitsgebot Art. 103,2 GG entgegen, das lautet: »Eine Tat kann nur bestraft werden, wenn die Strafbarkeit gesetzlich bestimmt war, bevor die Tat begangen wurde.« Als Schutz vor willkürlicher Verurteilung gilt, dass kein Straftatbestand vorliegt, wenn eine Handlung eine Entität betrifft, die nicht zweifelsfrei im Definitionsbereich der einfachgesetzlichen Regelung erfasst ist. Da folglich ESchG und StZG jeweils als voneinander unabhängige Teile des Nebenstrafrechts behandelt werden müssen, kommt der Frage, welche Entitäten in der Legaldefinition eines menschlichen Embryos in dem jeweiligen Gesetzestext *buchstäblich* erfasst sind, eine entscheidende Rolle zu. Die Unabhängigkeit der beiden rechtlichen Embryodefinitionen voneinander erfordert, auch die Funktion des Totipotenzbegriffs und sein Verhältnis zum Embryobegriff im Embryonenschutzgesetz gesondert zu betrachten.

3.3.1 Der Embryo als Eizellderivat, Totipotenz und die Relativierung der Befruchtung

Im ESchG § 8,1 wird der menschliche Embryo folgendermaßen definiert:

> »Als Embryo im Sinne dieses Gesetzes gilt bereits die befruchtete, entwicklungsfähige menschliche Eizelle vom Zeitpunkt der Kernverschmelzung an, ferner jede einem Embryo entnommene totipotente Zelle, die sich bei Vorliegen der dafür erforderlichen weiteren Voraussetzungen zu teilen und zu einem Individuum zu entwickeln vermag.«

Die Embryodefinition des ESchG ist erkennbar zweigliedrig. Sie besteht aus einem vollständigen Hauptsatz, der den Embryo als »befruchtete, entwicklungsfähige menschliche Eizelle vom Zeitpunkt der Kernverschmelzung an« definiert, und einem unvollständigen Hauptsatz, der die Eigenschaft der Totipotenz ins Spiel bringt. Dieser zweite Teil bestimmt all jene totipotenten Zellen ebenfalls als menschliche Embryonen, die einem menschlichen Embryo im zuvor definierten Sinne entnommen wurden. Die rechtliche Totipotenzbestimmung ist also von der im ersten Teil der Legaldefinition gegebenen Embryobestimmung abhängig. Das bedeutet, dass die für alle embryonalen Funktionsäquivalente prinzipiell offene molekularbiologische Totipotenzbestimmung von allen Bestimmungen eingeschränkt wird, denen der Embryobegriff im ersten Hauptsatz der Legaldefinition unterworfen ist. Damit liegt ein – verglichen mit der Embryodefinition des Stammzellgesetzes – umgekehrtes Abhängigkeitsverhältnis zwischen den Begriffen Embryo und Totipotenz vor.

Ein wesentlicher Unterschied zur Legaldefinition des StZG besteht in der substantiellen Rückbindung des Embryobegriffs an seine Herkunft aus einer befruchteten menschlichen Eizelle. Aufgrund dessen wird in der Kommentarliteratur die Auffassung vertreten, dass reprogrammierte Somazellen selbst für den Fall des Erreichens eines totipotenten Stadiums wohl nicht als Embryonen im Sinne der Legaldefinition des ESchG gelten würden, weil sie keine Derivate von befruchteten menschlichen Eizellen darstellten.[42] Der erste Teil der Embryodefinition des ESchG setze dies jedoch als notwendige Bedingung für die

---

42 Günther/Taupitz/Kaiser 2008, § 8 Rn 62.

Identifizierung von Embryonen voraus. Dasselbe gilt für die Erzeugung eines menschlichen embryonalen Funktionsäquivalents mittels z. B. tetraploider Komplementierung, denn weder pluripotente embryonale Stammzellen noch tetraploide Ergänzungsembryonen gelten als Embryonen im Sinne des EschG.[43] Damit wird auch die Totipotenzbestimmung auf Produkte aus befruchteten Eizellderivaten eingeschränkt.

Umstritten ist, ob auch der SCNT-Embryo von der Legaldefinition miterfasst ist. Orientiert man sich an dem im Strafrecht so wichtigen Bestimmtheitsgebot (Art. 103,2 GG), dann ist ein SCNT-Embryo nicht aus einer in § 8,1 EschG geforderten Befruchtung hervorgegangen. Die Verunsicherung durch das mittels Zellkerntransfer erzeugte Klonschaf Dolly hat jedoch zu einer diffizilen Rechtsauslegung um das Adverb »bereits« geführt.[44] Obwohl das zeitliche Verständnis im Sinne von »schon« alltagssprachlich nahe liegt und »bereits« das Stadium der Auflösung der Zellkernmembrane in der befruchteten Eizelle als Embryonalstadium im Sinne des EschG qualifiziert, spricht sich offensichtlich eine Mehrheit rechtswissenschaftlicher Kommentatoren für ein modales Verständnis im Sinne von »auch« aus, in dem dann neben den lediglich exemplarisch genannten Befruchtungsembryonen »auch« SCNT-Eizellderivate inbegriffen wären.[45] Diese sprachlich konstruiert wirkende Auslegung von § 8,1 EschG versucht auf der einen Seite, dem Bestimmtheitsgebot Genüge zu tun und zugleich der neuartigen Erfahrung Rechnung zu tragen, dass offensichtlich auch das Schaf Dolly und die seither durch Zellkerntransfer anstelle sexueller Befruchtung erzeugten lebenden Säugetierklone ein Embryonalstadium durchlaufen haben müssen. Die biotechnischen Erfolge im Säugetierbereich genügen einer Mehrheit von Rechtsinterpreten offensichtlich, um die Möglichkeit der Erzeugung eines Menschen durch Zellkerntransfer in beunruhigende Nähe gerückt und daher in der Embryodefinition des EschG als inbegriffen zu betrachten – wenngleich um den Preis der sprachlichen Plausibilität. – Zusätzlichen Rückhalt findet diese sprachlich kontraintuitive weite, SCNT-Entitäten einschließende, Interpretation von § 8,1 EschG im Verbot der Erzeugung von menschlichen Embryonen mit dem gleichen Erbgut wie ein »Foetus«, ein geborener »Mensch« oder ein »Verstorbener« (§ 6,1 EschG), weil diese Formen von

---

43 Vgl. Heinemann/Kersten 2007, 169.
44 Vgl. zu der diffizilen Interpretation insbesondere des Wortes »bereits« in der Legaldefinition Taupitz 2009, bes. 129–135; ferner Advena-Regnery et al. 2012, 222 f. – Durch die Geburt des Klonschafs Dolly im Jahr 1996 stand erstmals die Frage im Raum, welchen Rechtsstatus ein derart geklonter Mensch besitzen würde; vgl. exemplarisch dazu Ach/Brudermüller/Runtenberg 1998.
45 Vgl. dazu Advena-Regnery et al. 2012, 223 f.

Klonierung zwar nicht nur durch Zellkerntransfer, jedenfalls aber nicht durch Splittingverfahren von Befruchtungsembryonen erreicht werden können.[46]

Die Auswirkung der substantiellen Rückbindung des Embryoverständnisses an die Natur eines befruchteten Eizellderivats ist ambivalent: Sie verhindert zwar, dass der Embryobegriff wie in der Legaldefinition des StZG zu einem Spielball der Biotechnologie wird, aus beliebigen zellulären oder molekular-biologischen Bausteinen embryonale Funktionsäquivalente zu entwickeln. Stattdessen wird er an substantielle embryologische Vorverständnisse rückge-bunden, die dem durch die Behandlung von Fruchtbarkeitsstörungen alltags-relevant gewordenen reproduktionsmedizinischen Embryoverständnis entlehnt sind. Aber gerade das reproduktionsmedizinische Verständnis von menschli-chen Embryonen als Befruchtungsprodukte gerät unter dem sinnlichen Ein-druck von SCNT-Lebendgeburten im Säugetierbereich unter Druck. So ist es nur folgerichtig, dass sich die Erfolge der nicht-humanen Stammzellforschung im juristischen Meinungsstreit darüber niederschlagen, ob etwaige menschliche SCNT-»Embryonen« ebenfalls unter die Legaldefinition des ESchG gefasst werden könnten. Eine noch viel größere Bandbreite von möglichen reproduk-tiven Klonierungstechniken entsteht dadurch, dass diese, sofern sie nicht einmal mehr unmittelbar auf eine Eizelle zurückgreifen müssen, von der jetzigen Em-bryodefinition im ESchG nicht erfasst werden können, ohne den Wortlaut der Embryodefinition im ESchG nicht nur zu dehnen, sondern letztlich zu sprengen.

Für Techniken der Reprogrammierung oder Transdifferenzierung von hES- und hiPS-Zellen gilt, dass diese von § 8,1 ESchG erfasst wären, falls aus ihnen Gameten künstlich erzeugt würden, aus denen entwicklungsfähige Befruch-tungsembryonen (sowie SCNT-Embryonen) hergestellt werden könnten.[47] Dies wäre ein Verfahren, das auf unerwartete Weise die sexuelle Befruchtung von Eizellen durch Samenzellen *in vitro* einschließen könnte, die zuvor durch in-duzierte Gametogenese von hES- oder Somazellen gewonnen wurden. Die auf

---

46 Vgl. Taupitz 2009, 132.
47 Vgl. zu der Erzeugung von Gameten aus iPS-Zellen den Beitrag von Cantz in diesem Band, 57–65 sowie Sparrow 2013, 1–7. Sparrow berichtet, dass bereits lebende Mäuse geboren sind, die aus Gameten erzeugt wurden, die zuvor aus ES-Zellen entwickelt worden waren (2013, 2) und beschreibt Zukunftsszenarien, die sich aus den Kombinationsmöglichkeiten der verschiedenen Techniken ergeben: »If it proves possible to derive gametes from iPS cells, or from embryonic stem cells derived from embryos created by (hypothetical) somatic cell nuclear transfer (SCNT), this would allow the creation of the genetic offspring of any person from whom a somatic cell containing nuclear DNA could be sourced. Thus, in vitro game-togenesis could serve as a powerful new technology to overcome infertility, especially for men who are unable to produce viable sperm, women who have undergone premature menopause, and for those who have lost their gonads due to injury or had them removed in the course of cancer treatment.« (Sparrow 2013, 3)

diese Weise produzierte Entität wäre folglich ein befruchtetes Eizellderivat und fiele zweifelsfrei unter die Embryobestimmung von § 8,1 EschG.

3.3.2 Embryo, Totipotenz und die Frage nach dem Beginn des menschlichen Embryos

Die gesetzliche Festlegung, dass ein Embryo erst vom »Zeitpunkt der Kernverschmelzung an« gegeben ist, ist biologisch problematisch, da der Begriff der »Kernverschmelzung« für die menschliche Zygote korrekturbedürftig ist. Sofern damit aber die Anordnung der Chromosomenpaare in der Metaphasenplatte nach Auflösung der Zellkernmembranen gemeint ist, werden die totipotenten Vorkernstadien zwischen Befruchtung und Chromosomenpaarung von der Embryodefinition ausgenommen. Selbst wenn man die sogenannte »Kernverschmelzung« genomzentriert als Entstehung eines neuen *genetischen Individuums* interpretiert, ist einzuwenden, dass die genetische Identität des menschlichen Embryos bereits zuvor mit der Abschnürung des zweiten Polkörperchens, d. h. mit der Vollendung der Meiose gegeben ist. Damit ist der Embryobegriff des Embryonenschutzgesetzes im Vergleich zu dem klassischen reproduktionsmedizinischen Embryobegriff[48] enger, erlaubte aber nach dem damaligen Stand der Technik die Durchführung der In-vitro-Fertilisation in Deutschland.[49]

Für den Fall, dass der klassische Befruchtungsembryo jedoch nur als ein mögliches Beispiel für ein entwicklungsfähiges Eizellderivat gilt (s. o. unter 3.3.1 Der Embryo als Eizellderivat, Totipotenz und die Relativierung der Befruchtung), führt dies zu einer Erweiterung des klassischen reproduktionsmedizinischen Säugetierembryobegriffs durch asexuell erzeugte SCNT-Entitäten. Zugleich wird dadurch die Frage nach dem zeitlichen Anfang eines Embryos neu aufgeworfen, weil es beim SCNT-Verfahren keine wie auch immer geartete Vereinigung zweier (Gameten-)Zellkerne gibt, da nur ein einziger Zellkern in

---

48 Die Periode der Embryogenese umfasst die Entwicklung einer ungeborenen Leibesfrucht von der Befruchtung bis zum Abschluss der Ausbildung der inneren Organe (Organogenese). In der darauf folgenden Phase der Reifung und des Größenwachstums spricht man vom Fetus oder Fötus bzw. von der Fetalphase.

49 Huber (2009, 45) erläutert: »Damit nimmt die gesetzliche Regelung die etwa 24 Stunden andauernde Phase von der Zellfusion bis zur Bildung der Metaphasenplatte […] von rechtlichem Schutz aus. Diese Festlegung hat weit reichende praktische Konsequenzen, da sie die IVF in Deutschland über einen langen Zeitraum hinweg erst ermöglichte: Bis vor kurzem ließen sich reife unbefruchtete Oozyten nicht mit zufrieden stellendem Ergebnis kryokonservieren, sodass alle gewonnenen Einzellen befruchtet und die überzähligen vor der Kernverschmelzung eingefroren werden mussten, um für einen weiteren Embryotransfer eine erneute Follikelpunktion zu vermeiden […]. Für diese totipotenten Vorkernstadien greifen aber die Bestimmungen des EschG nicht.« Vgl. zur biologischen Unsachgemäßheit der »Kernverschmelzung« auch Günther/Taupitz/Kaiser 2008, § 8 Rn 31.

dem Verfahren eine Rolle spielt (der noch dazu somatischer Herkunft ist). Von rechtswissenschaftlicher Seite werden zwei Zeitpunkte vorgeschlagen, nämlich der, der »Aufnahme des Zellkerns in das Zytoplasma der entkernten Eizelle«[50], und der »Zeitpunkt der Fähigkeit zur ersten Zellteilung«[51]. Der erstgenannte Vorschlag besitzt den rechtspragmatisch ausschlaggebenden Vorteil, als Indizienbeweis für eine faktisch vollzogene Experimentalhandlung zu taugen. Ob mit dieser Handlung tatsächlich eine entwicklungsfähige Entität erzeugt wurde, könnte nur durch ein verbotenes Humanexperiment *ex post* bewiesen werden. In diesem Zusammenhang wäre zu diskutieren, ob zusätzlich die Frage der Wahrscheinlichkeit, mit der jeweils definierte Entwicklungsstadien erreicht werden, eine Rolle spielen sollte, da diese im Fall des SCNT-Eizellderivats im Vergleich zum Standard-Befruchtungsembryo viel niedriger ist oder ob ein singulärer empirischer Nachweis von Entwicklungsfähigkeit als ausreichend betrachtet werden sollte.

Die erläuterten Kasualien der Embryodefinition wirken sich jedenfalls auch auf den von dieser im ersten Halbsatz abhängigen zellbiologischen Totipotenzterm aus, insofern eben nicht alle möglichen totipotenten Entitäten als Embryonen im Sinne des Gesetzes gelten, sondern nur solche als totipotent vermutete menschliche Einzelzellen, die menschlichen Embryonen in dem zuvor definierten Sinne entnommen wurden. Totipotenz dient somit der Definierung von isolierten Einzelzellen als Embryonen, die aus einer Blastomerenbiopsie als einer Form des Embryosplittings hervorgegangen sind. Als embryonale Blastomerenlieferanten kommen dabei klassische Befruchtungsembryonen und – wie oben erläutert, je nach Interpretation des Wörtchens »bereits« – eventuell auch SCNT-geklonte Eizellderivate in Betracht.

Die Blastomerenbiopsie stellt nach § 6,1 ESchG eine grundsätzlich verbotene Klonierungshandlung dar. Der Totipotenzbegriff kommt im ESchG folglich mit Bezug auf solche entwicklungsfähigen menschlichen Entitäten ins Spiel, deren Erzeugung grundsätzlich verboten ist. Ursprünglich verfolgte der Gesetzgeber mit dem Rückgriff auf den entwicklungsbiologischen Totipotenzbegriff aber die Absicht, die Präimplantationsdiagnostik (PID) in Deutschland zu untersagen.[52] Der moralisch neuralgische Punkt in der PID-Debatte ist aber nicht die Klonierung, sondern die diskriminierende Selektion und Qualitätskontrolle am menschlichen Lebensbeginn sowie der Verbrauch einer totipotenten menschlichen Blastomere zu diesen Zwecken. Seit 2011 kann die Durchführung einer PID im Fall von Befruchtungsembryonen von genetisch schwer belasteten Hochrisikopaaren im Einzelfall nach § 3a ESchG jedoch erlaubt werden. Sofern

---

50 Taupitz 2009, 135.
51 Taupitz 2009, 134.
52 Keller/Günter/Kaiser 1992, 196 Rn 13.

die PID dann aber an als totipotent geltenden Blastomeren durchgeführt wird, hieße das im Umkehrschluss, dass zumindest für exzeptionelle Diagnosezwecke auch das Klonierungsverbot § 6,1 ESchG nicht mehr ausnahmslos gelten würde. Signifikant ist ferner, dass selbst in dem günstigen Fall einer PID, nach der sich der biopsierte menschliche Embryo als genetisch unbelastet erweist, die von ihm isolierte erbgleiche und als totipotent geltende Zelle, die gerade deshalb als Embryo im Sinne des ESchG gilt, geopfert wird. Erneut wird deutlich, wie ein mit Hilfe des funktionalen Totipotenzterminus definierter Embryobegriff nicht nur in rechtspragmatische Probleme der Beweisbarkeit, sondern auch in begrifflich erzeugte Aporien eines in sich widersprüchlichen ESchG führt.

3.3.3 Embryo, Totipotenz und die Frage nach dem Entwicklungsendpunkt

Die Legaldefinition des ESchG schränkt den Begriff des menschlichen Embryos zum einen materialiter auf Eizellderivate und zum andern durch den Zeitpunkt der Karyogamie, der jedoch im Fall von menschlichen SCNT-Embryonen nicht greift, als *terminus a quo* ein. Hinsichtlich des *terminus ad quem* bleibt Totipotenz jedoch unbestimmt. Denn durch welchen Entwicklungsendzustand ein »Individuum« verwirklicht und damit zugleich die Entwicklungsfähigkeit des menschlichen Eizellderivats belegt ist, ob schon mit der Ausbildung einer Blastozyste[53] oder erst mit dem Erreichen der numerischen Individualität durch Ausbildung des Primitivstreifens[54] oder gar erst mit der Geburt, darüber gibt die Definition selbst keine Auskunft. Ob und wie weit ein menschlicher Embryo entwicklungsfähig ist oder aufgrund von Schädigung nicht über ein bestimmtes Stadium hinauskäme, könnte nur in verbotenen Humanexperimenten überprüft werden. Daher gilt nach verbreiteter Meinung ein Embryo als entwicklungsfähig und daher dem »Schutzbereich des Gesetzes« unterstellt, »solange er lebt«.[55] Da die stark speziesspezifische Totipotenz somit rechtlich nicht beweisbar ist, ist

---

53 Zur Blastozystenbildung sind auch Parthenoten fähig. Diese sind aber durch die Bestimmung, dass das Eizellderivat »befruchtet« sein muss, um als Embryo zu gelten, ausgeschlossen.

54 Die geschlechtliche und die genetische Bestimmtheit (»Identität«) eines menschlichen Embryos werden vor dem Zeitpunkt der Karyogamie erreicht und sind daher von der Embryodefinition § 8,1 ESchG ausgeschlossen. So bliebe, wenn mit »Individuum« tatsächlich Bestimmtheit durch Unteilbarkeit gemeint sein sollte, die Ausbildung des Primitivstreifens ein plausibler Nachweis für die Entwicklungsfähigkeit und damit für die vermutete Totipotenz des embryonalen Eizellderivats. Allerdings hat die Diskussion über die Möglichkeit der Entwicklungshemmung von frühen entwicklungsfähigen embryonalen Eizellderivaten gezeigt, dass dies als illegitime Schädigung früher Embryonen betrachtet wird.

55 Taupitz 2009, 124.

die Frage nach einem definierten Entwicklungsendpunkt des Totipotenzbegriffs im Rahmen des ESchG gegenstandslos.[56]

Am plausibelsten lässt sich ein zu erreichender Entwicklungsendpunkt eines Individuums durch die Reichweite des Geltungsanspruchs des ESchG herleiten.[57] Nach Taupitz schlägt die juristische Literatur hierfür nach erfolgtem Embryotransfer den Abschluss der Nidation, für den Fall der nach § 2,2 verbotenen extrakorporalen Weiterentwicklung des Embryos den Abschluss der Organogenese, also den Beginn der Fetalentwicklung vor.[58] Diese rechtswissenschaftlichen Vorschläge lassen sich zwar nicht aus Bestimmungen des ESchG selbst herleiten, aber aus den dann beginnenden strafgesetzlichen Schutzbestimmungen in §§ 218 ff. StGB plausibilisieren. Das bedeutet für den im ESchG gegebenen Totipotenzbegriff, dass die Totipotenz einer menschlichen embryonalen Entität spätestens mit ihrer Nidationsfähigkeit juristisch als erwiesen gelten müsste, da die extrakorporale Weiterentwicklung über diesen Zeitpunkt hinaus strafrechtlich verboten ist.

Obwohl sich auch Produkte aus der tetraploiden Komplementierung als entwicklungs-, nidations-, ja sogar geburtsfähig gezeigt haben, werden sie von dem rechtswissenschaftlichen Totipotenzbegriff des ESchG nicht erfasst. Denn humane embryonale Stammzellen (hES-Zellen) werden zwar der inneren Zellmasse (ICM) befruchteter lebender Eizellderivate entnommen und sind somit mittelbare Eizellderivate, aber sie gelten weder als totipotent noch sind sie unmittelbare Produkte eines Befruchtungsereignisses.[59] Daher sind sie keine menschlichen Embryonen im Sinne von ESchG § 8,1. Allein über das Klonierungsverbot § 6 ESchG könnte die tetraploide Komplementierung in ihrer Eigenschaft als Klonierungsmethode begriffen werden, ohne aber je Embryonen im Sinne der Legaldefinition des ESchG hervorzubringen.

3.4   Zwischenfazit: Das Totipotenzdilemma der Embryobestimmung im rechtlichen Embryonenschutz

Schon anhand der zunächst erörterten rechtswissenschaftlichen Kontroverse über die Frage, ob § 8,1 ESchG auch SCNT-Entitäten als Embryonen qualifiziert oder nicht, deutete sich an, dass der Begriff des Embryos jeglicher substantieller

---

56   Vgl. dazu Taupitz 2009, 127 – 129.

57   Vgl. Günther/Taupitz/Kaiser 2008, § 2 Rn 59.

58   Taupitz 2009, 110.

59   Mittelbar entspringen alle menschlichen Zellen einer weiblichen Eizelle. Der Clou der Embryodefinition von § 8,1 ESchG liegt aber darin, dass menschliche Embryonen nur als unmittelbare Eizellderivate und als totipotente Zellen, die diesen bis zum 8-Zell-Stadium entnommen wurden, definiert sind.

Festlegung durch Herkunftsmaterialien zu entgleiten droht. Es scheint sich ein *semantisches Dilemma* abzuzeichnen: *Entweder* wird der Embryobegriff von den Fortschritten der biotechnischen Forschung, aus beliebigem biologischen Material auf vielerlei Wegen eine Säugetierentwicklung u. U. bis zur Geburt in Gang zu setzen, vor sich her getrieben und dem funktionalen Experimentalterm Totipotenz, wie in der Embryodefinition des Stammzellgesetzes, unterworfen. Dann lösen sich mit dem rein nominalen Festhalten am Ausdruck Embryo alle bisher gültigen substantiellen alltags- und rechtsrelevanten Vorstellungen von sexueller Fortpflanzung im Säugetierbereich auf, die im Rahmen eines Gesetzes zum Schutz von menschlichen Embryonen lebensweltliche Orientierungsfunktion besitzen. Dass der rechtliche Totipotenzbegriff in ESchG und StZG dabei auf die Fähigkeit einer Einzelzelle definitorisch festgelegt ist, hat lediglich die missliche Nebenwirkung, dass Verfahren wie die tetraploide Komplementierung, mit der bereits lebende Mäuse erzeugt wurden, nicht durch die Embryodefinition erfasst sind. Wenn man aber bedenkt, dass das ESchG auch solche Entitäten als »Embryonen« anspricht, die in der Legaldefinition § 8,1 ESchG gar nicht enthalten sind, z. B. das differenzierungsfähige Produkt der »Befruchtung einer tierischen Eizelle mit dem Samen eines Menschen« (§ 7,3 ESchG), könnte man dafür argumentieren, dass etwaige entwicklungsfähige Produkte einer tetraploiden Komplementierung rechtspragmatisch als Klone erfasst wären. Eine befriedigende Bestimmung des Verhältnisses zwischen den Begriffen Embryo, Totipotenz und Klon wäre damit aber nicht gegeben. Angesichts dessen fragt man sich, worin eigentlich noch der Sinn der Legaldefinition § 8,1 ESchG für einen menschlichen Embryo besteht – soweit zu der einen Seite des Dilemmas.

Die *Alternative* wäre, den Embryobegriff für die Bezeichnung von Anfangsstadien traditioneller sexueller Fortpflanzungsprodukte in der Klasse der Mammalia zu reservieren. Dann existieren jedoch bereits viele Säugetiere, die mit Hilfe vielfältiger asexueller biotechnischer Möglichkeiten erzeugt und im Uterus eines hormonell stimulierten weiblichen Tiers ausgetragen wurden und dann *per definitionem* nie ein Embryonalstadium durchlaufen hätten. Diese Konsequenz ist jedoch kontraintuitiv, wenn man unter dem Embryonalstadium die dem Fetalstadium vorausgehende Organogenese versteht.

Bezieht man in dieses semantische Dilemma nun auch noch die Beobachtung *normativer Widersprüchlichkeit* ein, dass der »Kern des Problems« nicht einmal so sehr darin gesehen wird, dass ESchG und StZG unterschiedliche Embryonendefinitionen verwenden, sondern vor allem darin, »dass *innerhalb des Embryonenschutzgesetzes* menschliche ›Embryonen‹ zum Teil geschützt, zum Teil aber auch von einem Transferverbot erfasst werden (s. § 6 Abs. 2 und § 7 Abs. 2

Nr. 1a) und damit absterben müssen«[60], dann zeigt sich, dass der Embryobegriff seine ehemals lebensweltliche Funktion normativer Orientierung im ESchG angesichts der sich mit den *in vitro*-Techniken bietenden vielfältigen Manipulationsmöglichkeiten vollends eingebüßt hat. Es gilt im Rahmen des ESchG eben nicht mehr unbesehen, dass die Entwicklungsfähigkeit menschlicher Embryonen von allen Beteiligten zu fördern ist, weil eine strikte Trennung zwischen molekularbiologischer Grundlagenforschung und Reproduktionsmedizin nicht mehr aufrecht zu halten ist.

Für die Analyse des Totipotenzbegriffs im Recht ist aufschlussreich, dass dieser die Schutzfunktion des lebensweltlichen Embryobegriffs gerade nicht übernimmt. Totipotenz charakterisiert im § 8,1 ESchG gerade solche durch Blastomerenbiopsie erzeugten Entitäten, die als in der Regel verbotene Klonierungsprodukte *nicht* zur Entwicklung gebracht werden sollen (§ 6,2 ESchG), seit 2011 aber ausnahmsweise zu präimplantativen Diagnosezwecken erzeugt und verbraucht werden dürfen (§ 3a ESchG). Damit ist ersichtlich, dass die rechtliche Rezeption des Totipotenzbegriffs diesen nicht normativ als Begründung für einen Anspruch auf Weiterentwicklung, sondern rein deskriptiv verwendet. Eher könnte man sagen, dass der *Totipotenzbegriff im Recht* als *Problemindikator* fungiert, weil er auf problematische Weise erzeugte entwicklungsfähige menschliche Entitäten kennzeichnet, die nicht weiterentwickelt werden sollen. Die Begründung der positivrechtlichen Differenzierung in menschliche Embryonen, die im reproduktionsmedizinischen Kontext weiterentwickelt werden sollen, und solchen totipotenten menschlichen embryonalen Entitäten, die nicht weiterentwickelt werden, ja am besten erst gar nicht entstehen sollen, ist dem Gesetzestext nicht explizit zu entnehmen. Jedenfalls können offensichtlich weder der deskriptiv biologische noch der rechtliche Totipotenzbegriff mit dem philosophisch-ethischen »schutzverleihenden« Potentialitätsargument identifiziert werden.[61] Die nun folgende Analyse macht deutlich, dass die normative Quelle nicht einfach in der biologischen Entwicklungsfähigkeit menschlicher Embryonen begründet liegen kann, und zwar nicht nur nicht in Bezug auf die experimentell erzeugte Eigenschaft der Totipotenz – durch welche Ausgangssubstanzen und durch welches Entwicklungsstadium auch immer diese definiert wird –, sondern auch nicht bei dem viel diskutierten Potentialitätsargument.

---

60 Taupitz 2009, 112.

61 Ach/Schöne-Seifert/Siep (2006, 289) wie auch Ricken (2006, 323–326) und Birnbacher (2006, 329) verstehen den Totipotenzbegriff in § 8,1 ESchG dagegen analog zum Potentialitätsargument als schutzverleihende Eigenschaft.

4.   Totipotenz – Potentialität – Potentialitätsargument

Die bisherige Analyse verdeutlicht, dass der Totipotenzbegriff nicht mit dem in der ethischen Embryonenschutzdebatte prominenten Potentialitätsargument identifiziert werden kann. Von der biologisch-deskriptiven Totipotenz lassen sich keine moralischen Werte oder Normen ableiten. In seiner rechtlich-normativen Verwendung kennzeichnet der Terminus entwicklungsfähige menschliche »Embryonen«, die in der Regel nicht erzeugt und erst recht nicht in einen Uterus transferiert werden sollen. Die *Potentialität*, auf die das ethische *Potentialitätsargument* referiert, ist folglich von der experimentell erzeugten *Totipotenz* biologischer Entitäten zu unterscheiden. In welchem Verhältnis diese drei Begriffe zueinander stehen und woher das Potentialitätsargument seine ethische Kraft bezieht, soll im Folgenden erarbeitet werden.

4.1   Potentialität – ein Begriff der aristotelischen Naturphilosophie

Potentialität ist ein ins Lateinische übersetzter Begriff der Naturphilosophie des Aristoteles und bezeichnet das Vermögen von Dingen in der Welt, sich in den Grenzen ihrer Artnatur zu verändern.[62] Aristoteles analysiert mit den Begriffen *dynamis* (lat. *potentia* / Vermögen) und *energeia* (lat. *actualitas* / Verwirklichung), wie Veränderung von Dingen überhaupt begriffen werden kann. Dabei lässt er sich als akribischer Naturbeobachter von der Erfahrung leiten, dass die natürlichen Dinge sich nicht beliebig, sondern irgendwie regelhaft ihrer Natur gemäß verändern.

Aristoteles glaubte, dass er mit »*vier Typen von Erklärungsfaktoren* […] ein vollständiges Wissen von und eine vollständige Einsicht in irgendeine Sache« gewinnen könne.[63] Diese vier Faktoren werden traditionell als aristotelische Lehre von den vier Ursachen bezeichnet, weil sie vier »verschiedene Sorten von Antworten auf die Frage ›Warum‹ oder ›Weswegen‹« liefert. Die Materialursache (lat. *causa materialis*) beantwortet die Frage, aus welchem Stoff (griech. *hyle*) etwas besteht. Die Form oder Gestalt (griech. *morphe*) ist die Ursache (lat. *causa formalis*) dafür, warum etwas ein Ding von bestimmter Art ist. Die Wirkursache (lat. *causa efficiens*) erklärt den »Ursprung der Veränderung oder des Gleichbleibens« einer Entität und die Zielursache (*causa finalis*) legt dar, worum willen etwas ist, was der Zweck (griech. *telos*) der Existenz eines Dinges ist.[64]

---

62 Die Analyse folgt wesentlich der Interpretation von Ackrill 1985, insbes. Kap. 4 »Erklärung in den Naturwissenschaften«. Vgl. auch Seidel 2010, bes. 280–285.

63 Ackrill 1985, 59.

64 Ackrill 1985, 58 f.

Die Antwort auf die Frage nach dem *Ursprung der Veränderung* eines Dinges entscheidet darüber, ob es sich um eine natürliche oder eine künstliche Entität handelt. Liegt die *Wirkursache* für die Veränderung eines Dinges nämlich in einem Handwerker oder Künstler, – ist sie also extrinsisch, wie man heute sagen würde – dann handelt es sich um ein Erzeugnis einer menschlichen Handlung – ein *Artefakt*. Inhäriert die Wirkursache jedoch der Entität selbst, dann handelt es sich um ein *Naturding*. Dabei wird die natürliche Wirkursache dem menschlichen wirkmächtigen intentionalen Akteur analog vorgestellt. In der Rede von der Potentialität eines Naturdings, die zweckvolle Endgestalt eines Individuums seiner Artnatur gemäß zu verwirklichen, wird die natürliche Entität in *Analogie* zu einem intentionalen Handlungssubjekt gedacht.

Im Fall von sich entwickelnden Lebewesen operiert Aristoteles mit der naturphilosophisch-»biologischen« Idee einer agierenden Lebensbewegungsseele (griech. *psyche*, lat. *anima*), die als formgebender, auf eine Endgestalt zielender »Akteur« einen gegliederten materiellen Körper als Werkzeug (griech. *to organon*, lat. *instrumentum*) zur Verwirklichung ihrer Lebensbewegungsvermögen (Ernährung, Wachstum, Sinnesorganvollzüge, Fortpflanzung etc.) – ihrer Potentialitäten – benutzt. Lebewesen werden in der aristotelischen Biologie nach dem technomorphen Modell eines Organismus gedacht. Entscheidend ist dabei, dass die hylemorphistischen Lebewesen stets nur ihre im Kosmos festgelegten artspezifischen Endgestalten ontogenetisch verwirklichen oder im Fortpflanzungsakt auf den Weg bringen können. Die konkreten Individuen sind stets mehr oder weniger vollkommen ausgeprägte Repräsentanten ihrer Art. Aber auch der Künstler und Handwerker vermag nach Aristoteles lediglich die Natur nachzuahmen und zu vollenden, weil schon allein die stofflichen Notwendigkeiten einer völlig beliebigen Zwecksetzung Grenzen setzen.[65] Bei Aristoteles ist das herstellende Handeln »als Fortsetzung des Naturgeschehens zu verstehen, so dass sich die technischen Produkte sinnvoll in die teleologische Grundorientierung der aristotelischen Welt einpassen«.[66]

Die *aristotelische Potentialität* – z. B. eines beseelten Embryos – fungiert demnach als ein *naturteleologischer*, d. h. ein *handlungstheoretischer Analogiebegriff*. Aristoteles versucht also, speziesspezifische biologische Entwicklungsprozesse nach dem Modell eines Handwerkers zu begreifen, der ein Artefakt nach einem Idealbild gestaltet – als ob die Natur bzw. das Naturding wie ein Handwerker Veränderungen an natürlichen Dingen oder Dinge der Natur hervorbringe. Wie dieses intentional angestrebte Idealbild in der Vorstellung des Handwerkers als formgebende Zielursache für die Hervorbringung eines Arte-

---

65 Vgl. Ackrill 1985, 71 f.
66 Boldt et al. 2013, 93.

fakts dient, so trägt die organismische *psyche* eine ideale Artform in sich, die sie als Artziel verwirklicht wie ein Handwerksmeister.[67]

4.2   Naturphilosophische Potentialität vs. experimentalbiologische Totipotenz – zur Differenz von natürlicher und technischer Normalität

Vergleicht man nun die aristotelische Potentialität mit dem experimentalbiologischen Totipotenzbegriff, so wird deutlich, dass die neuzeitlich experimentelle Naturwissenschaft sich nicht mehr mit der Perspektive einer *Akteuranalogie* zufrieden gibt, um einen Naturprozess als ein regelhaft auf ein bestimmtes Ende hin ablaufendes Geschehen auf Begriffe zu bringen. Vielmehr sucht sie dieses Geschehen unter definierten Randbedingungen auf durch definierte Handlungen des Experimentators induzierte Wirkursachen zurückzuführen und damit physisch – nicht nur begrifflich – zu rekonstruieren. In der Einstellung neuzeitlicher Experimentalwissenschaft gilt ein Naturphänomen erst als erklärt, wenn es technisch reproduziert werden kann. Darin liegt eine entscheidende Differenz zwischen dem naturphilosophischen Potentialitäts- und dem experimentalbiologischen Totipotenzbegriff. Wird aber der Ablauf eines Naturprozesses bis zur Verwirklichung seines natürlichen Endzustandes nicht nur – wie bei Aristoteles – handlungstheoretisch *begriffen*, also auf handlungsanaloge Begriffe gebracht, sondern vom Experimentator selbst technisch *hervorgerufen*, dann werden der Naturprozess sowie sein Produkt selbst zum Artefakt bzw. – sofern die Bedingungen kontrolliert oder hergestellt werden, unter denen sich biologische Entwicklungsprozesse vollziehen – zum »Bio-

---

67 Ackrill (1985, 83 f.) unterscheidet vier Interpretationen der Naturteleologie des Aristoteles: 1. Die Natur verfolgt tatsächlich Ziele und Zwecke. 2. Dass die Natur Zwecke verfolge, ist nur eine anthropomorphe Redeweise. 3. Mit der Naturteleologie gibt Aristoteles besonderen komplexeren biologischen Gesetzen Ausdruck, die nicht auf Physik oder Chemie reduzierbar sind. 4. Die naturteleologische Sprache ist eine Sprechweise, die biologischen Phänomenen am besten entspricht. – Der Interpretationsstreit um den epistemischen Status der aristotelischen Naturteleologie spiegelt, dass aus Sicht eines modernen szientifisch-rekonstruktiven Erklärungsanspruchs die Analogie als Methode der Naturerkenntnis fundamental geschwächt ist. Aristoteles hätte vermutlich die Unterschiede zwischen den Auslegungsversuchen seiner Naturteleologie oder die Kommentierung, seine Rede von natürlicher Potentialität sei ja »nur« eine Analogie, gar nicht verstanden. – Aus neuzeitlicher Perspektive kritisiert Seidel (2010, 289–294) die überdehnte Zuschreibung von »aktiver Potentialität« als »tendenziell animistisch« (293) und hält resümierend fest: »Anders als in einem bloßen *Als-ob*-Sinne kann von ›aktiven‹ und ›passiven‹ Potenzen *im aristotelisch-scholastischen* Sinn nur bei solchen Organismen und erst ab solchen ontogenetischen Entwicklungsstadien gesprochen werden, die aufgrund ihrer *aktuellen* neuronalen Ausstattung zu intrinsischer Intentionalität – in wie primitiver Form auch immer – imstande sind.« (294; vgl. auch a. a. O. 313 f.).

fakt«.[68] So sind beispielsweise auch embryonale Stammzellen »ein Kunstpro-
dukt, das der menschlichen Manipulation des natürlichen Verlaufs der Kei-
mesentwicklung entstammt«.[69] Und die Totipotenz einer aus einem frühem-
bryonalen Zellverband isolierten Blastomere ist ein artifizieller bzw. biofakti-
scher Zustand, weil die Furchungszelle erst aufgrund ihrer technischen Isolierung als totipotent in Erscheinung treten kann.[70]

Folglich unterscheiden sich Totipotenz und Potentialität nicht nur in *episte-
mologischer* Hinsicht, *wie* in Bezug auf die Erklärung von natürlichen Entitäten
von der *arttypischen Finalursache* Gebrauch gemacht wird, nämlich ob diese
eine konstitutive Erklärungsfunktion besitzt oder lediglich die heuristische
Funktion, eine Forschungsfrage zu generieren.[71] Die Begriffe markieren auch
einen unterschiedlichen *ontologischen* Status des Erkenntnisgegenstands: Im
Zeichen der *Potentialität* wird ein *Naturprozess* in Analogie zu einem hervor-
bringenden *zielstrebigen Akteur* begriffen, im Zeichen der *Totipotenz* aber wird
der Naturprozess von einem Experimentator hervorgebracht und *als ein tech-*

---

68 Der Begriff des Artefakts kann sowohl auf Prozesse (technisch-praktische Handlungen) als
auch auf Objekte (materiale Handlungsprodukte) angewendet werden. Mit dem Begriff der
»Biofakte« charakterisiert Nicole Karafyllis »biotische Artefakte«, von denen im Unterschied
zu anderen Herstellungsprodukten gilt: »sie sind oder waren lebend« (Karafyllis 2003, 12).
Dass nach Boldt et al. (2013, 112 f.) selbst die Synthetische Biologie bislang noch nicht in der
Lage ist, eine lebendige Entität aus nicht biologischen Materialien frei herzustellen, sondern
lediglich die Bedingungen zu kontrollieren, unter denen sich die Entwicklung von Organismen vollzieht, kennzeichnet ihr »graduelles Vorgehen«, das noch näher an der Tätigkeit
des »Bastelns« (engl. »tinkering«) als an der des freien Herstellens liege (Boldt et al 2013,
109). Karafyllis (2003, 12) fasst diese technisch noch uneingeholte Eigenaktivität biologischer Entitäten unter der Metaphorik des »Wachsens«, aufgrund dessen sie den Charakter
der »Biofakte« graduell als zwischen den Polen eines vollkommen konstruierten abiotischen
Artefakts und dem eines natürlichen, nicht menschlich manipulierten Lebewesens bestimmt.
69 Kummer 2012, 94.
70 Vgl. Kummer 2009, 331. Kummer unterscheidet allerdings nicht zwischen einer durch eine
technische Handlung hervorgebrachten Blastomerenvereinzelung und einer nicht-anthro-
pogen verursachten natürlichen Zwillingsbildung. Vielmehr begreift er Totipotenz als
Freisetzung eines im Zellverband eingeschränkten intrinsischen »autonomen Entwicklungspotentials« einer Zelle oder eines Zellverbandes. »Unter autonomen Entwicklungspotential ist die Fähigkeit eines Organismus zu verstehen, das Ziel seiner Entwicklung, die
Vollgestalt seiner Organisation, aus eigenen Stücken zu realisieren. Totipotenz hingegen ist
die Eigenschaft einer einzelnen Zelle (unter Umständen auch eines Zellverbandes), isoliert
vom Ganzen des Organismus zu dessen Entwicklungsautonomie zurückzukehren.« (ebd.)
Hinter dieser Unterscheidung steht letztlich die scholastische Unterscheidung von »aktivem«
und »passivem« Potential, um die Anwendung des ethischen Potentialitätsarguments auf
Gameten, SCNT-Entitäten oder reprogrammierbare Körperzellen abzuwehren. Allerdings
bleibt aufgrund dessen der Charakter des Totipotenzbegriffs als Fachterminus der experimentellen (nicht der beobachtenden!) Biologie dabei im Dunkeln. Totipotenz wird einfach
mit der aristotelisch-scholastischen natürlichen Potentialität identifiziert.
71 Vgl. Schark 2011.

nischer Prozess rekonstruiert. Der vormoderne naturphilosophische Naturforscher begreift einen Naturprozess naturteleologisch als Naturzweck. Der neuzeitlich experimentelle Naturwissenschaftler erklärt einen Naturprozess, in dem er ihn in einen realen technischen Handlungszweck übersetzt. Eine biologische Erklärung liegt im neuzeitlich-experimentellen Verständnis erst dann vor, wenn die Analogie eines einem natürlichen regelhaften Ablauf vermeintlich Zwecke setzende »Naturakteurs« möglichst vollständig durch den Experimentator ersetzt werden kann, so dass dieser unter definierten Laborbedingungen den regelhaften Prozess zu reproduzieren vermag. Aus der aristotelischen *Technik als Mimesis der Natur* wird in der Naturwissenschaft der Neuzeit die *Ersetzung des Naturgeschehens durch technisches Handeln*. Die *epistemische Depotenzierung* des handlungsanalogen (naturteleologischen) Naturverständnisses *von einer konstitutiven zu einer bloß heuristischen als-ob-Teleologie* durch Immanuel Kant und Charles Darwin ist lediglich die Begleitmusik zu der faktischen Entmachtung der Natur als Akteur im Übergang von der beobachtenden Naturforschung zu einer experimentellen Naturwissenschaft.

Die wirkursächliche Ersetzung des Naturgeschehens durch hervorbringendes Handeln muss sich nun aber mit Blick auf den Endzustand nicht mehr länger nur mimetisch verhalten. Mit der Rekonstruktion des Naturprozesses einher geht die *Kontrollierbarkeit der Endgestalt* durch den Konstrukteur, der diese nun experimentierend variieren kann. An die Stelle der einer natürlichen Entität inhärierenden spezifischen Endgestalt, ihrer Entelechie (griech: *entelecheia* = das Ziel seiner Veränderung in sich tragend), kann die vom Experimentator gesetzte Zweckgestalt treten. Die *Naturnorm*, der *normale* Verlauf eines Naturprozesses unter gegebenen natürlichen Standardbedingungen – z. B. die kontinuierliche Entwicklung einer Zygote zu einem geburtsfähigen Säugling oder der natürliche Plastizitätsverlust sich ausdifferenzierender Somazellen –, wird zur experimentell gestaltbaren *technischen Norm* – z. B. zum biotechnischen Standardverfahren der Reprogrammierung von Somazellen in den Status definierter höherer entwicklungsbiologischer Plastizität. Die Zwecksetzungen durch den Experimentator bzw. die Verwendungsmöglichkeiten der konstruierten Produkte (*causa finalis*), die experimentelle Geschicklichkeit (*causa efficiens*) in der Ausnutzung des Spielraums des stofflich Machbaren (*causa materialis*) und der Variation der Außenbedingungen (*causa formalis*) entscheiden darüber, ob ein Experiment vom Experimentator zu einer technischen Norm, einem Standard, entwickelt werden kann. Die ursprünglich einem Akteur vorgegebene natürliche Zielursache wird zu einer abhängigen Variablen des wirkursächlichen Experimentators, der nun zwar nicht völlig beliebige Zwecke bewirken kann, aber doch den Bereich möglicher Endgestalten um so mehr zu erweitern vermag, je kleinteiliger er die formgebenden Prozesse der wirkursächlichen Zusammenhänge einerseits experimentell *rekonstruierend* zu *erhellen* und durch Variierung der externen Bedingungen andererseits kontrolliert *konstruierend* zu *verändern* vermag. In der experimentellen Naturforschung kehrt sich das logische Abhängigkeitsverhältnis von Wirkursache und Zielursache um. Orientierte in der vormodernen Logik der Naturforschung die arttypische Zielursache die wirkursächliche Logik, vermag der neuzeitliche Experimentator den Rahmen der arttypischen Finalbestimmung zu verlassen und den wirkursächlichen Zusammenhang zunehmend durch eigene willkürliche Zwecksetzungen zu bestimmen.[72] Genau diese in der Experimentallogik liegende *Umkehrung der logischen Abhängigkeit im Verhältnis von Wirk- und Zielursache*[73] war beim Verhältnis zwischen den Begriffen Totipotenz und Embryo im Verlauf der biowissenschaftlichen Geschichte (s. o. 2. Totipotenz und Embryo – zum Verhältnis zweier biologischer Begriffe) sowie in der rechtlichen Rezeption (s. o. 3. Bemerkungen zur Funktion des Totipotenzbegriffs im Recht) zu beobachten.

Mit der Ersetzung der *natürlichen Normalität* durch eine *technische Normalität* ist allerdings noch nicht über die *moralische Normativität* entschieden. Ob das, was technisch möglich ist, auch realisiert werden soll, hängt von der moralischen Beurteilung der Handlungszwecke von Experimentator und Nutzern, den Herstellungsmethoden und der Beurteilung der möglichen Folgen für alle Betroffenen ab. Sofern das technische Produkt empfindungs- und erlebnisfähig oder ein kulturell geprägter Mensch ist, kann es auch selbst zum Kreis der von seiner eigenen Erzeugung Betroffenen zählen, insofern das erzeugte Lebewesen physisch, psychisch und/oder in Bezug auf seinen kulturellen Sinnhorizont unter der Art seiner Entstehung leidet. Diese ethische Kritik der moralisch-praktischen Dimensionen markiert den Übergang zu dem ethischen Potentialitätsargument.

4.3 Das ethische Potentialitätsargument – Historischer Rückblick auf das Verhältnis von natürlicher/technischer *Normalität* und moralischer *Normativität*

Das Begriffspaar Potentialität/Aktualität (griech. *dynamis/energeia*) steht bei Aristoteles in einem naturphilosophischen und ontologischen Kontext, um das Phänomen von Veränderung von Seiendem begrifflich zu fassen. Aristoteles macht selbst keinen ethischen Gebrauch von dem Begriff der Potentialität. Eine

---

72 Zu den verschiedenen Herstellungsbegriffen der Synthetischen Biologie vgl. Boldt et al. 2013, 89–116.

73 Die Abhängigkeit der Wirkursache von der Zielursache in der aristotelischen Naturerkenntnis muss als logische, nicht als wirkursächliche verstanden werden – ansonsten würde ja die Zielursache ihrerseits in eine Wirkursache verkehrt und ihre Eigenart als orientierende Zielursache gerade verfehlt.

Begriffsgeschichte des ethischen Potentialitätsarguments ist ein Desiderat. Im Folgenden werden zwei Stationen kurz skizziert, die die Diskussion über das Potentialitätsargument noch immer entscheidend prägen, nämlich die christliche Rezeption des aristotelischen Potentialitätsbegriff insbesondere im christlichen Aristotelismus und die Herausbildung des Potentialitätsarguments in der US-amerikanischen Abtreibungsdebatte der 1970er Jahre.

4.3.1 Die evaluative Aufladung der aristotelischen Potentialität durch die christliche Schöpfungstheologie

Bekannt ist von Beginn an die christliche Ablehnung des Schwangerschaftsabbruchs auf dem Hintergrund des biblischen Glaubens einer personalen Beziehung des Schöpfers zu einem jeden menschlichen Individuum. Im biblisch-alttestamentlichen Kontext wird die Existenz eines Menschen als ein von Gott initiiertes interpersonales Vertrauensverhältnis gedeutet, dessen Intensität dadurch zum Ausdruck gebracht wird, dass sich der Mensch sogar schon vor seiner Geburt, als er noch tief verborgen im Mutterschoß weilte, vom Schöpfer gewollt und behütet weiß.[74] »Herr, du hast mich erforscht, und du kennst mich. […] Denn du hast mein Inneres geschaffen, mich gewoben im Schoß meiner Mutter«, heißt es in Psalm 139.

An die Stelle dieses religiösen Bekenntnisses aus der Perspektive der ersten Person tritt *in der frühchristlichen Antike* eine theologische Rezeption der medizinischen Zeugungstheorien und der philosophischen Beseelungslehren.[75] Durch die *Überführung der menschlichen Individualentwicklung aus einem naturphilosophischen in einen schöpfungstheologischen Zusammenhang* wird der bioontologische Prozess religiös-evaluativ aufgeladen. Sofern theologische Schriftsteller auch auf die aristotelische Vermögenspsychologie und Embryologie zurückgreifen, wird auch der aristotelische Potentialitätsbegriff aus einer ursprünglich metaphysisch-deskriptiven Verwendung in einen schöpfungstheologisch-evaluativen Gebrauch überführt. Die schöpfungstheologische Interpretation der menschlichen Ontogenese kann jedoch auf zwei Weisen erfolgen, die für die weitere Diskussion des Potentialitätsarguments entscheidend sind: *Entweder* der ontogenetische Prozess wird in naturalistischer bzw. technisch-praktischer Einstellung in seinem planvollen Ablauf als Beweis für das Wirken eines intentionalen Schöpfergottes aufgefasst. Diese technisch-praktische (poietische) Interpretation des schöpferischen Handelns Gottes durchzieht die abendländische Geistesgeschichte von Platons »Timaios« über den physikotheologischen Gottesbeweis bis zur Gegenwart und wird noch heute als

---

74 Vgl. auch Seidel 2010, 40 f.
75 Vgl. zum Hintergrund Willam 2007; Seidel 2010.

Design-Argument von aktuellen Kreationisten verwendet. Man folgt einer technomorphen Metaphorik. *Oder* die Ontogenese wird wie beim Psalmbeter als eine von einem treuen Bundesgott grundgelegte Geschichte einer Vertrauensbeziehung existentiell auf die eigene Biografie angewendet. Dann tritt das naturphilosophisch-technische Interesse am »Wie« des In-die-Welt-Kommens des Menschen hinter das existentielle »Dass« als ausschlaggebendes interpersonales gottgegebenes Fundament der eigenen Existenz zurück. Diese zweite, stärker biblisch als naturphilosophisch interessierte Linie begründet das personalistische Denken in Judentum und Christentum.

Das naturwissenschaftliche Interesse christlicher Theologen hat jedoch immer wieder zu einer poietisch-technischen Interpretation der Schöpfungstheologie geführt, in der, manchmal auch nur vermeintlich dafür gehaltene, Naturordnungen als gottgewollte Ordnungen moralisiert werden. Naturgesetzliche Abläufe werden dann zu Zeichen des göttlichen Willens. Es ist diese naturalistisch-schöpfungstheologische Rezeption der antiken Embryogenese, die im Potentialitätsargument wirksam geworden ist, insbesondere durch die christliche Aristotelesrezeption in der Scholastik, in der Albertus Magnus und Thomas von Aquin die Embryologie des Aristoteles rezipieren und terminologisch weiter entwickeln. Dabei war Albertus Magnus auch stark »biologisch« interessiert und korrigierte Aristoteles' »De generation animalium« hin und wieder auch durch eigene embryologische Beobachtungen.[76] Im Werk seines Schülers Thomas geht es hingegen vor allem um die theologische Einordnung der aristotelischen Vermögenspsychologie.[77] Die Teleologisierung des theologisch-praktischen Schöpfungsverständnisses durch die scholastische Aristotelesrezeption, die die Ordnung der Natur als eine von einem personalen Gott angelegte Strebeordnung versteht, wird im 16. Jahrhundert naturwissenschaftlich von Galileo Galilei als dem Begründer der mechanistischen Physik naturwissenschaftlich und im 17. Jahrhundert durch David Humes Sein-Sollens-Verdikt moralphilosophisch kritisiert.[78] Die Kritik der teleologischen Naturbetrachtung wird dann im 18. Jahrhundert von Immanuel Kant erkenntnistheoretisch und im 19. Jahrhundert von Charles Darwins Selektionstheorie evolutionsbiologisch fortgeführt. Dennoch hält sich die moralisch-normative Verwendung des aristotelischen Potentialitätsbegriffs insbesondere im Kreis christlich gebundener Intellektueller in der Verwendung des Potentialitätsar-

---

76 Bäumer-Schleinkofer 1993, 34–45.
77 Vgl. Spaemann/Löw 1981, bes. Kap. III, wo die thomanischen Akzentverschiebungen in der Rezeption des Teleologie des Aristoteles herausgearbeitet werden. Vgl. auch Willam 2007.
78 Hume kritisiert die vor dem Hintergrund der mechanistischen Naturwissenschaft unplausibel gewordene scholastische Lehre des »ens et bonum convertuntur«, nachdem »Sein« und »Gutsein« in der guten Schöpfung Gottes ineinander fallen und das Böse in der Welt keine eigene substanzielle Wirklichkeit ist, sondern sich negativ als Mangel an Gutsein darstellt.

guments. Insbesondere die thomanische Aristotelesrezeption prägt bis heute die außerordentlich subtil geführte ethische Debatte über die Stichhaltigkeit des Potentialitätsarguments,[79] die allerdings zunehmend von demgegenüber kritischen Vertretern der sprachanalytischen Ethik bestimmt wird.[80] Die methodische Verlagerung von einer aristotelisch-scholastischen zu einer sprachanalytischen Behandlung des Potentialitätsargumentes bewirkt eine Verschiebung von einem substanzontologisch-naturphilosophischen Potentialitätsbegriff zu seinem bloß logischen, real aber unbestimmten Verständnis als »bloße Möglichkeit«.[81] Dies wird wiederum mit Hilfe der scholastischen ontologischen Begriffsbestimmungen als ungenügend kritisiert, da es einen Unterschied macht, ob biologische Prozesse oder bloß logische Verhältnisse beurteilt werden.

4.3.2 Die Entstehung des Potentialitätsargument in der US-amerikanischen Abtreibungsdebatte

Das ethische Potentialitätsargument wird erst in der zweiten Hälfte des 20. Jahrhunderts im Kontext der US-amerikanischen Abtreibungsdebatte über katholische Kreise hinaus in der akademischen Embryonenschutzdebatte virulent. Der analytische Philosoph Michael Tooley gilt als derjenige, der erstmals die mit potentiellen Eigenschaften eines menschlichen Embryos argumentierende Lebensschutzposition »des Konservativen« polemisch als »Potentialitätsprinzip« bezeichnete[82] und in Auseinandersetzung damit seine aktualistische und mentalistische Gegenargumentation entwickelte.[83] Den – oft katholischen – Befürwortern des Potentialitätsprinzips geht es darum aufzuzeigen, dass dem Menschen nicht erst mit der Geburt, sondern schon in seiner vorgeburtlichen Existenzphase ein moralischer Anspruch auf den Schutz seines Lebens zukommt, weil er das natürliche aktive Potential besitze, sich zu einem geborenen Menschen zu entwickeln. Daher besitze schon der vorgeburtliche Mensch einen

---

79 Holderegger 2006; Kunzmann 2006; Ricken 2006; Seidel 2010, bes. 280 ff. Besonders die Unterscheidung von aktiver und passiver Potentialität spielt noch bis in die Diskussion über die Differenzierung der Potentialitäten von Gameten, Somazellen und Embryonen eine Rolle (vgl. Ricken 2006, Birnbacher 2006, Kummer 2009).

80 Z. B. Tooley 1972; Singer 1979; Quante 2002; Schöne-Seifert 2003.

81 Vgl. Baumgartner et al. 2009, 416. Für die modallogische Präzisionsbedürftigkeit des Potentialitäts- bzw. Möglichkeitsbegriffs vgl. Wieland 2003, 155 f.

82 Tooley 1972/dt. 1990, 177: »Die zweite Behauptung – die ich als Potentialitätsprinzip bezeichnen werde – ist die entscheidende für die Verteidigung des Konservativen. [...] Es reicht aus, zu wissen, dass erwachsene Angehörige der Spezies Homo sapiens ein solches Recht haben. Dann kann man nämlich folgern, dass jeder Organismus der Spezies Homo sapiens, beginnend mit der Zygote, aufgrund des Potentialitätsprinzips ebenso ein Lebensrecht haben muß.«

83 Tooley 1972/dt. 1990, 182 ff.; vgl. dazu auch Baranzke 2013a.

sogenannten »*moralischen Status*«. Unter der »*pro life*«-Partei gibt es auch solche, die dafür votieren, den moralischen Anspruch auf Lebensschutz im Zweifelsfall auch juridisch gegen den Wunsch der Schwangeren nach einer Abtreibung durchzusetzen. In diesem Fall kann der moralische Status des menschlichen Embryos auch einen subjektivrechtlichen einschließen. Dagegen unterstreicht die »*pro choice*«-Fraktion, z. B. Judith J. Thomson[84] und Michael Tooley, die Selbstbestimmungsrechte der Frau auch in der Abtreibungsfrage. Jedenfalls entspricht das »*pro life*«-Argument in etwa folgendem Syllogismus:

Präskriptive Prämisse:	Geborene Menschen haben ein Recht auf Leben.
Deskriptive Prämisse:	Menschliche Embryonen/Föten sind potentiell geborene Menschen.
Schlussfolgerung:	Also: Menschliche Embryonen/Föten haben ein Recht auf Leben.

4.3.3 Potentialitätsargument, Speziesismuskritik und die Menschenwürde

Tooley setzt sich bereits in seinem 1972 erschienenen Aufsatz außer mit dem Potentialitätsprinzip am Rande auch mit dem Hinweis auf die Gradualität bzw. Kontinuität der ontogenetischen Entwicklung[85] sowie vor allem kritisch mit der moralischen Relevanz der Zugehörigkeit zur Spezies *Homo sapiens* auseinander. Die später »Speziesargument« genannte Kritik an der Existenz vorpositiver Menschenrechte wurzelt in dem von Richard Ryder geprägten und durch Peter Singer popularisierten Speziesismusvorwurf.[86] Damit versammelt Tooley in diesem frühen Aufsatz schon drei der vier später durch das Akronym SKIP[87] zusammengefassten Argumente, deren feste Verankerung in der deutschen Embryonenschutz- und Stammzelldebatte spätestens mit dem Erscheinen des programmatischen Sammelbandes von Damschen und Schönecker im Jahr 2003 kanonisiert ist. Die Literatur zu den SKIP-Argumenten im Allgemeinen und dem prominenten Potentialitätsargument im Besonderen ist seit den 1970er Jahren beständig angewachsen.

Die deutsche Embryonenstatusdebatte operiert außer mit dem Anglizismus des »moralischen Status« auch mit dem Begriff der Menschenwürde. Davon zeugen – wenngleich in kryptischer Form – die Syllogismen der SKIP-Argumente, die Damschen und Schönecker in ihrem viel zitierten Band zum »Moralischen Status des menschlichen Embryos« ihren acht Referenten vorgegeben haben. Damschen/Schönecker operieren mit »Würde$_M$«. Damit reflektieren sie

---

84 Thomson 1971/dt. 1990.
85 Tooley 1972/dt. 1990, 164.176
86 Tooley 1972/dt. 1990, 159–162.170 f. Vgl. dazu Ingensiep 2009 und Baranzke 2013a.
87 SKIP steht für Spezies-, Kontinuitäts-, Identitäts- und Potentialitätsargument.

einerseits zwar die Zentralität des Menschenwürdebezugs in der deutschen
Embryonenstatusdebatte, versuchen aber zugleich eine speziesneutrale Formulierung der Syllogismen vorzulegen, indem sie die wertverleihende Eigenschaft »phi« von der Menschlichkeit des Embryos zu unterscheiden suchen. Für
das Potentialitätsargument lautet er:

> »(1) Jedes Wesen, das potentiell phi ist, hat Würde$_M$.
> (2) Jeder menschliche Embryo ist ein Wesen, das *potentiell* phi ist.

Also:
> (3) Jeder menschliche Embryo hat Würde$_M$.«[88]

Die US-amerikanische Polarisierung von »*pro life*«- und »*pro choice*«-Vertretern
in der öffentlichen Debatte hat zu einer konfrontativen Positionierung des
»Lebensrechts« des menschlichen Embryos gegen die Selbstbestimmungsrechte
der Frau geführt.[89] Parallel dazu erzeugten auch die im Magazin »Life« 1965
erstmals einer breiten Öffentlichkeit vorgestellten spektakulären Fotografien
eines menschlichen Embryos im Mutterleib des Fotografen Lennart Nielsson
den optischen Eindruck eines von der Schwangeren isolierbaren Embryos.[90] Die
so hervorgerufene diskursive und visuelle Verabsolutierung des menschlichen
Embryos – seine Herauslösung aus dem leiblichen Zusammenhang mit der
Schwangeren – befördert die scheinbar barrierefreie spätere Übertragung des
Potentialitätsarguments vom Streit um ein Lebensrecht des *in vivo*-Embryos auf
den des *in vitro*-Embryos schon allein durch Sehgewohnheiten.[91] Aber bereits
die Bedenken über den sogenannten Wertungswiderspruch zwischen einem
staatlich schwächeren Lebensschutz des Embryos *in vivo* und einem strengeren
des Embryos *in vitro* zeigt an, dass die bisher erarbeitete Differenz zwischen den
deskriptiven Begriffen Potentialität und Totipotenz nicht ohne Auswirkung auf
die Übertragung des Potentialitätsarguments vom Schwangerschaftskonflikt auf
technifizierte Handlungskontexte des Embryo *in vitro* bleiben kann, sondern »in
seiner Konfrontation mit der Herstellbarkeit oder Identifizierbarkeit Embryo-
nen-ähnlicher Entitäten neue Herausforderungen und zumindest einen Präzi-

---

88 Damschen/Schönecker 2003, 5.
89 Die unversöhnliche Polarisierung der öffentlichen und der akademischen US-amerikanischen Abtreibungsdebatte schildert beispielsweise Ronald Dworkin in seinem Buch »Die
   Grenzen des Lebens« (dt. 1994). – Dagegen versucht das im Kontext der Revision von § 218
   StGB entwickelte Konzept der »Zweiheit in Einheit« der Einsicht Rechnung zu tragen, dass
   der menschliche Embryo aufgrund der mit der Schwangerschaft gegebenen besonderen
   leiblichen Verbundenheit von Ungeborenem und schwangerer Frau nicht *gegen* den Willen
   der Schwangeren, sondern nur *mit* ihr zu schützen ist. Vgl. dazu Curt Creutz 1997.
90 Vgl. Gilbert/Howes-Mischel 2004.
91 Die Implikationen der technifizierten Reproduktionsmedizin für das Geschlechterverhältnis
   werden seit Jahren im Kontext der Gender-Studies aufgezeigt. Exemplarisch dafür der
   Klassiker von der Historikerin Barbara Duden 1991. Für die Stammzellforschung jüngst
   Kalender 2012.

sierungsbedarf erfährt«[92]. Zunächst aber ist zu klären, aus welcher Quelle das Potentialitätsargument heute seine philosophisch begründete moralische Wertprämisse bezieht.

4.4 Potentialitätsargument, Speziesargument und die Frage der moralischen Wertquelle

4.4.1 Tötungsverbot – zur Umkehrung der Beweislast

Die ethische Inanspruchnahme des aristotelischen theoretischen Potentialitätsbegriff in der Abtreibungsdebatte wurde – wie gezeigt – durch den christlichen Aristotelismus vorbereitet und im Kontext der US-amerikanischen Abtreibungsdiskussion zum Potentialitätsargument im Kampf gegen »konservative« Lebensschützer geformt. Aufschlussreich ist, dass Peter Singer in seiner 1979 erschienenen »*Practical Ethics*« das Argumentieren mit »dem Potential des Fötus« allerdings noch dem »Hauptargument«,[93] nämlich dem Verbot, »ein unschuldiges menschliches Wesen zu töten«, nachordnet. Das »Hauptargument« hat nach Singer folgende Form:

> »Erste Prämisse: Es ist falsch, ein unschuldiges menschliches Wesen zu töten.
> Zweite Prämisse: Ein menschlicher Fötus ist ein unschuldiges menschliches Wesen.
> Schlußfolgerung: Daher ist es falsch, einen menschlichen Fötus zu töten.«[94]

Für Singer liegt die Lösung für die Verteidigung einer liberalen Abtreibungspraxis darin, die erste Prämisse in Frage zu stellen, die den Akzent der moralischen Begründung auf die moralische Unschuld eines menschlichen Wesens legt. Damit aber greift Singer wie auch der bereits erwähnte Tooley die menschenrechtliche Basis des Tötungsverbots an. Beide biologisieren den Begriff des Menschen und ersetzen außerdem die *menschen*rechtliche Basis eines vorpo-

---

92 Ach/Schöne-Seifert/Siep 2006, 262. – Kummer (2009, 329) begegnet den Herausforderungen des Potentialitätsarguments mit der Unterscheidung von »intrinsischem« Vermögen, »aus sich selber« zu etwas zu werden von einem »zusätzliche[n], von außen kommende[n] (»extrinsische[n]«) Ereignis, das diese Entwicklung erst ermöglicht. »Extrinsisch« ist nach Kummer alles, was einer Entität nicht innewohnt. So ist die männliche Samenzelle vor der Befruchtung der Oozyte extrinsisch. Daher können isolierte menschliche Gameten nicht totipotent genannt werden, weil ihnen vor der Befruchtung noch kein embryonales Entwicklungsvermögen innewohnt. – Kummer unterscheidet aber nicht noch einmal zwischen dem natürlichen und dem anthropogenen Widerfahrnis, so dass die Differenz zwischen naturphilosophischer Potentialität und experimenteller Totipotenz unreflektiert bleibt. Diese Differenz ist aber vor allem ethisch relevant, weil ethisch kritisierbar nur menschliche Handlungen, nicht aber Geschehnisse sind.
93 Singer 1992, 164.
94 Singer 1992, 147 u. 160.

sitiven, mit nichts als dem moralisch personalistisch begründeten Menschsein gegebenen Lebensrechts durch einen theoretischen, aktualistisch-mentalistischen *Person*begriff. Der Sinn der frühneuzeitlichen politischen Menschenrechtsidee war jedoch, die Vorpositivität der Geltung von Abwehr- und Freiheitsrechten eines jeden Menschen unabhängig von staatlicher Gewährung zu behaupten. Die Menschenrechtsidee formuliert einen rechtsethischen Anspruch an den Gesetzgeber, ein moralisches Kriterium für einen Rechtsstaat. Die Bindung an die Zugehörigkeit zum Menschengeschlecht muss in diesem Kontext als Ausdruck der Voraussetzungslosigkeit und Unabhängigkeit der Geltung von Menschenrechten verstanden werden, nicht aber als Einführung einer zu erfüllenden Bedingung. Der Rekurs auf »Menschen« in der Bezeichnung »*Menschen*rechte« fungiert hier als nicht näher definiertes empirisches Kriterium, das den Anwendungsbereich von Rechten über den Personenkreis hinaus öffnet, der von Staats wegen grundsätzliche Rechte genoss, hin auf schlechthin alle Menschen. Die *Zugehörigkeit zum Menschengeschlecht* fungiert hier *nicht* als *moralischer Grund, sondern* als lebensweltlich evidentes empirisches *Bereichskriterium*. Die Unbedingtheit der moralischen Geltung der Menschenrechte wurde u. a. von John Locke als einem der Vordenker der Menschenrechtsidee in seinen »Zwei Abhandlungen über die Regierung« noch gottesrechtlich bzw. schöpfungstheologisch begründet. Andere verfolgten eine naturrechtliche Begründung, Immanuel Kant schließlich eine vernunftrechtliche, die im Begriff der autonomiebasierten Menschenwürde gründet und den Menschen als moralischen »Zweck an sich selbst« ausweist.

Es ist die Umkehrung dieser Logik der Voraussetzungslosigkeit für die Geltung des Menschenrechts auf Leben, die die Autoren durch die Bindung des Lebensrechts an einen mentalistischen Personbegriff vollziehen. Durch die Einführung einer empirischen »boundary of consciousness«[95] pervertieren sie die bedingungslose Universalität des Menschenrechtsgedanken in eine bedingte Ausschluss- und Leistungslogik. Sie kehren damit die Beweislast für das Vorliegen eines Lebensrechts um und erwecken den Eindruck als würde es in der sprachanalytisch argumentierenden Bioethik vornehmlich darum gehen, »die

---

95 Zu Singers »boundary of consciousness« vgl. Baranzke 2013a. Tooley und Singer berufen sich dazu auf die Persondefinition von John Locke. Lockes juridische Persondefinition intendiert, Kriterien für die Identifizierung von Verantwortungssubjekten anzugeben. Er ist somit ein Zurechnungsbegriff für retrospektive Handlungsverantwortung. Tooley und Singer verwenden Lockes Persondefinition hingegen als eine auf aktuell vorliegenden Interessen basierende Zuschreibung von Rechten, wie es in Tooleys »Speziellem Interesseprinzip« zum Ausdruck kommt: »Es ist eine begriffliche Wahrheit, dass ein Wesen kein spezielles Recht *R* haben kann, wenn es nicht über ein Interesse *I* verfügt, das durch Besitz des Rechts *R* gefördert wird.« (Tooley 1990, 188). Für Wesen ohne aktuelles Interesse am Weiterleben ist ein Recht auf Leben somit gegenstandslos.

Legitimität einer Tötungslizenz« darzutun.[96] Des Weiteren verbinden Singer und Tooley die Abtreibungsdebatte mit der sich seit Beginn der 1970er Jahre etablierenden neuen Tierrechtsbewegung. Die nivellierende Frage nach einem »moral status« von Tieren und menschlichen Föten sowie anderen menschlichen Nicht-Personen ohne aktuelles Lebensinteresse führt gleichfalls zu einer Destabilisierung des Menschenrechtsethos.

4.4.2 Die Biologisierung des Menschenbildes

Voraussetzung für die Beweislastumkehr im Menschenrecht auf Leben ist die biologistische Reduzierung des personalistischen Begriffs vom Menschen. Der Mensch sei nicht als ein »Mitglied der Spezies homo sapiens«, nichts als eine Tierart unter anderen, der seine beanspruchten, aber unbegründbar erscheinenden Rechte dennoch mindestens mit seinen nächsten Verwandten, den Menschenaffen, teilen soll.[97] Besondere Menschenrechte und erst recht die Menschenwürde stehen unter Ideologieverdacht, nämlich der Ideologie des Speziesismus, die analog zu Sexismus und Rassismus moralisch nicht zu rechtfertigende Vorteile verschaffe. Allerdings muss man auch zugeben, dass die in Geschichte und Gegenwart europäischer und US-amerikanischer Geistesgeschichte verbreitete poietische anstelle einer personalistischen Anwendung christlicher Schöpfungstheologie auf bioontologische Prozesse, wie sie sich in Potentialitätsargumentationen niederschlägt,[98] solch naturalistischen Reduktionismen eine Steilvorlage bietet. Denn wenn – theologisch gesprochen – ein gestalterisch-technisches Handeln des Schöpfers am Menschen diesem seinen besonderen moralischen Wert verleihen soll, dann ist wirklich nicht einzusehen, warum ein solch schöpferisches Handeln, das ja auch andere Lebewesen hervorgebracht hat, diese im moralischen Wert dem Menschen nachstehen sollen. Auch in anderen, nichtmenschlichen Ontogenesen kann schließlich ein »aktiv inhärentes Potential« der Selbstentwicklung am Werk gesehen werden.[99] – Erst wenn man das Verhältnis des Menschen zu Gott als eine dialogische Anrede-Antwort-Beziehung versteht, in der ein personaler Gott den Menschen als verantwortungsfähige Person ins Leben ruft, wird eine gottebenbildliche – säkular ausgedrückt: verantwortungsethische – Sonderstellung des Menschen im Ganzen der Schöpfung verständlich. Ein naturalistisch oder biologisch reduziertes Verständnis vom Menschen verwehrt hingegen die Möglichkeit, den Menschen

---

96 Vgl. Wieland 2003, 151.
97 Vgl. Cavalieri/Singer 1993. Die populistische Proklamierung von Menschenrechten für Tiere ist auch für eine gut begründete Tierethik langfristig kontraproduktiv, weil sie letztlich die Wertbasis unterminiert, von der sie profitieren will.
98 S. o. Abschnitt 4.3.1.
99 Vgl. Quante 2002, 103; Schöne-Seifert 2003, 175 f.

moralisch – als intersubjektiv erschlossenes Verantwortungssubjekt – zu denken und dieses moralanthropologische Spezifikum zum Ausgangspunkt ethischer Reflexion werden zu lassen.[100]

Die Naturalisierung des Menschen entzieht jedoch auch dem von Singer als sekundäres Argument eingeführten ethischen Potentialitätsargument die Begründungsbasis, wenn der Begriff »Mensch« naturalistisch statt personalistisch verstanden wird.[101] Da das gleichfalls in polemischer Absicht sogenannte »Speziesargument« in derselben naturalisiert wird, vermag es auch nicht mehr als Explikation der moralischen Prämisse des Potentialitätsarguments zu dienen, wie die Rekonstruktion von Damschen und Schönecker demonstriert:

> »(1) Jedes Mitglied der *Spezies Mensch* hat Würde$_M$.
> (2) Jeder menschliche Embryo ist Mitglied der *Spezies Mensch*.
> Also: (3) Jeder menschliche Embryo hat Würde$_M$.«[102]

4.4.3   Das Speziesargument in der Kritik

In ihrer Erläuterung des Speziesarguments behaupten Damschen und Schönecker – dem populären Speziesismusvorwurf folgend: »Vertreter des S-Argumentes sind der Auffassung, dass menschliche Lebewesen in ihrer biologischen Eigenschaft als menschliche Lebewesen schutzwürdig sind. Ein Mensch zu sein, ist demnach die maßgebliche würdestiftende Eigenschaft, und zwar ganz unabhängig davon, welche tatsächlichen aktualen Eigenschaften ein Wesen hat.« Da aber »aus einer bloß biologischen Eigenschaft« nichts »Normatives« zu folgern sei, es sei denn, man begehe einen Sein-Sollens-Fehlschluss,[103] steht für die beiden Autoren fest: »Das S-Argument hängt nicht mit den anderen [scil.: KIP-]Argumenten zusammen; Spezieszugehörigkeit ist weder eine notwendige

---

100 Dass ein im Menschenwürdebewusstsein fundierter moralischer Akt interpersonaler Anerkennung zwar ein *willentliches* Geschehen ist, aber kein *willkürliches* sein darf, darauf machen Störtkuhl/Rothaar (2013, 788–790) aufmerksam. Dann spricht auch nichts dagegen, die moralisch geforderte Anerkennungsbeziehung als ein intra- und interpersonales Säkularisat der interpersonalen Gott-Mensch-Beziehung zu denken.

101 Eine Theorie der Verantwortungsfähigkeit bildet in diesen Ethiken bezeichnenderweise immer eine unausgefüllte Leerstelle. Denkt man eine solche moralische Selbstverpflichtungsfähigkeit auf der Basis des empirischen Personbegriffs Lockes weiter, kommt man allerdings in die Problematik, empirische Kriterien mit allgemeingültigem Gehalt angeben zu müssen. Insofern kann eine moralische Theorie der Verantwortungs- und Verpflichtungsfähigkeit nur nichtempirischer Natur sein, die zugleich den Anspruch, sich von vernünftig begründbaren Ansprüchen moralisch in Pflicht nehmen zu lassen (u. a. auch für die vitale Bedürfniserfüllung von Tieren) universal an alle Menschen heranträgt.

102 Damschen/Schönecker 2003, 3.

103 Damschen/Schönecker 2003, 3.

noch eine hinreichende Bedingung für die anderen Argumente.«[104] – Dieser Schlussfolgerung schließt sich Reinhard Merkel in seiner kritischen Auseinandersetzung mit dem Speziesargument nicht ohne Weiteres an, insofern er selbst frühe menschliche Embryonen in eine schwächere Form von Speziessolidaritätspflichten einschließt, ohne ihnen jedoch ein »genuin subjektives Recht auf Leben« zugestehen zu wollen.[105] Nichtsdestotrotz rekonstruiert auch Merkel das Speziesargument zunächst auf biologistischer Basis, um dann korrekterweise einen Sein-Sollens-Fehlschluss zu diagnostizieren, weil der Hinweis auf die Spezieszugehörigkeit nicht zur moralischen Begründung des Menschenrechts auf Leben taugt.[106] Der Rechtswissenschaftler geht aber insofern über das von Damschen/Schönecker vorgegebene Argument erkennbar hinaus, indem er auf die spezifischere Problematisierung eines subjektiven Lebensrechts menschlicher Embryonen abzielt:

> »(1) Jedes Mitglied der *Spezies Mensch* hat Würde und daher ein Recht auf Leben.
> (2) Jeder menschliche Embryo ist Mitglied der *Spezies Mensch*.
> (3) Jeder menschliche Embryo hat Würde und daher ein Recht auf Leben.«[107]

Nun bezweifelt wohl niemand, dass das Wort »Mensch« bzw. »menschlich« *im biologischen Verständnis* die Zugehörigkeit zur biologischen Spezies »homo sapiens sapiens« meint. In paläoanthropologischer Perspektive können unter »Mensch« sogar noch weitere Hominidenspezies gefasst werden. Ferner kann nicht ernsthaft in Abrede gestellt werden, dass die *biologische* Spezieszugehörigkeit nicht zur *moralischen* Begründung vorpositiver Rechte taugt. Es wurde bereits dargelegt, dass auch für die frühen Menschenrechtsdenker das Menschsein nicht der *moralische Grund*, sondern das lebensweltlich evidente empirische *Kriterium für die Identifizierung des Geltungsbereichs* jener staatlicherseits weder der Legitimation bedürftigen noch -fähigen, d.h. schlechterdings vorpositiv geltenden universalen Rechte darstellte.[108] Für die Begründung dieser vorpositiven Menschenrechte bemühten die Menschenrechtsphilosophen und -politiker des 18. Jahrhunderts die Schöpfungstheologie und das neue Naturrecht. Im 20. Jahrhundert ersetzt der Begriff der Menschenwürde die nach Säkularisierung und Naturteleologiekritik unplausibel gewordenen gottes- und naturrechtlichen Menschenrechtsbegründungen im Völker- und Verfassungsrecht wie auch in den Syllogismen des von Damschen und Schönecker heraus-

---

104 Damschen/Schönecker 2003, 6. Für den notwendigen Zusammenhang von Spezies- und Potentialitätsargument vgl. Rothaar 2010.

105 Merkel 2003, 55.

106 Merkel 2003, 35–37.

107 Merkel 2003, 36. Hervorhebung im Original.

108 Vgl. auch Wieland 2003, 165, der der Spezieszugehörigkeit die Funktion eines »Indikators« für Würdeträger (»die naturale Basis der Menschenwürde«) zugesteht, nicht aber eine Begründungsfunktion. Vgl. auch Störtkuhl/Rothaar 2013, 792 f.

gegebenen Bandes zu den SKIP-Argumenten. – Daraus ergibt sich folgendes
Zwischenfazit: Sofern die SKIP-Argumente speziesneutral bzw. mit einem biologischen Begriff vom Menschen operieren, verstricken sie sich unauflösbar in
Sein-Sollens-Fehlschlüssen und vermögen einen besonderen »moralischen
Status des menschlichen Embryos« und sein Menschenrecht auf Leben nicht
auszuweisen. Darin ist den Kritikern der SKIP-Argumente grundsätzlich zu-
zustimmen. Ihre Kritik ist jedoch insofern wohlfeil, als sie auf eine biologistisch-
reduktionistischen Bedeutung des Begriffs »Mensch« bestehen, aus der die
derart wegdefinierte werthafte Konnotation durch keinen Kunstgriff mehr
hervorzuzaubern ist. Erst auf der Grundlage eines moralphilosophisch-perso-
nalistischen Menschenwürdebegriffs können die Argumentationen neu fruchtbar gemacht werden.

5.   Der menschliche Lebensbeginn im Spiegel einer Ethik der Menschenwürde

Wenn eine besondere Schutzwürdigkeit menschlichen Lebens auf ein moralisches Verständnis vom Menschen angewiesen ist, das sich im Begriff der Menschenwürde ausdrückt, dann ist es notwendig, sich über Sinn und Bedeutung der
Menschenwürde zu verständigen. Dies unternehmen die Autoren im Band von
Damschen und Schönecker, die die SKIP-Argumente verteidigen.

5.1   Menschenwürde als Moralfähigkeit

Die Menschenwürde lässt sich – so Wieland in seiner Verteidigung des Potentialitätsarguments – »nicht auf empirisch erhebbare Fakten gründen, weder auf
das Lebensinteresse des Menschen noch auf seine Empfindungs- und Erlebnisfähigkeit, weder auf seine Vernunft oder seine Intelligenz noch auf seine
Fähigkeit, Wünsche zu entwickeln, auch nicht auf sein Selbstbewußtsein, sondern letztlich allein darauf, dass er ein Wesen ist, das nicht in seiner von der
Natur gegebenen physischen, psychischen und mentalen Ausstattung aufgeht,
sondern sich darüber hinaus vor allem durch seine Moralfähigkeit auszeichnet.«[109] Diese Moralfähigkeit darf nun ihrerseits nicht als empirisch beobacht-
bares Faktum missverstanden werden, weil sonst mit ihr ebenfalls nur bei Strafe
eines Sein-Sollens-Fehlers ein moralischer Wert begründbar wäre und folglich
begründungstheoretisch nichts gewonnen wäre. Es gilt also, die Moralfähigkeit

---

109 Wieland 2003, 161.

als einen »normativen Begriff« zu explizieren, der den menschlichen »Status als eines von der Moralität in Pflicht genommen Wesens« begründet, dessen »Würde [...] auf Forderungen [beruht], deren Adressat er ist; nicht auf dem, was er will, sondern auf dem, was er soll.[110] Rainer Enskat verteidigt das Identitätsargument in gleicher Weise, indem er »die gesuchte würdefundierende Eigenschaft φ« darin gegeben sieht, »Adressat einer unbedingten Verpflichtung und daher auch Träger des korrespondierenden, ebenso unbedingten Rechts zu sein«.[111] Erkennbar folgen beide Autoren dem Würdebegriff der Kantschen Ethik, nachdem der Mensch nicht, insofern er ein biologisches Wesen, ein Tier unter Tieren ist, moralische Würde hat, sondern insofern er ein verpflichtungsfähiges moralisches Subjekt ist.[112] Moralfähigkeit im Sinne von Verpflichtungsfähigkeit begründet die Würde der Menschheit in der menschlichen Person, die deshalb auch zum Subjekt von vorpositiven, würdebegründeten Rechten wird. Begründungstheoretisch gilt der Primat der Pflicht – besser: Verpflichtungsfähigkeit – vor dem Recht im Sinne subjektiver Rechtsträgerschaft. Dieser begründungslogische Primat darf aber nicht mit einem Zeitindex versehen werden in dem Sinne, dass man sich seine Menschenrechte erst durch Pflichterfüllung verdienen müsse. Vielmehr geht es bei der Pflichten-Rechte-Symmetrie um eine Gleichursprünglichkeit vorpositiver Rechtsträgerschaft mit dem Gegebensein verpflichtungsfähiger Subjekte.

5.2   Moralfähigkeit als Eigenschaft des ungeborenen Menschen?

Schwierig wird es nun, diese deontologische Begründungsfigur auf den menschlichen Embryo zu übertragen, da dieser kaum als verpflichtungsfähiges Subjekt glaubhaft zu machen ist. Wieland versucht dieser Schwierigkeit zu entkommen, indem er die Moralfähigkeit als »Disposition« zu erläutern versucht.[113] Enskat versucht, sich mit dem Argument der »prinzipiellen Unbeobachtbarkeit« von »Moralfähigkeit und praktischer Selbstbestimmungsfähigkeit« zu retten, und behauptet, dass der menschliche Embryo durchaus die würderelevante »Eigenschaft von Anfang an haben« könne, »obwohl er ihre charakteristischen Indikatoren« – gemeint sind hier beobachtbare, moralisch zu

---

110 Wieland 2003, 161 f.
111 Enskat 2003, 107.
112 Vgl. dazu Kant, § 11 der Tugendlehre der Metaphysik der Sitten (Ak VI 434). Vgl. zur Interpretation der Stelle Baranzke 2010, bes. 17–21.
113 Wieland 2003, 162. Schöne-Seifert (2003, 172) kritisiert Wielands Argumentationsfigur einer »dispositionellen Moralfähigkeit« in moralisch erfolgreich agierenden, irrenden, schlafenden, komatösen und embryonalen Menschen als Zusammenfassung und normativer Gleichstellung von »sehr disparate[n] Varianten von Disposition«.

deutende Verhaltensweisen – »erst viel später zeigt«.[114] Ludger Honnefelder hilft sich für seine Verteidigung des Kontinuitätsarguments mit der Figur der »Rückübertragung des moralischen Status und der daraus resultierenden Schutzwürdigkeit vom geborenen auf den ungeborenen Menschen«.[115] Eberhard Schockenhoff stellt in der Verteidigung des Speziesarguments in Anlehnung an Rawls Gerechtigkeitsüberlegungen an und fordert das Einnehmen eines Unparteilichkeitsstandpunktes.[116]

Was Wielands und Enskats Argumentationen für eine Einbeziehung ungeborener Menschen in den Menschenwürdestatus schwer nachvollziehbar macht, ist, dass sie vom theoretischen Standpunkt eines unbeteiligten Beobachters aus dem Embryo eine würdebegründende Eigenschaft bzw. Fähigkeit zuzuschreiben versuchen. Sie bleiben damit letztlich einer Eigenschaftsontologie und einem Zuschreibungsmodus verhaftet. Berücksichtigt man aber, dass die autonomiebasierte Würde Kants von einem drittpersonalen Standpunkt eines theoretischen Beobachters gar nicht erfassbar ist, tun sich Alternativen auf. Die Würde der Verpflichtungsfähigkeit erschließt sich nämlich nur der philosophischen Selbstanalyse eines moralisch-praktischen Subjekts. Die begriffliche Analyse der Selbsterfahrung des moralischen Beanspruchtseins führt Kant zunächst zum Modell eines intrapersonalen Verpflichtungsverhältnisses zwischen der noumenalen verpflichtenden Persönlichkeit und der phänomenalen verpflichteten Person als dem *animal rationabile*. Durch diese Selbstkonstruktion als eine verpflichtungsfähige Person entdeckt sich der moralische Akteur zugleich als moralisch gerechtfertigter Träger des Anspruchs, für seine von vernünftiger Einsicht geleiteten Handlungen auch Handlungsspielraum einfordern zu dürfen. Diese Forderung der Achtung vor der Selbstbestimmung richten wir als moralische Akteure alltäglich an die uns begegnenden Menschen, die wir unwillkürlich als verpflichtungsfähige Adressaten voraussetzen. Dass wir das unwillkürlich tun, zeigt schon unsere moralische Erwartung, dass bestimmte Ansprüche des interpersonalen Umgangs miteinander erfüllt werden. Ansonsten reagieren wir ärgerlich oder enttäuscht, jedenfalls irritiert und suchen nach Erklärungen, warum der andere Mensch unsere begründete Erwartungshaltung nicht erfüllt. Wir sehen hier, dass die transzendentalphilosophische Analyse moralischer Subjektivität vom moralisch-praktischen Standpunkt der immer am Lebensvollzug beteiligten ersten Person einen interpersonalen Sinnhorizont menschlicher Begegnung entwirft, vor dem wir uns und andere als Menschen wahrnehmen, und zwar unabhängig davon ob wir oder andere Menschen diesen

---

114 Enskat 2003, 109 f.
115 Honnefelder 2003, 67, auch 61. Zur Figur der Rückübertragung des Schutzstatus vgl. auch die Beiträge von Laimböck und Dederer et al. in diesem Band, 81–109.
116 Schockenhoff 2003, 25 u. 28.

Anspruch augenscheinlich erfüllen, ihn verfehlen oder ihm noch nicht oder nicht mehr gewachsen sind.[117] Es ist die unwillkürliche Mitwahrnehmung dieses universalmenschlichen Sinnhorizontes, die weder frühe menschliche Embryonen noch Anenzephale noch Hirntote, ja selbst menschliche Leichen zu nichts als organischem Material werden lässt. Sie sind, waren oder hätten ohne das Eintreffen eines Missgeschicks sein können, nämlich das, was auch das treueste und intelligenteste Haustier nie sein wird: gleichartige Teilnehmer an der menschlichen moralisch-praktischen Lebensform, die die Unsrige ist.

Diesem Sinnhorizont trägt auch Reinhard Merkel Rechnung, wenn er frühe menschliche Embryonen durch das »Prinzip der Speziessolidarität« in einen rechtlichen Schutz einbezieht. Zwar seien »sie (noch) vollständig erlebnisunfähig und deshalb aktuell nicht verletzbar. Aber wir alle sind einmal aus Embryonen entstanden, und leben heute gerne. Dieser Umstand begründet für uns eine gewisse *prima-facie*-Verpflichtung, allen Embryonen die Chance einer solchen Entwicklung nach Möglichkeit ebenfalls zu garantieren.«[118] Die Qualifizierung als *prima-facie*-Pflicht bedeutet für Merkel, dass sie »gegenüber anderen Belangen Einzelner und der Gemeinschaft abwägbar« ist,[119] weil die Einzelnen durch eine mindestens rudimentäre Erlebnisfähigkeit subjektiv verletzbar sind und damit nach Merkel subjektive Schutzansprüche auf ein staatlich garantiertes Verletzungsverbot besitzen. Mit dieser Differenzierung trägt der Strafrechtler der wohl allgemein geteilten moralischen Intuition Rechnung, »einen moralischen Unterschied zwischen der Tötung eines geborenen Menschen und der eines frühen Embryos« zu machen.[120] Tatsächlich würde wohl kaum jemand für die beiden Taten ein gleich hohes Strafmaß fordern wollen. Ob man daraus aber auf einen »prinzipiellen Statusunterschied«[121] für menschliche Embryonen und geborene Menschen schließen kann, hängt u. U. davon ab, ob man darunter einen positiv-rechtlichen Subjektstatus oder einen vorpositiven moralischen Menschenwürde- und Menschenrechtsstatus versteht. Es mag durchaus sein, dass uns nicht zuletzt die durch die Biotechnologien eröffneten neuen Handlungsspielräume und neuartigen menschlichen Daseinsformen dazu nötigen, über notwendige Bedingungen der positivierten Gestaltung von vorpositiven Menschenrechten nachzudenken. Aber die Idee von Menschenwürde und Menschenrechten selbst an weitere, über das Menschsein hinausgehende, empirische Qualifikationsbedingungen zu binden, würde bedeuten, den Gedanken an ihre universale Gültigkeit aufzugeben. Die utopische Kraft

---

117 Vgl. dazu ausführlicher Baranzke 2013b.
118 Merkel 2003, 45. Auf einer ähnlichen Basis entwickelt jüngst auch Anja Karnein (2013) ihr »Prinzip der zukünftigen Personalität«.
119 Merkel 2003, 51.
120 Merkel 2003, 51.
121 Merkel 2003, 54.

dieser moralischen Idee von der universalen Gleichwertigkeit aller Menschen darf aber m. E. nicht der Rechtspragmatik geopfert werden. Begrenzt auf geborene anenzephale und hirntote Menschen formuliert Merkel selbst die Unaufgebbarkeit einer solchen regulativen Rechtsidee unter dem »Prinzip des Normenschutzes«, das u. a. um der »Humanität und weitestmögliche[n] Konstistenz« willen auch solche Menschen in den Grundrechtsschutz miteinschließt, die das Kriterium subjektiver Erlebnisfähigkeit und daher Verletzbarkeit nicht erfüllen.[122] Dieser Gedanke wäre auch auf menschliche Embryonen auszudehnen, denn die Unantastbarkeit und Unverfügbar der Menschenwürdeidee »läßt nicht zu, daß die Anerkennung der Würde eines Menschen, in welchem Stadium seiner physischen Entwicklung er sich auch befindet, nur von arbiträren Entscheidungen abhängt, die von seinesgleichen getroffen werden.«[123]

5.3 Menschenwürde als Selbstverpflichtung

Bedeutet das nun, dass wir entgegen aller Plausibilität auch offensichtlich moralisch inkompetenten, geistig beeinträchtigten oder unreifen Menschen Moralfähigkeit zuschreiben müssen? Nein, das müssen wir nicht, und zwar deshalb, weil die moralphilosophische Selbstanalyse Kants und der daraus resultierende Kategorische Imperativ uns nicht darauf verpflichten, die Moralfähigkeit anderer Menschen zu prüfen. Dieser Versuch wird sogar als moralische Anmaßung verworfen. Der Kategorische Imperativ Kants verpflichtet uns vielmehr darauf, dem Anspruch der Menschenwürde in unserer eigenen Person handelnd gerecht zu werden – nicht zuletzt dadurch, dass wir die Würde der Menschheit auch in anderen achten. »Handle so, dass du die Menschheit sowohl in deiner Person als in der Person eines jeden andern jederzeit zugleich als Zweck, niemals bloß als Mittel brauchest,«[124] heißt es in der Zweck-an-sich-Selbst-Formel, die das sogenannte Instrumentalisierungsverbot in der biomedizinischen Ethik inspiriert hat. Von diesem Anspruch der Achtung fremder Menschenwürde dispensiert weder die verbrecherische Tat eines kriminellen Menschen noch die moralische Inkompetenz von Menschen in Grenzsituationen. Auch solche Menschen allein qua ihres Menschseins im Sinnhorizont menschlicher Existenz zu halten, fordert der Anspruch unserer eigenen Würde als Menschen. Das ist der moralisch-praktische Zweck unseres Daseins auf dieser Erde, der Anspruch der Humanität.

---

122 Merkel 2003, 47. »Ein Normensystem, das alle geborenen Mitglieder prinzipiell in gleicher Weise in den Schutzraum seiner fundamentalen Rechte einschließt, ist gegenüber einem, das für jeden individuellen Lebensschutz jeweils eine gewissermaßen persönliche Qualifikation verlangte, bei weitem vorzugswürdig.« (a.a.O. 49).
123 Wieland 2003 163.
124 Kant, GMS, Ak IV 428.

Was folgt aus dieser moralisch-praktischen Haltung in moralisch und rechtlich normativer Hinsicht für unseren handelnden Umgang mit dem vorgeburtlichen Menschen, und zwar insbesondere *in vitro?*

6.　Kriterien zur Bestimmung menschenwürdigen Handelns an frühen menschlichen Embryonen

Die vorangehende Analyse hat gezeigt, dass Menschenwürde keine empirische Eigenschaft oder Fähigkeit ist, die anderen Menschen zugeschrieben wird, sondern primär ein moralischer Anspruch zur Verpflichtung menschenwürdigen Handelns. Sie ist als Humanitätsethos auch dann kultivierbar, wenn keine subjektivrechtlichen Ansprüche ein legalistisches Verhalten erzwingen können oder keine gesetzlichen Regelungen greifen, weil z.B. ein Gesetzesverstoß nicht nachweisbar ist.

6.1　Embryonale Zwei-Klassen-Gesellschaft im ESchG

In Bezug auf den frühen menschlichen Embryo *in vitro* hat der Gesetzgeber im ESchG zwei Klassen unterschieden: Solche menschlichen Embryonen, die zum Zweck der Fortpflanzung erlaubt sind zu erzeugen, und solche, die zu diesem Zweck nicht erzeugt und bei Zuwiderhandlung auf gar keinen Fall in einen Uterus transferiert werden dürfen. Eine Zwei-Klassen-Bildung von erlaubten und unerlaubten menschlichen Embryonen scheint im biotechnologischen Zeitalter angebracht, wird aber von rechtswissenschaftlicher Seite als widersprüchlich kritisiert. Taupitz kritisiert, dass im ESchG die Mitglieder der zweiten Klasse überhaupt als »Embryo« bezeichnet werden. »Wenn man das Transferverbot für verfassungsgemäß und für sachgerecht hält, wäre es folgerichtiger, der erzeugten entwicklungsfähigen Entität gar nicht erst den Status eines Embryos zuzusprechen, den man ihm doch sogleich wieder zu nehmen gehalten ist.«[125] Taupitz missversteht »Embryo« jedoch als einen Wertbegriff, der einen Anspruch auf die Verfügbarmachung der weiteren Entwicklungsbedingungen impliziert. Das ESchG verwendet den Embryobegriff aber biologisch-deskriptiv und nennt auch Mensch-Tier-chimärische Zygoten Embryo (§ 7 (1), Abs. 3 ESchG). Der Totipotenzbegriff erfüllt im ESchG eher die Funktion eines Problemanzeigers anstelle einer positiven Wertbasis. Der Gesetzgeber setzt ihn in Form eines negativen Kriteriums der Schutzwürdigkeit ein, das anzeigt, welche

---

125　Taupitz 2009, 113.

menschlichen Embryonen nicht entstehen sollen, um sie nicht qua Transferverbot absterben lassen zu müssen. Die moralische Schutzwürdigkeit im Sinne
eines Anspruchs auf Embryotransfer wächst menschlichen Befruchtungsembryonen offensichtlich weder von ihrem Embryo-Sein noch von ihrer Entwicklungsfähigkeit her zu. Auch die Natürlichkeit überzeugt nur bedingt als
Begründung für ihre weitere Entwicklungswürdigkeit, nämlich nur mit Blick auf
ihre Erzeugung aus Gameten unter der Bedingung der Einwilligung beider lebender Gametenspender. Die Erzeugung von menschlichen Embryonen *in vitro*
ist jedoch ein technischer Akt, für den das ESchG eigens erlassen wurde, weshalb
geborene IVF-Kinder von Sybille Lewitscharoff in ihrer Dresdner Rede im März
diesen Jahres noch als »Halbwesen« denunziert wurden – 36 Jahre nach der
Geburt von Louise Brown.

6.2   Frühe menschliche Embryonen, die transferiert werden sollen

Die Lewitscharoff-Rede zeigt zweierlei: Einerseits ist es weder aus medizinischen noch aus kulturellen Gründen unproblematisch, entwicklungsfähige
menschliche Embryonen auf Wegen zu erzeugen, die ihnen eine technische
Geschichte leiblich einschreibt. Denn *de facto* ist jeder Schritt der Technisierung
in der reproduktionsmedizinisch assistierten Fortpflanzung ein Menschenversuch mit all seinen medizinischen Problemen, aber auch mit psychosozialen
Akzeptanzproblemen. Andererseits indiziert die empörte Reaktion der Öffentlichkeit auf Lewitscharoffs herabsetzende Bezeichnung die breite Überein-
stimmung, dass geborenen Menschen, auf welche Weise sie auch immer erzeugt
wurden, der Anspruch auf die Respektierung und den Schutz ihrer Würde und
ihrer daraus resultierenden Menschen- und Grundrechte nicht streitig gemacht
werden darf. Dieses gesellschaftliche Bewusstsein fand anlässlich der durch die
Geburt von Klonschaf Dolly ausgelösten Debatte über die reproduktive Klonierung auch rechtswissenschaftliche Zustimmung. Die technische Erzeugung
eines Menschen, so künstlich sie auch immer sein mag, wäre also im Falle seines
Zur-Welt-Kommens nicht statusrelevant – darüber sind sich die Ethiker und
Rechtswissenschaftler mittlerweile weitgehend einig. Sie wäre allerdings unter
Umständen bleibender Ausdruck einer inkorporierten Verletzung der Ach-
tungspflicht zum Zeitpunkt seiner größten Wehrlosigkeit und Ausgeliefertheit.
    Trotz der tatsächlichen und fiktiven begrüßenswerten Einsicht in die not-
wendige Anerkennung des Menschenwürde- und Grundrechtsstatus technisch
modifizierter Menschen wird offensichtlich, wie heikel die Technifizierung des
menschlichen Lebensbeginns nicht nur für die körperliche Gesundheit, sondern
auch für die psychosoziale Integrität und Identitätsbildung von Menschen sein
kann, und wie sehr derart modifizierte Menschen auf gesellschaftliche Inkul-

turierungsprozesse angewiesen sind. Mit Hilfe welcher Kriterien können legitime Verfahren zur Erzeugung von menschlichen Embryonen in der assistierenden Reproduktionsmedizin von illegitimen noch unterschieden werden, wenn man realisiert, dass eine strikte Trennung zwischen molekularbiologischer Grundlagenforschung in der Entwicklungsbiologie und Reproduktionsmedizin nicht mehr aufrecht zu erhalten ist?

Ein hilfreiches Maß für die Begrenzung willkürlicher technischer Manipulationen hat kürzlich Anja Karnein mit dem »Prinzip der zukünftigen Personalität« formuliert, nach dem »Embryonen, die sich zu Personen entwickeln, in Antizipation der Achtung, welche diesen Personen geschuldet wird, behandelt werden sollten. Sie sollten so behandelt werden, weil es für lebende Personen von Bedeutung ist, was mit den Embryonen geschah, aus denen sie entstanden sind.«[126] Man könnte in Karneins Prinzip auch eine Neuformulierung des Kontinuitätsprinzips erblicken, das nach Honnefelder mit der Figur der Rückübertragung von personalen Achtungsansprüchen des geborenen Menschen auf den ungeborenen argumentiert.[127] Auch Jürgen Habermas hat vor Jahren bereits einen ähnlichen Gedankengang vorgelegt und gefordert, den ungeborenen Menschen »in Antizipation seiner Bestimmung *wie eine zweite Person* zu behandeln, die sich, *wenn sie geboren würde*, zu dieser Behandlung verhalten könnte«.[128]

Problematisch ist jedoch, dass Karnein das Prinzip nur an die von Frauen für einen Embryotransfer aktuell akzeptierten Embryonen bindet und die überzähligen Embryonen als Material betrachtet. Angesichts dieser schon aus medizinisch-technischen Gründen unvermeidlichen moralischen Folgekosten fragt Jan Beckmann: »Was schuldet eine Gesellschaft, die die Behandlung ungewollter Kinderlosigkeit mithilfe der künstlichen Herstellung von Embryonen unter Inkaufnahme der Gefahr der Schaffung überzähliger Embryonen, als rechtlich zulässig und ethisch legitim betrachtet, dem efmE [scil. extrakorporalen frühen menschlichen Embryo]?«[129] Auch die Bindung der embryonalen Stammzellforschung an die Bedingung der Hochrangigkeit (StZG § 5,1) zeugt davon, dass der Verbrauch überzähliger menschlicher Embryonen für die Forschung offensichtlich doch mit dem Wissen um ihre, sie mit uns verbindende gleichartige Herkünftigkeit belastet ist. Das spricht dafür, dass die Extrakorporalität den »moralischen Status« des frühen menschlichen Embryos gegenüber einem Embryo *in utero* nicht zu ändern vermag,[130] weil der »moralische Status« keine Eigenschaft des Embryos ist, sondern vielmehr Ausdruck unserer moralisch

---

126 Karnein 2013, 13.
127 Honnefelder 2003, 67.
128 Habermas 2001, 120.
129 Beckmann 2007, 297.
130 Zum extrakorporalen Embryo vgl. Maio 2007.

fehlbaren, aber unvermeidbaren Beziehung im gemeinsamen menschlichen Sinnhorizont. Die gegenüber der Geburt verfrühte Form öffentlicher Exponiertheit des Menschen als In-vitro-Existenz steht aus dieser Perspektive dann lediglich vor Herausforderungen anderer Art, zu ihm in eine menschenwürdige Beziehung zu treten, – und zwar unabhängig von der rechtswissenschaftlich umstrittenen Frage, ob der Embryo *in vitro* als Grundrechtsträger angesehen werden muss oder nicht. Das ESchG verbietet ferner u. a. eine Übertragung eines überzähligen Embryos auf ein Tier (§ 7 (2) Abs. 2 ESchG), was auch dagegen spricht, ihn als biologisches Forschungsmaterial zu betrachten.

6.3   Frühe menschliche Embryonen, die nicht transferiert werden sollen

Überzähligen menschliche Embryonen haftet der personale Beziehungskontext ihrer Hervorbringung an, der ihre Existenz mit dem frühesten Beginn unserer Existenz trotz In-vitro-Distanzierung noch weitgehend vereint. Wie aber sind solche embryonalen Funktionsäquivalente zu bewerten, die nicht einmal mehr den Ursprung aus Gameten von menschlichen Personen, also von biologischen Eltern teilen? Mit welchem Recht kann in Fällen von Produkten aus Verfahren wie SCNT, tetraploider Komplementierung oder der eventuellen Reprogrammierung von menschlichen Somazellen im Falle einer stabilen Totipotenz von menschlichen Embryonen gesprochen werden – wenngleich der aktuelle Wortlaut des ESchG noch keineswegs alle diese technischen Möglichkeiten abdeckt? In diesem Kontext werden nun die experimentellen Ergebnisse aus der Synthese von Stammzell- und Reproduktionsbiologie virulent. Je spektakulärer die entwicklungsbiologischen Erfolge der Forschung mit Wirbel- und vor allem Säugetieren sind, umso wahrscheinlicher werden ähnliche Forschungserfolge mit menschlichem Material. Der reproduktionsbiologische Erfolg der experimentellen Entwicklungsbiologie bewirkt, dass die experimentelle Totipotenz die argumentative Funktion des essentiellen, natürlichen, aktiven Potentials übernimmt und die Wahrscheinlichkeit der technischen Ingangsetzung einer menschlichen Ontogenese erhöht wird. Diese Logik hat sich längst in der rechtswissenschaftlichen Debatte darüber niedergeschlagen, ob SCNT-Embryonen in der Legaldefinition des ESchG enthalten sind oder nicht. Sollte die Reprogrammierung von Körperzellen zu ähnlichen technisch induzierten ontogenetischen Erfolgen kommen, wird über kurz oder lang eine ähnliche Debatte auch über diese Methode geführt werden. Sowenig die künstliche Erzeugung einen Einfluss auf den Grundrechtsstatus eines geborenen Menschen hat, sowenig kann sie ein Argument für die Schutzlosigkeit eines menschlichen embryonalen Funktionsäquivalents darstellen, selbst für den Fall, dass ein lebensfähiges Geburtsstadium, z. B. ausgetragen in einem Tier, nicht erreicht wird.

Erneut zeigt sich: Die Unterscheidung von Natürlichkeit und Künstlichkeit ist für den grundrechtlichen Menschenwürdestatus gänzlich irrelevant. Nichtsdestotrotz kann die technische Hervorbringung von Menschen die Pflicht zur Achtung seiner Würde sehr wohl verletzen und ihn außerdem empfindlich in seinen grundrechtlich geschützten psychophysischen Belangen beeinträchtigen; – aber dadurch büßt er seinen weiteren moralischen und rechtlichen Anspruch auf Achtung und Schutz seiner Würde nicht ein.

6.4   Zur moralischen Unverzichtbarkeit der Mensch-Tier-Differenz

Wird die Bedeutung des Menschlichen jedoch im Sinne der Speziesismuskritiker auf die Biologie reduziert, gibt es kein prinzipielles, über medizinisch-technische Vorsichtsmaßnahmen bezüglich der Forschung am Menschen hinausgehendes Argument mehr dafür, den Transfer von interspezies-chimärischen oder rein animalischen Embryonen auf einen weiblichen Menschen strafrechtlich zu sanktionieren, sofern die Frau dem Embryotransfer zwanglos zustimmt, wie in dem Science Fiction-Film »Splice«. Dies stünde mit den Sanktionen des Embryonenschutzgesetzes zumindest zum Teil im Widerspruch.[131]

Zu Ende gedacht würden wir beim Beschreiten dieses Weges auf eine Interspezies-»Gesellschaft« zusteuern, die sich nicht mehr an der die Menschenwürde begründenden Moralfähigkeit orientieren würde. Damit würden aber die notwendigen Bedingungen für jegliche Moral- und Rechtsordnung unterlaufen zugunsten eines moral- und rechtsfreien Naturraums, in dem nichts als das »Recht« des Stärkeren herrschen würde. Die antispeziesistische Verabschiedung von einem moralanthropologischen Selbstverständnis der Verpflichtungsfähigkeit ist selbstwidersprüchlich.[132] Sie führt zur Aufhebung der Begriffe von Moralität und Recht, da diese moralphilosophischen Grundbegriffe biologisch nicht definierbar sind, sondern ein moralisches Selbstverständnis vom Menschen als einem prinzipiell zur Verantwortung fähigen Akteur anstelle eines Tiers unter Tieren voraussetzen.[133]

---

131 Vgl. Taupitz 2009, 136 f., der aber darauf aufmerksam macht, dass im Verbot der Chimären- und Hybridbildung der »Transfer eines menschlichen Zellkerns in eine tierische Eizellhülle« nicht erfasst ist, »da und sofern nicht mindestens ein (bereits vorhandener) menschlicher Embryo (§ 7 Abs. 1 Nr. 1 und 2) verwendet wird und keine Befruchtung unter Verwendung einer Keimzelle (also Ei- und Samenzelle) stattfindet (§ 7 Abs. 1 Nr. 3)« (a.a.O. 136 Anm. 185). Schon der Klonbericht der Bundesregierung vom 26. Juni 1998 habe deshalb eine Änderung des Gesetzes angemahnt.

132 Nach Jan Joerden (2013) ist dieser Schluss jedoch nicht zwingend, sofern die Vernunft- und Glücksfähigkeit des Mensch-Tier-Mischwesens gesichert wären.

133 Über die Mitglieder der Forschungsprojektgruppe hinaus möchte ich mich bei Sabine Brauckmann, Nils Fischer, Hans Werner Ingensiep und Kathrin Rottländer für vielfältige

Literaturverzeichnis

Ach, J. S./Brudermüller, G./Runtenberg, C. (Hg.): Hello Dolly! Über das Klonen. Frankfurt am Main 1998.

Ach, J. S./Schöne-Seifert, B./Siep L.: Totipotenz und Potentialität. Zum moralischen Status von Embryonen bei unterschiedlichen Varianten der Gewinnung humaner embryonaler Stammzellen. In: Jahrbuch für Wissenschaft und Ethik (JWE) Bd. 10, 2006, 261 – 321.

Ackrill, John L.: Aristoteles. Eine Einführung in sein Philosophieren. Berlin, New York 1985.

Advena-Regnery, B./Laimböck, L./Rottländer, K./Sgodda, S.: Totipotenz im Spannungsfeld von Biologie, Ethik und Recht. In: Zeitschrift für Medizinische Ethik Bd. 58, 2012, 217 – 236.

Albrecht, H.: Interview mit Oliver Brüstle Menschliches Klonen: Ethische Problemzone | Wissen | ZEIT ONLINE | Gesundheit.

Augsberg, Steffen: Die Würde des Menschen als Gattungswesen. Zur Verrechtlichung des Gattungsarguments. In: Dabrock, P./Denkhaus, R./Schaede, S. (Hg.): Gattung Mensch. Interdisziplinäre Perspektiven. Tübingen 2010, 385 – 402.

Baranzke, H.: Menschenwürde zwischen Pflicht und Recht. Zum ethischen Gehalt eines umstrittenen Begriffs. In: zeitschrift für menschenrechte 4. Jg., Nr. 1 2010, 10 – 24.

Baranzke, H.: Wer ist eine Person? Zur bioethischen Brisanz einer Frage im Ausgang von John Locke. In: Inga Römer, Matthias Wunsch (Hg.): Person: Anthropologische, phänomenologische und analytische Perspektiven. Münster 2013a, 317 – 342.

Baranzke, H.: Die autonome Würde des Akteurs. Grundzüge einer Ethik der Würde. In: Heike Baranzke, Gunnar Duttge (Hg.): Autonomie und Menschenwürde. Leitprinzipien in Bioethik und Medizinrecht. Königshausen & Neumann. Würzburg 2013b, 157 – 193.

Bäumer-Schleinkofer, Ä.: Die Geschichte der beobachtenden Embryologie. Die Hühnchenentwicklung als Studienobjekt über zwei Jahrtausende. Frankfurt 1993.

Baumgartner, H. M./Heinemann, T./Honnefelder, L./Wickler, W./Wildfeuer A. G.: Menschwürde und Lebensschutz. Philosophische Aspekte. In: Rager, G. (Hg.): Beginn, Personalität und Würde des Menschen. Freiburg, München 3. vollständig neu bearb. u. erw. Aufl. 2009, 333 – 441.

Beier, H. M.: Totipotenz und Pluripotenz. Von der klassischen Embryologie zu neuen Therapiestrategien. In: Oduncu, F. S./Schroth, U./Vossenkuhl, W. (Hg.): Stammzellforschung und therapeutisches Klonen, Göttingen 2002, 36 – 54.

Birnbacher, D.: Natürlichkeit. Berlin 2006.

Birnbacher, D.: Wie überzeugend ist das Potentialitätsargument? In: Jahrbuch für Wissenschaft und Ethik (JWE) Bd. 10, 2006, 327 – 335.

Boldt, J./ Harald, M./ Müller, O./ Eichinger, T./ Ried, J.: Der Herstellungsbegriff in der Synthetischen Biologie. In: Jahrbuch für Wissenschaft und Ethik (JWE) Bd. 17, 2013, 89 – 116.

anregende Diskussionen und hilfreiche Kommentare zum Manuskript sehr herzlich bedanken.

Cavalieri, P./Singer, P. (Hg.): Menschenrechte für die Großen Menschenaffen. »Das Great Ape Projekt«. München 1993.

Creutz, C.: Die »Zweiheit in Einheit« von Mutter und ungeborenem Kind. Grundsatzfragen zur Unteilbarkeit des Lebensschutzes im Schwangerschaftskonflikt. Münster 1997.

Damschen, G./Schönecker, D. (Hg.): Der moralische Status menschlicher Embryonen. Pro und contra Spezies-, Kontinuums-, Identitäts- und Potentialitätsargument. Berlin, New York 2003.

Denker, H.-W.: Forschung an embryonalen Stammzellen. Eine Diskussion der Begriffe Totipotenz und Pluripotenz. In: Oduncu, F. S./Schroth, U./Vossenkuhl, W. (Hg.): Stammzellforschung und therapeutisches Klonen. Göttingen 2002, 19–35.

Denker, H. W.: Totipotenz – Omnipotenz – Pluripotenz. Ausblendungsphänomene in der Stammzelldebatte: Indikatoren für den Konflikt zwischen Norm- und Nutzenkultur? In: Schweidler, W./Hoffmann, T. S. (Hg.): Normkultur vs. Nutzenkultur. Berlin 2006, 249–271.

Duden, B.: Der Frauenleib als öffentlicher Ort. München 1991.

Dworkin, R.: Die Grenzen des Lebens. Abtreibung, Euthanasie und persönliche Freiheit. Reinbek bei Hamburg 1994.

Enskat, R.: Pro Identitätsargument: Auch menschliche Embryonen sind jederzeit Menschen. In: Damschen, G./Schönecker, D. (Hg.): Der moralische Status menschlicher Embryonen. Pro und contra Spezies-, Kontinuums-, Identitäts- und Potentialitätsargument. Berlin, New York 2003, 101–127.

Gerhardt, V.: Die angeborene Würde des Menschen. Berlin 2004.

Gilbert, S. F./Howes-Mischel, R.: ›Show Me Your Original Face Before You Were Born‹: The Convergence of Public Fetuses and Sacred DNA. In: History and Philosophy of Life Sciences vol. 26, 2004, 377–394.

Günther, H.-L./Taupitz, J./Kaiser, P.: Embryonenschutzgesetz. Juristischer Kommentar mit medizinisch-naturwissenschaftlichen Einführungen. Stuttgart 2008.

Haimes, E./Porz, R./Scully, J./Rehmann-Sutter, C.: »So, what is an embryo?« A comparative study of the views of those asked to donate embryos for hESC research in the UK and Switzerland. In: New Genetics and Society vol. 27, no. 2, 2008, 113–126.

Heinemann, T./Kersten, J.: Stammzellforschung. Naturwissenschaftliche, rechtliche und ethische Aspekte. Freiburg, München 2007.

Habermas, J.: Die Zukunft der menschlichen Natur. Auf dem Weg zu einer liberalen Eugenik? Frankfurt am Main 2001.

Holderegger, A.: Die »Geistbeseelung« als Personwerdung des Menschen. Stadien der philosophisch-theologischen Lehr-Entwicklung. In: Hilpert, K./Mieth, D. (Hg.): Kriterien biomedizinischer Ethik. Theologische Beiträge zum gesellschaftlichen Diskurs. Freiburg im Breisgau 2006, 175–197.

Honnefelder, L.: Pro Kontinuumsargument: Die Begründung des moralischen Status des menschlichen Embryos aus der Kontinuität der Entwicklung des ungeborenen zum geborenen Menschen. In: Damschen, G./Schönecker, D. (Hg.): Der moralische Status menschlicher Embryonen. Pro und contra Spezies-, Kontinuums-, Identitäts- und Potentialitätsargument. Berlin, New York 2003, 61–81.

Huber, J.: Totipotenz – überfordertes Kriterium der Schutzwürdigkeit? Eine naturphilosophische Untersuchung zu den biologischen Grundlagen eines normativ gewordenen Begriffs. Berlin 2009.

Ingensiep, H. W.: The History of the Plant Embryo. Terminology and Visualization from Ancient until Modern Times. In: History and Philosophy of Life Sciences vol. 26, 2004, 209–331.

Ingensiep, H. W.: Speziesismus. In: Bohlken, E./Thies, C. (Hg.): Handbuch Anthropologie. Der Mensch zwischen Natur, Kultur und Technik. Stuttgart, Weimar 2009, 418–422.

Joerden, J. C.: Menschenwürde und Chimären- und Hybridbildung. In: Joerden, J. C./ Hilgendorf, E./Thiele, F. (Hg.): Menschenwürde und Medizin. Ein interdisziplinäres Handbuch. Berlin 2013, 1033–1044.

Kalender, U.: Körper von Wert. Eine kritische Analyse der bioethischen Diskurse über die Stammzellforschung. Bielefeld 2012.

Kant, I.: Grundlegung zur Metaphysik der Sitten (GMS). In: Kants Werke. Akademie-Textausgabe Bd. IV Berlin 1968, 385–464.

Kant, I.: Die Metaphysik der Sitten (MS). In: Kants Werke. Akademie-Textausgabe Bd. IV Berlin 1968, 203–493.

Karafyllis, N. C.: Das Wesen der Biofakte. In: Karafyllis, N. C. (Hg.): Biofakte. Versuch über den Menschen zwischen Artefakt und Lebewesen. Paderborn 2003, 11–26.

Keller, R./Günther, H.-L./Kaiser, P.: Embryonenschutzgesetz. Kommentar zum Embryonenschutzgesetz. Stuttgart, Berlin, Köln 1992.

Kummer, C.: 30 Jahre »embryonale Stammzellen«. In: Stimmen der Zeit 2012, H. 2, 87–98.

Kummer, C.: Induzierte pluripotente Stammzellen und Totipotenz. Die Bedeutung der Reprogrammierbarkeit von Körperzellen für die Potentialitätsproblematik in der Stammzellforschung. In: Hilpert, K. (Hg.): Forschung contra Lebensschutz? Freiburg, Basel, Wien 2009, 322–338.

Kummer, C.: Zweifel an der Totipotenz. Zur Diskussion eines vom deutschen Embryonenschutz überforderten Begriffs. In: Stimmen der Zeit 222, 2004, 459–472.

Kunzmann, P.: Ist Potentialität relevant für den moralischen Status des menschlichen Embryos? In: Hilpert, K./ Mieth, D. (Hg.): Kriterien biomedizinischer Ethik. Theologische Beiträge zum gesellschaftlichen Diskurs. Freiburg im Breisgau 2006, 16–30.

Ladewig, J./Koch, P./Brüstle, O.: Leveling Waddington: The Emergence of Direct Programming and the Loss of Cell Fate Hierachies. In: Nature Reviews. Molecular Cell Biology vol. 14, April 2013, 225–236.

Macfarlan, T. S./Gifford, W./Driscoll, S./Lettieri, K./Rowe, H. M./Bonanomi D./Firth, A./ Singer, O./Trono, D./Pfaff, S. L.: Embryonic Stem Cell Potency Fluctuates with Endogenous Retrovirus Activity. In: Nature 2012 doi:10.1038/nature11244.

Maio, G. (Hg.): Der Status des extrakorporalen Embryos. Perspektiven eines interdisziplinären Zugangs. Stuttgart, Bad Cannstatt 2007.

Merkel, Reinhard: Contra Speziesargument: Zum normativen Status des Embryos und zum Schutz der Ethik gegen ihre biologistische Degradierung. In: Damschen, G./ Schönecker, D. (Hg.): Der moralische Status menschlicher Embryonen. Pro und contra Spezies-, Kontinuums-, Identitäts- und Potentialitätsargument. Berlin, New York 2003, 35–57.

Quante, M.: Personales Leben und menschlicher Tod. Personale Identität als Prinzip der biomedizinischen Ethik. Frankfurt am Main 2002.

Reich, J. G.: Über Totipotenz als Kriterium für den Status des menschlichen Embryos in vitro. In: Honnefelder, L./Lanzerath, D. (Hg.): Klonen in biomedizinischer Forschung und Reproduktion / Cloning in Biomedical Research and Reproduction. Bonn 2003, 279–287.

Ricken, F.: Verhinderte Totipotenz und Totipotenz als zentraler Schutzbegriff. In: Jahrbuch für Wissenschaft und Ethik (JWE) Bd. 10, 2006, 323–326.

Rixen, Stephan: Die reprogenetische Diffusion des Körpers: Diffussion der Menschenrechte? Zur biowissenschaftlichen Herausforderung von Rechtsphilosophie und Verfassungsrecht. In: Schwarte, L./Wulf, C. (Hg.): Körper und Recht. Anthropologische Dimensionen der Rechtsphilosophie. München 2003, 211–227.

Rothaar, M.: Der manipulierte Embryo. Konsequenzen für das Spezies- und das Potentialitätsargument. In: Dabrock, P./Denkhaus, R./Schaede, S. (Hg.): Gattung Mensch. Interdisziplinäre Perspektiven. Tübingen 2010, 325–345.

Roux, W.: Terminologie der Entwicklungsmechanik der Tiere und Pflanzen. Leipzig 1912.

Schark, M.: Wie aktuell ist Kants Auflösung des Naturteleologie-Problems? In: Perler, D./Schmid, S. (Hg.): Final Causes and Teleological Explanations. Reihe: Meixner, U./Newen, A. (Hg.): Logical Analysis and History of Philosophy. Bd. 14, Paderborn 2011, 125–153.

Schockenhoff, Eberhard: Pro Speziesargument: Zum moralischen und ontologischen Status des Embryos. In: Damschen, G./Schönecker, D. (Hg.): Der moralische Status menschlicher Embryonen. Pro und contra Spezies-, Kontinuums-, Identitäts- und Potentialitätsargument. Berlin, New York 2003, 11–33.

Schöne-Seifert, B.: Induzierte pluripotente Stammzellen: Ruhe an der Ethikfront? In: Zeitschrift für Medizinische Ethik Bd. 21, 2009, 271–273.

Schöne-Seifert, B.: Contra Potentialitätsargument. Probleme einer traditionellen Begründung für embryonalen Lebensschutz. In: Damschen, G./Schönecker, D. (Hg.): Der moralische Status menschlicher Embryonen. Pro und contra Spezies-, Kontinuums-, Identitäts- und Potentialitätsargument. Berlin, New York 2003, 169–185.

Seidel, J.: Schon Mensch oder noch nicht? Zum ontologischen Status humanbiologischer Keime. Stuttgart 2010.

Singer, P.: Praktische Ethik. Stuttgart 1992.

Spaemann, R./Löw, R.: Die Frage Wozu? Geschichte und Wiederentdeckung des teleologischen Denkens. München 1981.

Sparman, M. L./Tachibana, M./Mitalipov, S. M.: Cloning of non-human primates: the road »less traveled by«. In: International Journal of Developmental Biology 54, 2010, 1671–1678.

Sparrow, R.: In vitro eugenics. In: Journal for Medical Ethics (JME) 2013, 1–7; doi 10.1136/medethics-2012–101200.

Störtkuhl, K./Rothaar, M.: Menschenwürde und embryonale Stammzellforschung. In: Joerden, J. C./ Hilgendorf, E./Thiele, F. (Hg.): Menschenwürde und Medizin. Ein interdisziplinäres Handbuch. Berlin 2013, 783–798.

Surani, A./Tischler, J.: A sporadic superstate. In: Nature vol. 487, 5 July, 2012, 43–45.

Tachibana, M./Amato, P./Sparman, M./Gutierrez, N. M./Tippner-Hedges, R./Ma, H./Kang, E./Fulati, A./Lee, H. S./Sritanaudomchai, H./Masterson, K./Larson, J./Eaton, D./Sadler-Fredd, K./Battaglia, D./Lee, D./Wu, D./Jensen, J./Patton, P./Gokhale, S./Stouffer, R. L./Wolf, D./Mitalipov, S.: Human embryonic stem cells derived by somatic cell nuclear transfer. In: Cell, vol. 153, 2013, 1228–1238.

Taupitz, J.: Lebensbeginn und Lebensschutz aus dem Blickwinkel des deutschen Rechts. In: Tag, B. (Hg.): Lebensbeginn im Spiegel des Medizinrechts. Beiträge der 2. Tagung der Medizinrechtslehrerinnen und Medizinrechtslehrer 2010 in Zürich, Baden-Baden 2011, 33 – 48.

Taupitz, J.: Der Embryobegriff des Embryonenschutzgesetzes. In: Jahrbuch für Wissenschaft und Ethik (JWE) Bd. 13, 2009, 107 – 152.

Thomson, J. J.: Eine Verteidigung der Abtreibung. In: Leist, A. (Hg.): Um Leben und Tod. Moralische Probleme bei Abtreibung, künstlicher Befruchtung, Euthanasie und Selbstmord. Frankfurt am Main 1990, 107 – 131 (ursprünglich: A Defense of Abortion. In: Philosophy & Public Affairs 1/1, 1971, 47 – 66).

Tooley, M.: Abtreibung und Kindstötung. In: Leist, A. (Hg.): Um Leben und Tod. Moralische Probleme bei Abtreibung, künstlicher Befruchtung, Euthanasie und Selbstmord, Frankfurt am Main 1990, 157 – 195 (ursprünglich: Abortion and Infanticide. In: Philosophy & Public Affairs 2/1, 1972, 37 – 65).

Wieland, Wolfgang: Pro Potentialitätsargument: Moralfähigkeit als Grundlage von Würde und Lebensschutz. In: Damschen, G./Schönecker, D. (Hg.): Der moralische Status menschlicher Embryonen. Pro und contra Spezies-, Kontinuums-, Identitäts- und Potentialitätsargument. Berlin, New York 2003, 149 – 168.

Willam, M.: Mensch von Anfang an? Eine historische Studie zum Lebensbeginn im Judentum, Christentum und Islam. Freiburg/Schweiz, Freiburg im Breisgau, Wien 2007.

Wolf, E.: Reprogrammierung durch Zellkerntransfer. In: Oduncu, F. S./Schroth, U./Vossenkuhl, W. (Hg.): Stammzellforschung und therapeutisches Klonen, Göttingen 2002, 55 – 67.

Barbara Advena-Regnery

Natürlicher Embryo – geeignetes Wertprädikat für die Bioethik?

1. »Lebensweltliche Natur«

Lebensweltlich betrachtet ist unser Verhältnis zur Natur äußerst ambivalent.
Teils irritieren uns artifizielle Eingriffe in die belebte Natur, wie sich dies in
unterschiedlichen Bereichen wie z. B. in unserer Skepsis gegenüber dem Anbau
von Genmais, der allgemeinen Ablehnung des Klonens im Humanbereich oder
aber auch der Angst vor teils menschlichen Chimären und Hybriden äußert.
Andere artifizielle Eingriffe in die Lebensformen natürlicher Entitäten, wie die
seit Jahrhunderten praktizierte Pflanzen- und Tierzucht, führen dagegen nicht
zu ähnlichen Reaktionen. So scheint es vielfältige artifizielle Veränderungen
natürlicher Prozesse und Entitäten zu geben, die im Laufe unserer Natur- und
Kulturgeschichte für uns so selbstverständlich geworden sind, dass wir uns
meist an die ursprüngliche und unberührte Natur, die diesen Eingriffen zugrunde gelegen hat, nicht mehr erinnern können. Englische Landschaftsgärten
wie auch Heidelandschaften oder Streuobstwiesen sind Beispiele dafür. Im Laufe
der vergangenen Jahrtausende hat der Mensch alle Bereiche der Natur, zumindest der terrestrischen Natur, in gewisser Weise durchdrungen, wirklich unberührte Natur sucht man vergebens. Ist aber mit dieser Entwicklung die tradi-
tionelle Differenz von Natur und Artefakt obsolet geworden? Muss die Feststellung einer durchgehend anthropogenen Natur die Aufgabe des Antagonis-
mus von Natur und Artefakt zur Konsequenz haben? Wenn ja, hieße das, dass es
nichts in der uns umgebenden Welt geben könne, dass man begründet dem
Bereich der Natur oder dem Bereich der Artefakte zuordnen könne. Wir wüssten
weder Menschen, Tiere oder Pflanzen zuzuordnen noch Zellkulturen, transgene
Mäuse, IVF-Embryonen oder das Klonschaf Dolly. Doch sind wir uns wirklich
bei all diesen Entitäten unsicher, ob es sich um Natürliches oder Künstliches
handelt? Zugeben muss man wohl, dass sich mit fortschreitenden technischen
Möglichkeiten die Zweifelfälle häufen. Aber ist dies Grund genug, die Grenze
selbst aufzugeben und den Begriff der Natur der Beliebigkeit preiszugeben?
  Die vielfältigen bioethischen Debatten der vergangenen Jahrzehnte vermit-

teln den Eindruck, Natur und Natürlichkeit seien keine leeren, vielmehr aber
vage Begriffe. Einige dieser, teils aufgeladener Debatten, in denen der Begriff der
Natur gewisse Relevanz hat, sind mittlerweile abgeklungen, wie z. B. die um die
In-vitro-Fertilisation. So hatte man zumindest bis zu der problematischen Rede
von Sybille Lewitscharoff[1] annehmen können, dass IVF-Embryonen, trotz des
artifiziellen Eingriffs, selbstverständlicher Teil unserer Lebenswelt geworden
seien. Andere Debatten dagegen, wie die um die Präimplantationsdiagnostik,
sind immer noch aktuell. Es lässt sich beobachten, dass jeder mögliche Fortschritt, insbesondere innerhalb der Fortpflanzungsmedizin, einen Diskurs mit
sich bringt, der um den Wert der Natürlichkeit versus der Vorzüge technischer
Machbarkeit kreist. Die Frage, wie »natürlich« oder aber wie selbstbestimmt
Fortpflanzung sein »sollte«, scheint bei all diesen Diskussionen mitzuschwin-
gen. Trifft diese lebensweltliche Beobachtung zu, kann man der philosophisch
interessanten Frage nachgehen, ob Natur oder Natürlichkeit in der Ethik relevant
werden können, ob unser *Sollen* in gewisser Weise Natur zu berücksichtigen
habe und wenn ja, wie dies begründet werden kann? Diese Frage ist umfassend
und wird im Folgenden am Beispiel des menschlichen Embryos diskutiert. Den
Sinn des Embryonenschutzes voraussetzend möchte ich der Frage nachgehen,
ob es für unser lebensweltliches Verständnis von Embryonen wesentlich ist, dass
sie natürlich sind und ob ihr Schutz und damit auch ihre Wertschätzung mit
ihrer Natürlichkeit zusammenhängen.

Ich vertrete die These, dass wir in unserer Lebenswelt Embryonen als wesentlich natürlich begreifen, ihr Schutz und ihre Wertzuschreibung daher auch
mit dieser Natürlichkeit zusammenhängen. Diese besondere Wertschätzung
korreliert mit der substanzontologischen Differenz von natürlichen und artifiziellen Entitäten, auf die ich später, mit Blick auf Aristoteles, eingehen werde. Der
traditionellen Differenz liegt die Annahme zugrunde, natürliche und artifizielle
Entitäten unterscheiden sich hinsichtlich ihrer Entstehungs- und Entwicklungsbedingungen sehr wesentlich voneinander. So zeichnet es die lebendige
Natur, die *Physis* aus, »*von sich aus* das zu sein, was ein Lebewesen ist«.[2] Entwicklung, Wachstum oder auch Totipotenz können in diesem Sinne als besondere Merkmale natürlicher Entitäten gelten, die Artefakte in der Regel nicht
aufzuweisen vermögen. Mit zunehmendem wissenschaftlichen und technischen
Fortschritt verschwimmen aber die Grenzen dieser Kategorien zunehmend, es
entstehen sogenannte Biofakte, die Anteile beider Kategorien vereinen,[3] und
somit die Plausibilität der substanzontologischen Differenz in Frage stellen.
Wachstum, Entwicklung und Totipotenz laufen natürlich ab, sind aber nicht

---

1 Vgl. Lewitscharoff 2014.
2 Honnefelder 2007, 35.
3 Vgl. Karafyllis 2003.

»von Natur aus« entstanden, sondern artifiziell initiiert. Als was sind dann aber diese Biofakte zu begreifen, wie wichtig ist ihr natürlicher, wie wichtig ihr artifizieller Anteil? Sind sie äquivalent mit natürlichen oder mit artifiziellen Entitäten? Als exemplarisches Beispiel für derartige Biofakte werden im Rahmen dieses Beitrags somatische Zellen betrachtet, die möglicherweise während ihrer Reprogrammierung zu pluripotenten Stammzellen (iPS-Zellen) eine transiente Phase der Totipotenz durchlaufen. Betrachtet man Totipotenz als ein charakteristisches Merkmal natürlicher Entitäten und auch als wesentliches Kriterium menschlicher Entitäten wäre es möglich, diese iPS-Zellen, trotz ihres stark artifiziellen Anteils als Embryonen zu begreifen.

Bevor ich auf die ontologische Bestimmung natürlicher Entitäten und ihrer Differenz zu Artefakten eingehe, möchte ich zunächst die rechtliche Situation betrachten. Was versteht der Gesetzgeber unter einem menschlichen Embryo und welche Kriterien sind für ihn maßgeblich?

2. Ist alles *Totipotente* ein Embryo?

Das deutsche Embryonenschutzgesetz und das deutsche Stammzellgesetz vertreten zwei unterschiedliche Definitionen des menschlichen Embryos. Wird der Embryo im ESchG (§ 8 Abs. 1 EschG) neben dem Merkmal der Totipotenz mittels seiner Genese, d. h. Befruchtung und Entstehung aus Keimzellen, zumindest *mit*bestimmt, konzentriert sich das StZG ausschließlich auf das Kriterium der Totipotenz als Fähigkeit, sich unter geeigneten Bedingungen zu einem Individuum zu entwickeln (§ 3 Nr. 4 StZG). Der Begriff des Embryos ist damit fraglich geworden.[4]

Der Gesetzgeber hat sich – wie es scheint zu Recht – in § 8 Abs. 1 EschG nicht auf das Kriterium der Totipotenz allein beschränkt, sondern verwendet es vielmehr zusammen mit weiteren Kriterien (Befruchtung und Entstehung aus Keimzellen) zu einer *reichen* Definition des Embryos. Nicht nur die Fähigkeit einer Zelle, sich zu einem Individuum entwickeln zu können, ist Kriterium eines Embryos, sondern auch die Tatsache, dass sich dieses Potential unter bestimmten Bedingungen entwickelt hat, somit aus einer spezifischen Genese hervorgegangen ist.

Geht man jedoch von einer weiten Auslegung des § 8 Abs. 1 EschG aus, welche die Entstehung von Embryonen sowohl durch Befruchtung als auch durch Embryosplitting als lediglich exemplarisch aufgeführte Kriterien versteht, und den Embryo wie in den neueren Vorschriften des § 3 Nr. 4 StZG aus-

---

4 Vgl. Dederer et al. in diesem Band, 109 – 136.

schließlich durch das Kriterium der Totipotenz bestimmt, bleibt die Genese der zu definierenden Entität auch im ESchG unberücksichtigt.

Entsprechend einer engen Auslegung bestimmt das ESchG den Begriff des Embryos nicht über das Kriterium der Totipotenz allein, sondern über eine Liste typischer Merkmale, die man auch als Intension, also als Begriffsinhalt versteht. Von der Intension, d. h. den typischen Merkmalen und Eigenschaften, unterscheidet man die Extension, den sogenannten Begriffsumfang und meint damit die Gesamtheit all derjenigen Entitäten, die unter den zu bestimmenden Begriff fallen. So gibt die Intension des Begriffs »Embryo« im ESchG offensichtlich einerseits Merkmale des »natürlich« entstandenen Embryos an (die befruchtete, entwicklungsfähige menschliche Eizelle vom Zeitpunkt der Kernverschmelzung an), andererseits Merkmale »artifiziell« einem Embryo entnommener Zellen (totipotent, Entwicklungsfähigkeit zum Individuum). In der Regel wird die Extension eines Begriffs umso kleiner je größer seine Intension ist, d. h. je mehr Merkmale man einem Gegenstand zuspricht, je spezifischer man ihn also beschreibt, desto kleiner wird seine Extension, desto weniger Gegenstände fallen unter ihn. Dies setzt jedoch voraus, dass man die Gesamtheit der Merkmale, also die Intension, in einem logisch konjunktiven Sinn versteht, und so die verschiedenen Eigenschaften mit einem »und« verbindet. Soll ein Gegenstand unter einen bestimmten Begriff fallen, müsste er demnach alle oder wenigstens die meisten der genannten Merkmale aufweisen.

Die angesprochene weite Auslegung von § 8 Abs. 1 ESchG deutet jedoch darauf hin, dass die dort angegebene Legaldefinition des Embryos nicht zweifelsfrei in diesem konjunktiven Sinn zu verstehen ist. Vielmehr lässt sich die Legaldefinition in einem eher disjunktiven Sinne verstehen, wobei der Begriff des Embryos im Sinne eines gemeinsamen Oberbegriffs zu lesen ist, der Merkmale für den natürlich entstandenen Embryo angibt und andere Merkmale für die artifiziell generierte totipotente Zelle. Die Merkmale würden dann nicht mit einem »und«, sondern mit einem »oder« verbunden, was für die Extension des Begriffs eine erhebliche Auswirkung hätte. In einer disjunktiven Lesart wäre damit die Befruchtung, d. h. also die natürliche Entstehung aus Keimzellen kein notwendiges Merkmal eines menschlichen Embryos.

Ist demnach der Embryo im ESchG je nach Lesart nicht eindeutig über das Kriterium der Totipotenz hinreichend bestimmt, so konzentriert sich das StZG in seiner Definition lediglich auf die Entwicklungsfähigkeit, sich unter geeigneten Bedingungen zu einem Individuum entwickeln zu können. Folgt man dieser, auf Totipotenz konzentrierten, Legaldefinition des Embryos, ist eine neue Extension des Begriffs die Folge. Nun könnten z. B. auch somatische Zellen, die möglicherweise während ihrer Reprogrammierung zu induzierten pluripotenten Stammzellen (iPS-Zellen) transient eine Phase der Totipotenz durchlaufen, unter den Rechtsbegriff des Embryos fallen. Dies heißt, eine veränderte Intensionsbestimmung des Begriffs »Embryo«, nämlich die Fokussierung auf das Kriterium der Totipotenz unter Vernachlässigung der anderen, bisher üblichen Kriterien, führt zu einer neuen Extension des Begriffs, d. h. die Gesamtheit aller Entitäten, die unter den Begriff des Embryos fallen, verändert sich. Es handelt sich dabei um ein lediglich finales, nicht aber mehr retrospektives, die Genese betreffendes Kriterium. Das Kriterium der Totipotenz wird zur alleinigen Intensionsbestimmung des Embryos, die Extension, im Vergleich zu einem lebensweltlichen Begriff des Embryos, damit beträchtlich größer. Die Art der Genese einer totipotenten Zelle ist für die Intension des Begriffs bedeutungslos geworden.

Begriffe sind weder hinsichtlich ihrer Intension noch hinsichtlich ihrer Extension konstant und irreversibel, eine gewisse Variabilität ist für natürliche Sprachen völlig normal. Es muss jedoch sichergestellt werden, dass auch veränderte Intensionsbestimmungen die Extension des Begriffs nicht in einer Weise verändern, dass sie nicht mehr mit unserem lebensweltlichen Verständnis kompatibel wäre. In dem hier zu diskutierenden Fall ist daher zu fragen, ob iPS-Zellen aufgrund ihrer möglicherweise transienten Totipotenz als Embryonen zu gelten haben, oder ob sich diese Bestimmung nicht mit unserem lebensweltlichen Verständnis von Embryonen decken würde. Entsprechend der konjunktiven Lesart von § 8 Abs. 1 ESchG wäre diese Frage zu verneinen, gemäß der disjunktiven Lesart des ESchG und entsprechend der Legaldefinition des StZG ist eine eindeutige Antwort nicht möglich, wobei jedoch naheliegen scheint, dass sie aufgrund ihrer funktionalen Äquivalenz unter den Rechtsbegriff des Embryos fielen.[5] Möglicherweise hat der Gesetzgeber mit der Konzentration auf das eigentlich der Entwicklungsbiologie entstammende Kriterium der Totipotenz für mehr Klarheit und Exaktheit in der Embryodefinition sorgen wollen. Doch scheint dies, trotz der vermeintlich naturwissenschaftlich ausgerichteten Legaldefinition, nicht ganz gelungen.

Hier ist zu beachten, in welcher Hinsicht der Gesetzgeber mittels des Begriffs der Totipotenz den Embryo definieren wollte. Denn es scheint offensichtlich, dass Totipotenz den Embryo nicht *einfachhin* bestimmt – also keine Antwort auf die Frage gibt, was ein Embryo sei – sondern dass sie als ethisch und rechtlich relevantes Kriterium den Status des Embryo als potentiellen Menschen und Würdeträger auszeichnen soll – also ein Antwort auf die Frage gibt, wann eine menschliche Zelle ein potentieller Mensch sei. Diese beiden Fragen müssen unterschieden werden.

Konzentriert man sich ausschließlich auf die Eigenschaft der Totipotenz, ließe sich folgende Prädikation formulieren: »Embryonen sind totipotent«. Dem Embryo wird das für ihn typische Merkmal der Totipotenz zugeschrieben.

---

5 Vgl. Laimböck in diesem Band, 81 – 108 sowie Dederer et al. in diesem Band, 109 – 136.

Wichtig ist jedoch, dass dieser Satz ein sogenannter generischer Satz ist, der nicht wie ein allquantifizierender Satz auf jeden Embryo zutrifft, aber auch nicht, wie ein existenzquantifizierender Satz nur auf einen einzigen totipotenten Embryo verweist. Demnach kann es also auch Embryonen geben, die nicht totipotent sind, aber dennoch – aufgrund anderer charakteristischer Merkmale – als Embryo gelten. Das Prädikat *totipotent* charakterisiert den Embryo in der Regel, also im Normalfall. So geht man bei generischen Sätzen davon aus, dass Embryonen typischerweise über das Merkmal der Totipotenz charakterisierbar sind, ohne jedoch damit behaupten zu müssen, dass es davon keine Ausnahme geben könne. In dem generischen Satz steht die Totipotenz als Eigenschaft an der Prädikatstelle des Satzes, nicht an der Subjektstelle. Die Umkehrung der Satzstellung ist nicht sinnvoll. Man kann also nicht sagen »Totipotentes sind Embryonen«. Totipotenz ist ein Prädikat, das ein Subjekt – in unserem Fall den Embryo – in bestimmter Perspektive beschreibt und charakterisiert, dass diesen aber weder hinreichend bestimmt noch selbst im Sinne eines Subjekts verstanden werden kann. Totipotenz ist eine Eigenschaft, eine Disposition oder auch eine Funktion einer Entität, in unserem Fall einer menschlichen Zelle, sie ist aber nicht selbst diese Entität. Dies ist vom Gesetzgeber unbedingt zu beachten, da Embryonenschutz nur sinnvoll als Schutz von Entitäten, nicht aber als Schutz von Funktionen verstanden werden kann. Die Funktion der Totipotenz kann ein wesentliches Kriterium für die Erkennbarkeit von Embryonen und damit von schutzwürdigen Entitäten liefern, ist aber als Funktion nicht selbst schützenswert. Sie dient auch nicht der Begründung der Schutzwürdigkeit, sondern lediglich als Kriterium dafür, eine menschliche Zelle als einen Embryo kenntlich zu machen. Verwendet man, wie das der Gesetzgeber tut, den der Entwicklungsbiologie entstammenden Begriff der Totipotenz in einem normativen Umfeld, sollte seine spezifische Verwendung innerhalb generischer Sätze Berücksichtigung finden.

Wenn aber die Frage, ob iPS-Zellen aufgrund ihrer möglicherweise transienten Totipotenz als Embryonen gelten, mit den Legaldefinitionen der weiten Auslegung des ESchG und StZG nicht hinreichend eindeutig zu beantworten ist, scheinen die Definitionen, wie gerade analysiert, missverständlich zu sein. Gibt der Gesetzgeber lediglich ein einziges Prädikat als Intension von Embryonen an oder nennt er mehrere Merkmale, die auch in einem disjunktiven Sinne verstanden werden können, läuft man entweder Gefahr, die Eigenschaft *totipotent zu sein*, mit dem Träger dieser Eigenschaft, also dem Satzsubjekt, zu verwechseln oder aber diese Eigenschaft als notwendige und zugleich hinreichende Bestimmung eines Embryos zu betrachten und damit alle weiteren Kriterien, wie die Art der Entstehung, als unbedeutend zu klassifizieren. Würde man, um ein einfaches Beispiel von Prädikation zu nennen, von der Aussage »Bälle sind rund« auf die Aussage »Rundes sind Bälle« schließen, wird ersichtlich, welcher Stellenwert Prädikaten in solchen Aussagen zukommt. In der Regel charakterisieren wir insbesondere Lebewesen mittels mehrerer Merkmale bzw. Prädikate und gehen davon aus, dass in den meisten Fällen, also in der Regel die Mehrzahl der Merkmale vorliegt. Die Annahme, man könne mittels eines einzigen Kriterium bestimmen, was unter den Begriff des Embryos fällt und was nicht, ist dagegen wenig plausibel.

Warum aber irritiert uns die scheinbare Möglichkeit, zumindest entsprechend der Legaldefinition des StZG und der weiten Auslegung des ESchG, möglicherweise transient totipotente iPS-Zelle als Embryonen zu begreifen? Vermutlich, weil damit offensichtlich wird, was es bedeutet, wenn man einen Begriff wie den des Embryos, also den eines Lebewesens, in einem rein funktionalen Sinne versteht, wenn man somit die Funktion, *totipotent zu sein*, als notwendige und hinreichende Bestimmung eines Embryos ansieht, wenn man die Frage, was eigentlich ein Embryo sei, mit dem Verweis auf eine Funktion beantwortet und damit im Umkehrschluss alles, was diese Funktion aufweist als Embryo definiert. Wenn also völlig ausgeblendet wird, dass wir unter einem Embryo eigentlich etwas *Gewordenes*, nicht etwas *Gemachtes* verstehen, wenn die Differenz von Natur und Artefakt für den Begriff des Embryos nicht mehr zur Geltung gebracht wird. Wenn also auch sogenannte Biofakte unter den Begriff des Embryos fielen. Aber – so wird vielfach behauptet – kann der Verweis auf *Natur* oder *Natürlichkeit* spätestens mit der Etablierung der IVF nicht mehr begründet werden. Doch ist dies gerechtfertigt? Spielt die ontologisch und lebensweltlich relevante Differenz von Natürlichem und Artifiziellem bedingt durch die immer weiter fortschreitende Eingriffstiefe in die Natur für unser Verständnis, was etwas sei und wie wir mit diesem umzugehen haben, keine Rolle mehr? Wie kann der Begriff der Natur oder die Orientierung an Natur und an natürlichen Prozessen für die Frage, was eigentlich ein Embryo sei, relevant sein?

Im Folgenden werde ich die These vertreten, dass wir in der Regel Natur in besonderer Weise wertschätzen und das daher für uns die ontologische Differenz von natürlichen und künstlichen Entitäten, auch wenn sie sich im Recht scheinbar nicht abbilden lässt,[6] von wesentlicher Relevanz ist. Wir haben ein Interesse daran zu wissen, welche uns umgebenden Entitäten künstlich und welche natürlich sind. Dieses Wissen geht in unser praktisches Urteilen ein und liefert uns *Kriterien*, nicht *Gründe* für unser verantwortungsvolles Handeln. Ich möchte darlegen, in welcher Weise Ontologie und Ethik miteinander in Bezug stehen und weshalb nicht jede Verbindung von *Sein* und *Sollen* als Naturalistischer Fehlschluss zu verstehen ist.

---

6 Vgl. Dederer et al. in diesem Band, 109–136.

3.   Natur

Natur ist »schön« und Natürliches ist »gut«. Das sind zwei Aussagen, deren
wissenschaftlicher Anspruch scheinbar gering, deren Evidenz aber, zumindest
in unserer Lebenswelt, umso eindrücklicher ist. Mag es, wie häufig behauptet
wird, reine Intuition sein, dennoch würden lebensweltlich betrachtet die meisten
Menschen diese Aussagen teilen. Natur und Natürliches gelten innerhalb unserer Lebenswelt meist als etwas Positives. Natur gilt als schön, harmonisch,
vielfältig, ursprünglich und rein. Unser Verständnis von Natur scheint kein
distanziert deskriptives, sondern immer ein wertendes zu sein. Betrachtet man
sensible Ereignisse menschlicher Existenz wie Geburt und Tod, scheinen auch
hier die *natürlichen Varianten*, d. h. natürliche Befruchtung und natürliche
Geburt, natürliche (also leibliche) Eltern, aber auch der natürliche Tod dem
Künstlich-Technischen überlegen zu sein. Kann man aber diese eher intuitive
Wertung innerhalb einer ethischen Konzeption zur Geltung bringen? Lassen
sich Gründe für die positive Konnotation von Natur und Natürlichem benennen,
die auch innerhalb der Ethik plausibel sind?

Hat aber nicht die moderne Ethik den Begriff der Natur gänzlich aus dem
Blick verloren oder aber ihn ganz bewusst den Naturwissenschaften überlassen?
Ist nicht der Bezug auf Natur für eine personale Ethik, die sich mit wechselsei-
tiger Anerkennung unter vernunftfähigen Wesen begründen lässt, obsolet,
konservativ und häufig forschungsfeindlich? Warum bedürfen wir überhaupt,
wenn wir über gutes Handeln nachdenken, einer Orientierung an Natur? Denn
als Gegenstand der modernen Naturwissenschaften wäre sie für uns eine rein
empirische Größe, die man berechnen, messen und wiegen kann, deren Gesetze
man erklären und voraussagen kann und die in Form von Tatsachenaussagen die
empirische Welt quasi abbilden. Wie sollte man aber diese empirischen Aussagen mit unseren praktischen Urteilen in ein Verhältnis setzen, wie also zwischen Natur und Ethik vermitteln?

Konzentriert sich auf der einen Seite die Ethik auf autonome vernunftfähige
Wesen, auf der anderen Seite agiert aber eine Naturwissenschaft nach strikt
neuzeitlichem Anspruch, können Natur und Ethik nicht zueinanderfinden,
muss ihre Vermittlung scheitern. Welchen Anforderungen muss also ein Naturbegriff genügen, der einerseits Empirisches beinhaltet, andererseits in diesem aber nicht restlos aufgeht und damit innerhalb einer ethischen Fragestellung Bedeutung erlangen kann?

In einer Zeit, in der Menschen in immer umfassenderer und invasiver Weise
in die Natur einzugreifen vermögen, gewinnt diese Frage an Bedeutung und es ist
erstaunlich, dass die Natur, meist aus Angst vor einem Naturalistischen Fehl-

schluss, innerhalb der Ethik keine Rolle spielen soll, weder auf einer Begründungsebene noch auf einer Orientierungsebene.[7] Unsere lebensweltliche positive Bewertung von Natur und Natürlichem zieht sich durch verschiedenste Lebensbereiche und scheint damit mehr als bloße Intuition zu sein. Natur erfährt meist eine besondere Wertschätzung. Sie dient uns häufig als Vorbild und Maßstab, als Lebensraum und Ressource. Sie prägt unser Leben, Wirken und Denken in unvergleichbarer Weise. Eine Ethik, die diese Bezüge unberücksichtigt lässt, muss inhaltsarm bleiben. Daher möchte ich im Folgenden für eine Rehabilitierung eines gehaltvollen, nicht szientistischen Naturbegriffs innerhalb der Ethik plädieren. »Wenn« – so heißt es bei Siep – »an die Ethik gestellte Fragen beantwortbar sein sollen, dann muss ein Diskurs darüber geführt werden können, was an der bisherigen Natur und dem bisherigen menschlichen Körper wertvoll ist und was nicht.«[8] Schon dieses Zitat zeigt, dass ein Bezug von Natur und Ethik, von *Sein* und *Sollen* möglich, wenn nicht sogar notwendig ist, um eine gehaltvolle Ethik, die den Anforderungen der Gegenwart genügen kann, entwickeln zu können.

Natur kann, wenn man sie nur als Gegenstand der Naturwissenschaften rein szientistisch betrachtet, in einem derartig umfassenden Zusammenhang keine Antworten geben. Aber Natur betrifft den Menschen nicht nur in einer wissenschaftlichen Fragestellung, sondern auch in einer lebensweltlichen, philosophischen und ethischen Perspektive. Der Mensch ist immer *auch* Natur. Sie ist immer schon da, ist dem Menschen immer »voraus«. Sie ist eine dem Menschen vorgegebene Größe, zu der der Mensch unterschiedlichste Bezüge herstellen kann, ohne aber in der Lage zu sein, aus all diesen Bezügen gänzlich herauszutreten und sich außerhalb von Natur stellen zu können. Natur ist für den Menschen immer etwas, zu dem er wertend Stellung nimmt, das einen wesentlichen und umfassenden Teil seines Lebens prägt. Sei es die lebenslange Auseinandersetzung mit dem eigenen Körper, sei es die Anpassung an klimatische Verhältnisse oder die je unterschiedliche Nutzung der umgebenden Umwelt. Warum sollte es plausibel sein, dieses Naturverhältnis innerhalb der Ethik unberücksichtigt zu lassen, Natur aus unserem Denken über unser Handeln gänzlich auszuschließen? Wenn sie schon nicht als Begründung ethischer Normen dienen kann – und dafür gibt es gute Gründe – sollte sie dennoch als Wert anerkannt werden und insofern als Orientierung für unsere praktischen Urteile dienen.[9] Die üblichen Antagonismen von Natur und Ethik bzw. von *Sein* und *Sollen*, von Tatsache und Wert, von Objektivität und Subjektivität, von Naturwissenschaft und Lebenswelt, von Raum der Ursachen und Raum der Gründe

---

7 Vgl. Schramme 2002, 254.
8 Siep 2004, 11.
9 Honnefelder 1992; Schramme 2002.

müssen an Plausibilität verlieren. Denn diese Dualismen befördern die Annahme, dass zwischen der tatsächlichen Natur und unserem Handeln keine
begründete Verbindung stehen kann.

Wenn wir der Frage nachgehen, wie wir mit Embryonen umgehen sollen und
wie wir sie schützen können, ist es zunächst wesentlich zu wissen, ob sie *Ge-*
wordenes oder *Gemachtes* sind, ob sie natürlich oder künstlich sind. Ontologisch
betrachtet ist dies eine zentrale Differenz, die auch innerhalb der Ethik zum
Tragen kommt. Angelehnt an den aristotelischen Naturbegriff, der sowohl materiale als auch formale Aspekte verbindet, soll eine gültige Bezugnahme beider
Bereiche nachgewiesen und für die gegenwärtige Debatte fruchtbar gemacht
werden. Es soll gezeigt werden, dass moralische Werte nicht mit Naturtatsachen
identisch, aber auch nicht Jenseits von diesen als reines Konstrukt menschlicher
Verständigung gelten können.[10] Damit wird nicht dafür plädiert, dass das *Sollen*
aus dem *Sein* folgt oder abgeleitet wird, dass Naturtatsachen moralische Normen
generieren oder begründen, sondern vielmehr, dass das *Sollen* unter Berücksichtigung des *Seins mit*bestimmt wird. Dann dient Natur nicht als Begründung
ethischer Normen, wohl aber als Orientierung für unser praktisches Urteilen.
Diese Bezüge können weder innerhalb konstruktivistischer oder rein formaler
Ethiken, noch von biologistischen oder naturalistischen Ethiken hergestellt
werden. Denn die genannten Ethiktypen vermitteln nicht konsequent zwischen
Natur als Objekt und Natur als Subjekt, zwischen Natur- und Vernunftbe-
stimmtheit des Menschen. Formale Ansätze vergessen die Naturgebundenheit
des Menschen und seine Leiblichkeit, naturalistische Ansätze reduzieren diese
Leiblichkeit auf Körperlichkeit und vergessen damit die menschliche Ver-
nunftfähigkeit. Die strikte Trennung von Tatsachenobjektivismus auf der einen
Seite und Wertsubjektivismus auf der anderen Seite, wie dies nonkognitivisti-
sche Ansätze häufig unterstellen, soll mittels eines gehaltvollen Naturbegriffs
aufgelöst werden.

Im Folgenden werde ich mit Aristoteles erläutern, was natürliche Entitäten
sind und zu zeigen versuchen, warum es für uns wichtig ist, zu wissen, was etwas
ist, um mit ihm gut oder angemessen umgehen zu können. Ich möchte also
zeigen, dass die ontologische Bestimmung, *Natürliches zu sein*, für unser ethisches Urteil, wie wir dieses (natürliche) Sein bewerten und wie wir mit ihm
umgehen sollten, relevant ist. Die ontologisch relevante Intension *von Natur aus*
entstanden zu sein, ist für unser ethisches Verständnis eine zentrale Bestimmung
des Embryos und sollte daher auch in einer rechtlichen Begriffsbestimmung
Berücksichtigung finden. Es wird folgend um das fragliche Verhältnis von Ontologie und Ethik und damit auch um das Verhältnis von Natur und Ethik, von
natürlichen Entitäten und praktischen Urteilen gehen. Auch wenn der häufige

---

10 Vgl. Honnefelder 2011.

Verweis auf Hume und seine Trennung der beiden Bereiche vermuten lässt, dass die Dissoziation von Ontologie und Ethik allgemein anerkannt wäre, lässt ein Blick auf Aristoteles eine andere Antwort zu.

4.   Materiale Natur

Möchte man dem *natürlichen* Embryo einen besonderen Wert zusprechen, ist zunächst zu klären, was wir unter einem *natürlichen* Embryo eigentlich verstehen. In unserem lebensweltlichen Verständnis, aber auch innerhalb der Biologie, begreifen wir den *natürlichen* Embryo als den *Normalembryo*, also als den, der empirisch betrachtet am häufigsten vorkommt. Nur der *Normalembryo* kann, wie im vorigen gezeigt worden ist, sinnvollerweise das Subjekt eines generischen Satzes bilden. Denn der generische Satz charakterisiert das Subjekt im Allgemeinen, also im Normalfall. Er schließt damit Ausnahmen nicht aus, beinhaltet sie aber nicht eigens. Das Spezifische generischer Sätze ist ihr allgemeiner, aber dennoch nicht allquantifizierender Anspruch. Das Subjekt eines generischen Satz hat, wie es bei Wittgenstein heißt, »eine Familie von Bedeutungen«[11] die ein »kompliziertes Netz von Ähnlichkeiten«[12] bilden. Auch wenn man zugeben muss, dass mittels generischer Sätze keine exakte Charakterisierung jedes Einzelfalls erzielt werden kann, verlieren diese Aussagen nicht ihre Bedeutung. Es geht um Aussagen über den Regelfall, nicht um Aussagen über jeden Einzelfall. »Exaktheit« – so eine der zentralen Thesen Wittgensteins in den *Philosophischen Untersuchungen* ist kein gerechtfertigter Anspruch, den man an diese Aussagen und die darin verwendeten Begriffe stellen sollte.[13]

Der *Normalembryo* in diesem Sinne ist die auf natürlichem Weg entstandene befruchtete Eizelle. Damit sind zwei wesentliche Kriterien, die einen »normalen« oder »natürlichen« Embryo auszeichnen, benannt, nämlich die Befruchtung und die Entstehung aus Keimzellen. In der Regel, trifft dies auf Embryonen zu, ohne allquantifizierend davon ausgehen zu müssen, dass es keinen einzelnen Embryo gibt, auf den dies nicht zutrifft. In diesem ersten Schritt kann daher *natürlich* durch *normal* ersetzt werden. Aber *normal*, in diesem statistischen Verständnis, ist er eben, weil er *natürlich* ist, weil der *natürliche* Embryo, also die *natürlich* befruchtete Eizelle, in der Natur am häufigsten vorkommt. Als *normal* gilt, knüpft man nochmals an das eben genannte Zitat Sieps an, die »bisherige Natur«, bzw. der »bisherige menschliche Körper«[14], also die nicht manipulierte

---

11 Wittgenstein 1993, § 77.
12 Ebd. § 66.
13 Ebd. §§ 66 ff.
14 Siep 2004, 11.

Natur, die gemäß natürlicher Gesetzmäßigkeiten verläuft. Damit wird nicht behauptet, Natur sei lediglich unberührte Natur, wohl aber, Natur sei in ihrem Sein unabhängig vom menschlichen Wirken. Im Laufe der Natur- und Kulturgeschichte des Menschen, hat der Mensch viel darüber gelernt, wie er Fortpflanzung initiieren, beeinflussen und wie er sie verhindern kann. Dennoch wird man nicht behaupten können, menschliche Fortpflanzung sei ein intentionales technisches Herstellen und Embryonen fielen damit zweifelsfrei in den Bereich des Artifiziellen. Im Sinne einer kontinuierlichen, die Menschheitsgeschichte begleitenden, bzw. überhaupt erst ermöglichenden Form der Selbst- und Arterhaltung fällt sie eher in einen Bereich natürlicher Triebe als in den Bereich intentionalen Handelns. Sie verläuft nach natürlichen Gesetzen, die nicht der Mensch entwickelt, sondern die er vielmehr in der Natur vorgefunden hat, deren Gesetzmäßigkeiten er seine eigene Existenz verdankt. Es ist offensichtlich, dass Fortpflanzung wie auch Ernährung nicht ohne aktive Beteiligung des Menschen abläuft, sie daher aber dem Bereich des intentional hergestellten Artifiziellen zuzuordnen, ist wenig überzeugend und bedürfte daher einer Bestimmung des Intentionsbegriff, der dieser Argumentation zugrunde liegt. Trotz dieses möglichen Einwands scheint es in substanzontologischer Hinsicht nicht abwegig, Embryonen als *Gewordenes*, nicht als *Gemachtes* zu begreifen. Sicherlich kann man Argumente gegen eine derartige konträre Kategorisierung vorbringen, die sich z. B. auf die eben dargestellten begrifflichen Unschärfen beziehen, die eine exakte und eindeutige Zuteilung unmöglich machen sollten. Im Folgenden werde ich, wie ich das auch für die Alltagsontologie unterstelle, den Normalembryo als *Gewordenes* verstehen, das mittels arttypischen, nicht vom Menschen intendierten Merkmalen bestimmt wird. Das Verständnis und die Definition von Natürlichem sind entscheidend von dieser empirischen Vorgegebenheit bestimmt und können nicht in einem kohärentistischen, von dieser Vorgegebenheit unabhängigen Sinn, verstanden werden. D.h. in diesem realistischen Verständnis gilt Natur und gelten natürliche Entitäten als Inhalt und Bezugspunkt unserer Wahrnehmung und unserer Begriffsbildung. Damit ist aber nicht gesagt, dass ein realistisches Verständnis jeglichen Interpretationsspielraum ausschließt, und eine Debatte darüber, was ein natürlicher Embryo sei, was ihn wesentlich auszeichnet, wann er beginnt und endet, überflüssig macht. Nein, ganz im Gegenteil, auch ein realistisches Naturverständnis bildet Natur in unseren Begriffen, Vorstellungen und Werten nicht unreflektiert ab, sondern bedarf der Interpretation und Evaluation. Die Frage nach der Definition eines natürlichen Embryos oder überhaupt einer natürlichen Entität hat sowohl das real Vorgegebene als auch dessen evaluatives Verständnis zu berücksichtigen.[15] Was wir als einen natürlichen Embryo verstehen, erfordert eine umfas-

---

15 Vgl. Advena-Regnery 2005, 315.

sende, nicht reduktionistische Sicht, die naturwissenschaftliche, lebensweltliche, naturphilosophische, ontologische, anthropologische und normative Aspekte berücksichtigt. Die Annahme, ihn lediglich über das entwicklungsbiologische Kriterium der Totipotenz hinreichend bestimmen zu können, wie das der Gesetzgeber anscheinend für angemessen hält, kann wenig überzeugen.

Betrachtet man den gesamten Bereich des Lebendigen, fällt auf, dass sich Lebewesen durch je spezifische Entstehungs- und Entwicklungsbedingungen auszeichnen, die je nach Spezies variieren, nicht aber beliebig zu sein scheinen. So gibt es neben der Befruchtung auch andere Formen der Fortpflanzung, wie z. B. ungeschlechtliche Formen der Vermehrung, wie die Parthenogenese oder die Knospung. Die Entstehung und Entwicklung von Lebendigem folgt gewissen naturgesetzlich bestimmten Prozessen, die naturwissenschaftlich beschreibbar, prognostizierbar und je nach Forschungsstand erklärbar sind. Die Prozesse der lebendigen Natur sind teleologisch, sie sind wesentlich auf Entwicklung, Selbsterhaltung und Fortpflanzung ausgerichtet und gerade daher für uns prognostizierbar. Dies wird auch in den sogenannten SKIP-Argumenten relevant, die ohne die Annahme einer der Spezies entsprechenden Kontinuität sinnlos wären. Auch die Konzentration auf das Kriterium der Totipotenz wäre für ein nichtteleologisches Naturverständnis kaum begründbar. Gingen wir nicht selbstverständlich von einer teleologischen und damit speziestypischen Entwicklung einer totipotenten Zelle aus, nämlich der Entwicklung zu einem vollständigen Individuum der je bestimmten Art, wäre Totipotenz als charakteristisches Merkmal eines Embryos unverständlich. Sowohl die rechtlichen Legaldefinitionen als auch die biologischen Erkenntnisse und die philosophischen SKIP-Argumente setzen die Teleologie und Kontinuität natürlicher Entwicklungsprozesse voraus. Wir verstehen diese Prozesse allesamt als natürliche und damit für die jeweilige Art »normal« und charakteristisch. Diese unterschiedlichen Prozesse laufen selbständig und teleologisch ab und »sichern« so, ohne unser manipulatives Eingreifen, den Fortbestand unserer eigenen Art, aber auch jeglicher Pflanzen- und Tierarten. Die Erfahrungen, die wir mit der uns umgebenden Natur machen, ebenso wie die Erfahrungen, die unsere Vorfahren seit tausenden von Jahren gemacht haben, sind deutlich geprägt von dieser, für jede Art spezifische, Prozesshaftigkeit. So verläuft Natur im Normalfall, so verlief sie bisher. So pflanzen sich lebendige Organismen fort und erhalten sich und ihre Art. All diese Erfahrungen, die der Mensch mit der ihn umgebenden, aber auch mit seiner eignen Natur macht, sind Grundlage seiner Werterfahrung und Gegenstand seiner Werturteile. Viele, nicht alle dieser Prozesse empfindet er positiv und bewertet sie entsprechend.

5.   Naturalistischer Fehlschluss

Damit ist man an dem zentralen Punkt innerhalb der Debatte um den sog.
Naturalistischen Fehlschluss, der Debatte um das Verhältnis von *Sein* und *Sollen*,
von Natur und Norm. Der auf Hume zurückgehende Vorwurf, man betrachte
etwas, nur weil es in der Regel so ist, wie es ist, als gut und mache damit aus dem
Sein ein *Sollen*. Es gibt derzeit kaum eine Debatte innerhalb der Bioethik, in der
nicht reflexartig mit dem Argument des Naturalistischen Fehlschlusses argumentiert wird. Betrachtet man die dort kritisierten Schlüsse, wird schnell klar,
dass das Problem, das in der Debatte um den Naturalistischen Fehlschuss ver-
handelt wird, keineswegs vorwiegend logischer Art ist.[16] Der Nachweis der logischen Unmöglichkeit eines deduktiven Schlusses von einer deskriptiven zu
einer normativen Aussage erweist sich für die zentrale Frage nach dem Verhältnis von Natur und Norm als wenig hilfreich. Warum, so muss man zu-
rückfragen, sollten wir natürliche Vorgaben, wie die der sexuellen Fortpflanzung
beim Menschen, die wir in Hinblick auf unsere Lebensform immer wieder als
»gut« erfahren, in unseren ethischen Urteilen unberücksichtigt lassen? Warum
sollte es plausibel sein, empirische Ereignisse und praktische Vernunft strikt
voneinander zu trennen? Menschen leben in einer Welt von empirisch Vorge-
gebenem, sie erfahren und erleben diese Welt ständig und erkennen, dass bestimmte natürliche Prozesse und Ereignisse für sie sinnvoll und gut sind. Daher
kann es nicht überzeugen, diese Bereiche strikt voneinander zu trennen. So
findet es Quante »alles andere als verwunderlich«, dass »unsere Vorstellungen
von Gesundheit und Krankheit, von Schwangerschaft, Geburt, Sterben und Tod
sowohl auf die damit verbundenen empirischen Tatsachen bezogen sind, wie
auch die Relevanz dieser Ereignisse innerhalb unserer Vorstellungen eines ge-
lingenden Lebens reflektieren«.[17] Muss oder kann die Ethik überhaupt autonom
sein, kann sie ohne empirische Vorgaben, vermittelt über unsere Erfahrung, zu
gehaltvollen ethischen Urteilen kommen? Hat man nur die beiden Optionen
entweder *Sein* und *Sollen* zu identifizieren und damit Freiheit zu negieren oder
aber *Sein* und *Sollen* strikt voneinander dissoziieren und damit in dualistischer
Manier eine unüberwindbare Kluft zwischen beiden zu etablieren?

Foot zeigt mit Blick auf Thompson, dass eine strikte Trennung von Natur und
Norm wenig plausibel ist, dass wir Formen *natürlicher Normativität* kennen, die
beide Elemente vereinen.[18] Die Normativität, die in dieser Argumentation zum
Tragen kommt, ist, wie im Folgenden deutlich wird, jedoch keine genuin ethische Normativität. Dennoch wird mittels dieser Form der Normativität deutlich,

---

16 Vgl. Engels 2008, 193; Quante 1994, 291.
17 Quante 1994, 291.
18 Vgl. Foot 2004, 44 ff.

dass sinnvolle Bezüge von Natur und Norm möglich sind. Betrachtet man sogenannte *naturgeschichtliche Sätze*, die beide Autoren als *Aristotelian categoricals* bezeichnen, fällt auf, dass Sätze, die Aussagen über den typischen Lebenszyklus von Individuen machen, wie z. B. »Wölfe jagen in Rudeln«, eine besondere logische Form aufweisen. Diese Art von Sätzen der Form »S sind F«, wobei S für die Spezies bzw. Lebensform steht und F ein diese Lebensform charakterisierendes Prädikat ist, sind logisch nicht quantifizierbar. Sie beziehen sich, wie bereits unter dem Begriff der generischen Sätze gezeigt, weder auf ein einziges Exemplar der Spezies, denn es gibt mehr als einen einzigen Wolf, der im Rudel jagt, noch auf alle Exemplare der Spezies, da es bestimmt mindestens einen Wolf gibt, der nicht im Rudel jagt. Dennoch lassen sich die *Aristotelian categorials* als *natürliche Normen* verstehen, die ein Maß für die unter sie fallenden Exemplare bilden. Sie geben notwendige Eigenschaften der spezifischen Lebensform an. Diese Eigenschaften unterstehen dem Gesetz der Selbstbewegung, sie sind also nicht von außen bewirkt worden, sondern vielmehr liegen ihre Ursachen und Wirkungen in den Exemplaren selbst. In der Regel jagen Wölfe entsprechend ihrer Lebensform in Rudeln, tun sie das nicht, ist das in Hinblick auf ihren Lebenszyklus in gewisser Weise mangelhaft, da somit ihre Selbsterhaltung, ihre Ernährung und ihre Fortpflanzung gefährdet sind. Diese als Norm zu verstehenden *Aristotelian categorials* sind unabhängig von menschlichen Interessen. Sind sie damit auch für unser praktisches Urteil und für unsere moralischen Normen unbedeutend? Diese Frage kann hier noch nicht abschließend geklärt werden. Es sollte aber bereits gezeigt werden, dass Bezüge von Natur und Normen, von *Sein* und *Sollen* nicht immer als Naturalistische Fehlschlüsse abgewertet werden können.

6.   Aristoteles

Möchte man in ontologischer Sicht der Frage nachgehen, was eigentlich ein natürlicher Embryo ist, kann man zunächst auf die aristotelische Bestimmung natürlicher Entitäten zurückgreifen.

Aristoteles betont in Buch II, Kapitel 1 seiner Physik: »Unter den vorhandenen (Dingen) sind die einen *von Natur aus*, die anderen sind auf Grund anderer Ursachen da.« Nur dasjenige, was von Natur aus da ist – so heißt es weiter – hat seinen Anfangsgrund in sich selbst. Es zeigt sich, dass Aristoteles in seiner Definition, Natur der Kultur bzw. dem Künstlichen, vom Menschen Gemachten gegenüberstellt. Entsprechend dieser Differenz lassen sich die Entitäten unserer Lebenswelt recht eindeutig einteilen. Obwohl sich Natürliches und Künstliches in vielfältiger und komplexer Weise durchdringen – diese Differenz wohl nur mit einem unpräzisen »mehr oder weniger« an Natürlichkeit bestimmbar ist, sind die Entitäten in Hinblick auf ihre Entstehung, zumindest aus ontologischer Sicht, klar bestimmbar. Denn hier kann nicht von einem »mehr oder weniger« an Natürlichkeit die Rede sein, sondern nur von einem »entweder – oder«: Entweder ist etwas *von Natur aus* oder es ist *aufgrund anderer Ursachen*.

Diese ontologische Differenz liegt auch unserer Alltagsontologie zugrunde und daher verstehen wir natürliche Entitäten als *Gewordenes* – also *von Natur aus* Entstandenes, nicht als durch Menschen *Gemachtes*. Ist etwas nicht *von Natur aus* entstanden, fällt es, laut dieser aristotelischen Definition, in den Bereich der Artefakte, nicht in den der natürlichen Entitäten. Die Tatsache, dass etwas *von Natur aus* entstanden ist und nicht aufgrund einer externen Zwecksetzung ist für unsere Werturteile und unseren handelnden Umgang mit Menschen, Tieren, Pflanzen und Dingen von wesentlicher Relevanz. Wir bewerten natürliche Entitäten anders als künstliche Entitäten, wir gehen mit natürlichen Entitäten anders um als mit Künstlichen. In den meisten Fällen kann man erkennen, ob etwas natürlich oder künstlich ist. Können wir das nicht, verunsichert uns dies.

7.   Formale Natur

Die aristotelische Bestimmung von Natur, d. h. von natürlichen Entitäten, ist aber noch nicht hinreichend dargestellt, denn diese verbleibt nicht auf einer rein empirisch beschreibenden Ebene, sondern verbindet damit auch eine zweite, wertende Bestimmung. So heißt es weiter:

> »[D]enn Naturbeschaffenheit ist doch eine Art Anfang und Ursache von Bewegung und Ruhe an dem Ding, dem sie im eigentlichen Sinne, an und für sich, nicht nur nebenbei, zukommt.«[19]

An dieser Stelle zeigt sich deutlich, dass Aristoteles zwei Begriffe von Natur verwendet. Natur ist einerseits das, was sich – empirisch beobachtbar – selbständig zu entwickeln vermag, andererseits das, was diese selbständige Entwicklung als *Wesen*, im Sinne einer identitätsstiftenden Konstante zum Ausdruck bringt. Erst diese zweite Wesensebene, die für das steht, was die Entität von sich aus ist, was ihre Identität und damit wiederum das Prinzip der Selbstbewegung bestimmt, ermöglicht es, natürliche Entitäten trotz ihres prozessualen Charakters als Entitäten erkennen zu können.[20] Natur in diesem Sinn, also als *Wesen*, charakterisiert und sortiert die sich kontinuierlich entwickelnde Natur und ermöglicht so ihre Erkennbarkeit. Natur bezeichnet somit eine

---

19 Aristoteles 1987, 192b.
20 Vgl. Honnefelder 1992, 13.

selbständige Entwicklung, die sich an einem natürlichen Ding vollzieht, dessen Wesen diesen selbständigen Entwicklungscharakter als identitätsbestimmend ausweist. Durch diese Verschränkung lässt sich Natur als etwas denken, das Veränderung und Kontinuität vereint. Natürliche Dinge sind dynamische, sich selbst organisierende Entitäten, die sich dennoch mittels ihrer Wesensbestimmung als kontinuierliche Einheiten in dieser Entwicklung erweisen. Der Aspekt der Entwicklung konzentriert sich auf das empirisch erkennbare dynamische Moment einer natürlichen Entität. Der Aspekt des Wesens nimmt dagegen das sich in dieser Veränderung durchhaltende Individuum – seine Form – in den Blick und betrachtet die Bedingungen seiner Identität.

In der analytischen Philosophie ist eine vergleichbare Thematik unter dem Begriff der diachronen Identität diskutiert worden und wird auch innerhalb der Bioethik rezipiert. So ließen sich die sog. SKIP-Argumente im Zusammenhang mit den Fragen des Embryonenschutzes ohne das Verständnis einer diachronen Identität kaum plausibel begründen. Diachrone Identität setzt eine persistierende Substanz voraus, die sich zwar durch transiente Eigenschaften, wie auch die der Totipotenz, charakterisieren lässt, mittels diesen aber nicht hinreichend bestimmt ist. Das Verständnis der diachronen Identität richtet sich gegen die These Quines, es gäbe keine Veränderungen von physikalischen Gegenständen, die durch die Zeit hindurch mit sich selbst identisch seien.[21] Vertritt man aber ganz im Sinne von Aristoteles die These der diachronen Identität, so kann man Lebewesen trotz ihrer ständigen Veränderung als mit sich selbst identisch verstehen und sie daher als »Kontinuante« bezeichnen.[22]

8.   Substanzen

Der gesamte Bereich des Lebendigen, als ein Teilbereich des Natürlichen, zeichnet sich im Gegensatz zu Artefakten durch einen besonderen Zusammenhang von Veränderung, Identität und Erkennbarkeit aus. Dies ist ein zentraler Gedanke innerhalb der aristotelischen Auseinandersetzung mit der Natur. Natürliches und damit auch Lebendiges unterscheidet sich, wie schon gezeigt wurde, von Artifiziellem durch spezifische Entstehungs- und Entwicklungsbedingungen. Der besondere Charakter des Werdens und Entwickelns von Natürlichem macht den beschriebenen zweifach bestimmten Naturbegriff erforderlich.

---

21 Vgl. Quine 1980, 296 ff.
22 Vgl. Honnefelder 2007, 43 f.

Die aristotelische Differenz von »Erster« und »Zweiter Substanz« bringt das Spezifische natürlicher Entitäten zum Ausdruck.[23] Substanzen sind für Aristoteles ausschließlich natürliche Entitäten, d.h. solche, die dem Menschen als selbständig Seiendes vorgegeben sind. Substanzen bedeuten zweierlei: Als Erste Substanzen versteht man sie als die konkreten Einzeldinge mit all ihren Eigenschaften, als Zweite Substanzen hingegen als das diesen konkreten Einzeldingen innewohnende *Wesen*, das sich in Form des Artbegriffs ausdrückt. Klar scheint aber zu sein, dass wir ein konkretes, sich kontinuierlich entwickelndes Einzelding nur identifizieren können, wenn wir es *als* Element einer bestimmten Art betrachten. Die Zweite Substanz verleiht, indem sie zeigt, *was* das einzelne Exemplar *ist*, diesem erst seine notwendige Bestimmtheit und liefert so die Kriterien, dieses *als* ein Bestimmtes erkennen zu können. Zweite Substanzen sind sortale Terme, die angeben, von welcher Art oder Sorte ein bestimmter Gegenstand ist. Erst auf der Grundlage dieser Bestimmung können wir auf einzelne Exemplare referieren,[24] verschiedene Individuen einer Art unterscheiden, zählen und als Individuen derselben Art erkennen. Das Verhältnis von Erster und Zweiter Substanz ist also das zwischen Einzelexemplar und Allgemeinbegriff, zwischen Individuum und Abstraktion. Die Zweite Substanz charakterisiert das Individuum in seinen wesentlichen Bestimmungen und macht es dadurch für uns identifizierbar. Zweite Substanzen sind sortale Terme, d.h. sie sortieren in Hinblick auf unsere eigene Lebensform die empirische Welt. Diese Sortierung ist eine Abstraktionsleistung, die aber reale empirische Fakten zum Inhalt hat. Das Verhältnis von Erster und Zweiter Substanz macht es möglich, von einer sortalen Ontologie auszugehen und gleichzeitig die Kontinuität natürlicher Prozesse anzuerkennen. Dies wird auch in dem genannten Zitat deutlich, in dem Aristoteles die »Naturbeschaffenheit« als »eine Art Anfang und Ursache von Bewegung und Ruhe« ansieht.[25] Die Beobachtung eines kontinuierlichen Naturverlaufs schließt das Werden und Vergehen von Einzelsubstanzen keineswegs aus. Entsprechend heißt es bei Aristoteles »Es entsteht aus Einem ein Anderes, oder aus einem Verschiedenen ein Verschiedenes.«[26] Je nach Lesart lassen sich mit Bezug auf Aristoteles sowohl sortale Substanzontologie als auch Kontinuitätsprinzip ohne Widerspruch verstehen. Schließlich entwickelt Aristoteles seine Substanzlehre als Erklärung für diesen scheinbaren Widerspruch. Wie kann man, so ließe sich die zentrale Frage der Substanzlehre formulieren, innerhalb einer sich ständig entwickelnden Natur dennoch einzelne Entitäten erkennen, identifizieren und charakterisieren? Ohne sortale Terme, wie sie die

---

23 Vgl. Aristoteles 1998, 1aff., 1989, 1028a12 ff.
24 Dies macht Wittgenstein deutlich 1993, PU §§ 28 ff.
25 Vgl. Aristoteles, ebd.
26 Aristoteles 1987, 189b30 f.

Zweiten Substanzen bzw. natürliche Arten sind, wäre dies unmöglich. Wenn wir die Natur beobachten, können wir mit den Mitteln der Substanzontologie sowohl Kontinuität erkennen als auch die Tatsache, dass sich innerhalb dieser Kontinuität einzelne Entitäten voneinander unterscheiden lassen, dass Exemplare, sich nicht nur verändern, sondern auch entstehen und vergehen. Empirisch läuft dies kontinuierlich ab, mittels der sortalen Bestimmung werden jedoch bestimmte Einschnitte und Grenzen bestimmt. Dass z. B. Lebensprozesse kontinuierlich verlaufen, bildet sich auch in unserer Sprache ab, in der wir von *werdendem* oder *entstehendem* Leben sprechen, von der Embryonal*entwicklung*, nicht von der Embryoentstehung, und dass wir auch den Übergang zwischen Leben und Tod als einen Prozess, nämlich als *Sterben* bezeichnen. Auch wenn das Entstehen, Wachsen, Gedeihen und Sterben von Individuen sich empirisch betrachtet kontinuierlich vollzieht, geht man in der sortalen Terminologie von einem Anfang und einem Ende individueller Substanzen aus. Schließlich ist es gerade die Aufgabe von Sortalen Grenzen zu ziehen, auch wenn diese teils nur sehr vage sind. Dies spricht nicht gegen das auf die empirischen Entitäten und Prozesse bezogene Kontinuitätsprinzip. Man könnte das mit der antithetischen Paradoxie »nichts ist so beständig wie der Wechsel« zum Ausdruck bringen, von der man weiß, dass sie spätestens seit Heraklit die Philosophen beschäftig hat. Natur zeichnet sich gerade durch ihre kontinuierlichen Abläufe aus, sie ist ein ständiges Werden, Entwickeln und Vergehen. Zu Recht weist Keil auf die Differenz von substanzieller und akzidenteller Veränderung von Substanzen hin,[27] die einen Widerspruch mit dem Kontinuitätsargument nahezulegen scheinen. Aber die eigentliche Pointe der aristotelischen Substanzlehre ist das beschriebene Verhältnis von Erster und Zweiter Substanz, das Kontinuität, substanzielle und akzidentelle Veränderung miteinander denken lässt. Empirisch betrachtet verläuft die Embryonalentwicklung kontinuierlich, vor oder nach der Befruchtung oder der Nidation gibt es weder eine räumliche Lücke noch einen zeitlichen Sprung. Die Rede von Diskontinuität ergibt in diesem Zusammenhang keinen Sinn. Dennoch gibt es bestimmte Kriterien, mittels derer wir unterschiedliche Phasen voneinander unterscheiden können, ohne damit bestimmte »exakte« Zeitpunkte annehmen zu müssen. So ist z. B. die Erdrotation – obwohl sie eigentlich kein gutes Beispiel für substanzontologische Gedanken ist – ein kontinuierlicher Prozess, den wir aber dennoch in einzelne Phasen gliedern, was nicht als Negierung der Kontinuität gewertet werden darf. Wir unterscheiden die Morgendämmerung von dem Sonnenaufgang, die Abenddämmerung von dem Sonnenuntergang. Wir gliedern unsere Welt, wir sortieren sie und benennen sogar fixe Punkte des Sonnenaufgangs ohne damit

---

27 Vgl. Keil in diesem Band, 251 – 288, insb. 259 u. 264.

die Kontinuität der Erdrotation zu negieren oder überhaupt nur in Frage zu stellen.

Sortale Terme, die natürliche Entitäten charakterisieren, wie natürliche Artbegriffe, bestimmen ihren Gegenstand nicht in kontingenter Weise. Sie fassen ihn als räumliche und zeitliche Einheit auf, der nicht, wie bei Artefakten, in beliebige Teile zerlegbar ist. Solange diese Entität existiert, existiert sie als Individuum dieser bestimmten Art. Diese Bindung ist bei Artefakten nicht notwendig. Artefakte können in ihre einzelnen Bestandteile zerlegt werden und dann anderen Sortalen zugeordnet sein, sie können aber auch wieder zusammengesetzt werden und nach einer Zeit des Nichtexistierens wiederum dem herkömmlichen Sortal unterstehen. Versteht man aber den Sinn eines bestimmten sortalen Terms einer natürlichen Entität, kennt man das durchgängige und unveränderliche Individuationsprinzip des mit dem sortalen Term charakterisierten Individuums.[28] Der Artbegriff kann einen konkreten Gegenstand bestimmen, da er charakteristische Merkmale aller Mitglieder dieser Art in Form einer Abstraktion enthält. Diese Merkmale bestimmen sein *Wesen*. Sie sind den meisten Sprechern der Sprachgemeinschaft bekannt und ermöglichen es ihnen daher, die konkreten Einzeldinge als Elemente einer bestimmten Art erkennen zu können. Das Verhältnis von Erster und Zweiter Substanz ist daher ein Verhältnis von Individuum und Allgemeinheit. Innerhalb dieses Beitrags ist schon auf die *Aristotelian categoricals* hingewiesen worden, mit denen Thompson und Foot den normativen Charakter der Zweiten Substanz erklären. Zweite Substanzen stehen für natürliche Arten. Ihr Gehalt wird in Form von generischen Sätzen geäußert, die, wie wir schon gesehen haben, als logisch nicht quantifizierbar gelten. Sie geben das *wie* und das *was* des spezifischen teleologischen Lebenszyklus an und sind somit Maß oder Norm für die Einzelexemplare dieser Art. Entspricht ein Exemplar nicht den teleologischen Merkmalen dieser Spezies oder dieser Lebensform, wie es bei Thompson und Foot heißt, wird dies als ein Mangel bewertet.[29] Bedeutsam ist, dass Einzelexemplare wesentlich einem von menschlichen Interessen unabhängigen Maß, einer Norm oder einem Gesetz unterstehen, von dem sie aber abweichen können.[30]

Die Bestimmung der Ersten durch die Zweite Substanz ist, da es sich um natürliche Entitäten handelt, keineswegs beliebig. Sie gründet nicht in einer rein konventionellen Bestimmung, wie sie z. B. innerhalb der klassischen sprachanalytischen Philosophie von Quine vertreten wird, sondern »in relativ unveränderlichen Merkmalen der Wirklichkeit«[31]. Die Weise eines Individuums zu

---

28 Vgl. Runggaldier 1990, 130.
29 Vgl. Foot 2004, 51 ff.
30 Vgl. Rödl 2003, 104.
31 Rapp 1995, 30.

persistieren, hängt von seiner Art, nicht von unserer Definition ab. Die Art ist wiederum abhängig von Identitäts-, Kontinuitäts-, und Existenzbedingungen, die kaum als rein konventionalistisch betrachtet werden können.[32] Zweite Substanzen können, wie Foot zeigt, als *natürliche Normen* verstanden werden, die unabhängig von menschlichen Wünschen existieren. Sie gründen »auf *Tatsachen*, die Gegenstände der natürlichen Welt betreffen«[33].

In ähnlicher Weise argumentieren auch Kripke und Putnam gegen einen reinen sprachlichen Konventionalismus und weisen auf die Besonderheit natürlicher Arten hin, die anders als Sortalprädikate für Artefakte als »semantische Fixpunkte« unabhängig von jeder Intension mit sogenannter »starrer Referenz« ihren Gegenstand bestimmen.[34] Die von Kripke[35] und Putnam postulierte »starre Referenz« unterstreicht den Unterschied zwischen natürlichen und künstlichen Arten und zeigt, dass sich diese Differenz in unserer sprachlichen Bezugnahme auf die außersprachlichen Gegenstände niederschlägt. Die Referenz ist »starr«, weil sie eine dem Menschen vorgegebenen, den Naturgesetzen folgenden Gegenstand bestimmt, dessen Wesensmerkmale in keiner Weise der menschlichen Zwecksetzung unterstehen. Anders ist dies bei Artefakten. Dort bestimmt der Mensch, welches Material, welche Struktur und welche Eigenschaften er einer Entität gibt, damit dieses die von ihm gewünschte Funktion erfüllt. Das führt dazu, dass die Identifizierung eines Artefaktes durch ein entsprechendes sortales Prädikat, aufgrund der unterschiedlichen Kenntnisse der Sprecher bezüglich der Zwecksetzung, wesentlich unpräziser, als entsprechende Identifizierungen von natürlichen Arten sind.

Blickt man nun nochmals auf die aristotelische Differenz von materialer und formaler Natur zurück, also der Differenz von *natürlichen Dingen* und der *Natur von Dingen,* die wir in gewisser Analogie zu Erster und Zweiter Substanz begriffen haben, zeigt sich, dass die aristotelische Bestimmung *natürliches Ding* zu sein quasi eine materiale und eine formale Komponente hat. Sie verbindet empirisch beschreibbare Phänomene mit formalen Wesensaussagen. Sind die *natürlichen Dinge* empirisch zugänglich, gilt dies für die *Natur von Dingen* nicht. Sie ist nur in einer wertenden, den Begriff von Natur erweiternden und vom Einzelexemplar abstrahierenden, Perspektive erkennbar. Sortiert und gliedert man die Natur mittels Sortalen, um sie in ihrer Kontinuität und Prozesshaftigkeit für uns begreifbar zu machen, bildet man das Seiende nicht einfach ab, sondern strukturiert es in bestimmter Perspektive. Auf dieser Ebene geht es nicht um das empirisch Seiende, sondern um das empirisch Seiende als Ge-

---

32 Vgl. Wiggins 1980, 65 ff.
33 Foot 2004, 58.
34 Vgl. Rapp 1995, 31.
35 Vgl. Kripke 1993, 123 ff.

genstand unserer Erfahrungen. Sortal bestimmte Substanzontologie darf nicht mit einer naiven Abbildtheorie verwechselt werden, deren Defizite Wittgenstein aufgezeigt hat.[36]

Es zeigt sich, dass die aristotelische Auffassung von Natur weder im Sinne eines rein teleologischen Ansatzes gelesen werden kann, was in der Moderne kaum vertretbar wäre, noch als strikt kausaldeterministisch und damit szientistische Erklärung deutbar ist, sondern vielmehr als eine Analyse, die von empirischen Fakten und den umgangssprachlichen Beschreibungen[37] dieser Fakten ausgehend, in induktiver Weise auf den Begriff des Wesens als konstitutives Element der beschriebenen Tatbestände weist.[38] Das aristotelische Verständnis von Natur reduziert weder natürliche Entitäten auf deren Materialität noch konzipiert es einen Wesensbegriff, der von der Instantiierung in der Materie unabhängig wäre. Mit Aristoteles bietet sich die Möglichkeit, Natur nicht bloß auf ihre szientistisch feststellbaren Fakten zu reduzieren, sondern in ihr auch Elemente erkennen zu können, die in das sog. *Reich der Gründe* fallen. Mit der aristotelischen Naturphilosophie lassen sich natürliche Entitäten als konkrete Substanzen begreifen, deren Wesen in den Eigenschaften ihrer individuierten Materie erkennbar ist, das in diesen jedoch nicht aufgeht. Lebewesen sind in dieser Lesart nicht ein Konglomerat verschiedener Eigenschaften, wie dies für Artefakte gilt, sondern sie instantiieren ihr Wesen als Individuum über bestimmte Eigenschaften einer biologischen Art. Das Wesen einer natürlichen Entität lässt sich in der spezifischen, an die Materie gebundenen Organisationsform erkennen. Als begriffliches Moment, also nicht im Sinne *natürlicher Dinge*, sondern im Sinne der *Natur von Dingen* zeigt sich die Möglichkeit der Abstraktion, wie sie bei Aristoteles in der Zweiten Substanz zum Ausdruck kommt.[39] Mit Hilfe des aristotelischen Naturbegriffs ist es möglich, Natur und Norm aufeinander zu beziehen, naturwissenschaftliche, ontologische und ethische Aspekte miteinander zu verbinden, ohne dabei einen naturalistischen Fehlschluss zu begehen. Ontologisch betrachtet ist aber die Differenz von natürlichen und artifiziellen Entitäten wesentlich. Das Verhältnis von realer Entität und sortaler Bestimmung ist, wie wir gesehen haben, bei artifiziellen Entitäten von ganz anderer Struktur als bei natürlichen, es gilt eher hypothetisch, nicht kategorisch, wie es bei Rödl heißt.[40]

---

36 Vgl. Wittgenstein 1993, §§1 ff.
37 Vgl. Wieland 1970, 117.
38 Vgl. Aristoteles 1987, 189b30 ff.
39 Vgl. Rapp 1995, 13 ff.
40 Vgl. Rödl 2003, 104 ff.

9.   Natürlicher Embryo

Lebensweltlich begreifen wir Embryonen als »natürliche Entitäten«, die mittels der Intension *von Natur aus* bestimmt werden. Diese ontologische Einordnung ist für unser Verständnis, *wie* mit einem Embryo umzugehen sei, nicht unerheblich. Wenn wir mit den Entitäten unserer Welt angemessen oder auch gut umgehen möchten, müssen wir wissen, was diese Entitäten sind. Und eine der zentralsten Differenzen im Bereich des Seienden ist die zwischen Natürlichem und Künstlichem. Frage ich nach einem angemessenen Umgang mit möglicherweise totipotenten iPS-Zellen, muss ich zunächst wissen, was diese eigentlich sind – muss ich wissen, ob sie Natürliches oder Künstliches sind.

Ob Entitäten, die ihren Ursprung nicht *von Natur aus* haben, sondern einer externen Zwecksetzung verdanken, unter den Begriff des Embryos fallen sollten, ist in diesem Zusammenhang also von enormen Interesse. Welcher Kategorie gehört eine eigentlich pluripotente reprogrammierte Zelle an – wenn sie eine kurze, artifiziell generierte Phase der Totipotenz durchliefe? Welche Intensionsbestimmung ist hier ausschlaggebend? Die, *totipotent zu sein* oder die, *von Natur aus* entstanden zu sein oder aber auch die, *von Natur aus totipotent zu sein*?

Die ethische Grundfrage, »*Was soll ich tun?*« ist nicht rein formal oder kontraktualistisch zu beantworten, sondern sie bedarf – vielleicht nicht auf der Ebene der Begründung, aber auf der inhaltlichen Ebene – der Berücksichtigung ontologischer und damit auch empirischer Bestimmungen – sie hat daher eine formale und eine materiale Ebene. Damit behaupte ich nicht, ein bestimmtes *Sollen* aus dem *Sein* analytisch abzuleiten, sondern vielmehr das *Sollen* mit Blick auf das je spezifische *Sein* *mit*zubestimmen. Ist nicht klar, was etwas ist, kann auch die Frage, wie mit diesem umzugehen sei, nicht angemessen beantwortet werden. Das *Sollen* ist ohne das *Sein* unterbestimmt.

Sortalbegriffe, wie der des Menschen oder des Embryos sind Begriffe für eine »Sorte« von Gegenständen, sie dienen der »Sortierung« oder auch der Klassifizierung verschiedener Entitäten unserer Welt und diese Sortierung wird auch ethisch relevant. Wenn wir gelernt haben, einen Sortalbegriff anzuwenden, können wir mittels der im Begriff analytisch enthaltenen Merkmale Auskunft darüber geben, ob diese Entität als Mitglied der bestimmten Art gelten kann, ob »dieses x ein F ist«. Solange wir Wesen eindeutig identifizieren können, haben wir Kriterien mittels derer wir einen angemessenen Umgang bestimmen können. *Sein* und *Sollen* korrelieren anscheinend miteinander. Ist die Zuordnung zu einer ontologischen Kategorie jedoch nicht mehr eindeutig, werden wir unsicher, welche Regeln oder Imperative angemessen sein könnten, welche Pflichten wir ihnen gegenüber haben.

Wie ist mit möglichen Embryonen aus modifizierter Reprogrammierung oder wie mit menschlichen Klonen und Chimären umzugehen, wenn uns keine eindeutige Bestimmung mehr gelingt? Passen sie noch in die »Sorte« Embryo? *Was* etwas ist und als was wir es erkennen und bezeichnen, ist für die Frage, *wie* wir es bewerten und *wie* wir mit ihm umgehen sollten, von Bedeutung. Ontologie und Ethik – so die These meines Beitrags – hängen eng miteinander zusammen.

Ich habe zu zeigen versucht, dass es wenig überzeugend ist, Ethik und Ontologie strikt voneinander zu trennen, da wir uns in der Regel in unserem *Sollen* über die ontologische Bestimmung – über das *Sein* – der uns umgebenden Entitäten, Gewissheit verschaffen. Die Klassifizierung unserer Welt mittels Sortalbegriffen gibt uns dazu nötige Kriterien an die Hand. Wenn aber die sortale Bestimmtheit durch veränderte Intensionsbestimmungen nicht mehr angemessen ist, werden wir auch in Hinblick auf unsere ethischen Urteile unsicher. Mit zunehmendem wissenschaftlichen Fortschritt wird also die Frage, was wir unter einem Embryo verstehen, immer virulenter. Die Annahme, Embryonen sind natürliche Entitäten, die *von Natur aus,* d. h. also durch Befruchtung und aus Keimzellen entstanden sind, und sich entsprechend ihren spezifischen Gesetzmäßigkeiten selbständig, teleologisch und kontinuierlich entwickeln und daher mit der Funktion der Totipotenz nur unzureichend bestimmt sind, ist hier dargelegt worden. Unsere Erfahrung mit der lebendigen Natur lehrt uns, dass sich diese artspezifische Entwicklung seit tausenden von Jahren beobachten lässt. Prognostische Aussagen zur Entwicklung von natürlichen Entitäten sind daher mit hoher Zuverlässigkeit möglich. Fraglich ist jedoch, ob der Gesetzgeber diese lebensweltliche, auf Erfahrung beruhende Intuition angemessen in seinen Legaldefinitionen berücksichtigt hat, denn sonst hätte die Frage, ob iPS-Zellen als Embryonen gelten können, keine Berechtigung. Da aber der Embryo insbesondere im StZG lediglich über die Eigenschaft der Totipotenz bestimmt wird, scheint die Intension *von Natur aus* entstanden zu sein, kein notwendiges Kriterium darzustellen. Denn wie wir gesehen haben, gilt gemäß des StZG und der weiten Auslegung des ESchG jede menschliche Zelle, ob *von Natur aus* entstanden oder künstlich generiert, wenn sie totipotent ist, als Embryo. Damit wären auch Zellen aus einer modifizierten Reprogrammierung, wenn sie eine transiente Phase der Totipotenz durchliefen, Embryonen. Die meisten der hier benannten Kriterien natürlicher Entitäten, wie die Entstehung von Natur aus, die kontinuierliche und selbständige Entwicklung entsprechend der Art und die teleologische Ausrichtung auf den vollständigen Organismus trifft auf diese Zellen nicht zu. Eine ontologische Zuordnung zu der Klasse der natürlichen Entitäten ist damit äußerst fraglich.

Es ist wahrscheinlich, dass der Gesetzgeber mit seiner Formulierung insbesondere unter Berücksichtigung der Verfahren zur Gewinnung von ES-Zellen einen möglichst umfassenden Embryonenschutz sichern wollte und daher bemüht war, die Extension des Begriffs durch ein einziges Intensionsmerkmal weit auszudehnen. Alle Zellen, die sich, unabhängig von der Art ihrer Genese, zu einem Embryo entwickeln könnten, sollen im Sinne eines funktionalen Äquivalents *wie* ein natürlicher Embryo geschützt werden. Das Bemühen des Gesetzgebers, in Anbetracht der enormen Fortschritte technischer Verfahren zur Generierung totipotenter Zellen einen umfassenden Embryonenschutz sicherzustellen, sollte jedoch nicht unser Kernverständnis eines Embryos, also die Intuitionen, die wir mit ihm verbinden, in seinen Legaldefinitionen unberücksichtigt lassen. Wenn nicht geklärt ist, was der Gesetzgeber unter einem Embryo, also einem typischen Embryo versteht, sind auch alle weiteren Fragen kaum zu beantworten.

Nimmt man in Hinblick auf die dargestellten ontologischen Bestimmungen die Konzentration auf Totipotenz als Entwicklungsfähigkeit ernst, dann sollten auch die mit diesem Begriff verbundenen ontologischen Annahmen ernst genommen werden. Diese sind im Vorherigen dargelegt worden. Entwicklungsfähigkeit kann nur als Prädikat einer natürlichen Substanz verstanden werden, die *sich* kontinuierlich entwickelt und die sich aufgrund dieser Fähigkeit *als* menschlicher Embryo erweist. Denn schließlich kann es nicht der Sinn des Embryonenschutzes sein, eine Funktion zu schützen, sondern Subjekte, die man mittels bestimmter Kriterien oder Funktionen, *als* Mitglied der »Sorte« Embryo zu identifizieren vermag.

Der Begriff des Embryos ist ein Phasensortal. Wie auch der aristotelische Substanzbegriff bezeichnen Phasensortale nur Lebendiges, da nur bei Lebendigem, wie schon die Substanzlehre zeigt, die Rede von Phasen Sinn ergibt. Denn Lebendiges zeichnet sich durch eine bestimmte Art der Veränderung aus. Diese verläuft nicht, wie das bei Artefakten der Fall ist, beliebig, sondern entsprechend der Gesetzmäßigkeiten der je spezifischen natürlichen Art, die im Vorherigen als Maß oder als *natürliche Norm* dargestellt worden ist und die sich durch Teleologie und Kontinuität auszeichnet. Als exemplarisches Beispiel einer solchen natürlichen Entwicklung kann die Embryonalentwicklung gelten, die sich phänomenologisch betrachtet kontinuierlich und teleologisch vollzieht und, wie das reflexive Verb *sich entwickeln* zum Ausdruck bringt, diese Entwicklung selbständig vollzieht. Trotz dieser empirischen Kontinuität gliedert und sortiert der Mensch die Entwicklung in einzelne Phasen und benennt auch Zeitpunkte für diese, sowie den eigentlichen Beginn einer neuen Substanz. Wie aber die Debatte um den Lebensbeginn deutlich macht, ist gerade wegen der empirischen Kontinuität die Festlegung eines bestimmten Punktes des Entstehens äußerst umstritten. Der Fokus meines Beitrags lag aber nicht in der Frage, *wann* ein Embryo beginnt, sondern *was* eigentlich ein Embryo *ist*. Denn das Wissen um seine ontologische Bestimmung – so die These meines Beitrags – liefert uns wichtige *Kriterien*, nicht aber *Gründe* für einen ethischen Umgang mit diesem. Und dieser ethische Umgang kann wohl auch als das Ziel des Embryonenschutzes angesehen werden und erfordert daher ein umfassendes Embryoverständnis vom Gesetzgeber.

10. Wert

Zum Ende meines Beitrags möchte ich nochmals an die zitierte aristotelische Definition natürlicher Entitäten anknüpfen. Ich hatte dargestellt, dass diese gehaltvolle Bestimmung eine materiale und formale Ebene umfasst, da sie Empirisches und »Wesentliches« miteinander verbindet. Dieses Verhältnis soll nun nochmals beleuchtet werden:

»Natürliche Entitäten« sind diejenigen, die *wesentlich von Natur aus* entstanden sind. Die Intension *von Natur aus* – verstanden als Wesensaussage – ist nicht rein empirisch beschreibbar. Denn es ist ein Unterschied, etwas zu beschreiben und aus dem Beschriebenen etwas als das *Wesentliche* herauszugreifen. Das *Wesentliche* kann eine empirische Eigenschaft sein, wie das im aristotelischen Beispiel der Fall ist, aber *dass* diese Eigenschaft als die *wesentliche* Eigenschaft einer Entität bestimmt wird, ist nicht das Ergebnis einer Beschreibung, sondern einer Bewertung. Die Bewertung von etwas ergibt sich nicht aus einer naiven Subjekt-Objekt-Beziehung, sondern vielmehr aus einer Subjekt-Sachverhalt-Beziehung. Denn das Gegenüber wird nicht einfach abgebildet, sondern in Hinblick auf die eigene Lebenswelt bewertet. Damit verlassen wir die deskriptive Perspektive und nehmen eine präskriptive, eine wertende Sicht ein. Eine empirische Eigenschaft bewerten wir als eine Wesentliche und gliedern so die Intensionsbestimmungen unserer Sortalbegriffe.

Es sind Lebenswelten vorstellbar, in denen es andere wesentliche Bestimmungen eines Embryos gäbe, in denen das Sortal *Embryo* über andere Intensionsbestimmungen definiert würde. In unserer Lebenswelt aber gilt (noch) die natürliche, d.h. *von Natur aus entstehende* Entwicklung einer Entität zu den wesentlichen Bestimmungen eines Embryos. Und zwar nicht, weil dies empirisch meist so ist, sondern weil wir die Erfahrung gemacht haben, dass dies, so wie es ist, in Hinblick auf uns selbst, auf unsere eigene Lebensform, *gut* und *wertvoll* ist. Weil wir also in der Lage sind, die empirisch erfahrbare Natur nicht nur zu beschreiben oder wissenschaftlich zu erforschen, sondern sie auch als Wert zu erfahren. Denn erst hier kommt eine genuin ethische, wenn auch nicht deontische Ebene hinzu, die der Werterfahrung, auf deren Grundlage sich erst Werturteile bilden können.

Ich habe dargestellt, dass wir den Begriff des Embryos als ein Phasensortal verstehen, das wir nur im Umgang mit Natürlichem verwenden. Diese Begriffe enthalten unser Wissen, dass Lebewesen, anders als Artefakte, eine arttypische und wesentlich selbständige Entwicklung durchlaufen. Die Erfahrung lehrt uns, dass Lebewesen qualitativ höchst unterschiedliche Entwicklungsphasen durchlaufen und dennoch mit sich identisch bleiben. Mit dem Phasensortal »Embryo« verbinden wir spezifische Identitäts-, Kontinuitäts- und Existenzbedingungen der exemplarischen Individuen der Art. Diese Bedingungen setzen aber nicht erst mit der Eigenschaft »entwicklungsfähig« zu sein ein, sondern umfassen auch schon das Moment der Entstehung, denn sonst wäre die Rede von »Phasen« und die damit verbundene Vorstellung von Persistenz unverständlich.

Innerhalb unserer Lebenswelt haben wir es als *gut* und *wertvoll* erfahren, dass Embryonen *von Natur aus* entstehen und nicht das Produkt unseres Handelns sind. Nicht nur unsere Vorstellungen von Kontinuität und Prognostizierbarkeit, sondern auch die von Gleichheit, Gerechtigkeit, Freiheit und Verantwortung, als zentrale Elemente unserer Lebenswelt, hängen entscheidend von dieser Differenz ab.

Eine uns empirisch vorgegebene Tatsache erfahren wir in Hinblick auf unsere eigene Lebensform *als* etwas *Gutes* und sprechen ihr daher einen Wert zu. Fragt man also, ob dem natürlichen Embryo qua seiner Entstehung *von Natur aus* ein Wert zugesprochen werden könne, sind dabei unbedingt beide dargestellten aristotelischen Verwendungen des Naturbegriffs anzuwenden. D.h. erst wenn ich die empirisch beschreibbare Welt unter Berücksichtigung der Wesensbestimmung in den Blick nehme, d. h. wenn ich natürliche Dinge in Hinblick auf *ihre Natur,* d. h. in Hinblick auf ihr *Wesen* betrachte, bewege ich mich im Raum der Werte. Damit sind noch keine deontologischen Sätze verbunden, sondern lediglich präskriptive.

Wir erfahren es als *gut,* dass es etwas gibt, das sich unabhängig von unserer Zwecksetzung kontinuierlich und prognostizierbar entwickelt und wir daher für dessen spezifisches »So-sein« nicht verantwortlich sind. Wir erfahren es als *gut* und *gerecht,* dass jede natürliche Entität und damit auch jeder Embryo *von Natur aus* entstanden ist und jenseits unserer Zwecksetzung liegt. Dies verstehen wir auch als Bedingung seiner Freiheit. Darüber hinaus erfahren wir es als *gut,* dass ein natürlicher Embryo in der Regel Eltern hat und später einmal eine Vorstellung davon haben kann, wann seine Existenz begonnen hat.

All dies sind Werturteile, die nicht aus der rein empirischen Beschreibung eines Embryos folgen, sondern sich nur durch Erfahrung, nämlich durch Werterfahrung begründen lassen. Aber all diese Erfahrungen, die für eine Wertzuschreibung wesentlich sind, haben wir mit künstlich generierten Embryonen noch nicht gemacht. Wir können ihnen daher noch gar keinen Wert zusprechen, da uns schlichtweg die Erfahrungen fehlen.

Wenn man die beiden, im aristotelischen Naturbegriff angelegten, Ebenen miteinander verbindet, also die materiale und die formale Natur, leitet man den Wert nicht aus der natürlich-biologischen Eigenschaft als solcher ab, sondern spricht ihn der als *wesentlich* und *gut* erkannten Eigenschaft zu. Ein Sein-Sollens-Fehlschluss wird damit vermieden, die Natürlichkeit des Embryos aber als Wert verstanden.

Literaturverzeichnis

Advena-Regnery, B.: Klonierung beim Menschen – Biologisches Substrat und Entwicklung. In: Jahrbuch für Wissenschaft und Ethik. Bd. 10, 2005, 313 – 321.

Aristoteles: Kategorien, Hermeneutik oder vom sprachlichen Ausdruck. Hamburg 1998.

Aristoteles: Metaphysik, Hamburg 1989.

Aristoteles: Physik. Vorlesung über Natur. Hamburg 1987.

Engels, E.-M.: Was und wo ist ein ›naturalistischer Fehlschluss‹? Zur Definition und Identifikation eines Schreckgespenstes in der Ethik. In: Brand, C./Engels, E.-M./Ferrari, A./Kovács, L. (Hg.): Wie funktioniert Bioethik? Paderborn 2008, 125 – 141.

Foot, P.: Die Natur des Guten. Frankfurt am Main 2004.

Honnefelder, L.: Welche Natur sollen wir schützen? Über die Natur des Menschen und die ihn umgebende Natur. Berlin 2011.

Honnefelder, L.: Erste und zweite Natur des Menschen: woran orientieren wir uns? In: Honnefelder, L./Schmidt, M.C. (Hg.): Naturalismus als Paradigma: wie weit reicht die naturwissenschaftliche Erklärung des Menschen? Berlin 2007.

Honnefelder, L.: Natur als Handlungsprinzip : die Relevanz der Natur für die Ethik. In: Honnefelder, L. (Hg.): Natur als Gegenstand der Wissenschaften. Freiburg 1992.

Karafyllis, N. C.: Biofakte. Versuch über den Menschen zwischen Artefakt und Lebewesen. Paderborn 2003.

Kripke, S. A.: Name und Notwendigkeit. Frankfurt am Main 1993.

Lewitscharoff, S.: Von der Machbarkeit. Die wissenschaftliche Bestimmung über Geburt und Tod. http://www.staatsschauspiel-dresden.de/download/18986/dresdner_rede_sibylle_lewitscharoff_final.pdf, eingesehen am 30.07.2014.

Quante, M.: Natur, Natürlichkeit und der naturalistische Fehlschluss. In: Zeitschrift für medizinische Ethik, Bd. 40, 1994, 289 – 305.

Quine, W. V. O.: Wort und Gegenstand, Stuttgart 1980.

Rapp, C.: Identität, Persistenz und Substantialität: Untersuchung zum Verhältnis von sortalen Termen und aristotelischer Substanz. Freiburg 1995.

Rödl, S.: Norm und Natur. In: Deutsche Zeitschrift für Philosophie, 51(1), 2003, 99 – 114.

Runggaldier, E.: Analytische Sprachphilosophie. Stuttgart 1990.

Schramme, T.: Natürlichkeit als Wert. In: Analyse & Kritik – Zeitschrift für Sozialtheorie, Bd. 24, 2002, 249 – 271.

Siep, L.: Konkrete Ethik. Grundlagen der Natur- und Kulturethik. Frankfurt am Main 2004.

Thompson, M.: The Representation of Life. In: Hursthouse, R./Lawrence, G./Quinn, W. (Hg.): Virtues and Reasons. Oxford 1995.

Wieland, W.: Die aristotelische Physik. Göttingen 1970.

Wittgenstein, L.: Philosophische Untersuchungen. Frankfurt am Main 1993.

Wiggins, D.: Sameness and Substance. Oxford 1980.

Geert Keil

Ein bisschen Embryo?
Begriffliche, ontologische und normative Überlegungen zur totipotenzbasierten Legaldefinition von »Embryo«

1.   Einleitung

»Ein bisschen schwanger gibt es nicht«, weiß der Volksmund. Entwicklungsbiologen und Fortpflanzungsmedizinern kommt dieser Gemeinplatz nicht mehr so leicht über die Lippen. Je intensiver man sich den biologischen Details der Befruchtungs- und Einnistungsphase zuwendet, desto zweifelhafter erscheint der Versuch, den Beginn einer Schwangerschaft exakt und auf nichtwillkürliche Weise zu datieren. Betrachtet man zusätzlich die technischen Möglichkeiten der extrakorporalen Erzeugung entwicklungsfähiger Embryonen aus totipotenten Zellen, so scheint neben »ein bisschen schwanger« auch »ein bisschen Embryo« durchaus im Reiche der Natur zu sein.

Im deutschen Embryonenschutz- und im Stammzellgesetz sind zwei Rechtsbegriffe von »Embryo« definiert worden, die sich auf die Zelleigenschaft der Totipotenz stützen und dieser damit eine ontologische und normative Bedeutung beimessen, die angesichts der vielfältigen divergierenden Intuitionen und Argumente zur sogenannten Statusfrage nicht leicht zu rechtfertigen ist. Der vorliegende Beitrag diskutiert die Schwierigkeiten, den ontologischen, moralischen und rechtlichen Status totipotenter Humanzellen plausibel zu begründen, und argumentiert insbesondere, dass zwischen Grundannahmen der *Substanzontologie* und naturphilosophischen *Kontinuitätsüberlegungen* unaufhebbare Spannungen bestehen, die der Gesetzgeber durch seine Legaldefinitionen einseitig gelöst hat, ohne über hinreichend belastbare Argumente zu verfügen.

Die Suche nach nichtwillkürlichen Einschnitten in einem entwicklungsbiologischen Kontinuum ist eine große Herausforderung für die Medizinethik, die sich im strafrechtlichen Kontext noch verschärft. Der Gesetzgeber kann die Frage nicht auf sich beruhen lassen, wann genau ein Embryo zu existieren beginnt und was überhaupt als ein Embryo zählt. Um ein strafbewehrtes Verbot des Klonens und der verbrauchenden Embryonenforschung erlassen zu können, musste er den unscharf gewordenen Embryonenbegriff in eine Legaldefinition überführen, die dem Bestimmtheitsgebot des Strafrechts Rechnung trägt.

Neue Komplikationen und möglicherweise zusätzlicher Regelungsbedarf sind durch die seit 2006 bekannte und seither fortentwickelte Technik der Reprogrammierung differenzierter Körperzellen zu iPS-Zellen (induzierten pluripotenten Stammzellen) entstanden. Da sich die therapeutischen Hoffnungen – Regeneration von Geweben und Organen, Gentherapie von Erbkrankheiten, Immuntherapie von Krebs – primär auf pluripotente Zellen richten, nicht auf totipotente, war die Erleichterung zunächst groß, dass die Gewinnbarkeit von iPS-Zellen durch Reprogrammierungstechniken den Rückgriff auf embryonale Stammzellen überflüssig macht. Mittlerweile wird es als möglich angesehen, dass die somatischen Ausgangszellen im Zuge der Reprogrammierung ein Stadium der Totipotenz erreichen oder transient durchlaufen.[1] Diese Vermutung wirft die Fragen auf, ob derartige Zellen von der totipotenzbasierten Embryodefinition des Stammzellgesetzes und von dessen Verbotsnormen erfasst sind und, falls nicht, ob darin eine zu schließende Schutzlücke zu sehen ist.[2]

Da die epistemischen Unsicherheiten hinsichtlich der Totipotenz reprogrammierter Körperzellen groß sind, ist die Debatte einstweilen auf Gedankenexperimente angewiesen.[3] Menschliche Stammzellen weisen einen hochspezialisierten Phänotyp auf. Sie sind zur Entwicklung auf spezielle Umgebungsbedingungen angewiesen und tragen *in utero* durch hormonelle Interaktion selbst zur Herstellung dieser Bedingungen bei. Ob in Zellkulturen gehaltene Zellen eines totipotenten Phänotyps tatsächlich die Fähigkeit besitzen, sich bei Vorliegen weiterer Voraussetzungen zu teilen und zu einem Menschen zu entwickeln, ist keineswegs ausgemacht.[4] Ein »Totipotenzmarker« ist bisher nicht gefunden worden.

Ontologisch ist Totipotenz eine *Disposition*seigenschaft, also eine solche, die über das Verhalten definiert ist, das die Trägersubstanz bei Vorliegen geeigneter Manifestationsbedingungen zeigen *würde*. Die geeigneten Bedingungen experimentell herzustellen verbietet sich bei reprogrammierten Humanzellen aber, da dies einem ethisch inakzeptablem Menschenversuch und im Erfolgsfall einem Klonieren gleichkäme. Pointiert: *Wenn* die fraglichen Zellen totipotent

---

1 Zu den entwicklungs- und zellbiologischen Einzelheiten vgl. die Beiträge von Cantz, Ott und Sgodda in diesem Band, 13 – 77.

2 Von der Embryodefinition des *Embryonen*schutzgesetzes sind sie nicht erfasst, weil reprogrammierte Körperzellen nicht »einem Embryo entnommen« wurden (ESchG, § 8, Abs. 1). Vgl. dazu Günther/Kaiser/Taupitz 2008, § 8 Rn. 62.

3 Siehe das im Rahmen des BMBF-geförderten Projekts »Entwicklungsbiologische Totipotenz« entwickelte Gedankenexperiment der »modifizierten Reprogrammierung«, in dem durch eine Fortentwicklung der Yamanaka-Methode differenzierte Körperzellen in das Stadium der Totipotenz überführt und *in vitro* kultiviert werden, so dass sich aus ihnen pluripotente Stammzellen für die biomedizinische Forschung und Therapie gewinnen lassen. Vgl. Advena-Regnery et al. 2012, 220 – 221.

4 Vgl. Ott in diesem Band, 72 f.

sind, dann ist durch das Stammzellgesetz strafbewehrt verboten, sie experimentell daraufhin zu untersuchen, *ob* sie es sind, ob also ihre Erzeugung und Verwendung das Stammzellgesetz verletzt. Angesichts dieser vertrackten Beweissituation ist es nicht verwunderlich, dass bis dato kein einziges Strafverfahren wegen eines Verstoßes gegen das Stammzellgesetz zur Hauptverhandlung gelangt ist. Auch bei vermuteten Verstößen gegen Bestimmungen des Embryonenschutzgesetzes kommt ohne einen objektiven Totipotenznachweis allenfalls die Strafbarkeit wegen Versuchs in Betracht.[5]

2. Legaldefinitionen von »Embryo«

Der deutsche Gesetzgeber hat »Embryo« im Strafrecht gleich zweimal definiert. Im Embryonenschutzgesetz von 1990 heißt es:

> »Als Embryo im Sinne dieses Gesetzes gilt bereits die befruchtete, entwicklungsfähige menschliche Eizelle vom Zeitpunkt der Kernverschmelzung an, ferner jede einem Embryo entnommene totipotente Zelle, die sich bei Vorliegen der dafür erforderlichen weiteren Voraussetzungen zu teilen und zu einem Individuum zu entwickeln vermag«.[6]

Im 2002 verabschiedeten Stammzellgesetz, das die Einfuhr und Verwendung embryonaler menschlicher Stammzellen regelt, gilt »bereits jede menschliche totipotente Zelle« als Embryo, also auch die nicht durch Befruchtung entstandene.[7] Da das ESchG seinerzeit nicht geändert wurde, koexistieren seither zwei voneinander abweichende Rechtsbegriffe von »Embryo«.

Eine weite Legaldefinition verwendet auch der Europäische Gerichtshof, der 2011 im Verfahren *Brüstle gegen Greenpeace*, das die Patentierbarkeit von aus menschlichen embryonalen Stammzellen gewonnenen Zellen zum Gegenstand hatte, entschied, »dass der Begriff des menschlichen Embryos [...] weit auszulegen ist« und »jede unbefruchtete menschliche Eizelle, in die ein Zellkern aus einer ausgereiften menschlichen Zelle transplantiert worden ist oder die durch Parthenogenese zur Teilung und Weiterentwicklung angeregt worden ist«[8], umfasst. Die Begründung lautete, dass diese Entitäten – der EuGH spricht unkorrekt von »Organismen«[9] – »infolge der zu ihrer Gewinnung verwendeten

---

5 Vgl. Günther/Kaiser/Taupitz 2008, § 2 Rn. 38.
6 ESchG, § 8, Abs. 1. Die Bezeichnung »Kernverschmelzung« entspricht nicht mehr dem Stand der entwicklungsbiologischen Forschung, denn die beiden Vorkerne verschmelzen bei Säugern nicht zu einem, sondern teilen sich unmittelbar nach dem Kontakt, wobei sich beide Kernmembranen auflösen und die Chromosomen sich verdoppeln. Vgl. dazu Günther/Kaiser/Taupitz 2008, § 8 Rn. 28.
7 StZG, § 3, Nr. 4.
8 Urteil des EuGH vom 18.10.2011 – C34/10.
9 Als »Organismus« gilt biologisch erst »ein koordiniertes und zur Selbstorganisation und

Technik geeignet [sind], wie der durch Befruchtung einer Eizelle entstandene Embryo den Prozess der Entwicklung eines Menschen in Gang zu setzen«.[10] Der EuGH argumentiert also wie schon das deutsche Stammzellgesetz mit einer *funktionalen Äquivalenz*: Was einem durch Befruchtung entstandenen Embryo hinsichtlich der Entwicklungsfähigkeit funktional äquivalent ist, sei selbst ein Embryo. Eine *ätiologische* Äquivalenz sei nicht erforderlich.[11]

3. Normative Spannungen und das Potentialitätsargument

Durch das ESchG und das StZG sind normative Spannungen zum Gesetz über den Schwangerschaftsabbruch entstanden, die man so zusammenfassen kann, dass im deutschen Recht extrakorporale totipotente Zellen durch Strafgesetze stärker geschützt sind als ein Fötus im Mutterleib, der straflos getötet werden darf.

Wie spannungsvoll diese Rechtslage in normativer Hinsicht ist, wird besonders deutlich, wenn man sie in den Kontext des medizinethischen *Potentialitätsarguments* stellt, dem das ESchG und das StZG verpflichtet zu sein scheinen, wenn sie den Schutzstatus der totipotenten Zelle aus dem Entwicklungspotential ableiten. Das Potentialitätsargument besagt, dass einem Embryo moralisch relevante Eigenschaften, Menschenwürde oder Rechte eines geborenen Menschen zukommen, weil er das Potential hat, sich zu einem solchen zu entwickeln, oder, kürzer und unklarer: weil er potentiell ein Mensch ist.[12] Der Überlegung, dass Entwicklungsfähigkeit zu einem Ganzen als solche für den Schutzstatus relevant ist, folgt offenbar auch der Gesetzgeber: Eine totipotente Humanzelle ist

---

Selbststeuerung fähiges Ganzes, das sich deutlich von seinen Teilen unterscheiden lässt«. Da nun »die ersten Differenzierungsschritte des Zellverbands unabdingbar der Ablesung wichtiger Informationen aus dem Genom bedürfen, die aber in den ersten Tagen noch nicht aus dem autonomen, neuen Genom gesteuert werden, sondern durch Wachstumsfaktoren reguliert werden, die ausschließlich vom Zellsaft der mütterlichen Eizelle stammen«, ist eine totipotente Humanzelle im biologischen Sinn kein Organismus. Günther/Kaiser/Taupitz 2008, § 8 Rn. 30 mit Verweis auf Reich 2004, 117–118.

10 Urteil des EuGH vom 18. 10. 2011 – C34/10.

11 Die vom EuGH postulierte funktionale Äquivalenz ist vorsichtigerweise auf das »Ingangsetzen« einer Entwicklung beschränkt, was die Interpretation zulässt, dass das Zutreffen der Embryodefinition vom tatsächlichen biologischen Entwicklungspotential der fraglichen technisch erzeugten Entitäten unabhängig ist. Zellkerntransferexperimente haben schon in den 1980er Jahren ergeben, »dass Säugerkeime, deren Genom sich nur von einem Elternteil herleitet, nicht entwicklungsfähig sind« (Huber 2009, 78, vgl. 69–83). Bis heute ist die Parthenogenese eines voll entwickelten Lebewesens aus unbefruchteten Eizellen bei höheren Säugetieren nicht nachgewiesen, wofür die Unerlässlichkeit der geschlechtsspezifischen Methylierung (genomisches Imprinting) verantwortlich gemacht wird.

12 Vgl. Damschen/Schönecker (Hg.) 2003, 5–6.

schutzwürdig, weil sie sich »bei Vorliegen der dafür erforderlichen weiteren Voraussetzungen zu teilen und zu einem Individuum zu entwickeln vermag«. Irritierend ist nun der Umstand, dass im ESchG und im StZG Totipotenz gerade nicht einen Anspruch auf Unterstützung der Weiterentwicklung begründet, denn eine Weiterentwicklung *in vitro* oder *in vivo* wäre ein Klonen, das das ESchG (§ 6) gerade unter Strafe stellt. Beide Gesetze scheinen zwar auf der Überlegung zu beruhen, dass die Schutzwürdigkeit des Embryos sich aus seiner Fähigkeit ergibt, sich zu einem Individuum zu entwickeln. Diese Begründung des Schutzstatus entspricht dem Potentialitätsargument, doch erhält die Entwicklungsfähigkeit hier eine gegenläufige Funktion zu der, die sie in der Debatte über die Zulässigkeit des Schwangerschaftsabbruchs hat: Aus der Sicht des Potentialitätsarguments ist es irritierend, dass der Gesetzgeber zwar erlaubt, entwicklungsfähige Entitäten zum Zweck der Fortpflanzung zu erzeugen, zugleich aber den widerrechtlich erzeugten den Transfer in einen Uterus verweigert und sie damit *de facto* dem Tod weiht. Dies monieren auch die Kommentatoren des ESchG: »Wenn man das Transferverbot für verfassungsgemäß und für sachgerecht hält, wäre es folgerichtiger, der erzeugten entwicklungsfähigen Entität gar nicht erst den Status eines Embryos zuzusprechen, den man ihm doch sogleich wieder zu nehmen gehalten ist.«[13]

Heike Baranzke erklärt die normative Spannung so, dass Totipotenz im ESchG und im StZG als »Problemindikator« fungiere: Solche Zellen dürfen nicht nur nicht in den Uterus eingesetzt, sondern gar nicht erst isoliert oder erzeugt werden. Es sei insofern »ersichtlich, dass die rechtliche Rezeption des Totipotenzbegriffs diesen nicht normativ als Begründung für einen Anspruch auf Weiterentwicklung, sondern rein deskriptiv verwendet«.[14] Aus der Perspektive einer totipotenzbasierten Embryodefinition schützt allein ein strafbewehrtes Verbot der Erzeugung totipotenter Humanzellen davor, in die Situation moralisch und verfassungsrechtlich unhaltbarer Abwägungen zu geraten. Es ist in diesem Sinne vorgeschlagen worden, bei der Reprogrammierung menschlicher Zellen durch Eingriffe in die Ausgangszellen Totipotenz von vornherein zu verhindern.

4. Konfligierende Anforderungen und Intuitionen

Der Gesetzgeber ist bereits im Jahr 2002 von der Enquete-Kommission »Recht und Ethik in der Medizin« und 2003 vom Nationalen Ethikrat dazu aufgefordert worden, das ESchG in ein umfassendes Fortpflanzungsmedizingesetz zu über-

---

13 Günther/Kaiser/Taupitz 2008, § 8 Rn. 13.
14 Baranzke in diesem Band, 191.

führen, das die verstreuten Regelungen zusammenführt, die betroffenen Grundrechtspositionen in einen angemessenen Ausgleich bringt und die oft beschriebenen Wertungswidersprüche[15] beseitigt. Ein entsprechendes internes Eckpunktepapier des Bundesgesundheitsministeriums wurde aber nicht weiter verfolgt.[16]

Der Gesetzgeber tut sich mit einer solchen umfassenden Initiative so schwer, weil er sich wie der Medizinethiker der Aufgabe gegenübersieht, einer Reihe von heterogenen Intuitionen und Annahmen Rechnung zu tragen, die in ein spannungsvolles Anforderungsprofil münden. Zum einen hat der Gesetzgeber in das ESchG und das StZG *ontologische* Annahmen eingebaut, die über entwicklungsbiologisches Wissen hinausgehen, nämlich solche der aristotelischen Substanzontologie. Diesen Annahmen stehen starke Intuitionen über den kontinuierlichen Charakter biologischer Entwicklungen gegenüber. Weiterhin scheint die Gesetzgebung bemüht, einer Reihe von heterogenen *moralischen* Intuitionen Rechnung zu tragen. Im Einzelnen:

– Es gibt eine starke moralische Intuition hinsichtlich der Ächtung des Klonens. Die Natur kann etwas, was Menschen im Labor nicht dürfen bzw. sich mit guten Gründen nicht erlauben sollten, nämlich genetisch identische menschliche Zwillinge erzeugen.

– Es gibt eine allgemeinere und etwas schwächere Intuition, dass im Bereich der menschlichen Fortpflanzung »Natürlichkeit« etwas Gutes ist, so dass es stets begründungsbedürftig ist, in Entwicklungsvorgänge technisch einzugreifen oder sie *in vitro* zu induzieren, während es nicht begründungsbedürftig ist, natürlichen Entwicklungen ihren Lauf zu lassen. Die moralische Privilegierung natürlicher Verläufe ist notorisch schwierig zu präzisieren, aber sie scheint unter anderem wichtig, um zu erklären, warum die beträchtliche natürliche Abortrate zwischen Befruchtung und Einnistung – bis zu 50 % der befruchteten Eizellen gehen spontan zugrunde – auch aus Sicht der Vertreter des uneingeschränkten Lebensschutzes kein gravierendes ethisches Problem darstellt.

– Ferner ist weithin unstrittig, dass alle Menschen unabhängig davon, welche technischen Eingriffe an ihrer Genese beteiligt waren, Menschenwürde be-

---

15 Vgl. dazu Günther/Kaiser/Taupitz 2008, Einf. B 57, 59, 60. Dietrich und Czerner fassen diese Spannungen so zusammen, dass der strafrechtlichen Regelung des Schwangerschaftsabbruchs mit ihren »teilweise erheblich auseinanderfallenden zeitlichen Zäsuren« ein »System des abgestuften Lebensschutzes i. S. v. Art. 2 Abs. 2 S. 1 GG – nicht des Würdeschutzes nach Art. 1 Abs. 1 GG« zugrunde liegt, während diese »für das Kernstrafrecht prägende Wertentscheidung eine gewisse Umkehrung [erfährt], sofern es sich nicht um den Schwangerschaftsabbruch, sondern um den Schutz von Embryonen handelt«. Dietrich/Czerner 2013, 517.

16 Vgl. Günther/Kaiser/Taupitz 2008, Einf. B Rn. 10.

sitzen und gleiche Achtung verdienen. Falls dereinst aus einem verbotener-
weise durch Reprogrammierungstechniken oder durch noch exotischere
Techniken der tetraploiden Komplementierung erzeugten Klon einmal ein
Mensch geboren würde, so ist es geboten, ihn als unseresgleichen und als
Träger von Menschenwürde anzuerkennen.[17]

- Die dem Potentialitätsargument zugrunde liegende, aber nicht allgemein
  geteilte Intuition besagt, dass Entwicklungsfähigkeit zu einem Ganzen als
  solche moralisch relevant ist. Eine totipotente Zelle wird als schutzwürdiger
  Embryo angesehen, weil angenommen wird, dass bei unter günstigen Bedingungen stattfindender kontinuierlicher Entwicklung, in der es keine
  weiteren moralisch relevanten Einschnitte gebe, ein Individuum entsteht, das
  Träger von Grundrechten ist. Wenn etwas die Potenz hat, sich zu einem
  menschlichen Individuum zu entwickeln (Potentialitätsargument) und/oder
  in einer kontinuierlichen Entwicklungslinie zu ihm steht (Kontinuumsargument), sei es moralisch und rechtlich mit ihm statusgleich. In der rechtsethischen Diskussion über die Zulässigkeit des Schwangerschaftsabbruchs
  entspricht dieser Gedanke der Figur der Vorwirkung von Grundrechten[18] –
  mit dem Unterschied, dass nun über die pränatale Vorwirkung hinaus eine
  pränidative angenommen wird. Dass neben Embryonen und Föten nun auch
  pränidative Entitäten, die erst via Legaldefinition zu Embryonen erklärt
  werden, Grundrechtsträger sein sollen, dürfte der strittigste Punkt der Debatte über das Totipotenzkriterium sein.

- Das oft nicht eigens ausgewiesene ontologische Fundament der SKIP-Argumente[19] wie auch des ESchG und des StZG bilden einige Grundannahmen der
  aristelischen Substanzontologie: Menschen sind plötzlich in Existenz tre-
  tende, persistierende, sortal bestimmte Einzelsubstanzen; das Phasensortal
  »Embryo« bezieht sich auf eine frühe Phase solcher Substanzen (siehe Abschnitt 5.)

- Diese substanzontologischen Annahmen stehen in Spannung zum natur-

---

17 »Der Vorwurf ›menschenunwürdig‹ bezieht sich dabei nicht auf die Existenz des später
   geborenen Menschen, sondern auf das zu seiner Erzeugung führende Verfahren […].«
   Günther/Kaiser/Taupitz 2008, § 6 Rn. 4.

18 Das Bundesverfassungsgericht begründet in seinem ersten Urteil zum Schwangerschaftsabbruch die Partizipation des »sich entwickelnden Leben[s]« an der Menschenwürde mithilfe eines Potentialitätsarguments: »das sich entwickelnde Leben nimmt auch an dem
   Schutz teil, den Art. 1 Abs. 1 GG der Menschenwürde gewährt. […]. Die von Anfang an im
   menschlichen Sein angelegten potentiellen Fähigkeiten genügen, um die Menschenwürde zu
   begründen.« Bundesverfassungsgericht 1975, 41. – Im zweiten Abtreibungsurteil heißt es:
   »Menschenwürde kommt schon dem ungeborenen menschlichen Leben zu.« Bundesverfassungsgericht 1993, 203 (Leitsatz 1).

19 Unter dem Akronym »SKIP« werden seit Damschen/Schönecker 2003 das Spezies-, das
   Kontinuums-, das Identitäts- und das Potentialitätsargument zusammengefasst. Für eine
   abgewogene Einschätzung der SKIP-Argumente vgl. Dietrich/Czerner 2013, 491–524.

philosophischen Kontinuitätsprinzip, dem zufolge natürliche Entwicklungen nicht sprunghaft, sondern kontinuierlich verlaufen. Es ist begründungsbedürftig, warum die Entstehung von Lebewesen von diesem immens plausiblen Prinzip ausgenommen sein sollte (siehe Abschnitte 6. und 7.).

– Auf das Kontinuitätsprinzip stützen sich gradualistische moralische Intuitionen, denen zufolge der moralische Status und die Rechte eines werdenden Menschen mit seiner Entwicklung »mitwachsen« (siehe Abschnitt 8.).

5. Paradoxien der Substanzontologie

Das Potentialitätsargument kann die ihm zugeschriebene normative Kraft nicht allein aus dem *Faktum* der Entwicklungsfähigkeit beziehen. Dies räumen auch die meisten seiner Verfechter ein und vertreten das Argument gemeinsam mit der Annahme, dass der Embryo schon in seinen frühesten Phasen ein menschliches Wesen ist – also, in der Terminologie der SKIP-Argumente, gemeinsam mit dem *Spezies-* und/oder dem *Identitätsargument*. So werden in der Rede von »pränidativen menschlichen Entitäten«[20] die fraglichen ein- und mehrzelligen Gebilde schon zur sortal bestimmten Einzelsubstanz »Mensch« gezählt. Die entsprechende Argumentationsfigur lautet, dass das, was sich zu einem Individuum der menschlichen Spezies entwickelt oder entwickeln kann, schon ein Mensch ist. Paradox ausgedrückt: Etwas *wird* zu dem, was es schon *ist*, nämlich ein Mensch. Diese paradoxe Figur, die sich schon beim Kirchenvater Tertullian findet (»Ein Mensch ist auch schon, wer es wird«[21]), liegt auch der Frage »Wann ist der Mensch ein Mensch?« zugrunde, die wörtlich verstanden nur die Antwort »immer« zulässt. In der Instruktion *Donum Vitae* der römischen Glaubenskongregation heißt es: »Von dem Augenblick an, in dem die Eizelle befruchtet wird, beginnt ein neues Leben [...], das sich eigenständig entwickelt. Es würde niemals menschlich werden, wenn es das nicht schon von diesem Augenblick an gewesen wäre.«[22] Während die Glaubenskongregation ausdrücklich die Befruchtung als Beginn eines neuen Lebewesens auszeichnet, lässt das deutsche Stammzellgesetz diese Restriktion fallen und ist insofern päpstlicher als der Papst.

Die paradoxe Figur, dass etwas zu dem wird, was es schon ist, ist freilich kein

---

20 Baranzke in diesem Band, 181.

21 »Uns aber, denen Mord ein für allemal verboten ist, ist es auch nicht erlaubt, die Leibesfrucht im Mutterleib [...] zu vernichten. [...] Ein Mensch ist auch schon, wer es wird [*Homo est et qui est futurus*]; auch jede Frucht ist schon im Samen enthalten.« Tertullian, *Apologeticum*, 166 (Kap. 9, 8).

22 Kongregation für die Glaubenslehre 1987, I.1. Die Kongregation zitiert hier aus ihrer früheren *Erklärung zur vorsätzlichen Abtreibung*, 1974, 738 (12–13).

biologischer Befund. Sie erfordert die aristotelische Auffassung, dass es bei Einzelsubstanzen keine Abstufungen gibt. In der Kategorienschrift heißt es: »Die Substanz läßt also kein Mehr oder Minder zu«.[23] In dynamischer Hinsicht impliziert die Nichtabstufbarkeit, dass substanzielle Veränderungen, also das Entstehen und Vergehen von Substanzen, plötzlich geschehen, im Unterschied zu akzidentellen Eigenschaftsveränderungen an einer Substanz, die Zeit brauchen. In der Kategorienschrift behandelt Aristoteles nur die »statische« Lesart des Prinzips, derzufolge »die Substanz das, was sie wesenhaft ist, nicht mehr oder minder sein kann«.[24] *Wenn* eine Substanz ein Mensch ist, mag dieser Mensch mehr oder weniger schön sein, mehr oder weniger weiß etc., aber er kann nicht mehr oder weniger Mensch sein. Deshalb ist auch der eine Mensch »nicht mehr Mensch als der andere«.[25] Ob sich aus diesem statischen Nichtabstufbarkeitsprinzip unmittelbar die Punktförmigkeit des Entstehens und Vergehens von Substanzen folgern lässt und wie sich das Prinzip zur von Aristoteles vertretenen These der Sukzessivbeseelung des Menschen (s. u.) verhält, ist umstritten.

Relevant für unseren Zusammenhang ist der Umstand, dass verschiedene Grundannahmen der aristotelischen Substanzontologie in die Grammatik vieler natürlicher Sprachen eingebaut sind, und zwar auch dort, wo dies zu absurden Konsequenzen führt. Akzidentellen Veränderungen liegt nach Aristoteles stets ein beharrendes *hypokeimenon* zugrunde. Nun ist sogar bei substanziellen Veränderungen das grammatische Subjekt der Aussage meist dasjenige, was durch die Veränderung erst entsteht oder vergeht. Sagt man beispielsweise »Sokrates ist tot«, so prädiziert man etwas von einer Substanz, die zu diesem Zeitpunkt nach Aristoteles' Auffassung nicht mehr existiert.[26] Das ist paradox, und weil es eine in die Grammatik eingebaute Paradoxie ist, ist bei der argumentativen Verwendung der betreffenden sprachlichen Befunde große Vorsicht geboten. Wir *scheinen* von Sokrates zu prädizieren, dass eine bestimmte Veränderung an oder mit ihm stattgefunden hat. Aus dem sprachlichen Befund, dass das grammatische Subjekt der Aussage überdauert, zu schließen, dass auch die bezeichnete Substanz überdauert, wäre ein Fehlschluss aus der Grammatik; schließlich kann ein Mensch nicht seinen eigenen Tod überleben.

Die Verlegenheit, im Falle substanzieller Veränderungen angemessene Träger der veränderungsbezeichnenden Prädikate zu finden, hängt mit dem Umstand zusammen, dass die aristotelische Ontologie nur *sortal bestimmte* Substanzen

---

23 Aristoteles, *Kategorien* V, 4a.
24 Ebd.
25 Ebd.
26 »Falsch ist es z. B., wenn ein toter Mensch ein Mensch sein soll«, weil hier »in dem in die Aussage Aufgenommenen ein Gegensatz liegt, dem logisch ein Widerspruch folgt« (*De Interpretatione* 11, 21a), nämlich dass etwas zugleich ein Mensch und nicht ein Mensch sei.

kennt. Jede Einzelsubstanz exemplifiziert für Aristoteles eine wohlbestimmte natürliche Art. Der Ausdruck »Embryo« gilt als ein *Phasen*sortal, d.h. er bezeichnet eine bestimmte Phase einer bereits sortal bestimmten Substanz. Für dasjenige totipotente Gebilde, das der eigentlichen Embryonalphase vorangeht, hält die deutsche Gemeinsprache keinen eigenen Substanzausdruck bereit. In der Entwicklungsbiologie heißt das Ergebnis der Zellkernverschmelzung zunächst »Zygote«, dann »Morula«, dann »Blastozyste«. Embryonenschutz- und Stammzellgesetz vermeiden diese Ausdrücke und sprechen unterschiedslos vom »Embryo«.

Einen weiteren Fallstrick birgt die so suggestive wie undurchsichtige Semantik von »Entwicklung«. In der paradoxen Figur, dass sich etwas zu dem entwickelt, was es schon ist, wird die sprachliche Verlegenheit ausgebeutet, dass bei substanziellen Veränderungen oft kein vom *terminus ad quem* verschiedener *terminus a quo* zur Verfügung steht. So wird im Kompositum »Embryonalentwicklung« nicht unterschieden, *woraus* und *wozu* sich die fragliche Entität entwickelt, so dass der Ausdruck die Auffassung nahelegt, dass schon am Anfangspunkt dieser Entwicklung ein Embryo steht.[27]

»Entwicklung« ist eine äußerst suggestive und kaum noch als solche erkennbare Metapher: Wenn sich etwas ent-wickelt, wird etwas zuvor Eingewickeltes zu etwas Ausgewickeltem. Anschauliche Beispiele bieten Zeitrafferaufnahmen des Wachstums einer Pflanze. Wenn ein Keimling ein zunächst eingerolltes und sich dann entfaltendes Blatt hervortreibt, scheint das Ergebnis dieser Entwicklung die ganze Zeit schon in verborgener Form vorhanden gewesen zu sein. Diese Auffassung entspricht der beispielsweise von Anaxagoras vertretenen *Präformationslehre*, derzufolge ein Lebewesen schon vollständig im Keim vorgebildet ist und sich fortan nur noch entfaltet und an Größe zunimmt. Tertullian führt den vage beschriebenen Umstand, dass »jede Frucht [...] schon im Samen enthalten« sei, umstandslos zum Beleg seiner These »Homo est et qui est futurus« an (s.o.). In der Instruktion *Donum Vitae* heißt es, die moderne Genetik bestätige »in eindrucksvoller Weise [...] diesen Sachverhalt, der immer eindeutig war«, dass nämlich »das konkrete menschliche Individuum [...] mit all seinen genau umschriebenen charakteristischen Merkmalen« schon »vom ersten Augenblick an« in der befruchteten Eizelle enthalten sei.[28] Dies mag für die Kirchenväter immer eindeutig gewesen sein, ist aber, wie wir heute wissen, empirisch falsch. Die präformistische Lehre vom Enthaltensein der Vollform im

---

27 Das Bundesverfassungsgericht (1975, 41) verwendet »sich entwickelndes Leben« und »existierendes menschliches Leben« koextensiv.

28 Glaubenskongregation 1987, I.1.

Keim verkennt die wesentliche Rolle, die epigenetische Prozesse in der Embryonalentwicklung spielen.[29]

Weiterhin ist »sich entwickeln« ein *reflexives* Verb. Als solches impliziert es, dass die sich entwickelnde Substanz ein Agens einer an sich selbst vollzogenen Aktivität ist. Was aber Agens einer fortgesetzten selbstbezogenen Aktivität ist, muss nicht nur grammatisch, sondern auch empirisch durchgehend und von Anfang an vorhanden sein. Die vom Bundesverfassungsgericht im zweiten Urteil zum Schwangerschaftsabbruch vorgenommene feinsinnige Unterscheidung zwischen »Entwicklung *zum* Menschen« (bis zur Einnistung) und »Entwicklung *als* Mensch« (danach)[30] hebt diese Implikation nicht auf, da auch »entwickelt sich zu« von einem Satzsubjekt prädiziert wird, das schon am Anfangspunkt der Entwicklung existieren muss. Allerdings lässt der Ausdruck »entwickelt sich zu« einen Wechsel des Subjekts zu: Eine Raupe entwickelt sich zu einem Schmetterling. Zur Bezeichnung des Übergangs von einem formlosen Materieaggregat zu einer sortal bestimmten Substanz ist der Ausdruck »sich entwickeln zu« nicht gut geeignet – wohl weil eine bloße Materieansammlung nicht als Subjekt einer formbildenden Aktivität in Frage kommt.

Die beschriebenen Implikationen und Konnotationen hat der Ausdruck »Entwicklung« ganz unabhängig davon, wie sachangemessen sie dem jeweils beschriebenen Vorgang sein mögen.

Bei der Frage, wann ein Embryo *zu existieren beginnt*, geht es nicht um eine Entwicklungsphase einer Substanz, sondern um deren Anfangspunkt. Unter der Annahme, dass »menschlicher Embryo« das früheste Phasensortal der sortal bestimmten Substanz »Mensch« ist, steht am Anfang dieser Phase eine substanzielle Veränderung. Zur Bestimmung desjenigen Zeitpunkts, zu dem die Substanz in Existenz tritt, trägt die Rede von »Entwicklung« nichts bei. Die grammatischen und semantischen Eigenheiten des Entwicklungs-Idioms helfen nicht dabei, denjenigen Punkt zu fixieren, von dem an die fragliche und sich fortan entwickelnde Entität existiert. Ist aber erst einmal die Angemessenheit des Verbums »sich entwickeln« für die Beschreibung einer *substanziellen* Ver-

---

29 »Epigenetisch« heißen zelluläre Prozesse, die zu vererbbaren Veränderungen in der Genexpression führen, aber nicht in der DNA-Sequenz codiert sind. Die Rolle der epigenetischen Prozesse tangiert auch die Angemessenheit des Totipotenzkriteriums: »Insbesondere Erkenntnisse über epigenetische Steuerungsprozesse relativieren dabei die Bedeutung der genomischen Ausstattung. Die Erbsubstanz legt den Möglichkeitsbereich der Entwicklung fest, determiniert aber nicht den späteren Organismus [...]. Dass sich aus einer totipotenten menschlichen Zelle eine Person entwickeln kann, bedeutet somit nicht, dass dieser personale Mensch der Form nach bereits im Keim vorhanden ist.« Huber 2009, 165. Huber stellt hier auf die *individuelle Person* ab, nicht auf die Entwicklungsfähigkeit zu einem *Menschen*. Darin kann er sich dadurch bestärkt fühlen, dass auch im ESchG und im StZG von der Entwicklung zu einem »Individuum« die Rede ist.

30 Vgl. Bundesverfassungsgericht 1975, 252.

änderung zugestanden, also für die Bezeichnung des Umschlagspunkts (oder der Übergangsphase?) von Nichtsein zu Sein, so sind die Verwirrungen kaum mehr zu vermeiden. Man stelle sich jemanden vor, der die Paradoxie des instantanen In-Existenz-Tretens einer Substanz in einer Welt kontinuierlicher Verläufe bewusst verschleiern will: Er wäre gut beraten gewesen, das Verb »sich entwickeln« zu diesem Zweck zu erfinden, wenn es nicht schon existierte.

Aristoteles selbst hat anders als Tertullian und die römische Glaubenskongregation die Embryonalentwicklung *nicht* im Sinne des substanzontologischen Spezies- und des Identitätsarguments aufgefasst. Er vertrat vielmehr die Lehre von der Sukzessivbeseelung, derzufolge in der Entwicklung eines menschlichen Embryos die Nährseele, die Tierseele und die vernünftige Seele nacheinander erworben werden. In Thomas von Aquins pointierter Zusammenfassung: »In der Entstehung des Menschen gibt es zuerst ein lebendiges Wesen, dann ein Tier, zuletzt jedoch einen Menschen«.[31] In der katholischen Theologie war die Lehre der Sukzessivbeseelung lange Zeit vorherrschend, bis sie im 19. Jahrhundert unter Pius IX. aufgegeben wurde.

Aristoteles entschärft die Sukzessivbeseelungsthese durch die *Dynamis/Energeia*-Lehre, nach der alle Seelenteile zunächst potentiell und dann aktual besessen werden.[32] Diese Auffassung ändert aber nichts daran, dass Aristoteles zufolge der Mensch nicht schon mit der Befruchtung zu existieren beginnt, denn was nur der Möglichkeit nach vorhanden ist, ist eben noch nicht vorhanden. Sähe man es anders, so würde die argumentative Last, die in der paradoxen Figur »Etwas entwickelt sich zu dem, was es schon ist« vom Potentialitätsargument auf das Identitätsargument verschoben worden war, wieder auf das Potentialitätsargument zurückverschoben. Dieses kann aber die Last allein nicht tragen, denn auch ein Vermögen (*potentia*) bedarf, anders als eine bloße Möglichkeit (*possibilitas*), stets eines Trägers. Wenn dieser Träger nicht immer schon existiert hat, muss er aus etwas anderem entstanden sein, denn eine *creatio ex nihilo* gibt

---

31 »In generatione hominis prius est vivum, deinde animal, ultimo autem homo.« Thomas von Aquin, *Summa Th.* 2, 2 q. 64 a. 1. Die Textbasis für die Sukzessivbeseelungsthese bei Aristoteles ist *De generatione animalium* II 3, 736b: »That then they possess the nutritive soul is plain (and plain is it from the discussions elsewhere about soul why this soul must be acquired first). As they develop they also acquire the sensitive soul in virtue of which an animal is an animal. For e. g. an animal does not become at the same time an animal and a man or a horse or any other particular animal«. Knoepffler argumentiert, dass in der Entwicklung zu einem Menschen nach einer entwicklungsbiologisch informierten aristotelisch-thomistischen Auffassung sogar vier oder fünf substanzielle Veränderungen vorkommen (vgl. Knoepffler 2007).

32 »For all three kinds of soul, not only the nutritive, must be possessed potentially before they are possessed in actuality.« Aristoteles, *GA* II 3, 736b.

es bei Aristoteles nicht. Wenn ein τόδε τι aus einem nicht-τόδε τι entsteht, entsteht es nicht aus schlechthin nichts.[33]

Als Zwischenbilanz lässt sich festhalten, dass zur Klärung der Fragen, ob eine totipotente Zelle ein Embryo ist und zu welchem Zeitpunkt ein menschliches Wesen zu existieren beginnt, weder die SKIP-Argumente noch der Rekurs auf die aristotelische Substanzontologie hinreichen.

Nun hat aber die Bestimmung des ontologischen Status totipotenter Humanzellen starke Präjudizwirkung für die ethische Debatte. Insbesondere die Kombination von Spezies- und Identitätsargument ist dazu angetan, eine bio- und rechtsethische Frage in eine klassifikatorische zu überführen: Wenn eine totipotente menschliche Zelle schon ein Mensch ist, dann ist die Frage ihres normativen Status nicht mehr ernstlich offen: Sie ist dann ein Grundrechtsträger. Der deutsche Gesetzgeber hat sich dieser Statusbestimmung offenkundig nicht angeschlossen, denn wenn Embryonen, wie sie im Embryonenschutz- und im Stammzellgesetz definiert werden, *klarerweise* unter die Extension von »Mensch« und damit unter die Menschenwürdegarantie des Grundgesetzes fielen, bedürfte es keines auf eine eigene Embryodefinition gestützten Schutzstatus. Da die Art der Beziehungen zwischen totipotenten Humanzellen und menschlichen Individuen aber umstritten ist, waren aufgrund des im Strafrecht geltenden Analogieverbots gesetzliche Regelungen mit stipulativen Legaldefinitionen erforderlich.

6. Kontinuität und Gradualität: Natura non facit saltus

Die Lehre, dass Substanzen instantan entstehen, weil sie kein Mehr oder Minder zulassen, hat eine natürliche Antipodin, nämlich die naturphilosophische *Kontinuitätsthese*. Diese lässt sich in allgemeinster Form so ausdrücken, dass die Natur keine Sprünge macht. Veränderungen in der Natur geschehen der Kon-

---

33 In *De generatione et corruptione* I 3 argumentiert Aristoteles, dass eine Substanz sowohl aus einem formlosen Materieaggregat als auch aus etwas entstehen kann, was die fragliche Substanz in geringerem Ausmaß ist. Der zweite Fall, für den die Embryonalentwicklung paradigmatisch ist, lässt sich nicht leicht mit dem »kein Mehr oder Minder«-Prinzip aus der Kategorienschrift vereinbaren, passt aber gut zum schrittweisen Entstehen der Substanz »Mensch« im Sinne der Sukzessivbeseelungslehre (vgl. dazu Carraro 2014, Ch. 3.5.3). In seinen biologischen Schriften zeigt sich Aristoteles an vielen Stellen für Kontinuitätsüberlegungen aufgeschlossen. Eine Möglichkeit, seine These des instantanen Entstehens von Substanzen zu interpretieren, wäre, dass er die Substanz mit dem punktuellen *Abschluss* einer Phase der kontinuierlichen Eigenschaftsveränderung beginnen lässt. Substanzen sind ja durch ihre jeweils artspezifische Natur ausgezeichnet und diese liegt erst vor, wenn der Erwerb der entsprechenden Eigenschaften abgeschlossen ist. Vgl. am Beispiel der Fertigstellung eines Hauses *Pol.* I 2, 1252b und *Phys.* VII 3, 246a. (Auf diese Stellen und diese Interpretationsmöglichkeit hat mich Christof Rapp aufmerksam gemacht.)

tinuitätsthese zufolge in infinitesimal kleinen Zwischenstufen, die »Stufen« zu nennen strenggenommen schon irreführend ist: *Natura non facit saltus*. Auch Prozesse, die wir gewöhnlich als diskontinuierliche beschreiben und wahrnehmen, verlaufen bei genauerem Hinsehen nicht sprunghaft. Spätestens das apparateunterstützte Hinsehen belegt, dass es sich nicht am begrenzten Auflösungsvermögen der menschlichen Wahrnehmung bemisst, auf welche Weise Veränderungen in der Natur tatsächlich vonstatten gehen.

Ob das naturphilosophische Kontinuitätsprinzip *ad infinitum* gilt, ist bekanntlich in der Physik umstritten; vielleicht macht die Natur im subatomaren Bereich doch Sprünge, was immer das heißen mag. (Dass es kleinstmögliche, also nicht mehr teilbare Dinge gibt, ist zum Beispiel eine andere These als die, dass es kleinstmögliche *Veränderungen* gibt.) Solange wir uns im Bereich mittlerer Dimensionen bewegen und die Kontinuitätsthese auf die hier zur Debatte stehenden biologischen Prozesse beschränken, können wir diese Fragen auf sich beruhen lassen. Bisher hat niemand behauptet, dass die Hinzufügung eines einzigen Moleküls, Atoms oder subatomaren Teilchens aus einem Nichtembryo einen Embryo macht.

Wie verhält sich die Kontinuitätsthese zur Volksweisheit, dass es ein bisschen schwanger nicht gibt? Als Beispiel für einen Einschnitt, der keine Abstufung zulässt, ist der Beginn einer Schwangerschaft so eindrücklich, dass sich das Diktum auch in anderen Sprachen findet (»You can't be a little pregnant«). Die nächstliegende Harmonisierung von Kontinuitätsprinzip und Nichtabstufbarkeit besteht in der Auffassung, dass nur akzidentelle Veränderungen sich kontinuierlich vollziehen, nicht aber das Entstehen und Vergehen von Substanzen. Die Auffassung, dass Lebewesen instantan entstehen, lässt sich aber mit entwicklungsbiologischen Tatsachen kaum vereinbaren. So ist die Befruchtung einer Ei- durch eine Samenzelle ein Vorgang, der in allen seinen Phasen Zeit konsumiert. Das Eindringen des Spermiums in die Schutzhülle der Eizelle braucht etwa 20 Minuten. Nach dem Durchdringen der *Zona pellucida* verschmilzt zuerst das Zellplasma beider Zellen (Plasmogamie), bis nach ca. 30 Stunden die Vorkernverschmelzung (Karyogamie) abgeschlossen ist, also die Anordnung der Chromosomen in der Metaphasenplatte. Von dort an spricht man von der »Zygote«. In der weiteren Entwicklung der Zygote zur Morula geht spätestens im 8-Zell-Stadium die Totipotenz verloren. Die Nidation beginnt am 5. oder 6. Tage und gilt Ende der zweiten Woche als abgeschlossen, wenn der Embryo vollständig in die Gebärmutterschleimhaut eingebettet ist.[34]

---

34 Das Gesetz über den Schwangerschaftsabbruch setzt den Beginn der Schwangerschaft – genauer: den Zeitpunkt, von dem an ein Abbruch als Schwangerschaftsabbruch im Sinne dieses Gesetzes gilt – auf den »Abschluß der Einnistung des befruchteten Eies in der Gebärmutter« fest (StGB § 218 Abs. 1).

In der philosophischen Rezeption der entwicklungsbiologischen Befunde gibt es keinen Konsens darüber, ob die Kernverschmelzung, die Nidation, die Gastrulation, die Bildung des Neuralrohrs, die Organogenese, das Einsetzen von Gehirnaktivität, die Empfindungsfähigkeit, die extrauterine Lebensfähigkeit, die Geburt oder noch etwas anderes den markantesten und relevantesten Einschnitt darstellen. Die Antworten unterscheiden sich auch darin, wofür genau eine Zäsur gesucht wird: dafür, dass ein *Mensch* zu existieren beginnt? Dafür, dass die *Entwicklung zu einem Menschen* begonnen hat? Dafür, dass *etwas* zu *jemand* wird? Dafür, dass eine Entität ein menschliches *Individuum* ist? Dafür, dass sie eine *Person* ist?

Mir kam es bei meinem knappen Referat der embryologischen Entwicklungskaskade allein darauf an, in Erinnerung zu rufen, dass der vermeintlich instantane Beginn eines Menschenlebens ein komplexer und in allen seinen Teilen zeitkonsumierender Prozess ist. Es bedarf also einer Erklärung dafür, dass der Volksmund jedenfalls den Beginn einer Schwangerschaft als punktuellen Einschnitt behandelt. Naheliegende Erklärungen wären die Unkenntnis der entwicklungsbiologischen Details oder deren praktische Irrelevanz. Wenn die Kenntnisse vorhanden sind, bleibt als Erklärung, dass wir uns in vielen Kontexten für die Details nicht interessieren und in unserer sprachlichen Praxis von den Übergangszonen, zu deren Bezeichnung uns die Worte fehlen, abstrahieren. Das würde bedeuten, dass es allein eine Frage der zeitlichen Feinauflösung bei der Betrachtung ist, ob der Beginn eines menschlichen Lebens ein punktueller Einschnitt ist oder nicht.[35]

Bei der medizinethisch ebenfalls brisanten Bestimmung des Todeszeitpunkts bietet sich ein ähnliches Bild: Biologisch ist das Sterben eines Lebewesens ein Prozess, der im unwiderruflichen Tod endet, aber keinen sekundengenauen Einschnitt kennt, den man natürlicherweise als Kriterium nutzen könnte. Jahrtausendelang haben der letzte Atemzug oder der letzte Herzschlag als Zäsur ausgereicht. Seit wir es mit der schwierigen Frage zu tun haben, ob und wann man einem hirntoten Menschen Organe entnehmen darf, um anderer Menschen Leben zu retten, sehen wir genauer hin. Wir lösen den Prozess des Sterbens zeitlich feiner auf und unterscheiden verschiedene Todesbegriffe.[36]

Hinsichtlich der entwicklungsbiologischen Kontinuitätsthese ist noch auffällig, dass sie mit großem Nachdruck von Autoren vertreten wird, die die *Be-*

---

35 »Auflösung« ist ein Begriff aus der Optik, der sich *mutatis mutandis* auf die »Körnigkeit« der sprachlichen Individuation anwenden lässt: Sprachliche Repräsentationen führen implizit stets einen bestimmten Auflösungsgrad mit sich. Vgl. dazu Keil 2006, bes. 99 – 104.

36 Es handelt sich nicht allein um eine höhere Auflösung im Auge des Betrachters, denn es kamen Veränderungen auf der Phänomenseite hinzu: Seit der Erfindung der Herz-Lungen-Maschine lassen sich Sterbensphasen dissoziieren, die vorher in enger zeitlicher Folge auftraten.

fruchtung als entscheidende Zäsur ansehen. Der Hinweis auf die Stufenlosigkeit der biologischen Entwicklung dient bei diesen Autoren dazu, die Befruchtung kontrastierend von dieser Kontinuität abzusetzen und als singulären Einschnitt auszuzeichnen. Es erhöht freilich die Begründungslasten für Zäsurthesen enorm, wenn die einschlägigen naturphilosophischen (Kontinuitätsprinzip) und erkenntnistheoretischen Argumente (Rolle der Feinkörnigkeit der Individuation) bereits auf dem Tisch liegen und gewürdigt worden sind.[37] Die Argumentation Ragers ist besonders spannungsvoll, denn er spricht davon, dass auch die Befruchtung sich »als kontinuierliche Abfolge von Ereignissen«[38] vollziehe, als ganze aber den Beginn des Menschseins markiere, und verteidigt dies mit dem Argument, dass es in der weiteren Entwicklung des Embryos keine Diskontinuität mehr gebe.[39] Das Kontinuumsargument wird hier selektiv eingesetzt: Was andere Kandidaten für den Beginn des Menschseins disqualifiziert, nämlich die Stufenlosigkeit des entsprechenden Entwicklungsprozesses, der lediglich in der Beschreibung in Einzelereignisse zerlegt werde, soll im Falle der Befruchtung für den Zäsurcharakter irrelevant sein.

Nun geht es in der Debatte um die totipotenzbasierte Embryodefinition nicht um eine Einschätzung des Einschnitts der Befruchtung, sondern darum, den Status einer *nicht* befruchteten totipotenten Humanzelle zu bestimmen, und dies möglichst mithilfe belastbarer biologischer oder ontologischer Argumente. Zu dieser Statusbestimmung trägt die Zäsur der Befruchtung nichts bei. Und wenn es neben der Befruchtung *ex hypothesi* keine weiteren Zäsuren gibt, kann sich die Auszeichnung des Merkmals der Totipotenz jedenfalls nicht auf einen besonderen *Einschnitt* in einem ansonsten kontinuierlichen Verlauf stützen.

---

37 Exemplarisch Günther Rager: »Die Aufzählung der Einzelereignisse wird lediglich von unserer Beobachtungsgenauigkeit bestimmt. [...] Es muß [...] klar gesehen werden, daß die beschriebenen Stufen der Kaskade Ergebnis unserer begrifflichen Abgrenzungen, nicht aber der Wirklichkeit selbst sind. Jede ›Stufe‹ folgt kontinuierlich aus den vorausgegangenen Prozessen.« Rager 1994, 77.

38 Ebd.

39 »Jedes Entwicklungsstadium geht kontinuierlich in das folgende über. Es gibt keinen Moment in der Entwicklung, an dem man sagen könnte, hier werde der Embryo erst zum Menschen.« »Es ist immer wieder versucht worden, das Menschsein mit der Reifung des Gehirns beginnen zu lassen. Die Differenzierung des Nervensystems ist aber eines der besten Beispiele dafür, daß sich kein Punkt festlegen lässt, an welchem sprunghaft etwas Neues entsteht.« Rager 1994, 82 und 346.

7.   Vagheit und Sorites-Schlüsse

Die sprachliche Seite des Phänomens der kontinuierlichen Verläufe ist die semantische *Vagheit*, also die Randbereichsunschärfe vieler Ausdrücke der natürlichen Sprache. Vage Ausdrücke ziehen keine scharfe Grenze zwischen den Dingen, auf die sie zutreffen, und denen, auf die sie nicht zutreffen. Die beiden bekannten antiken Beispiele »Haufen« und »kahlköpfig« zeigen, dass vage Ausdrücke Schlüsse von klaren Fällen über unklare Fälle bis hin zur Absurdität erlauben oder zu erlauben scheinen. Im sogenannten Sorites-Paradox wird angenommen, dass beispielsweise 10.000 Sandkörner in der richtigen Anordnung klarerweise einen Haufen bilden. Durch die wiederholte Anwendung der Prämisse »Wenn n Körner ein Haufen sind, dann sind auch $n-1$ Körner ein Haufen« wird darauf geschlossen, dass auch ein einziges Korn ein Haufen sei. Die erste Prämisse des Schlusses ist wahr, wenn n groß genug gewählt wird, die zweite Prämisse klingt sehr plausibel, die Konklusion folgt aus den Prämissen, ist aber abwegig. Also muss etwas schiefgelaufen sein. Es gibt aber bis heute keinen Konsens darüber, worin genau der Fehler besteht. Handelt es sich um einen Fehlschluss? Ist eine der Prämissen falsch? Ist es überhaupt unzulässig, aus Prämissen, die vage Ausdrücke enthalten, zu schließen? In der Sprachphilosophie und in der Linguistik sind eine Reihe von elaborierten Theorien der Vagheit entwickelt worden, die außerhalb dieser Disziplinen kaum bekannt sind.[40]

Semantische Vagheit beruht definitionsgemäß nicht auf empirischer Unkenntnis und kann deshalb nicht durch Ermittlung zusätzlicher Fakten beseitigt werden.[41] Wir können die Körner einer Sandansammlung *zählen* und immer noch unsicher sein, ob es sich um einen Haufen handelt. Wir mögen die biologischen Details der Befruchtungs-, der Einnistungs- und der Embryonalphase beliebig genau kennen und immer noch unsicher sein, wann ein Mensch zu existieren beginnt. Das Sandhaufen-Beispiel zeigt, dass das Sorites-Paradox auch in einer »körnigen« Welt bestünde, die keine kleineren Gegenstände als Sandkörner enthielte. Die semantische Vagheit zahlloser Prädikate natürlicher Sprachen, die für das Sorites-Paradox verantwortlich ist, ist unabhängig von der Frage, ob das naturphilosophische Kontinuitätsprinzip auch im Mikrokosmos gilt oder ob wir in einer gequantelten Welt leben.

In der Medizinethik werden Sorites-Schlüsse häufig in Form von *Slippery*

---

40 Für einen Überblick vgl. Williamson 1994; Keefe/Smith (Hg.) 1997; Graff/Williamson (Hg.) 2002; Walter (Hg.) 2005; Schöne 2011; Raffman 2013.

41 »To say that an expression is vague (in a broad sense of vague) is presumably, roughly speaking, to say that here are cases (actual or possible) in which one just does not know whether to apply the expression or to withhold it, and one's not knowing is not due to ignorance of the facts.« Grice 1989, 177.

slope-Argumenten diskutiert. Da es auf einem rutschigen Abhang kein Halten gibt, wird die Abhilfe darin gesehen, ihn gar nicht erst zu betreten. Das ist leichter gesagt als getan, denn die erste Prämisse eines Sorites-Schlusses, zum Beispiel »10.000 Körner bilden einen Haufen« oder »Die freie Verkäuflichkeit von Schmerzmitteln ist keine aktive Sterbehilfe« ist unstrittig wahr und die Vorstellung, man könne irgendeinen ersten Schritt im Räsonnement finden, mit dem die schiefe Ebene (so die übliche Übersetzung von »slippery slope«) betreten wird, gehört selber zum Sorites-Problem, nicht zu dessen Lösung. Auch die Rhetorik des zu verhindernden Dammbruchs, zuweilen zum Dammbruch-»Argument« geadelt, trägt nichts dazu bei, den ersten unzulässigen Schritt zu identifizieren. Zum Sorites-Problem gehört, dass es nicht nur zwischen einem Haufen und einem Nicht-Haufen, sondern auch zwischen einem klaren Fall eines Haufens und einem Grenzfall eines Haufens keine scharfe Grenze gibt. Mit anderen Worten: Der Ausdruck »Grenzfall« ist ebenfalls vage. Man nennt dies das Problem der *höherstufigen* Vagheit. Es ist dieses zweite Abgrenzungsproblem, das im Argument der schiefen Ebene übersehen wird, denn in diesem wird davon ausgegangen, dass es *vor* der Ebene jeweils ein scharf begrenztes Plateau gibt.

Die Beispiele des Lebensbeginns und -endes zeigen, dass bei der Erhöhung des zeitlichen Auflösungsgrads der Betrachtung vermeintlich scharfe Grenzen sich als unscharf erweisen können. Bei grobkörniger Individuierung des Sterbens erscheint die Grenze zwischen Leben und Tod als scharf; je genauer man hinsieht, desto unschärfer wird sie. Um diesen Effekt zu verstehen, muss man berücksichtigen, wie Erkenntnisfortschritt und semantische Vagheit interagieren. Von wissenschaftlicher Forschung erwartet man gewöhnlich, dass sie zu Präzisionssteigerung führt, nicht zu Präzisionsverlust. Dass sich hier scheinbar der gegenteilige Effekt einstellt, liegt daran, dass man im Anwendungsbereich der Prädikate »schwanger«, »Mensch«, »Embryo« und »Tod« im Zuge des Fortschritts der Forschung mehr Details sieht, dabei aber die sprachlichen Ausdrücke, die zur Unterscheidung dieser Details nicht gemacht sind, beibehält. Dadurch treten die Grauzonen und Grenzbereiche, die der fragliche Ausdruck immer schon aufwies, ins Blickfeld. Der Unterschied zum antiken Beispiel besteht darin, dass wir vom Ausdruck »Haufen« immer schon wussten, dass er vage ist, während wir es vom Ausdruck »schwanger« nicht wussten. Ein weiterer Unterschied besteht darin, dass Menschen und Embryonen keine haufenartigen Materieaggregate sind, sondern gegliederte funktionale Ganzheiten. Allgemein sind Sorites-Schlüsse mit Kontinuativa (Massentermini) einfacher zu konstruieren als mit Individuativa (Sortalausdrücken). Da aber die Hinzufügung eines einzelnen Atoms oder Moleküls nicht geeignet ist, aus einem klaren Fall eines

Nichtembryos einen klaren Fall eines Embryos zu machen, ist der Ausdruck »Embryo« ebenfalls soritisch vage und lässt Grenzfälle zu.[42]

Die Wissenschaft reagiert auf Präzisierungsbedarf oft mit neuer Fachterminologie, das Recht mit stipulativen Legaldefinitionen vorhandener Ausdrücke. In manchen Fällen sind beide Züge nicht angezeigt, weil man die Verbindung zwischen kulturell verankerten begrifflichen und moralischen Intuitionen nicht zu stark lockern möchte. So ist der Ausdruck »Tod« keiner, den man in Abhängigkeit vom aktuellen Regelungszweck einfach stipulativ definieren könnte. Die kulturelle Bedeutung des Todesbegriffs und des mit ihm verbundenen Bündels von Überzeugungen und Einstellungen ist zu stark, als dass man sich legitimerweise über sie hinwegsetzen könnte. Der Gesetzgeber hat mit Bedacht davon Abstand genommen, das Verhältnis zwischen »Tod« und »Hirntod« verbindlich klären zu wollen; der technische Ausdruck »Hirntod« taucht im Transplantationsgesetz überhaupt nicht auf, wiewohl der Sache nach eben davon die Rede ist.

Das durch Vagheit induzierte Sorites-Problem betrifft wohlgemerkt nicht die Frage, *wo* jeweils die Grenze zu ziehen ist. Vagheit und höherstufige Vagheit haben vielmehr zur Folge, dass, *wo auch immer* man die Grenze zieht, sich stets Grauzonen und Grenzfälle ergeben. Das Interpolieren von Zwischen- und Vorstufen, ein üblicher Zug beim Umgang mit unscharfen Grenzen, führt deshalb regelmäßig nicht zu einer Beseitigung, sondern zu einer Vervielfachung von Grenzfällen.

Die Exkurse zum naturphilosophischen Kontinuitätsprinzip und zum Sorites-Paradox sollten zeigen, dass die Abgrenzungsprobleme, die sich im ESchG und im StZG stellen, nur ein Spezialfall der allgemeinen Herausforderung des vernünftigen Umgangs mit unaufhebbar unscharfen Grenzen sind. Wie gehen wir im Alltag, in der Wissenschaft, in der Moral und im Recht vernünftigerweise mit Abgrenzungsproblemen um, wenn die Natur der Dinge uns keine scharfen Einschnitte darbietet, an die wir sachangemessene Unterscheidungen knüpfen könnten? Welche Möglichkeiten gibt es, folgenreiche Grenzziehungen in kontinuierlichen Verläufen zu rechtfertigen?[43]

---

42 Nicht alle vagen Ausdrücke sind im gleichen *Ausmaß* vage. Ferner können Ausdrücke *intensional* vage sein, ohne *extensional* vage zu sein – wenn nämlich Grenzfälle noch nicht vorgekommen, aber möglich sind, genauer: wenn der Sinn (Intension) des Ausdrucks nicht von allen möglichen Fällen festlegt, ob sie in seinen Anwendungsbereich (Extension) fallen.

43 Einen Überblick über diesen Problemkomplex verschaffen die im Rahmen des philosophisch-rechtswissenschaftlichen Forschungsprojekts »Vernünftiger Umgang mit unscharfen Grenzen« entstandenen Publikationen. Die Bibliographie ist auf der Seite *www.unscharfe-grenzen.de* abrufbar.

8.   Gradualität und Ethik

Da das Recht der Fortpflanzungsmedizin für eine nichtwillkürliche Beantwortung der Statusfrage auf markante Einschnitte oder Unterschiede angewiesen ist,
tut es sich notorisch schwer damit, natürliche Kontinuitäten und semantische
Vagheit anzuerkennen. Auch wenn empirisch schwer zu bestreiten ist, dass das
Entstehen und das Enden eines menschlichen Lebens Prozesse sind, die sich
nicht von selbst in natürliche Einheiten gliedern und für deren Sortierung kaum
gemeinsprachliche Sortalausdrücke zur Verfügung stehen, scheinen die rechtlichen und moralischen Kosten dafür, am Lebensanfang und -ende kontinuierliche Übergänge anzunehmen, vielen als untragbar hoch. Die Prominenz des
Argumentes der schiefen Ebene in der Bioethik ist ein Indiz für diese Spannung.

Im Strafrecht kommt hinzu, dass auf Vagheit zurückgehende Auslegungs-
spielräume, die in anderen Rechtsgebieten tolerabel oder sogar zweckmäßig
sind, rechtsstaatlich nicht zulässig sind. Embryonenschutzgesetz und Stammzellgesetz gehören zum Nebenstrafrecht und unterliegen damit wie alle Strafgesetze dem *Bestimmtheitsgebot*: »Eine Tat kann nur bestraft werden, wenn die
Strafbarkeit gesetzlich bestimmt war, bevor die Tat begangen wurde«.[44] Nach der
Rechtsprechung des Bundesverfassungsgerichts erwächst dem Gesetzgeber aus
dem Prinzip *nulla poena sine lege* die Aufgabe, »die Voraussetzungen der
Strafbarkeit so konkret zu umschreiben, daß Tragweite und Anwendungsbereich
der Straftatbestände zu erkennen sind und sich durch Auslegung ermitteln
lassen«.[45] Für die strafrechtliche Regelung des Umgangs mit Embryonen und
totipotenten Humanzellen bedeutet dies, dass *deutlich erkennbare* Zäsuren erforderlich sind. Weiterhin gilt im Strafrecht das ebenfalls aus Art. 103, Abs. 2 GG
abgeleitete *Analogieverbot*, das eine für den Täter ungünstige erweiternde
(»analoge«) Gesetzesauslegung verbietet. Maßgeblich ist stets, welche Tatbestände durch den Wortlaut des Gesetzestextes erfasst sind. Und schließlich gilt
im Recht ein aus dem *Gleichbehandlungsgebot* (Art. 3, Abs. 1 GG) abgeleitetes
Willkürverbot.[46]

Kontinuierliche Übergänge im Phänomenbereich sind aus diesen Gründen
für das Strafrecht eine besondere Herausforderung. Dass überhaupt mit so

---

44 Art. 103, Abs. 2 GG; gleichlautend § 1 StGB.
45 So legt das Verfassungsgericht den Art. 103 Abs. 2 GG aus (Bundesverfassungsgericht 1989,
    374). Das Analogon des Bestimmtheitsgebots im Verfassungsrecht der USA ist die »void for
    vagueness«-Doktrin, nach der zu vage formulierte Gesetze rechtlich ungültig sind.
46 Das Willkürverbot verbietet nach ständiger Rechtsprechung des Bundesverfassungsgerichts,
    ohne sachlichen Grund entweder wesentlich Gleiches willkürlich ungleich oder wesentlich
    Ungleiches willkürlich gleich zu behandeln (vgl. z. B. Bundesverfassungsgericht 1988, 121
    und 1960, 246). Es ist auch an die Legislative adressiert, die verfassungswidrig willkürlich
    handelt, wenn sich für eine gesetzliche Regelung kein sachlicher Grund finden lässt (vgl.
    Bundesverfassungsgericht 1995, 123).

großer Energie und so großem Ernst punktuelle Einschnitte gesucht werden, wäre ohne die genannten verfassungsrechtlichen Rahmenbedingungen schwer verständlich.[47]

Was nun das bioethische Kontinuumsargument betrifft, so ist der Hinweis am Platz, dass es nicht ganz glücklich benannt ist. Kontinuität als solche hat dem Argument zufolge gerade keine ethische Relevanz, vielmehr wird die *Unmöglichkeit*, in einem kontinuierlichen Verlauf einen markanten Einschnitt zu finden, zum Anlass genommen, den stipulierten *Anfangspunkt* einer kontinuierlichen Entwicklung besonders auszuzeichnen. Das Argument besagt ja, dass der Embryo, *weil* es in seiner Entwicklung keine moralisch relevanten Einschnitte gebe, schon zu Beginn seiner Entwicklung die moralisch relevante Eigenschaft X besitzen müsse. Da die Konklusion ohne weitere Prämisse nicht folgt, wird das Kontinuumsargument häufig mit dem tutioristischen *Vorsichtsargument* kombiniert: Angesichts von Grenz- und Zweifelsfällen sei stets dem sichereren (*tutior*) Prinzip zu folgen, auch wenn man dabei die Grenze aus theoretischer Sicht möglicherweise zu weit im Bereich des Erlaubten setzt. Wenn ein so hohes Gut wie die Menschenwürde auf dem Spiel steht, die als normatives Fundament des ESchG und des StZG angeführt wird,[48] sei ein »error on the safe side« vorzuziehen.

Diese Kombination von Kontinuums- und Vorsichtsargument entspricht recht genau dem, was als *Slippery slope*-Argument bezeichnet wird; jedenfalls rekonstruiere ich das Slippery slope-Argument im Sinne dieser Kombination. In dialektischen Kontexten, in denen die Frage, wo das sichere Plateau endet, selbst umstritten ist, stoßen Slippery slope-Argumente an ihre Grenzen. Während in der Debatte über die Zulässigkeit des Schwangerschaftsabbruchs als Beginn der abschüssigen Bahn häufig der Zeitpunkt der Befruchtung angesehen wird[49],

---

47 Dabei scheint die Restriktion des *Willkürverbots* für sich genommen die schwächste zu sein. Verfassungsrechtlich wird allgemein argumentiert, dass die Schwierigkeiten, einen markanten Einschnitt in einem Kontinuum zu finden, die Anforderungen an einen »sachlichen Grund« gerade absenken. (Dieser Figur entspricht in der Vagheitsdebatte das Prinzip der semantischen *Toleranz*: Wenn ein Phänomen ein Grenzfall von F ist, ist es weder sprachwidrig, es als F zu bezeichnen, noch, es als nicht-F zu bezeichnen.) Demgegenüber steigen die Anforderungen an einen sachlichen Grund wieder durch die Hochrangigkeit des Rechtsguts sowie durch die eklatanten Wertungswidersprüche zwischen ESchG, StZG und dem Gesetz über den Schwangerschaftsabbruch.

48 Ausführlich dazu Kersten 2004, 403–515.

49 Auch bezüglich dieser Grenzziehung wird allerdings bestritten, dass die unbestrittene Kontinuität gemeinsam mit dem Tutiorismus zu ihrer Rechtfertigung ausreicht: »Die fließenden Übergänge, auf die das Kontinuitätsargument hinweist, machen es zweifellos erforderlich, Vorsicht walten zu lassen und menschlichen Lebewesen nicht vorschnell den Würdeschutz abzusprechen. Sie können aber nicht begründen, warum menschliche Embryonen schon vom Zeitpunkt der Kernverschmelzung an als Würdeträger angesehen werden müssen.« Dietrich/Czerner 2013, 497.

bietet sich in der rechtsethischen Debatte über Totipotenz kein vergleichbar »natürlicher« Einschnitt an.

Da auch nicht befruchtete Zellen totipotent sein können, hat der Gesetzgeber im StZG keine zeitliche Zäsur gesetzt, sondern den Totipotenzstatus als solchen geschützt und seine Legaldefinition von »Embryo« darauf gestützt. Und seit vermutet wird, dass Totipotenz sich auch durch Reprogrammierungstechniken induzieren lässt, ist die neue Streitfrage entstanden, ob temporär totipotente Zellstadien bei der Herstellung von iPS-Zellen unter die Embryodefinition des Stammzellgesetzes fallen oder nicht. Umstritten ist aber auch, ob die durch das StZG geschützte Totipotenz einzelner unbefruchteter Zellen überhaupt noch eng genug mit dem ursprünglichen Schutzgut zusammenhängt, nämlich dem Potential, sich zu einem menschlichen Individuum zu entwickeln.

Slippery slope-Argumente sollen moralische Standards davor schützen, auf einer schiefen Ebene ins Rutschen zu geraten und versuchen deshalb, moralische Unterscheidungen gegen tatsächlich bestehende Kontinuitäten abzuschirmen. Demgegenüber knüpfen *Gradualitätsargumente* an die Kontinuität als solche moralische Konsequenzen. Man kann zwischen zwei Formen unterscheiden, die man das *destruktive* und das *konstruktive* Gradualitätsargument nennen könnte, oder auch das *einebnende* und das *differenzierende*.

Im destruktiven, einebnenden Gradualitätsargument wird unter Berufung auf eine bestehende Kontinuität für die Nichtexistenz eines kategorischen moralischen Unterschieds argumentiert. Zwei populäre Beispiele aus der Tierethik und aus der Abtreibungsdebatte: (i) Weil Menschen sich in ihren kognitiven Vermögen von ihren evolutionären Vorläufern oder von ihren nächsten Verwandten nur graduell, nämlich durch eine Reihe minimaler Schritte unterscheiden, gebe es zwischen Menschen und anderen Tieren keine moralisch bedeutsamen Unterschiede. (ii) Weil »die Entwicklung vom Embryo zum Säugling ein gradueller Prozeß ist«, gebe es auch keine »moralisch entscheidende Trennlinie zwischen dem Neugeborenen und dem Fötus«.[50]

Während das Slippery slope-Argument moralische Unterscheidungen gegen natürliche Kontinuitäten immunisiert, *parallelisiert* das destruktive Gradualitätsargument beide und liefert damit moralische Unterscheidungen außermoralischen Kontinuitätsüberlegungen aus. Von einem aufgeklärten, vernünftigen Umgang mit Kontinuität und Vagheit scheinen beide Argumente weit entfernt. Die destruktive Kraft des einebnenden Gradualitätsarguments beruht auf der ungeprüften Annahme, dass für plausible moralische Unterscheidungen stets scharfe Grenzen zwischen außermoralischen Phänomenen erforderlich seien. Diese Annahme ist allenfalls auf einem Problematisierungsniveau plausibel, auf dem man das Sorites-Paradox nicht im Blick hat. Ein Rückblick auf die Debatte

---

50 Singer 1994, 186.

über soritische Vagheit ist hier instruktiv: Da fast alle Ausdrücke der natürlichen Sprache semantisch vage sind, lässt sich allgemein »das Argumentationsschema der Haufen-Paradoxie als *Konstruktionsschema* benutzen, um begriffliche Unterschiede zwischen beliebigen Dingen einzuebnen«.[51] Man interpoliert zwischen zwei Phänomenen Alpha und Omega, deren Differenz man einebnen möchte, eine Sorites-Reihe minimal unterschiedlicher Zwischenglieder und schließt, dass es keinen bedeutsamen Unterschied zwischen Alpha und Omega gebe, weil sich in der Sorites-Reihe keine scharfe Grenze ziehen lässt. Diese Argumentationslinie zieht eine falsche Lehre aus dem Sorites-Problem. Soritische Vagheit zeigt mitnichten, dass es keine klaren Fälle von Alpha und Omega gibt. Vielmehr zeigt sie unter anderem, dass die Existenz klarer Fälle mit der Nichtexistenz einer scharfen Grenze vereinbar ist. Dass sich durch die Interpolation von Sorites-Reihen klare Fälle von Alpha als klare Fälle von Omega erweisen zu lassen scheinen, sollte vernünftigerweise als eine *reductio ad absurdum* soritesförmigen Argumentierens gewertet werden. Wenn aber soritisches Argumentieren schon *eo ipso* unvernünftig ist, dann wird es durch den Einsatz in moralischen Kontexten nicht vernünftiger.

Während destruktive Gradualitätsargumente durch Interpolation von Soritesreihen faktische oder begriffliche Unterschiede *einebnen* und daraus die Einebnung moralischer Unterschiede ableiten, stellen *konstruktive* Gradualitätsargumente darauf ab, faktische und moralische Unterschiede parallel zu *gradualisieren*. Beispielsweise gibt es verbreitete gradualistische Intuitionen über die Schutzwürdigkeit von Embryonen; viele Menschen finden Spätabtreibungen ethisch weniger vertretbar als frühe. Als Argument werden unter anderem der erreichte Entwicklungsstand des Fötus, insbesondere das Ausmaß seiner Fähigkeiten und der Grad der Unabhängigkeit seiner Weiterentwicklung von der Mutter angeführt.[52] Konstruktive Gradualitätsargumente folgen einem Je-desto-Prinzip, das in diesem Fall lauten könnte: Je weiter fortgeschritten die Entwicklung, desto größer der Schutzanspruch, welcher gleichsam mitwächst.[53] Alan Gewirth hat ein entsprechendes *Proportionalitätsprinzip* formuliert[54] und dieses auch auf das Mitwachsen einer als abstufbar verstandenen Menschen-

---

51 Pardey 2006, 28.

52 Birnbacher behauptet allgemein, »dass der *common sense* von einer gradualistischen Auffassung vom normativen Status ausgeht, während das Potenzialitätsprinzip einen konstanten Status über alle Entwicklungsstadien postuliert«. Birnbacher 2011, 222.

53 Ein solches Prinzip wird auch für das Recht postuliert: »Der Grundrechtsschutz qualifiziert entwicklungsfähiger pränataler Entitäten sollte ferner nach Entwicklungsstufen abgestuft werden. Der anfangs nur schwache Schutz wird mit fortschreitender Entwicklung des Embryos hin zum Menschen im Sinne des Art. 1 Abs. 1 Satz 1 GG fortlaufend intensiviert.« Laimböck in diesem Band, 94. Für einen gestuften Schutz des Lebens im Sinne des konstruktiven Gradualitätsarguments plädiert auch Merkel 2002.

54 Gewirth 1978, 121.

würde angewandt.[55] An konstruktiven Gradualitätsargumenten ist attraktiv, dass sie eine differenzierende moralische Behandlung von Phänomenen erlauben, die sich in nichtmoralischen Hinsichten nur graduell unterscheiden.

Das Gesetz über den Schwangerschaftsabbruch zieht durch das entwicklungsbiologische Kontinuum eine Grenze von zwölf Wochen, von der an der Abbruch nur noch bei medizinischer Indikation straffrei ist. Als Grund für diese Grenzziehung wird von biologischer Seite angegeben, dass die Entwicklung der Organanlagen und des Zentralnervensystems bis zur zwölften Schwangerschaftswoche im Wesentlichen abgeschlossen seien. Wie belastbar dieser Grund ist, ist umstritten. Das Beispiel zeigt aber ein anderes Problem an: Das Je-desto-Prinzip des konstruktiven Gradualitätsarguments ist in vielen Kontexten nicht anwendbar. Seine Anwendbarkeit setzt voraus, dass überhaupt eine dem graduell abgestuften Phänomen korrespondierende Skala von Handlungsoptionen zur Verfügung steht. Sind die Handlungsoptionen gröber abgestuft oder sogar binär (abtreiben oder austragen?), so läuft das gradualistische Je-desto-Prinzip leer. Es läuft auch dann leer, wenn statt der Handlungsoptionen der normative Status, der dem erreichten Entwicklungs- oder Fähigkeitsgrad entsprechen soll, seinerseits aus begrifflichen Gründen nicht gradierbar ist. Letzteres wird zum Beispiel von der Menschenwürde behauptet und verfassungsrechtlich mit Bezug auf deren »Unantastbarkeit« nach Art. 1 GG gerechtfertigt.[56] Diese Rechtfertigung dürfte indes kurzschlüssig sein. Weder aus der Unantastbarkeit noch aus der Unabwägbarkeit der Würde *von Menschen* folgt etwas darüber, wie es um den Würdestatus von Wesen bestellt ist, von denen gerade in Frage steht, ob sie (schon) Menschen sind.[57]

Die Spannung zwischen der Je-desto-Logik des konstruktiven Gradualitätsarguments und der Entweder-oder-Logik der Statusbestimmung markiert ein ungelöstes Problem. In unserer Alltagsontologie und im Recht sind »Mensch« und »Embryo« binär kodiert. Ein bisschen Mensch gibt es nicht, mithin muss ein punktueller Beginn gesucht werden. Zum anderen leben wir in einer Welt kontinuierlicher Verläufe, der als Bauplan nicht die sortale aristotelische Substanzontologie zugrunde liegt. Die Idee, dass Entwicklung im Falle von Lebewesen bedeutet, dass etwas zu derjenigen sortal bestimmten Substanz wird, die es ontologisch schon ist, ist eine voraussetzungsreiche und hochproblematische

---

55 Gewirth 1992, 25.
56 Vgl. dazu Dietrich/Czerner 2013, 509.
57 Pointiert Gutmann: »*Das rechtliche* Konzept der Menschenwürde, wie es im Grundgesetz und in internationalen Regelungen zu finden ist, ist historisch vielmehr ausschließlich vor dem Hintergrund der Missachtung fundamentaler Rechte *geborener* Menschen zu verstehen. Demgegenüber kann die These, schon der Wortlaut des Art. 1 Abs. 1 GG (›Würde des Menschen‹) bedinge, auch embryonale Frühformen des Menschseins unter die Norm zu subsumieren, nicht verfangen.« Gutmann 2005, 138.

philosophische Annahme, auch wenn sie sich in bestimmten Redeformen grammatisch verfestigt hat. Die Verteidigung dieser Annahme kann nicht darin bestehen, ihr entgegenstehende gradualistische Intuitionen zu leugnen.

Auch destruktive Gradualitätsargumente dokumentieren allerdings keinen vernünftigen Umgang mit unscharfen Grenzen. Die unscharf begrenzte Extension eines Ausdrucks durch soritesförmiges Argumentieren immer weiter auszudehnen und damit beliebig große Unterschiede zu nivellieren ist weder theoretisch befriedigend noch moralisch akzeptabel. Das Sorites-Paradox ist weder Lizenz für theoretischen Defätismus noch für moralischen Nihilismus, sondern Indiz für eine bleibende Herausforderung. *Konstruktive* Gradualitätsargumente scheinen für diese Herausforderung am besten gerüstet, sind allerdings in manchen Kontexten sachunangemessen oder unanwendbar. Ob die Entstehung eines Embryos zu diesen Kontexten gehört, ist umstritten. Allerdings scheint mir angesichts der großen Schwierigkeiten, das punktuelle In-Existenz-Treten von Substanzen überhaupt verständlich und ontologisch plausibel zu machen, der größere Teil der Begründungslast auf Seiten derjenigen zu liegen, die Kontinuitäts- und Gradualitätsprinzipien ablehnen.

9. Natürlichkeits- und Künstlichkeitsargumente

Im BMBF-Projekt »Entwicklungsbiologische Totipotenz« sind unterschiedliche Einschätzungen hinsichtlich des Status nicht durch Befruchtung entstandener totipotenter Humanzellen vertreten worden. Unter dem Stichwort »Bestimmung als normatives Kriterium« wird zugunsten forschungsliberaler Positionen insbesondere der hohe Künstlichkeitsgrad von zu Forschungs- und Therapiezwecken technisch manipulierten totipotenten Zellen angeführt. Die Argumentation lautet, dass im Fall der natürlichen Entstehung Totipotenz den Embryonenstatus begründe und *eo ipso* ethisch relevant sei, während es bei durch Reprogrammierungstechniken induzierter Totipotenz zusätzlicher normativer Kriterien bedürfe, um den Status der Entität zu bestimmen. Es könne »aufgrund des Artifizialitätsgrads bei der Erzeugung totipotenter Zellen die Zwecksetzung für die Statusbestimmung *mit*-konstituierend sein«.[58] Dass die Zwecke der medizinischen Forschung und Therapie nicht diejenigen Frankensteins sind, ist nach dieser Auffassung schon für die Statusbestimmung relevant, also für die Definition von »Embryo«. Durch das Kriterium der Natürlichkeit bzw. Artifizialität soll die unerwünschte Konsequenz vermieden werden, dass die Frage, welche Forschung mit den fraglichen Entitäten erlaubt ist, von wechselnden

---

58 Advena-Regnery et al. 2012, 231. Vgl. auch Advena-Regnery in diesem Band, 223 – 250 und zu einem anderen Schluss kommend Dederer et al. in diesem Band, 109 – 136.

Zwecken und Forschungsinteressen abhängig gemacht wird: Die Zweckbestimmung sei erst dann für den Status »mit-konstituierend«, wenn der hohe Artifizialitätsgrad der Entität den Spielraum dafür eröffnet hat.[59]

Zur Berufung auf die Natürlichkeit oder Künstlichkeit einer Entstehung ist zunächst zu bemerken, dass »Natürlichkeit« verschiedene Antonyme hat.[60] Die Fortpflanzung ist beim *homo sapiens* von vornherein kein blinder Naturprozess. Ohne absichtliches menschliches Zutun wird ein solcher Prozess nicht in Gang gesetzt, weder innerhalb noch außerhalb der Petrischale. Versteht man unter einem »natürlichen« Vorgang etwas, was von selbst geschieht und keinerlei menschlichen Zutuns bedarf, dann beginnt die menschliche Fortpflanzung nicht auf natürliche Weise. In einem anderen Sinn von »natürlich« unterscheidet man zwischen natürlicher und künstlicher Befruchtung. In diesem Sinn lässt sich auch zwischen natürlich und artifiziell entstandenen totipotenten Zellen unterscheiden, wobei Advena-Regnery et al. nicht behaupten, dass diese Unterscheidung eine scharfe sei: »Problematisch wäre dabei offensichtlich jedoch eine exakte Grenzziehung zwischen schutzwürdigen ›natürlich‹ entstandenen und schutzlosen ›artifiziell‹ entstandenen totipotenten Zellen, gerade mit Hinblick auf das Spektrum an Möglichkeiten der Erzeugung totipotenter Zellen.«[61] Die Unterscheidung zwischen Naturprodukt und Artefakt kann nicht trennscharf sein, weil es unterschiedliche Eingriffstiefen in natürliche Verläufe und entsprechend unterschiedliche »Fertigungstiefen« von Endprodukten gibt.

Es soll nach Advena-Regnery et al. deshalb der hohe Artifizialitäts*grad* sein, der bei nicht durch Befruchtung entstandenen totipotenten Zellen das Heranziehen zusätzlicher normativer Kriterien zur Statusbestimmung erlaubt. Hier scheint nun wiederum eine Schwellensetzung erforderlich, gerade angesichts der Vielfalt der möglichen Techniken. Der Künstlichkeitsgrad bei durch Reprogrammierungstechniken induzierter Totipotenz ist zweifellos hoch, während kaum (noch) jemand bestreitet, dass einem durch die IVF-Technik entstandenen Embryo spätestens nach der Einsetzung derselbe Status zukommt wie einem sexuell gezeugten (nach dem ESchG auch schon vorher, weshalb das kryokonservierte Lagern im Vorkernstadium erlaubt ist, das Verwerfen hingegen nicht).

Die Unterscheidung zwischen natürlich entstandener und technisch induzierter Totipotenz scheint einstweilen nicht durch *soritische* Vagheit herausgefordert. Einschlägiger ist ein Phänomen, das man in der Vagheitsdebatte die »kombinatorische Vagheit« von Bündelbegriffen genannt hat.[62] Bündelbegriffe

---

59 Allgemein gelte nämlich: »Der Status einer Entität sollte sich so weit wie möglich anhand ihr eignender beschreibbarer Qualitäten ableiten lassen, um nicht der Willkür von Handlungen und Absichten Dritter ausgesetzt zu sein.« Advena-Regnery et al. 2012, 231.
60 Vgl. z. B. Birnbacher 2006, 1–16.
61 Advena-Regnery et al. 2012, 231.
62 Vgl. Alston 1967, 219.

sind solche, die nicht über eine Menge notwendiger und gemeinsam hinreichender Bedingungen definiert sind, sondern über die Erfüllung von Merkmalen oder Merkmalskombinationen von einer heterogenen und vielleicht offenen Liste. Möglicherweise ist »Embryo« mittlerweile ein solcher Bündelbegriff. Gemäß den Legaldefinitionen des ESchG und des StZG genügt für den Embryonenstatus totipotenter Zellen eine funktionale Äquivalenz mit unstrittigen Embryonen, nämlich eine des Entwicklungspotentials, während eine ätiologische Äquivalenz nicht erforderlich sei. Es gäbe mithin mindestens zwei voneinander unabhängige Kriterien – *durch Befruchtung entstanden* und *totipotent* –, von denen umstritten ist, ob beide für den Embryonenstatus notwendig sind oder nur eines. Zusätzlich kompliziert wird die kriteriale Lage dadurch, dass für den Fall reprogrammierungsinduzierter Totipotenz das ätiologische Kriterium im Vorschlag der BMBF-Forschungsgruppe nicht einfach gestrichen, sondern durch ein anderes ersetzt wird, nämlich den Erzeugungszweck. *In nuce:* Totipotenz reprogrammierter Somazellen plus Klonierungszweck konstituiert Embryo, Totipotenz plus Forschungszweck nicht.

Die Auffassung, dass im Fall der natürlichen Entstehung Totipotenz den Embryonenstatus begründet, während es im artifiziellen Fall zur Statusbestimmung des zusätzlichen normativen Kriteriums der Zwecksetzung bei der Erzeugung bedarf, erscheint mir argumentativ etwas instabil. Im folgenden Abschnitt versuche ich zu zeigen, dass das angeblich zusätzliche, ergänzende Kriterium gravierendere Rückwirkungen auf die kriteriale Rolle der Totipotenz hat als seine Proponenten annehmen.

10. Was bleibt von der normativen Relevanz der Totipotenz?

Wenn man dem Gesetzgeber, der an Reprogrammierungstechniken noch nicht dachte, darin folgt, dass totipotente Zellen Embryonen und damit menschliche Wesen sind, also Grundrechtsträger, so werden sie durch den ersten Artikel unserer Verfassung geschützt. Eine Verletzung des unabwägbaren Rechtsgutes der Menschenwürde kann nicht dadurch gerechtfertigt werden, dass im Zuge dieser Verletzung gleichzeitig geringerwertige Güter wie Forschungsfortschritt oder neue Therapiemöglichkeiten erreicht werden. *Wenn* also die Absicht oder begründete Aussicht, diese geringeren Güter zu erreichen, ausreicht, um die Erzeugung von und die Forschung an totipotenten Zellen zu rechtfertigen, dann kann der Wert dessen, was da verletzt wird, so groß nicht gewesen sein. Dann kann die Totipotenz einzelner Zellen, ob der Gesetzgeber sie nun »Embryonen« nennt oder nicht, rechtsethisch nicht so relevant sein wie es nach gegenwärtiger Gesetzeslage der Fall ist, und zwar weder im natürlichen noch im artifiziellen Fall.

Es handelt sich bei »Natürlichkeit der Entstehung« und »Erzeugungszweck« bei Lichte besehen nicht um »weitere, ergänzende Kriterien [...] neben dem Merkmal der Totipotenz«[63], sondern um solche, die das Totipotenzkriterium ›trumpfen‹. Der Vorschlag ist mithin keine konservative Erweiterung bestehender Kriterien für den Embryonenstatus, sondern nötigt dazu, das Verhältnis der Merkmale Totipotenz, Natürlichkeit, Zwecksetzung und wohl auch Entwicklungsstadium von Grund auf neu auszutarieren. Dies erscheint auch in der Sache geboten. Die Relevanz des Totipotenzkriteriums wird offenkundig in der geltenden Rechtslage systematisch überschätzt. Dafür sprechen nicht zuletzt die diskutierten Kontinuitäts- und Vagheitsprobleme, die ein Einfallstor für willkürliche Festsetzungen bieten.[64]

Die Auffassung, dass bereits pränidative Entitäten Träger von Grundrechten sind, macht es im Übrigen schwer erklärlich, warum die hohe natürliche Abortrate zwischen Befruchtung und Einnistung auch von den Vertretern eines uneingeschränkten Lebensschutzes nicht als ethisches Problem angesehen wird. Es wird geschätzt, dass bis zu 50 % der befruchteten Eizellen in frühen Phasen der Schwangerschaft mit subklinischem Verlauf, also unbemerkt, zugrunde gehen. In den meisten Fällen geschieht dies wegen chromosomalen Aberrationen; in diesen Fällen ist die Entwicklungsfähigkeit nicht gegeben. Aber neben diesen fetoplazentaren Gründen können maternale Gründe und äußere physische Einwirkungen für den Spontanabort verantwortlich sein. In diesen Fällen könnte man die betreffenden Menschenleben im Prinzip retten, indem man die gefährdeten Zygoten explantiert und von einer anderen Frau austragen lässt.

Das Szenario erscheint bizarr, aber weshalb? Die Kommentatoren des ESchG halten den Hinweis auf »den verschwenderischen Umgang, den die Natur mit beginnendem menschlichen Leben pflege«, für wenig gewichtig, da »sich die Natur – anders als der Mensch – nicht zu verantworten braucht«.[65] Mein Szenario, das den Menschen in Garantenstellung versetzt, hat die Funktion einer moralischen Intuitionspumpe. Es ließe sich eine Gesellschaft denken, die es für eine moralische oder rechtliche Pflicht hält, Frauen im fertilen Alter einem zeitlich engmaschigen Massenscreening zu unterwerfen, auf bestehende Schwangerschaften zu untersuchen, gefährdete befruchtete Eizellen oder Embryonen zu explantieren und ihnen, sofern reproduktionstechnisch möglich, *in vivo* oder *in vitro* zur Entwicklung zu verhelfen. Dass einem solchen Szenario zahlreiche außermoralische Gründe entgegenstehen, steht außer Frage. Wenn

---

63 Advena-Regnery et al. 2012, 229.
64 So bilanziert Jens Reich, »dass das empirische Kriterium der Totipotenz für die Angehörigkeit der metaphysischen Zugehörigkeit eines Objekts zur Menschheit nicht geeignet ist, weil es bei der Beurteilung des frühen vorgeburtlichen Lebens willkürlich gestaltbar und im Streitfall weder nachweisbar noch klar widerlegbar ist.« Reich 2004, 115.
65 Günther/Kaiser/Taupitz 2008, Einf. B, Rn. 42.

eine entsprechende Pflicht auch in moralischer und rechtsethischer Hinsicht als absurd erscheint,[66] wäre dies ein Indiz dafür, dass nicht nur die Totipotenz einzelner Zellen, sondern nicht einmal die Existenz durch Befruchtung entstandener entwicklungsfähiger Zygoten schon *eo ipso* diejenigen Schutzansprüche und Hilfspflichten begründet, die hinsichtlich jedes geborenen Kindes selbstverständlich sind, mit etwas geringerem gesellschaftlichen Konsens auch hinsichtlich von Föten in weit fortgeschrittenen Schwangerschaften. Diese Asymmetrie der moralischen Intuitionen scheint durchaus etwas mit dem erreichten Entwicklungsstand zu tun zu haben. Man denke daran, dass bei hochschwangeren Unfallopfern durchaus manchmal versucht wird, durch Explantation das Leben des ungeborenen Kindes zu retten.[67]

Es gibt also verbreitete und nicht leicht von der Hand zu weisende gradualistische Intuitionen über Schutzwürdigkeit, die das Totipotenzkriterium nicht erklären kann. Auch von der deutschen Rechtsordnung wird Totipotenz nicht so konsequent geschützt, wie es der abwägungsfeste Menschenwürdeschutz des Grundgesetzes, der aufgrund der totipotenzbasierten Embryodefinition und der postulierten Statusgleichheit von Embryo und geborenem Menschen unmittelbar greifen müsste, erfordert. Den Embryo *in utero* schützt die Rechtsordnung nur noch auf dem Papier[68] und *in vitro* dürfen seine Zellen seit der Änderung des ESchG 2011 in bestimmten Fällen entnommen und einer zerstörenden Untersuchung im Rahmen einer PID unterzogen werden.

11. Fazit und Ausblick

Der Gesetzgeber hat es für zweckmäßig gehalten, im ESchG (§ 8.1) und im StZG (§ 3.1) zwei sowohl vom allgemeinen als auch vom entwicklungsbiologischen Sprachgebrauch abweichende Rechtsbegriffe des Embryos zu definieren (»Als

---

66 *Ein* Grund dafür ist sicherlich die moralische Asymmetrie zwischen positiven Hilfspflichten und Schädigungsverboten: Erstere gelten als »unvollkommene« Pflichten im Sinne von Kant, letztere als »vollkommene«. Aus einem Verbot, Zygoten oder Embryonen zu schädigen oder zu töten, folgt nicht, dass auch eine Pflicht dazu besteht, sie mit beliebig hohem Aufwand zu erhalten.

67 Dass für die moralische Beurteilung der erreichte Entwicklungsstand und die Lebenschancen des Fötus eine große Rolle spielen, zeigt der seinerzeit hochkontroverse (und letztlich erfolglose) Versuch, das »Erlanger Baby« zu retten, einen erst vier Monate alten Fötus, dessen Mutter nach einem Autounfall hirntot war. Strafrechtlich wurde übrigens seinerzeit diskutiert, ob die behandelnden Ärzte, die durch den Anschluss der hirntoten Frau an eine Herz-Lungen-Maschine in Garantenstellung geraten waren, sich durch ein Beenden der Behandlung eines Schwangerschaftsabbruchs durch Unterlassen schuldig gemacht hätten.

68 »Wenn das geltende Fristen- und Beratungsmodell verfassungsmäßig ist, *kann* der Embryo nicht Träger des Grundrechts aus Art. 1 Abs. 1 GG sein.« Gutmann 2005, 143; ähnlich Merkel 2002, 52 ff.

Embryo im Sinne dieses Gesetzes gilt...«). Indem er Totipotenz zum definierenden Merkmal von »Embryo« erhob, hat er die eingeführte embryologische Terminologie mitsamt ihrer differenzierenden Merkmale souverän ignoriert, also die Phasendifferenzierung nach Zygote, Morula, Blastozyste, Embryoblast, Embryo und Fötus.

Darf der Gesetzgeber das? Freilich darf er das. Legaldefinitionen sind ein übliches, unverzichtbares und legitimes Instrument der Gesetzgebung. In diesem Fall führen die Legaldefinitionen allerdings dazu, dass die Antwort auf die substanzielle rechtsethische Streitfrage, was man mit den fraglichen Gebilden tun darf und was nicht, *de facto* präjudiziert wird. Wenn totipotente Zellen Embryonen und Embryonen menschliche Wesen sind, schreibt sich, überspitzt formuliert, der Rest des Gesetzes von selbst. Ob die totipotenzbasierten Embryodefinitionen sich auf entwicklungsbiologische, philosophische oder andere Argumente zur Statusfrage stützen können, die so belastbar wären, dass sie das strafbewehrte Verbot derjenigen Forschung an totipotenten Zellen rechtfertigen, die auf Therapie schwerer Krankheiten abzielt, ist äußerst zweifelhaft. Mit »belastbar« meine ich solche Argumente, die nicht von hochumstrittenen weltanschaulichen oder religiösen Annahmen abhängen. Jenseits solcher Annahmen stützen sich die beiden Embryodefinitionen auf selektiv rezipierte Entwicklungsbiologie sowie implizit auf Prinzipien der aristotelischen Substanzontologie, die auch den SKIP-Argumenten zugrunde liegen.

Die paradoxe Figur »Etwas entwickelt sich zu dem, was es schon ist« kann nicht als ein belastbares Fundament gelten. Auch die Auffassungen, dass alle Substanzen sortal bestimmt sind und dass substanzielle Veränderungen – also das Entstehen und Vergehen von Lebewesen – sich nicht kontinuierlich vollziehen, tragen zur Bestimmung des Zeitpunkts, von dem an ein Mensch existiert, nichts bei. Allerdings implizieren sie, dass es einen solchen durch die Natur der Dinge, nämlich durch die artspezifische Natur des Menschen bestimmten Zeitpunkt geben muss, und liegen damit im Konflikt mit der naturphilosophischen Kontinuitätsthese und mit – destruktiven wie konstruktiven – Gradualitätsargumenten.

Dass das ESchG und das StZG eine sortale Ontologie voraussetzen, ist für sich genommen kein besonders starker Einwand, denn nicht nur die aristotelische, sondern auch unsere Alltagsontologie ist eine Ontologie der sortal bestimmten Einzeldinge und ihrer wesentlichen, also artzugehörigkeitsdefinierenden Eigenschaften. Diese Ontologie hat sich in die Grammatik der meisten natürlichen Sprachen so tief eingegraben, dass man ihre Systemzwänge leicht mit solchen des Seienden selbst verwechseln kann.[69] Von diesen Systemzwängen freie

---

69 »[O]rdinary men live so completely within the house of the Stagyrite that whatever they see out of the windows appears to them incomprehensible and metaphysical.« Peirce 1931, vii.

nichtsortale Ontologien stehen außerhalb der akademischen analytischen Metaphysik nicht zur Verfügung.[70] Auch Moral und Recht werden in der Begrifflichkeit einer sortalen Ontologie betrieben.

»Embryo« gilt als Phasensortal wie »Jugendlicher« oder »Greis«. Die Sortierungsleistung solcher Ausdrücke ist zweigeteilt. Das (kontextuell mitverstandene) Merkmal »menschlich« drückt die Speziszugehörigkeit aus, »Embryo« grenzt die zeitliche Phase der bereits sortal bestimmten Substanz ein. Der Ausdruck »Embryo« erbringt mithin nicht selbst die moralisch relevante Sortierungsleistung, sondern »erbt« sie von derjenigen Substanz, als deren Phase ein Embryo gilt. Diese Erbschaft des Phasensortals, die auch im Speziesargument ausgebeutet wird, ist so weit unkontrovers, wie von unkontroversen Embryonen die Rede ist. Pränidative totipotente Zellen und Zellverbände sind aber keine unkontroversen Embryonen. Ihr Status ist allerdings nicht deshalb umstritten, weil die Speziszugehörigkeit der Vollform »Mensch« unklar wäre, sondern weil unklar ist, wann genau ein Mensch zu existieren beginnt – und entsprechend unklar, welche Entität die erste Phase *eines Menschen* ist.[71]

Wird nun ein totipotenzbasierter *Rechtsbegriff* des Embryos ohne belastbare biologische oder ontologische Argumente stipulativ definiert, so hat dies aus moralphilosophischer Sicht einen Preis: Die Definition kann nicht mehr an moralische Intuitionen über Schutzwürdigkeit anknüpfen, die mit einem vortheoretischen Alltagsverständnis von »Embryo« verbunden sind. Diese Anknüpfung scheint dem Gesetzgeber nicht ganz unwichtig gewesen zu sein. Er hätte auf den Ausdruck »Embryo« verzichten und das ESchG »Gesetz über den Schutz befruchteter Eizellen« nennen können und das StZG »Gesetz über den Schutz totipotenter Humanzellen«. Dass er dies nicht getan hat und in den Namen beider Gesetze die Bezeichnungen »Embryo« und »embryonal« unterbringt, dürfte nicht nur stilistische, sondern auch rechtspolitische Gründe haben. Zellen und Zellverbände, für die Biologen andere Bezeichnungen haben, »Embryonen« zu nennen hat plausiblerweise einen für die Gesetze akzeptanzerhöhenden Effekt. Das lebensweltliche Verständnis von »Embryo« ist anhand wesentlich weiter entwickelter Embryonen gewonnen worden – anhand solcher, die etwa eine »Embryonalhaltung« einnehmen können, was bei Ein-, Zwei- oder Vierzellern nicht möglich ist. Die moralischen Intuitionen über die Schutz-

---

70 Für den Unterschied zwischen sortalen und nichtsortalen Ontologien und die Implikationen dieses Unterschieds für die Vagheitsdebatte vgl. Keil 2013, 160–162.

71 Der von Vertretern eines uneingeschränkten Lebensschutzes häufig verwendete Ausdruck »menschliches Leben« anstelle des Substanzsortals »Mensch« ist geeignet, diesen Zusammenhang unkenntlich werden zu lassen. »Leben« ist anders als »Mensch« keine aristotelische Substanz und die Bejahung der zweigeteilten Frage, ob eine Entität (a) menschlich und (b) lebendig ist, erweist nicht, dass die Entität ein Mensch ist. Auch ein schlagendes Herz ist menschlich und lebendig.

würdigkeit von Embryonen dürften sich aus diesem Alltagsverständnis »paradigmatischer« Embryonen speisen.[72]

Die Gleichsetzung von Totipotenz mit »Entwicklungsfähigkeit zu einem Individuum« im ESchG und im StZG lässt leicht vergessen, dass der zellbiologische *terminus technicus* »Totipotenz« nur einen kontroversen Spezialfall von Entwicklungsfähigkeit bezeichnet. Aus etlichen im technischen Sinn totipotenten Zellen kann *kein* Mensch werden,[73] während in der natürlichen Embryogenese die Zelleigenschaft der Totipotenz im Achtzellstadium wieder verlorengeht. Weiter entwickelte Embryonen, denen als Ganzen das Potential zukommt, ein voll entwickelter Mensch zu werden, bestehen *nicht* aus totipotenten Zellen. Die moralischen Intuitionen hinsichtlich der Schutzwürdigkeit hängen aber plausiblerweise an der Entwicklungsfähigkeit zu einem Menschen, nicht an zellbiologischen Merkmalen derjenigen Entitäten, die das ESchG und das StZG schützt.

Mit nur wenig Übertreibung kann man sagen, dass ein auf das Zellmerkmal der Totipotenz gestütztes Potentialitätsargument seine eigene *reductio ad absurdum* in sich trägt, denn durch die Vielfalt der biomedizinischen Techniken der Totipotenzinduktion »haben sich die Koordinaten, innerhalb deren der herkömmliche Begriff der Potenzialität und das Potenzialitätspinzip sinnvoll anwendbar ist, grundlegend verschoben«[74], so dass die am biologischen Normalfall gewonnenen Intuitionen zur Statusfrage keinen Halt mehr finden. Diese Veränderung der Geschäftsgrundlage unserer Intuitionen betrifft nicht allein das Potentialitätsargument, sondern auch die Individuations- und Persistenzbedingungen menschlicher Lebewesen.[75]

Angesichts der verhärteten Fronten im seit langem andauernden Streit über den Status früher Embryonen und pränidativer Entitäten erscheint die Erwartung nicht realistisch, dass entwicklungsbiologische Befunde oder ontologische Argumente die Statusfrage dereinst konsensfähig entscheiden werden. Dies liegt nicht daran, dass zu wenige Kriterien zur Verfügung stünden, sondern daran,

---

72 Hier weicht der allgemeine Sprachgebrauch vom entwicklungsbiologischen ab. Was eine Embryonalhaltung einnehmen kann, ist biologisch bereits ein Fötus.

73 S. o., Fn. 11.

74 Birnbacher 2011, 226. Ähnlich argumentiert Hucklenbroich: Durch die Erkenntnis, dass sich gewöhnliche Somazellen in einen totipotenten Zustand zurückprogrammieren lassen, ist »die einzigartige Stellung bezüglich des Entwicklungspotentials, die in unserem intuitiven Paradigma den embryonalen Zellen zugesprochen wird, aufgehoben«. Hucklenbroich 2003, 53.

75 »Das herkömmliche intuitive Paradigma beruht auf bestimmten Auffassungen über die Bedingungen der Individuation, über die Kontinuität der ontogenetischen Entwicklung und über das Entwicklungspotential embryonaler und nichtembryonaler Zellen [...], [die] schon aufgrund der bislang bekannten biologischen Fakten [...] nicht mehr aufrechterhalten werden können.« Hucklenbroich 2003, 37.

dass ihr kriteriales Gewicht unterschiedlich eingeschätzt wird.[76] »Embryo« ist nicht nur ein »essentially contested concept« im Sinne von Gallie, sondern erfüllt auch das für semantische Vagheit definierende Merkmal, dass die Anwendungsunsicherheit nicht durch Kenntnis zusätzlicher Fakten beseitigt werden kann.[77]

Dass es kein biologisches oder ontologisches *fact of the matter* geben soll, unter genau welchen Bedingungen eine Entität die erste Phase eines Menschen ist, mag ein verstörender Befund sein. Wenn aber die semantische Vagheit unserer Substanzsortale kein bloß epistemisches Defizit widerspiegelt, sondern eine Unbestimmtheit *in rebus*, ist diese Konsequenz nicht zu vermeiden.[78]

Aus moralphilosophischer Sicht spricht der Umstand, dass keine verbindliche Klärung des ontologischen Status pränidativer Entitäten, insbesondere der technisch erzeugten, erreichbar scheint, nicht dagegen, den Streit über ihren *moralischen* Status mit Argumenten fortzusetzen. Philosophen sind es gewohnt, sich durch jahrhundertelang ausbleibenden Klärungsfortschritt nicht entmutigen zu lassen. In der Literatur mehren sich aber seit geraumer Zeit die Stimmen, die einen dezisionistischen Umgang mit der Statusfrage für unvermeidlich halten oder sogar empfehlen (»Entscheidung«[79], »soziale Übereinkunft«[80], »letztlich willkürliche normative Setzung«[81]). Diese Stimmen veranschlagen die argumentativen Ressourcen für die Klärung normativer Fragen geringer als die meisten Fachphilosophen. Die normative Ethik verfügt über einige Übung und auch über ein gewisses Instrumentarium dafür, konfligierende Auffassungen mithilfe von Meta-Prinzipien in ein Überlegungsgleichgewicht zu bringen. Es ist nicht ausgemacht, dass für eine produktive moralphilosophische und rechtsethische Diskussion des Umgangs mit pränidativen Entitäten eine definitive Klärung der ontologischen Statusfrage erforderlich ist. In den Debatten über die Statusfrage wird ohnehin, wie in der Literatur moniert worden ist, »nicht selten versucht, durch deskriptive Ausgrenzung oder Einbeziehung von vornherein normative Weichen zu stellen«.[82]

Eine Lehre aus dieser Debattenlage könnte sein, dass der Streit dorthin zu

---

76 »Die zugezogenen Kriterien bleiben strittig, weil die zugrunde liegenden embryologischen Fakten unterschiedlich gewichtet werden.« Reich 2004, 118.

77 S. o., Fn. 41.

78 Zur Debatte über »ontologische« oder »metaphysische« Vagheit vgl. Keil 2013.

79 »Es lässt sich schlussfolgern, dass keine noch so präzise begriffliche Darstellung die grundlegende Entscheidung überflüssig machen kann, wann der sich entwickelnde ›Keim‹ ein ›Mensch‹ ist.« Reich 2004, 118.

80 »Konstatiert man die prinzipielle Unlösbarkeit der Statusfrage, so kann ein normatives Urteil über totipotente menschliche Entitäten immer nur Ergebnis sozialer Übereinkunft sein […]«. Huber 2009, 167.

81 Wiesemann 2003, 149.

82 Günther/Kaiser/Taupitz 2008, § 8 Rn. 2.

tragen und dort auszutragen ist, wo seine Quellen liegen: Erforderlich sind
genuin moralische und rechtsethische Argumente, die offen als solche ausge-
wiesen werden. Ralf Stoecker hat in der Hirntoddebatte dafür argumentiert, dass
wir keine verbesserte Todesdefinition brauchen, sondern eine differenzierte
Ethik für den Umgang mit Sterbenden, die argumentativ auf eigenen Füßen
stehen muss.[83] Diese Auffassung verbindet Stoecker mit der Diagnose, dass es
sich beim Begriff des Todes um einen Bündelbegriff handelt (also um einen
kombinatorisch vagen) und dass mit einzelnen Fasern dieses Bündels unterschiedliche ethische Implikationen und Bewertungen verbunden sind.[84]

Analog ließe sich argumentieren, dass wir keine bessere Embryodefinition
brauchen, sondern eine differenzierte Ethik des Umgangs mit entstehenden
Menschen und mit totipotenten Humanzellen. Viel spricht dafür, dass auch der
Begriff des Embryos (mittlerweile) ein Bündelbegriff ist, der zumindest die
beiden voneinander unabhängigen Kriterien »durch Befruchtung entstanden«
und »entwicklungsfähig zu einem Individuum« umfasst. Wird nun das auf un-
strittige Embryonen angewandte Merkmal »entwicklungsfähig zu einem Individuum« zum Merkmal »totipotent« verengt und auf strittige Kandidaten (von
prä-embryonalen Zygoten bis hin zu reprogrammierten Somazellen) angewandt, so führt diese Verengung der Intension zu einer Ausweitung der Extension des Embryobegriffs, für die dem Gesetzgeber, um es zu wiederholen, belastbare Argumente fehlen. Eine Ausarbeitung der Idee, dass man unterschiedliche normative Implikationen vernünftigerweise mit einzelnen Fasern
des Bündelbegriffs des Embryos verknüpft, muss einer anderen Gelegenheit
vorbehalten bleiben.

Für die Fortführung der moralphilosophischen und rechtsethischen Debatte
jenseits der Statusfrage scheint es insbesondere erforderlich, das Verhältnis
zwischen zwei konkurrierenden Metaprinzipien näher zu untersuchen, nämlich
des *Tutiorismus* und des *Liberalismus*. Von Ersterem war bereits die Rede, von
Letzterem nicht. Dem Vorsichtsprinzip zufolge ist es zum Schutz derart hoch-
wertiger Rechtsgüter wie der Menschenwürde und des Lebensrechts geboten, in
Zweifelsfällen einen angemessenen Sicherheitsabstand zum moralisch klarerweise Unzulässigen einzuhalten. Das Liberalitätsprinzip besagt, dass in frei-
heitlichen Gemeinwesen nicht die Gewährung von Freiheiten begründungsbedürftig ist, sondern der Eingriff in sie, zumal der gesetzlich mit Strafandrohung

---

83 »Wofür ich plädiere ist also, die Frage, ob und unter welchen Umständen man Menschen
    Organe entnehmen darf, als eine ethische Frage ernst zu nehmen, ohne darauf bauen zu
    können, sie dadurch beantworten zu können, dass man klärt, wann ein Mensch tot ist.«
    »[Wir müssen] uns ganz davon verabschieden, dass uns der vertraute dicke Begriff des Todes
    für die Frage, wie wir mit Hirntoten umgehen sollen, weiterhelfen kann.« Stoecker 2010, L
    und XLIX.
84 Stoecker 2010, XXXVI.

versehene. Dabei steht außer Frage, dass die Wissenschaftsfreiheit, die Berufs- und Therapiefreiheit sowie die Reproduktionsfreiheit[85] dort ihre Grenze finden, wo andere in ihrer Menschenwürde oder ihrem Lebensrecht verletzt werden. *Ob* diese Rechtsgüter gefährdet sind und *ob* es sich bei totipotenten Zellen um Grundrechtsträger handelt, entscheidet aber nicht der Verfechter des Vorsichtsprinzips. Der Tutiorismus hat nicht selbst Verfassungsrang, erst recht ist er kein Freibrief für soritesförmiges Argumentieren. Ferner kann über die *Größe* des einzuhaltenden Sicherheitsabstands mit Gründen gestritten werden, wobei diese Größe gegen andere Güter wie die begründete Aussicht auf Therapie schwerer Krankheiten abgewogen werden muss.

Literaturverzeichnis

Advena-Regnery, B./Laimböck, L./Rottländer, K./Sgodda, S.: Totipotenz im Spannungsfeld von Biologie, Ethik und Recht. In: Zeitschrift für medizinische Ethik, (3) 2012, 217–236.

Alston, W. P.: Vagueness. In: Edwards, P. (Hg.): Encyclopedia of Philosophy. New York 1967, Vol. 8, 218–221.

Aristoteles: De generatione animalium / On the Generation of Animals. Transl. by A. Platt, New York 1910.

Aristoteles: De generatione et corruptione / Über Werden und Vergehen. Übers. von T. Buchheim, Hamburg 2011.

Aristoteles: De Interpretatione / Lehre vom Satz. Übers. von E. Rolfes, Hamburg 1995.

Aristoteles: Kategorien. Übers. von E. Rolfes, Hamburg 1995.

Aristoteles: Physik. Übers. von H. G. Zekl, Hamburg 1995.

Aristoteles: Politik. Übers. von E. Rolfes, Hamburg 1995.

Birnbacher, D.: Natürlichkeit. Berlin/New York 2006.

Birnbacher, D.: Das Potenzialitätsprinzip: Probleme und Paradoxe. In: Lumer, C./Meyer, U. (Hg.): Geist und Moral. Analytische Reflexionen für Wolfgang Lenzen. Paderborn 2011, 223–240.

Bundesverfassungsgericht: Beschluß vom 15. Dezember 1959 – 1 BvL 10/55. In: Mitglieder des Bundesverfassungsgerichts (Hg.): Entscheidungen des Bundesverfassungsgerichts. Bd. 10. Tübingen 1960, 234–250.

Bundesverfassungsgericht: Urteil vom 25. Februar 1975 – 1 BvF 1, 2, 3, 4, 5, 6/74. In: Mitglieder des Bundesverfassungsgerichts (Hg.): Entscheidungen des Bundesverfassungsgerichts. Bd. 39. Tübingen 1975, 1–95.

Bundesverfassungsgericht: Beschluß vom 26. April 1988 – 1 BvL 84/86. In: Mitglieder des

---

85 Das »Recht auf reproduktive Autonomie« (Dworkin) ist aus liberaler Sicht negativ als Schutz vor staatlicher Bevormundung auszulegen: »Es geht allein darum, nicht durch ein gesetzliches *Verbot* an der Wahrnehmung des Selbstbestimmungsrechts in Fragen der eigenen Fortpflanzung gehindert zu werden.« Gutmann 2005, 134.

Bundesverfassungsgerichts (Hg.): Entscheidungen des Bundesverfassungsgerichts. Bd. 78. Tübingen 1989, 104 – 123.

Bundesverfassungsgericht: Beschluß vom 22. Juni 1988 – 2 BvR 234/87, 1154/86. In: Mitglieder des Bundesverfassungsgerichts (Hg.): Entscheidungen des Bundesverfassungsgerichts. Bd. 78. Tübingen 1989, 374 – 390.

Bundesverfassungsgericht: Urteil vom 28. Mai 1993 – 2 BvF 2/90 und 4, 5/92. In: Mitglieder des Bundesverfassungsgerichts (Hg.): Entscheidungen des Bundesverfassungsgerichts. Bd. 88. Tübingen 1993, 203 – 366.

Bundesverfassungsgericht: Beschluß vom 28. Juni 1994 – BvL 14, 15/88. In: Mitglieder des Bundesverfassungsgerichts (Hg.): Entscheidungen des Bundesverfassungsgerichts. Bd. 91. Tübingen 1995, 118 – 124.

Carraro, N.: Aristotle on Generation and Alteration. Dissertation LMU München 2014.

Damschen, G./Schönecker, D. (Hg.): Der moralische Status menschlicher Embryonen. Pro und contra Spezies-, Kontinuums-, Identitäts- und Potentialitätsargument. Berlin 2003.

Dietrich, F./Czerner, F.: Menschenwürde und vorgeburtliches Leben. In: Joerden, J./Hilgendorf, E./Thiele, F. (Hg.): Menschenwürde und Medizin. Ein interdisziplinäres Handbuch. Berlin 2013, 491 – 524.

Embryonenschutzgesetz (ESchG).

Europäischer Gerichtshof (EuGH): Urteil vom 18.10.2011 – C34/10.

Gewirth, A.: Reason and Morality. Chicago 1978.

Gewirth, A.: Human Dignity as the Basis for Rights. In: Meyer, M. J./Parent, W. A. (Hg.): The Constitution of Rights. Human Dignity and American Values. Ithaca/London 1992, 10 – 28.

Graff, D./Williamson, T. (Hg.): Vagueness. Aldershot 2002.

Grice, H. P.: Studies in the Way of Words. Cambridge, MA/London 1989.

Grundgesetz (GG).

Günther, H.-L./Kaiser, P./Taupitz, J.: Embryonenschutzgesetz. Juristischer Kommentar mit medizinisch-naturwissenschaftlichen Einführungen. Stuttgart 2008.

Gutmann, T.: Rechtliche und rechtsphilosophische Fragen der Präimplantationsdiagnostik. In: Gethmann-Siefert, A./Huster, S. (Hg.): Recht und Ethik in der Präimplantationsdiagnostik. Bad Neuenahr-Ahrweiler 2005, 131 – 185.

Huber, J.: Totipotenz – überfordertes Kriterium der Schutzwürdigkeit? Münster 2009.

Hucklenbroich, P.: Individuation, Kontinuität und Potenzial. Zum Paradigmastreit in der Theorie der Reproduktion. In: Siep, L./Quante, M. (Hg.): Der Umgang mit dem beginnenden menschlichen Leben. Münster 2003, 37 – 57.

Keefe, R./Smith, P. (Hg.): Vagueness: A Reader. Cambridge 1997.

Keil, G.: Über die deskriptive Unerschöpflichkeit der Einzeldinge. In: Keil, G./Tietz, U. (Hg.), Phänomenologie und Sprachanalyse. Paderborn 2006, 83 – 125.

Keil, G.: Introduction: Vagueness and Ontology. In: Metaphysica 14/2, 2013, 149 – 164.

Kersten, J.: Das Klonen von Menschen. Eine verfassungs-, europa- und völkerrechtliche Kritik. Tübingen 2004.

Knoepffler, N.: Der moralische Status des frühen menschlichen Embryos. Nova Acta Leopoldina NF 96, 2007, Nr. 354, 177 – 188.

Kongregation für die Glaubenslehre: Ecclesia Catholica, Sancta Sedes: Erklärung über den Schwangerschaftsabbruch. Acta Apostolicae Sedis (AAS) 66, 1974, 730 – 747.

Kongregation für die Glaubenslehre: Donum Vitae. Instruktion der Kongregation für die

Glaubenslehre über die Achtung vor dem beginnenden menschlichen Leben und die Würde der Fortpflanzung. Verlautbarungen des Apostolischen Stuhls 74. Bonn 1987.

Merkel, R.: Forschungsobjekt Embryo – Verfassungsrechtliche und ethische Grundlagen der Forschung an menschlichen embryonalen Stammzellen. München 2002.

Pardey, U.: Begriffskonflikte in Sprache, Logik, Metaphysik. Paderborn 2006.

Peirce, C. S.: Collected Papers. Vol. 1. Cambridge 1931.

Raffman, D.: Unruly Words. Oxford 2013.

Rager, G.: Menschsein zwischen Lebensanfang und Lebensende. Grundzüge einer medizinischen Anthropologie. In: ders. und Honnefelder, L. (Hg.): Ärztliches Urteilen und Handeln. Zur Grundlegung einer medizinischen Ethik. Frankfurt 1994, 53 – 103.

Reich, J.: Empirische Totipotenz und metaphysische Gattungszugehörigkeit bei der moralischen Beurteilung vorgeburtlichen Lebens. In: Zeitschrift für medizinische Ethik 50/2, 2004, 115 – 130.

Schöne, T.: Was Vagheit ist. Paderborn 2011.

Singer, P.: Praktische Ethik. 2., erw. Aufl. Stuttgart 1994.

Stammzellgesetz (StZG).

Stoecker, R.: Der Hirntod. 2. Aufl. Freiburg 2010.

Strafgesetzbuch (StGB).

Tertullian: Apologeticum. Übers. von Tobias Georges, Freiburg 2011.

Thomas von Aquin: Summa Theologica. Dt.-lat. Ausg., übers. von Dominikanern u. Benediktinern Deutschlands u. Österreichs. Graz u. a. 1933 ff.

Walter, S. (Hg.): Vagheit. Paderborn 2005.

Wiesemann, C.: Wie kann über den Embryo in einer lebensweltlich angemessenen Weise gesprochen werden? Eine Kritik der Debatte um den moralischen Status des Embryos. In: Graumann, S./Schneider, I. (Hg.): Verkörperte Technik – Entkörperte Frau. Biopolitik und Geschlecht. Frankfurt am Main 2003, 141 – 151.

Williamson, T.: Vagueness. London 1994.

Thomas Heinemann

»Keimbahn-Totipotenz«: Ethische Überlegungen zu einer Differenzierung und Verwendung von Gameten aus menschlichen induzierten pluripotenten Stammzellen

1. Einleitung

Überlegungen zu einer möglichen Totipotenz von induzierten pluripotenten Stammzellen (iPS-Zellen) setzen eine Klärung des Begriffs der Totipotenz voraus. In der Literatur wird als Totipotenz am häufigsten das Entwicklungspotential der befruchteten Eizelle (Zygote) bezeichnet.[1] Dieses umfasst nach »klassischem« Verständnis sowohl die Fähigkeit zur Hervorbringung der verschiedenen, den Organismus konstituierenden Zelllinien als auch das reale Vermögen zur Ausgestaltung der Form-und Organisationsprinzipien des gesamten Organismus, ferner die Entwicklung der Plazenta und der embryonalen Hüllen, die der Ernährung des Embryos und seinem Schutz bis zur Geburt dienen.[2] Mit der fortlaufenden Teilung und Differenzierung der Zellen des frühen Embryos ist eine Einschränkung des Entwicklungspotentials der einzelnen Zellen verbunden, bei der – gegenwärtigen Vorstellungen zufolge – die Zellen zunächst das Vermögen der Umsetzung der Form-und Organisationsprinzipien für den gesamten Organismus verlieren. Erhalten bleibt das Vermögen, sämtliche der bei der Entwicklung des Organismus auftretenden Zellen und Zelltypen aller drei Keimblätter des Embryos (Ektoderm, Mesoderm, Endoderm) sowie die Keimzellen hervorzubringen; dieses Entwicklungspotential wird als Pluripotenz bezeichnet. Eine andere Begriffsverwendung bezieht Totipotenz auf subzelluläre Strukturen. So unterscheiden einige Autoren die Totipotenz eines Zellkerns von der Totipotenz einer Zelle.[3] Damit wird das Phänomen beschrieben, dass die Erzeugung geklonter Tiere durch den Transfer von Zellkernen in entkernte Eizellen offensichtlich einen bestimmten, für die Unterstützung einer Embryonalentwicklung erforderlichen Zustand der epigeneti-

---

1 Vgl. für die folgende Darstellung Heinemann 2005, 89–92.
2 Zu den unterschiedlichen Verwendungsweisen des Begriffs der Totipotenz siehe ausführlich Sgodda in diesem Band, 13–55.
3 Vgl. z. B. Edwards & Beard 1997; Beier 1998.

schen Modifikation des im Zellkern lokalisierten Genoms zur Voraussetzung hat, der mit dem Begriff der »nukleären Totipotenz« bezeichnet wird. Ferner wird von der Totipotenz einzelner Zellen die Totipotenz eines Gewebeverbandes unterschieden und damit der Sachverhalt beschrieben, dass der Gewebeverband eines Embryos als Gesamtorganismus ein totipotentes Entwicklungspotential besitzt, auch wenn die einzelnen Zellen des Embryos nicht mehr totipotent sind.[4] Überdies findet sich eine Verwendung des Begriffs der Totipotenz auch in Bezug auf die vollständige Auslöschung der epigenetischen Information während der Entwicklung der Keimbahnzellen (»biologische Totipotenz«).[5] Schließlich wird auch die Progression der Keimbahnzellen durch die Stadien der Gameten, der befruchteten Eizelle, der Blastomeren, der primordialen Keimzellen als Vorläuferzellen der Gameten und wieder der Gameten als Totipotenz aufgefasst und dieser regenerative Kreislauf als »Totipotenzzyklus« der Keimbahn bezeichnet.[6]

Ungeachtet der offenbar mehrdeutigen (entwicklungs-)biologischen Terminologie gewinnt im Zusammenhang mit menschlichen pluripotenten Stammzellen, die als induzierte pluripotente Stammzellen (iPS-Zellen) durch Reprogrammierung von differenzierten adulten Körperzellen erzeugt wurden, – neben der Frage nach der Möglichkeit ihrer transienten Totipotenz in der oben erstgenannten Bedeutung während des Prozesses der Reprogrammierung – insbesondere auch die letztere Begriffsverwendung biologische und normative Relevanz. Bereits kurz nach ihrer Erstbeschreibung der Reprogrammierung von Hautzellen (Fibroblasten) der Maus zu iPS-Zellen mit Hilfe von vier Transkriptionsfaktoren im Jahre 2006[7] konnte die Forschergruppe um den japanischen Wissenschaftler Shinya Yamanaka durch eine veränderte Zellselektion iPS-Zelllinien erzeugen, die nach Injektion in einen Maus-Embryo im Blastozystenstadium an der Bildung aller untersuchten Organe und Gewebe der geborenen Tiere teilnahmen und aus denen sich im Organismus zudem befruchtungskompetente Spermien differenzierten, die nach Paarung der Tiere zu Nachkommen führten.[8] In folgenden Untersuchungen wurden lebende fortpflanzungsfähige Mäuse aus iPS-Zellen durch das Verfahren der tetraploiden Komplementierung erzeugt.[9] Mit diesen Ergebnissen konnten zum einen die Pluripotenz der iPS-Zellen nach der oben genannten Definition und zum anderen ihre funktionelle Ähnlichkeit mit embryonalen pluripotenten Stammzellen (ES-Zellen) bestätigt werden. Dieses Experiment eröffnete aber auch die Frage, ob durch gezielte Differenzierung von iPS-Zellen befruchtungsfähige

4 Vgl. z. B. Beier 1998; Beier 1999.
5 Vgl. z. B. Kato et al. 1999.
6 Vgl. z. B. Pesce et al. 1998.
7 Takahashi/Yamanaka 2006.
8 Okita/Ichisaka/Yamanaka 2007.
9 Kang et al. 2009; Boland et al. 2009.

Eizellen oder Samenzellen *in vitro* erzeugt werden können. Diese Möglichkeit gewinnt insbesondere vor dem Hintergrund Bedeutung, dass bereits im Jahre 2007 erstmals iPS-Zellen des Menschen hergestellt wurden[10] und diese Technik mittlerweile weltweit etabliert ist. Die Möglichkeiten der Verwendung von aus menschlichen iPS-Zellen *in vitro* erzeugten befruchtungsfähigen Gameten sind vielfältig. So würde die Verfügbarkeit von verlässlichen Differenzierungsprotokollen für solche Zellen z. b. die grundlagenwissenschaftliche Forschung in die Lage versetzen, die Keimzellentstehung beim Menschen, deren Erforschung im Kontext des menschlichen Organismus aus methodischen und ethischen Gründen kaum zugänglich ist, systematisch und detailliert *in vitro* zu untersuchen. Auf dieser Grundlage könnten Ursachen für die Infertilität beim Menschen und möglicherweise neue pharmakologische Ansatzpunkte für ihre Behandlung, aber auch für die Entwicklung neuer Kontrazeptiva identifiziert werden.[11] Für die normative Bewertung steht jedoch die Möglichkeit im Vordergrund, dass befruchtungsfähige Gameten, die aus menschlichen iPS-Zellen erzeugt wurden, zu reproduktiven Zwecken verwendet werden könnten, wie dies in einigen naturwissenschaftlichen Veröffentlichungen im Sinne einer personalisierten Therapie der Infertilität in den Blick genommen wird.[12] Die Möglichkeit einer Erzeugung von Menschen aus *in vitro* reprogrammierten und zu Gameten differenzierten Körperzellen wirft indes tiefgreifende ethische und anthropologische Fragen auf, die in ihrem Gewicht ohne Zweifel mit denjenigen Fragen vergleichbar sind, die mit einer Anwendung der Klonierungsverfahren des Zellkerntransfers in entkernte Eizellen und der tetraploiden Komplementierung zu reproduktiven Zwecken verbunden sind.

Insbesondere der Hintergrund einer »Logik des Heilens« im Bereich der Reproduktionsmedizin scheint einer Verwendung von aus iPS-Zellen differenzierten Gameten Legitimität zu verleihen. Durch ein solches Verfahren wäre etwa bei vollständigem Fehlen von Gameten bei einem Elternteil oder bei beiden Elternteilen die Geburt eines genetisch verwandten Kindes möglich. Es würde sich zudem u. U. die Möglichkeit eröffnen, dass auch gleichgeschlechtliche Paare auf diese Weise Kinder bekommen könnten, die genetisch mit beiden Partnern verwandt sind.[13] Solche Verfahren würden keine Klonierung darstellen, da Nachkommen auf zwar höchst artifiziellem, jedoch biologisch sexuellem Wege erzeugt würden. Gleichwohl würden durch eine solche Möglichkeit der Reproduktion Fragen über das Selbstverständnis des Menschen und seines Verhältnisses zu anderen Menschen und der Gesellschaft aufgeworfen, die große

---

10 Takahashi et al. 2007; Yu et al. 2007.
11 Imamura et al. 2014.
12 Cai et al. 2013; Easley et al. 2012; Zhu et al. 2012.
13 Imamura et al. 2014.

Ähnlichkeit mit den Fragen aufweisen, die in Bezug auf klonierte oder genmanipulierte Menschen diskutiert werden.

In der Folge soll untersucht werden, inwieweit Argumente, die in der Debatte um die Klonierung von Embryonen und die genetische Veränderungen bei Embryonen dargelegt wurden, auch für die oben beschriebene Situation einer Erzeugung von menschlichen Embryonen aus Gameten, die aus iPS-Zellen differenziert wurden, Relevanz besitzen. Hierfür scheint es sinnvoll, in einem ersten Teil kurz die naturwissenschaftlichen Grundlagen der Entwicklung von Gameten, der Differenzierung von Gameten aus iPS-Zellen sowie Möglichkeiten einer Verwendung solcher Gameten zu Reproduktionszwecken darzustellen. In einem zweiten Teil werden Argumente von Carl Friedrich Gethmann zum Klonen von Menschen und von Jürgen Habermas zur genetischen Programmierung von Menschen referiert, die in einem dritten Teil einer Beurteilung im Hinblick auf ihre Anwendbarkeit auf das Szenario einer Erzeugung von Menschen mit aus iPS-Zellen differenzierten Gameten unterzogen werden.

2. Naturwissenschaftliche Grundlagen

Eine normative Einordnung der Handlungsmöglichkeiten, die mit einer Differenzierung von menschlichen iPS-Zellen zu Gameten entstehen, macht die Kenntnis der naturwissenschaftlichen Grundlagen erforderlich.[14] Ein Verständnis für den gegenwärtigen Stand der Forschung und die speziellen Schwierigkeiten und Möglichkeiten einer Differenzierung von Gameten aus iPS-Zellen *in vitro* setzt zudem Informationen über die physiologische Keimzellreifung *in vivo* voraus. Daher werden in der Folge die Entwicklung von menschlichen Gameten in den Grundzügen skizziert sowie wesentliche Ergebnisse der Differenzierung von Gameten aus iPS-Zellen und denkbare Szenarien der Verwendung solcher Gameten dargestellt.

2.1 Entwicklung menschlicher Keimzellen

Voraussetzung für die Entstehung von Keimzellen bei Säugetieren und beim Menschen ist die Zellteilung nach dem Modus der Reifeteilung (Meiose), bei der aus einer Zelle mit diploidem (doppeltem) Chromosomensatz Zellen mit einem haploiden (halben) Chromosomensatz hervorgehen.[15] Die Meiose führt aus dem

---

14 Zu dem aktuellen Forschungsstand der Herstellung von Gameten aus iPS-Zellen siehe auch Cantz in diesem Band, 57 – 65.

15 Für die folgenden Darstellungen vgl. auch Heinemann 2005, 42 ff., 71 ff., 86 Anm. 98.

wiederholt ablaufenden Zyklus der mitotischen Zellteilung heraus und resultiert in nicht weiter teilungsfähigen Zellen. Diese Art der Teilung ist den Keimzellen vorbehalten, und die hieraus hervorgehenden Tochterzellen sind Samen- bzw. Eizellen. Die Zellteilung durch Meiose umfasst zwei nacheinander ablaufende Teilungen (Meiose I und II), die sich wie bei der Mitose jeweils in die Phasen der Interphase, Prophase, Metaphase, Anaphase und Telophase unterteilen lassen. In der Interphase, die der letzten Mitose der Vorläuferzellen der Gameten (primordiale Keimzellen, s. u.) folgt, wird die DNA repliziert und jedes Chromosom des diploiden Chromosomensatzes verdoppelt, wobei die beiden DNA-Stränge (Chromatiden) am Centromer des Chromosoms miteinander verbunden bleiben. In der Prophase I der Meiose lagern sich die beiden homologen Chromosomen des diploiden Chromosomensatzes paarweise in einer Teilungsebene nebeneinander. Auf diese Weise gelangen die jeweils vom Vater und von der Mutter stammenden, einander entsprechenden Chromosomen und damit ihre insgesamt vier Chromatiden in enge räumliche Beziehung (synaptonemaler Komplex). Durch DNA-Strangbrüche bilden sie gegenseitige Verbindungen (Chiasmata) mit den DNA-Strängen der nebenliegenden Chromatiden aus, die bei der späteren Trennung der Chromosomen zu einem Austausch von DNA-Abschnitten untereinander führen. Bei diesem als *crossing over* bezeichneten Vorgang erfolgt eine Vermischung der ehemals in je eigenen Chromosomen getrennt vorliegenden väterlichen und mütterlichen DNA in jedem Chromosom. An diesem Prozess nehmen jeweils beide Chromatiden eines Chromosoms teil, wodurch am Ende dieses Prozesses alle vier Chromatiden der beiden homologen Chromosomen jeweils unterschiedliche DNA-Nukleotidsequenzen aufweisen. Es folgt die Metaphase I, in der sich die Kernmembran auflöst und die homologen Chromosomen sich paarweise in der Spindelebene aufreihen. In der Anaphase I werden sie in Richtung der Spindelpole auseinandergezogen, und in der anschließenden Telophase I bildet sich eine neue Kernmembran. Während der Meiose I finden somit zwei Arten einer neuen Sortierung statt, nämlich erstens ein Austausch von Genen zwischen homologen Chromosomen und zweitens eine zufällige Verteilung von väterlichen mütterlichen Chromosomen auf zwei Tochterkerne. Die Meiose I dient daher insbesondere der Sexualität, der Vermischung von Genen. Am Ende der Meiose I liegt in jeder Tochterzelle ein haploider (halber) Chromosomensatz vor, wobei jedes Chromosom aus zwei nicht identischen Chromatiden besteht, die am Centromer miteinander verbunden sind. Nach einer kurzen Interphase tritt die Zelle in die Meiose II ein, die einer Mitose ähnelt und in der die beiden Chromatiden jedes Chromosoms am Centromer auseinandergezogen werden. Die Meiose II dient somit der Reduktion der jeweils aus zwei Chromatiden bestehenden Chromosomen zu einem einzigen Chromatid, das dann das jeweilige Chromosom der neuen Zelle repräsentiert.

Die Vorläuferzellen der Gameten werden beim Menschen am Anfang der vierten Woche nach Befruchtung nachweisbar. Diese Zellen werden als Urkeimzellen bzw. primordiale Keimzellen (engl. *primordial germ cells*, PGCs) bezeichnet und differenzieren je nach Geschlechtsdeterminierung des Embryos zu Eizellen oder Samenzellen. Die PGCs treten nicht im eigentlichen Körper des Embryos auf, sondern entwickeln sich als umgrenzte Zellpopulation zwischen den Zellen endodermalen Ursprungs, die die Wand des Dottersacks im Bereich des Hinterdarms auskleiden. Durch die Abfaltung des Embryos und die zunehmende Einbeziehung des Dottersacks in das Darmrohr werden die PGCs zunächst passiv in den Hinterdarm des Embryos verlagert, wo sie eine aktive Beweglichkeit entwickeln, die Darmwand verlassen und nach mitotischer Zellvermehrung die sogenannten Genitalleisten bilden, deren mittlere Abschnitte sich zu den Anlagen der Geschlechtsorgane (Gonadenanlagen) entwickeln. Zu diesem Zeitpunkt sind die Gonadenanlagen und die PGCs noch sexuell unbestimmt. Erst durch den Einfluss anderer Körperzellen, die aus benachbarten Organen in die Gonadenanlage einwandern, wird die sexuelle Differenzierung der Gonaden in Ovarien oder Hoden induziert, die am Ende der 7. Woche stattfindet. Zum Zeitpunkt ihrer Einwanderung in die Genitalleiste besitzt das Genom der PGCs epigenetische Informationen in Form von genomischen Imprints, und bei den PGCs eines weiblichen Organismus ist eines der beiden X – Chromosomen inaktiviert. Mit dem Eintritt in die Genitalleisten findet bei männlichen und weiblichen PGCs eine aktive genomweite generelle Auslöschung der Imprints statt, die auch zu einer Reaktivierung des inaktivierten X – Chromosoms bei weiblichen PGCs führt. Durch diesen Vorgang gewinnen wahrscheinlich sämtliche Gene das Potential für eine Expression und die Zelle damit einen Status, der als »biologische Totipotenz« bezeichnet wird und u. a. eine geschlechtliche Indifferenz begründet.

Im Falle einer männlichen Differenzierung in den Gonadenanlagen teilen sich die PGCs in der Embryonal- und Foetalzeit sowie in der Kindheit phasenweise und produzieren Spermatogonien, die gemeinsam mit somatischen Zellen (Sertoli-Zellen) das Keimepithel der Hodenkanälchen bilden. Die Spermatogonien lassen sich unterscheiden in Stammzellen (*spermatogonial stem cells*, SSC; Typ A) und solche, die sich bereits weiter differenziert haben (Typ B). Aus letzteren entstehen durch mitotische Zellteilung die Spermatozyten erster Ordnung. Die mit der Pubertät einsetzende Teilung der Spermatozyten erster Ordnung erfolgt als erste Reifeteilung (Meiose I), wobei deren Prophase I sich bei der männlichen Keimzellentwicklung über 24 Tage erstrecken kann, innerhalb derer die Zelle stark wächst. Nach Abschluss der ersten Reifeteilung werden die Tochterzellen als Spermatozyten zweiter Ordnung bezeichnet, die in die zweite Reifeteilung (Meiose II) eintreten und Tochterzellen hervorbringen, die Spermatiden genannt werden. Mit der Differenzierung wird die Spermatide aus dem Keimepithel gelöst und als freies Spermatozoon (Spermium) in das Lumen der Hodenkanälchen entlassen.

Im Falle einer weiblichen Differenzierung entwickeln sich aus dem Stammzellreservoir der PGCs durch fortlaufende Zellteilung etwa in der achten Woche die Oogonien, die Vorläuferzellen der weiblichen Eizellen. Diese liegen als Zellnester in der Rindenzone der sich ausbildenden Ovare und sind von somatischen Zellen der Gonaden in rudimentären präfollikulären Strukturen umschlossen. Durch mitotische Zellteilung nimmt die Zahl der Oogonien stark zu und erreicht am Ende des fünften Monats der Entwicklung einen Höhepunkt. Im Anschluss an diese Proliferationsphase beginnen die Zellen mit der ersten Reifeteilung (Meiose I), die nach Beendigung der Prophase I unterbrochen wird. Diese Zellen, die zum Teil für bis zu etwa 40 Jahre in eine replikative Ruhephase treten, werden als primäre Oozyten bezeichnet. Mit dieser Phase beginnt auch ein Prozess der erheblichen Reduzierung der Zahl der Geschlechtszellen, insbesondere offenbar durch Fehlentwicklungen in der Prophase I sowie bei der sich anschließenden Formierung der Primordialfollikel. Bis zum Erreichen der Pubertät reduziert sich die Anzahl der Primordialfollikel weiter. Unter dem Einfluss der hormonellen Kontrolle des Hypothalamus reifen und ovulieren im Laufe des Lebens etwa 500 Eizellen. Erst mit der Ausbildung eines ovulationsbereiten Tertiärfollikels wird die Meiose I fortgeführt bis zur Metaphase II, in der die Teilung erneut arretiert wird. Erst durch die Befruchtung der Eizelle wird die unterbrochene Meiose II reaktiviert und abgeschlossen.

2.2 Differenzierung von Gameten aus iPS-Zellen

Mit dieser skizzenhaften Darstellung der Keimzellreifung sollen die Schwierigkeiten verdeutlicht werden, die mit einer *in vitro*-Differenzierung von Gameten aus iPS-Zellen verbunden sind: iPS-Zellen müssen zunächst zu PGCs differenziert und diese kontrolliert zu einer komplexen meiotischen Teilung einschließlich der Auslöschung der Imprints, einer anschließenden Geschlechtsdifferenzierung und der Bildung von funktionsfähigen Gameten veranlasst werden.[16] Beide Schritte sind offenbar voneinander unabhängig, und der zweite Schritt verläuft jeweils gänzlich unterschiedlich bei der Differenzierung von Ei- und Samenzellen. Zudem sind die Mechanismen bei der Entwicklung menschlicher Keimzellen weitgehend unbekannt, so dass direkte Vergleichsmöglichkeiten kaum zur Verfügung stehen.[17] Zwar weist die Keimzellentwicklung bei der Maus, die für diese Untersuchungen als Modellorganismus dient, gewisse

---

16 Cai et al. 2013.
17 Imamura et al. 2014.

Ähnlichkeiten auf, jedoch bestehen fundamentale Unterschiede bezüglich Genetik, Biologie und Pathologie der Keimzellentwicklung zwischen Mensch einerseits und Maus sowie vielen anderen Kleintier-Modellorganismen andererseits.[18] Die Differenzierung von funktionsfähigen Gameten aus menschlichen ES- und iPS-Zellen stellt daher nach wie vor eine große technische Herausforderung dar und befindet sich derzeit in einem noch anfänglichen Stadium.

Die erste Phase der Keimzellentwicklung, die Differenzierung von pluripotenten Zellen zu PGC-ähnlichen Zellen, konnte jeweils mit ES- und iPS-Zellen der Maus und des Menschen erreicht werden.[19] Zellen mit Eigenschaften von PGCs können bei der Maus und beim Menschen aus Embryoidkörperchen und aus adhärenten einschichtigen Kulturen pluripotenter Stammzellen nach Weglassen der differenzierungshemmenden Kulturbedingungen isoliert werden, aus denen sie sich spontan, allerdings nur sehr selten differenzieren.[20] Die gegenwärtigen Bemühungen zielen insbesondere darauf ab, die Anzahl der PGCs durch eine Optimierung der Kulturbedingungen zu steigern und Differenzierungsbedingungen und Markermoleküle zu identifizieren, die für PGCs in den verschiedenen Phasen ihrer Entwicklung spezifisch sind.[21] Die Evaluation fast aller gewonnener Zellen wurde bisher allerdings nur anhand ihrer Expression PGC-typischer Marker, nicht hingegen durch Prüfung ihrer Funktion als befruchtungsfähige Gameten vorgenommen. Ein Durchbruch bei der Erzeugung von PGCs bei der Maus wurde kürzlich durch die Differenzierung von ES-Zellen und iPS-Zellen zu Epiblast-ähnlichen Zellen (EpiLC) erzielt, aus denen PGC-ähnliche Zellen (PGCLC) differenziert werden konnten.[22]

Die zweite Phase, die *in vitro*-Differenzierung von PGCs zu Spermien oder Eizellen, wurde insbesondere bei der Maus untersucht. Im Hinblick auf die Spermatogenese konnten in Embryoidkörperchen Zellen nachgewiesen werden, die typische Marker von Spermien sowie einen haploiden Chromosomensatz aufweisen, jedoch nach Befruchtung einer Eizelle eine normale Embryogenese nicht unterstützten.[23] Ein Umweg über die Differenzierung von SSC-ähnlichen Zellen aus ES-Zellen, ihre Differenzierung zu haploiden Zellen und deren Ausreifung im Hoden von Mäusen nach Transplantation führte offenbar zur Bildung von Spermien und nach intrazytoplasmatischer Spermieninjektion (ICSI) zu lebenden Mäusen, die jedoch körperliche Anomalien und eine deutlich verkürzte Lebenszeit aufwiesen.[24] Im Hinblick auf eine Differenzierung zu Eizellen

---

18 Panula et al. 2011; Hayashi/Saitou/Yamanaka 2012.
19 Z.B. Tilgner et al. 2008; Kim et al. 2009; Imamura et al. 2010.
20 Toyooka et al. 2003; Clark et al. 2004.
21 Imamura et al. 2014.
22 Hayashi et al. 2001; Hayashi/Saitou 2013.
23 Geijsen et al. 2004.
24 Nayernia et al. 2006.

wurde bereits im Jahre 2003 gezeigt, dass ES-Zellen der Maus nach Weglassen der differenzierungshemmenden Kulturbedingungen Follikel-ähnliche Strukturen sowie Eizell-ähnliche Zellen, die Meiose-Marker exprimieren, ausbilden.[25] Die Ergebnisse nachfolgender Studien zeigten jedoch jeweils eine unvollständige Expression von typischen Markern für *in vitro* differenzierte Oozyten. Trotz zahlreicher Berichte über die Differenzierung Eizell- oder Follikel-ähnlicher Strukturen aus ES-Zellen wurden reife und funktionsfähige Eizellen in einem vollständig *in vitro* ablaufenden Assay bisher nicht differenziert, und gegenwärtig ist die Frage ungelöst, ob bzw. wie dies zu erreichen ist.[26] Stattdessen stützt sich die Differenzierung von Gameten bei der Maus auf die Einbringung von PGCs in ihre jeweils physiologische Umgebung durch Transplantation in den Hoden bzw. die Ovarien, wo sie zu Gameten differenzieren können. Auf dieser Basis konnten kürzlich durch eine Kombination einer *in vitro*-Differenzierung von PGCs aus Epiblast-ähnlichen Zellen (EpiLC), die aus ES-Zellen der Maus differenziert wurden, und Transplantation dieser PGCs in die Hodenkanälchen von Mäusen funktionsfähige Samenzellen gewonnen werden, mit denen lebende und gesunde Nachkommen erzeugt wurden.[27] Ein komplementäres Experiment wurde mit weiblichen ES-Zellen der Maus durchgeführt. Mit den aus EpiLC differenzierten PGCs wurden zusammen mit somatischen Zellen aus embryonalen Gonaden von Mäusen *in vitro* sogenannte »künstliche Ovare« formiert, in denen die PGCs reiften und in die Prophase I eintraten. Wenn die künstlichen Ovare an die Ovare von Mäusen transplantiert wurden, differenzierten die PGCs zu Eizellen, die nach Reifung und künstlicher Befruchtung zu gesunden Nachkommen führten.[28] Beide Versuche wurden mit gleichem Ergebnis auch mit iPS-Zellen der Maus durchgeführt.[29] Diese Studien zeigen, dass im Prinzip funktionale PGCs für beide Geschlechter differenziert und funktionsfähige Eizellen und Samenzellen aus *in vitro* differenzierten PGCs erzeugt werden können. Es versteht sich allerdings von selbst, dass solche Studien beim Menschen nicht durchgeführt werden können. Bemühungen gehen dahin, für die Differenzierung von PGCs die Umgebung der Gonaden in den Kulturbedingungen *ex vivo* zu simulieren.[30] Überdies konzentriert sich die Forschung beim Mensch darauf, die molekularen Profile von *in vitro*-differenzierten menschlichen Keimzellen in Bezug auf ihr Transkriptom und ihren epigenetischen Status zu bestimmen und mit ihren physiologischen Äquivalenten zu vergleichen.

---

25 Hübner et al. 2003.
26 Imamura et al. 2014.
27 Hayashi et al. 2011.
28 Hayashi et al. 2012; Hayashi/Saitou 2013.
29 Hayashi et al. 2011; Hayashi et al. 2012.
30 Sato et al. 2011.

Zusammenfassend ist festzustellen, dass die Differenzierung befruchtungs-fähiger Gameten aus menschlichen iPS-Zellen *in vitro* derzeit nicht erreicht wurde. Allerdings schreitet dieses Forschungsfeld offenbar rasch voran und lässt auch Ergebnisse beim Menschen erwarten.

2.3 Möglichkeiten der Erzeugung von Lebewesen mit künstlich erzeugten Gameten

Die Differenzierung menschlicher Gameten aus iPS-Zellen würde theoretisch verschiedene Möglichkeiten im reproduktiven Kontext eröffnen. Zunächst könnten etwa bei Paaren, bei denen ein Partner unfruchtbar ist, entweder künstlich aus iPS-Zellen differenzierte Eizellen oder Samenzellen zu einer künstlichen Befruchtung verwendet werden. Diese Zellen würden aus Körper-zellen des jeweils infertilen Partners gewonnen und damit genetisch von diesem abstammen. Auf dieser Basis könnten auch gleichgeschlechtliche Paare ein Kind auf sexuellem Wege erzeugen, wobei im Falle männlicher Partner allerdings zusätzlich die Austragung des Kindes durch eine Leihmutter erforderlich wäre. Denkbar ist auch die Befruchtung einer künstlich erzeugten Eizelle mit einer künstlich erzeugten Samenzelle und damit die Erzeugung eines menschlichen Embryos, der, wenngleich genetisch mit den »Eltern« verwandt, vollständig aus künstlich erzeugten Gameten erzeugt würde. Im reproduktiven Kontext könnten bei Infertilität beider Partner die iPS-Zellen eines Partners zu Spermien und die iPS-Zellen des anderen Partners zu Oozyten differenziert werden. Vor dem Hintergrund der sexuellen Indeterminiertheit der PGCs ist es auch denkbar, von der *gleichen* iPS-Zelllinie sowohl männliche als auch weibliche Keimzellen zu differenzieren. Würde letztere mit ersterer befruchtet, könnte ein Embryo ent-stehen, der im Prinzip zwar auf sexuellem Wege und nicht auf dem Wege der Klonierung erzeugt wurde, genetisch jedoch von *einem* Individuum abstammt.

3. Ethische Argumente in Bezug auf das Klonen und die genetische Programmierung von Menschen

Die obigen Ausführungen lassen erkennen, dass die aufgezeigten Möglichkeiten beim Menschen gegenwärtig technisch nicht realisierbar sind. Selbst wenn diese erreichbar werden sollten, werden sich ohne Zweifel bereits auf technischer Ebene für lange Zeit fundamentale Bedenken hinsichtlich der Sicherheit der Verfahren für die betroffenen Individuen ergeben, die eine Anwendung dieser Techniken beim Menschen verbieten. Zudem wäre der Beweis der Funktionsfähigkeit von *in vitro*-differenzierten menschlichen Gameten letztlich nur durch ihre Verwendung für eine Befruchtung und die lebenslange beobachtende Untersuchung des hieraus geborenen Menschen zu führen, was ethische Gründe verbieten. Gleichwohl ist es berechtigt, sich angesichts des Fortschritts in diesem Forschungsfeld aus ethischer Perspektive mit Argumenten zu befassen, anhand derer die Möglichkeit der Erzeugung von menschlichen Embryonen aus artifiziell erzeugten Gameten ethisch beurteilt werden kann. Insbesondere die oben dargestellte Möglichkeit, mit künstlich erzeugten Ei- *und* Samenzellen, die von dem *gleichen* Individuum abstammen, ein menschliches Lebewesen zu erzeugen, lässt eine Analogie zum Klonen von Menschen erkennen, auch wenn der Vererbungsmodus im Prinzip sexueller Art ist. Beiden gemeinsam ist auch die höchst artifizielle Art und Weise der Erzeugung. Die folgenden Überlegungen orientieren sich daher an solchen Argumenten, die gegen die Erzeugung von Menschen durch Klonen bzw. die Genmanipulation von menschlichen Embryonen entwickelt wurden und untersucht, inwieweit diese auch für den Zusammenhang der Generierung menschlicher Embryonen aus künstlichen Gameten Relevanz besitzen.

Sollte, trotz allseitig anerkanntem Klonverbot, dennoch ein klonierter Mensch zur Geburt gebracht werden, müsse diesem, so Carl Friedrich Gethmann, dieselbe uneingeschränkte Personalität zuerkannt werden, wie jedem anderen, auf natürlicher Weise erzeugten Menschen. In diesem Umstand erkennt Gethmann den Grund für die besonderen ethischen Probleme, die das Klonen mit sich bringt.[31] Denn wegen der dem Klon zuzusprechenden Personalität wäre eine Instrumentalisierung eines biologisch-technisch geplanten menschlichen Klons in gleicher Weise moralisch verwerflich wie die Instrumentalisierung von Menschen überhaupt. Vor diesem Hintergrund müssen sich ethische Überlegungen über eine mögliche Rechtfertigung des Klonens von Menschen auf die Frage konzentrieren, ob und inwieweit die *Erzeugung* eines Menschen durch Klonen immer eine Instrumentalisierung darstellt, bzw. – so Gethmann – ob es eine Zwecksetzung für das Klonen von Menschen geben kann, die keine Instrumentalisierung des Klons darstellt. Was aber bedeutet in diesem Zusammenhang der Begriff der Instrumentalisierung, und inwieweit ist die Annahme berechtigt, dass eine Instrumentalisierung nur mit Klonen und nicht mit sexueller Reproduktion verbunden ist? Denn es ließe sich etwa einwenden, dass auch bei der natürlichen Zeugung die primäre Zwecksetzung nicht immer im Lebensglück des gezeugten Menschen liegt, etwa wenn ein Kind als Erbe, zum Zweck der Bindung eines Ehepartners oder als Ausgleich für ein verstorbenes Kind gezeugt wird. Ferner könnte entgegen gehalten werden, dass sowohl beim Klonen als auch bei der sexuellen Reproduktion das Erzeugen eines Individu-

---

31 Für die folgenden Darstellungen vgl. Gethmann 1998.

ums, eben weil es noch erzeugt werden muss und noch nicht existiert, niemals den Zwecken dieses Individuums genügt, sondern immer den Zwecken derer, die es in die Existenz bringen wollen; sofern diese Form der Instrumentalisierung moralisch indifferent ist, muss dies folglich auch für das Klonen gelten. Wenn die Zulässigkeit des Klonens von der menschlichen Zwecksetzung abhängig gemacht wird, ist überdies festzustellen, dass nicht das Klonen »an sich«, sondern nur das Klonen im Zusammenhang mit menschlichen Zwecksetzungen verwerflich ist und daher im Hinblick auf die ethische Beurteilung eine Unterscheidung nach verschiedenen Zwecksetzungen durchgeführt werden müsste.

Unbestreitbar ist – so Gethmann –, dass das Klonieren von Menschen eine tiefgreifende qualitative Änderung hinsichtlich des menschlichen Selbstverständnisses darstellen würde. Denn die zufällige genetische Konstellation, die sich durch die »natürliche« Vermehrung einstellt, stellt so etwas wie einen natürlichen Schutz vor einer Instrumentalisierung dar. Offen bleibt allerdings, ob sich hieraus ein »Recht auf Zufall« der genetischen Ausstattung ergibt. Denn aus der Sicht des Klons wäre sein Genom so »zufällig« wie das jedes Menschen. Eine moralisch unzumutbare Situation wäre – so Gethmann – für den Klon erst gegeben, wenn seine genetische Disposition zu einem außer ihm liegenden oder sogar gegen seine genuinen moralischen Rechte gerichteten Zweck erzeugt worden wäre. Damit fällt der ethische Gehalt des »Rechts auf Zufall« mit dem Kern des Instrumentalisierungsverbots, dem Anspruch auf Würde, zusammen, und Gethmann folgert, dass sich eine ethisch zulässige plausible Zwecksetzung des Klonens, die frei von unzulässiger Instrumentalisierung des menschlichen Klons ist, beim gegenwärtigen Diskussionsstand nicht ausmachen lässt. Auf der Linie dieser Argumentation erkennt Gethmann aber auch die Humanexperimente, die zur Erforschung des Verfahrens des Klonens von Menschen notwendig sind, als nicht zu rechtfertigen an.

Ausgehend von der Verletzung der Autonomie eines Individuums durch eugenisch motivierte Eingriffe in das Genom weist Jürgen Habermas eine moralische Rechtfertigbarkeit einer genetischen Manipulation des Genoms und des Klonens eines menschlichen Embryos zurück.[32] Nach Habermas unterscheidet sich das Sozialisationsschicksal eines Menschen in einer moralisch relevanten Hinsicht von seinem Naturschicksal. Denn Sozialisationsprozesse laufen nur über kommunikatives Handeln, und die interaktive Struktur von Sozialisationsprozessen, in denen das Kind immer in der Rolle einer zweiten Person steht, macht die charakterformierenden Erwartungen der Eltern grundsätzlich durch das Kind anfechtbar, das somit die Chance erhält, sich von diesen Erwartungen zu befreien.[33] Eben diese Chance einer Anfechtung oder einer revisionären Be-

---

32 Für die folgenden Darstellungen vgl. Habermas 2001.
33 Vgl. Habermas 2001, 106 f.

freiung besteht im Falle einer eugenisch motivierten genetischen Fixierung, die
die Eltern nach eigenen Präferenzen vorgenommen haben, für das Kind nicht.
»Die *hadernde* Auseinandersetzung mit der genetisch fixierten Absicht einer
dritten Person ist ohne Ausweg. Das genetische Programm ist eine stumme und
in gewissem Sinne unbeantwortbare Tatsache; denn der, der mit genetisch fixierten Absichten hadert, kann sich nicht wie natürlich geborene Personen im
Laufe einer reflexiv angeeigneten und willentlich kontinuierten Lebensgeschichte zu ihren Begabungen (und Behinderungen) so verhalten, dass sie ihr
Selbstverständnis revidiert und auf die Ausgangslage eine *produktive* Antwort
findet. Diese Situation ähnelt übrigens der des Klons, der durch den modellie-
renden Blick auf Person und Lebensgeschichte eines zeitverschobenen ›Zwil-
lings‹ seiner unverstellten eigenen Zukunft beraubt wird.«[34] Eine auf solche
Weise betroffene, an die Absichten Dritter irreversibel fixierte Person kann sich
nach Habermas nicht mehr als der ungeteilte Autor des eigenen Lebens verstehen. Zudem entsteht eine intersubjektive Beziehung zwischen dem betroffenen Lebewesen und seinem menschlichen Schöpfer, in der die übliche »Reziprozität zwischen Ebenbürtigen«[35] aufgehoben ist. Damit stehen zwei wesentliche gattungsethische Voraussetzungen unseres moralischen Selbstverständnisses auf dem Spiel.[36] Durch genetische Programmierung wie auch durch
Klonen wird eine Ungleichheit konstituiert, die die Autonomie des betroffen
Individuums irreversibel einschränkt und gleichermaßen für die Sozialge-
meinschaft nicht tragbar ist, weil die Gemeinschaft hierdurch die Voraussetzung
für die intersubjektiv verpflichtende Moral aufgibt. Denn »Menschenwürde« im
streng moralischen und rechtlichen Verstande ist – so Habermas – an die
Symmetrie der interpersonalen Beziehungen gebunden. Sie ist nicht eine Eigenschaft, die man von Natur aus besitzen kann, sondern markiert diejenige
»Unantastbarkeit«, die allein in den interpersonalen Beziehungen reziproker
Anerkennung, im egalitären Umgang von Personen miteinander eine Bedeutung
haben kann.[37] Von hierher ergibt sich ein » [...] normatives Zusammenspiel
zwischen der moralisch gebotenen und rechtlich garantierten Unantastbarkeit
der Person und der Unverfügbarkeit des naturwüchsigen Modus ihrer leiblichen
Verkörperung.«[38] Der Leib ist das Medium der Verkörperung personaler Existenz. Damit sich die Person mit ihrem Leib eins fühlen kann, scheint er als
naturwüchsig erfahren werden zu müssen – als die Fortsetzung des organischen,
sich selbst regenerierenden Lebens, aus dem heraus die Person geboren worden
ist. Die eigene Freiheit wird mit Bezug auf etwas natürlich Unverfügbares erlebt,

---

34 Habermas 2001, 108 (Hervorhebung im Original).
35 Habermas 2001, 111.
36 Vgl. Habermas 2001, 123.
37 Vgl. Habermas 2001, 62.
38 Habermas 2001, 41.

und die Unverfügbarkeit des gleichsam vorvergangenen Naturschicksals scheint für das Freiheitsbewusstsein wesentlich zu sein.[39]

Zu betonen ist, dass Habermas' Kritik der Fremdbestimmung nicht von der Annahme ausgeht, »dass die Technisierung der ›inneren Natur‹ so etwas wie eine Transgression natürlicher Grenzen darstellt. Die Kritik gilt ganz unabhängig von der Vorstellung einer naturrechtlichen oder ontologischen Ordnung, die frevelhaft ›übertreten‹ werden könnte. Seine Kraft zieht das Fremdbestimmungsargument allein aus dem Umstand, dass der Designer nach eigenen Präferenzen eine nicht-revidierbare Weichenstellung für Leben und Identität einer anderen Person vornimmt, ohne auch nur kontrafaktisch deren Einverständnis unterstellen zu dürfen. Das ist ein Übergriff auf den deontologisch abgeschirmten Kernbereich einer künftigen Person, welche niemand von dem Ansinnen los sprechen kann, eines Tages ihre Existenz selbst in die Hand zu nehmen und ihr Leben ausschließlich in eigener Regie zu führen.«[40]

4. Artifizialität der Genesebedingungen als normativ relevantes Kriterium

Beide Ansätze, der Verweis auf die individuelle Konstitution durch den Zufall der genetischen Ausstattung sowie der Verweis auf den relationalen Aspekt der Reziprozität und Gleichheit in der Gemeinschaft moralischer Wesen, begründen die Ablehnung des Klonens bzw. der genetischen Manipulation menschlicher Embryonen mit dem gleichen Grundgedanken der Abwehr einer moralisch nicht zu rechtfertigenden Fremdverfügung des Individuums. Inwieweit besitzen diese Argumentationen für den hier zu untersuchenden Zusammenhang der Erzeugung menschlicher Embryonen aus künstlich erzeugten Gameten Relevanz?

Soweit die Zufälligkeit des Genoms jedes gezeugten Menschen einen natürlichen Schutz vor einer unzulässigen Instrumentalisierung darstellt und sich hieraus ein Recht auf Zufall der genetischen Ausstattung ableitet, scheint dieses Recht im Falle der Erzeugung menschlicher Embryonen aus künstlich erzeugten Gameten nicht verletzt zu werden. Der Zufall der genetischen Ausstattung gründet in den während der Meiose stattfindenden Rekombinationsvorgängen sowie in der sexuellen Vereinigung von zwei Gameten. Beide Prozesse haben bei der Verwendung von künstlich aus iPS-Zellen erzeugten Gameten stattgefunden. Dies trifft auch in dem Fall zu, wenn zwei Gameten verwendet würden, die aus der *gleichen* iPS-Zelllinie abgeleitet wurden; der erzeugte Embryo würde ein

---

39 Vgl. Habermas 2001, 100–104.
40 Habermas 2001, 143.

zufällig entstandenes Genom aufweisen, das mit dem Genom des Spenders der Zelle, aus der die für die Differenzierung der Gameten verwendete iPS-Zelllinie erzeugt wurde, nicht identisch ist. Das Prinzip des genetischen Zufalls – in einem naturwissenschaftlichen Verständnis – wäre insofern gewahrt.

Gleichwohl stellt sich die Frage, was genau mit der Zufälligkeit des Genoms jedes gezeugten Menschen als natürlicher Schutz vor einer unzulässigen Instrumentalisierung gemeint ist und worauf sich eine solche Instrumentalisierung gegebenenfalls bezieht. Im Zusammenhang mit einer genetischen Manipulation des menschlichen Genoms in nicht-therapeutischer Absicht besitzt der Begriff der Instrumentalisierung offenbar zumindest zwei Aspekte: Zum einen den Aspekt der zielgerichteten, kritischen Veränderung des Genoms, die auf die Erreichung eines *bestimmten* Effekts, etwa auf die Ausprägung einer bestimmten Eigenschaft bei dem geborenen Menschen, abzielt, zum anderen aber auch den Aspekt eines verfügenden Gestaltens einer Entität überhaupt, deren Charakteristikum in der Unverfügbarkeit ihrer naturwüchsigen Voraussetzungen besteht. Auf der Grundlage des letztgenannten Aspekts wäre etwa das Einbringen einer unbekannten, nach dem Zufallsprinzip generierten, funktionslosen DNA-Sequenz an einer zufällig ausgewählten, funktionell bedeutungslosen Stelle in das Genom als ein verfügendes Eingreifen und in diesem Sinne eine Instrumentalisierung des Embryos und des hieraus sich entwickelnden Individuums zu werten. Weder die Zufälligkeit der Struktur und des Insertionsortes der DNA noch ihre Funktionslosigkeit würde den Eingriff rechtfertigen, weil das betroffene geborene Individuum, wenngleich in seiner phänotypischen Ausprägung nicht betroffen, sich zu diesem Eingriff in seine körperliche und speziell genetische Konstitution verhalten müsste. Die Zufälligkeit des Genoms stellt daher offenbar nur dann einen Schutz dar und begründet einen Rechtsanspruch, wenn diese Zufälligkeit durch »die Natur«, d. h. ohne das willentliche, artifizielle Zutun von Menschen entsteht. Der Schutz besteht u. a. darin, dass niemand anderer für das Genom bzw. die genetische Ausstattung verantwortlich gemacht und zur Rechenschaft gezogen werden kann und die von Habermas beschriebene »hadernde Auseinandersetzung mit der genetisch fixierten Absicht einer dritten Person« unbegründet ist. Eine andere Beurteilung ergibt sich für therapeutische Eingriffe, die zum Wohle des betroffenen Individuums vorgenommen werden; diese erhalten ihre Legitimation aus einem zu unterstellenden Konsens der Betroffenen und müssen daher von einem solchen abhängig gemacht werden.[41]

Wenn es »die Natur«, d. h. das Fehlen der Absichten Dritter, ist, die bei der Entstehung des Genoms durch Rekombination der DNA und den Modus der sexuellen Reproduktion den entscheidenden Schutzschild vor einer unzulässigen Instrumentalisierung liefert, stellt sich die Frage, ob sich dieser Schutz nur

---

41 Vgl. Habermas 2001, 149.

auf das Genom bezieht. Das Genom stellt eine zentrale Bedingung bei der Genese
jedes Individuums dar. Mit der Möglichkeit, künstliche Gameten aus iPS-Zellen
zu erzeugen, gerät allerdings eine weitere zentrale Bedingung der Genese eines
Individuums in den Blick, die bisher einem verfügenden Eingreifen weitgehend
entzogen war. Zwar wurden und werden mit der In-vitro-Fertilisation und ihren
Modifikationen wie z. B. der intrazytoplasmatischen Spermieninjektion (ICSI)
Gameten für die Erzeugung von Embryonen zusammen gebracht, jedoch sind
diese natürlichen Ursprungs und werden den betroffenen Individuen entnom-
men, nicht künstlich im Labor erzeugt. Letztere Möglichkeit hingegen stellt eine
Neuartigkeit dar, deren Beschreibung bereits an begriffliche Grenzen stößt.
Entspricht die Erzeugung eines menschlichen Embryos aus künstlich erzeugten
Gameten tatsächlich noch einem »Sich-Fortpflanzen« von Individuen? Wer
pflanzt *sich* eigentlich fort und was ist mit Fortpflanzung gemeint, wenn einem
Menschen eine Körperzelle entnommen und diese in einem höchst artifiziellen
Prozess *in vitro* von Dritten so zubereitet wird, dass sie wie eine Geschlechtszelle
funktioniert. Und entspricht das Produkt einer »Befruchtung« einer künstlich
erzeugten Eizelle mit einer künstlich erzeugten Samenzelle tatsächlich unserem
Verständnis von einem menschlichen Embryo oder nicht eher einem höchst
komplexen biologischen Artefakt? Beide Fragen machen deutlich, dass jedes
menschliche Individuum natürliche Genesebedingungen besitzt, zu denen
neben der Bildung des individuellen Genoms auch das Entstehen aus Ei- und
Samenzelle beider Eltern gehören. Diese Bedingungen prägen sich individual-
spezifisch auf das Genom aus, sind jedoch allgemeiner Natur in Bezug auf die
Genese aus den natürlichen Gameten beider Eltern. Wie für das individuelle
Genom eine Unverfügbarkeit erkannt werden kann, die ein Recht auf das Entstehen aus einer zufälligen genetischen Ausstattung begründet, wäre zu folgern,
dass auch die nicht-artifizielle, natürliche Genese jedes Individuums aus Ei- und
Samenzelle einen unverfügbaren naturwüchsigen Ausgangspunkt darstellt und
sich hieraus ein Recht auf das Entstehen aus natürlichen Gameten ableiten lässt.
Auch das Bewusstsein, in einem höchst artifiziellen Prozess aus künstlichen
Gameten erzeugt worden zu sein, kann die von Habermas charakterisierte Situation einer hadernden Auseinandersetzung mit den Absichten Dritter begründen, ohne eine produktive Antwort finden zu *können* – und das betrifft
auch noch die Nachkommen in späteren Generationen. Ähnlich wie beim Klonen eines Menschen dem betroffenen Individuum das gesamte Genom verfü-
gend von einem Dritten zugewiesen wird, wird bei der Erzeugung eines Individuums mit künstlich erzeugten Gameten diesem durch Dritte die Art und
Weise seiner höchst artifiziellen Entstehung zugewiesen. Wie im ersteren muss
auch in letzterem Fall ein »modellierender Blick auf die Person und Lebensge-

schichte«[42] des betroffenen Individuums unterstellt werden, der die betroffene Person an bestimmte Absichten Dritter fixiert, ihre ungeteilte Autorenschaft für das eigene Leben relativieren und ihre Autonomie irreversibel einschränken kann. Dabei stellt die Tatsache eines nach dem biologischen Zufallsprinzip entstandenen Genoms des Individuums durch künstlich erzeugte Gameten keine hinreichende rechtfertigende Entlastung dar; bereits die Erzeugung von künstlichen Keimzellen ist mit Entscheidungen Dritter verbunden, etwa in Bezug auf die Geschlechtsdeterminierung der PGCs und ihrer Differenzierung zu Eizellen oder Samenzellen, die unvermeidlicher Teil des Handlungskontexts und keinesfalls im Bereich des natürlichen Zufalls und der damit verbundenen Unverfügbarkeit angesiedelt sind.

Vor dem Hintergrund der Möglichkeit einer Erzeugung von menschlichen Embryonen durch künstlich erzeugte Gameten wird es demnach zweifelhaft, ob eine ethische Fixierung auf die Zufälligkeit des Genoms im Handlungskontext der assistierten Reproduktion hinreicht. Tatsächlich mag es fraglich sein, ob die Zufälligkeit der materialen *Konstellation* des Genoms an sich normative Relevanz besitzt und von daher von einem »Recht auf Zufall« zu sprechen ist. Aus der Sicht des Klons – so Gethmann – wäre sein Genom so »zufällig« wie das jedes Menschen. Als normativ relevant erweist sich vielmehr der Zufall der *Genese* des Genoms, der einerseits die Naturwüchsigkeit der Genesebedingungen markiert und andererseits die Unverfügbarkeit des betroffenen Individuums in seinem Entstehen absichert und in diesem Sinne ein »Recht auf Zufall« begründen kann, das sich allerdings über das Genom hinaus auf weitere Genesebedingungen erstreckt. Ethisch zweifelhaft wird offenbar aber auch der Wunsch nach einem genetisch verwandten Kind unter Zuhilfenahme dieser höchst artifiziellen Techniken. Denn der Anspruch auf reproduktive »Autonomie« (sofern der Begriff der Autonomie auf diesen Kontext noch zutrifft) gerät eindeutig in Konflikt mit den naturwüchsigen Genesebedingungen des Individuums. Bei allen zu unterstellenden besten Absichten der Eltern im Hinblick auf ihr Kind wird dieses an den höchst artifiziellen Beginn seiner Lebensgeschichte gebunden und läuft im Sinne der Argumentation von Habermas Gefahr, auf diese Ausgangslage keine produktive, sich von seinen elterlichen und reproduktionsbiologischen Schöpfern distanzierende und das eigene Selbstverständnis revidierende Antwort finden zu können. Dies wäre nicht nur im Falle der gänzlich unnatürlichen Erzeugung eines menschlichen Individuums mit je einer aus der *gleichen* iPS-Zellinie differenzierten Eizellen und Samenzelle anzunehmen, sondern in allen Fällen, in denen Gameten, die mit dem dargestellten hohen Grad an Artifizialität generiert wurden, zur Erzeugung eines Individuums verwendet werden. Vor diesem Hintergrund erweist sich die Frage von Bedeutung, ob die normative

---

42 Habermas 2001, 108.

Bewertung der Natürlichkeit der Zeugung und der Artifizialität bei der Erzeugung von menschlichen Individuen eher von einem fließenden Übergang oder von einer distinkten Grenze auszugehen hat, die es z. B. zulässt, die Erzeugung von menschlichen Embryonen durch künstlich hergestellte Gameten ethisch grundsätzlich anders zu bewerten als etwa das Verfahren der IVF.

Was aber wäre, wenn ein Individuum, das aus von iPS-Zellen abgeleiteten Gameten erzeugt wurde, trotz aller Bedenken zur Geburt gebracht würde? Einem klonierten Menschen müsste – so Gethmann – als Mensch aufgrund seiner Würde uneingeschränkt Personalität zuerkannt werden. Auch Habermas konstatiert, dass die Auswirkung einer eugenischen Praxis gegebenenfalls indirekter Natur ist.[43] Sie verletzt nicht das Recht einer existierenden Person, etwa bei der Distribution von Grundgütern oder durch den Entzug bestimmter Wahlmöglichkeiten, mindert jedoch unter Umständen den Status einer künftigen Person, die in Kenntnis der an ihr vollzogenen genetischen Veränderung Schwierigkeiten bekommt, sich als autonomes und ebenbürtiges Mitglied einer Assoziation von Freien und Gleichen zu verstehen. Der möglicherweise eintretende Schaden liegt mithin nicht auf der Ebene vorenthaltener Rechte. Er besteht vielmehr in einer Verunsicherung des Statusbewusstseins eines Trägers von Bürgerrechten und als eines Mitglieds der universalen Gemeinschaft moralischer Wesen.[44] Gemeint ist nicht eine Diskriminierung, die die betroffene Person aus ihrer Umgebung erfährt, sondern eine »vor der Geburt *induzierte* Selbstentwertung, eine Beeinträchtigung ihres moralischen Selbstverständnisses. In Mitleidenschaft gezogen wird eine subjektive Qualifikation, die nötig ist, um im moralischen Gemeinwesen den Status eines vollen Mitglieds einnehmen zu können. [...] Der programmierten Person, der das Bewusstsein der Kontingenz naturwüchsiger biographischer Ausgangsbedingungen genommen wird, fehlt eine mentale Bedingung, die erfüllt sein muss, wenn sie für ihr Leben retrospektiv die *alleinige* Verantwortung übernehmen soll«.[45] Gleiches wäre wohl für ein aus künstlichen Gameten erzeugtes Individuum anzunehmen, das in den Bedingungen seiner Genese einen irreversiblen verfügenden Eingriff und eine die Naturwüchsigkeit seiner Ausgangsbedingungen nihilierende Handlung erkennt.

Und was wäre, wenn dem betroffenen Individuum einfach nicht mitgeteilt würde, dass es aus künstlichen Gameten erzeugt wurde? Wäre es bei vorenthaltener Information in der Situation, sich als ungeteilter Autor seines Lebens zu verstehen und allen anderen als ebenbürtige Person zu begegnen? Auch auf diese Frage gibt Habermas für den Kontext einer genetischen Programmierung Ant-

---

43 Vgl. Habermas 2001, 131 ff.
44 Vgl. Habermas 2001, 131, 133.
45 Habermas 2001, 136.

wort: »Diese Variante des *verschleierten* genetischen Eingriffs wirft allein die moralische Frage auf, ob es zulässig ist, einer Person die Kenntnis einer biografisch wichtigen Tatsache (wie beispielsweise die Identität der Eltern) vorzuenthalten. Es dürfte kaum angehen, dem Identitätsproblem eines Heranwachsenden dadurch zuvorzukommen, dass man ihm vorsorglich die Entstehungsbedingungen des potentiellen Problems verschweigt und der Programmierung selbst die Täuschung über diesen relevanten Lebensumstand hinzufügt.«[46] Eine solche Täuschung wäre grundsätzlich mit einer Reziprozität von Ebenbürtigen nicht vereinbart.

Die obigen Überlegungen machen deutlich, dass die Frage, was ein menschlicher Embryo ist, keine einfache, auf das Kriterium der entwicklungsbiologischen Totipotenz reduzierte Antwort erlaubt. Im Begriff des Embryos kondensieren viele verschiedene normativ relevante Handlungs- und Bewertungskontexte wie z. B. Elternschaft, genetische Verwandtschaft, eine naturwüchsige Genese aus Keimzellen, das Prinzip des Zufalls, der Modus der Vererbung und das Selbstverständnis der geborenen Person zu einem komplexen Netzwerk interdependenter und vielfältig miteinander verbundener Kriterien und Kategorien, dessen Offenlegung eine große Herausforderung, für gesetzgeberische Normierungen jedoch eine unabdingbare Voraussetzung darstellt.

Literaturverzeichnis

Beier, H. M.: Definition und Grenze der Totipotenz: Aspekte für die Präimplantationsdiagnostik. Reproduktionsmedizin. Jg. 14, 1998, 41 – 53.

Beier, H. M.: Die Phänomene Totipotenz und Pluripotenz: Von der klassischen Embryologie zu neuen Therapiestrategien. Reproduktionsmedizin. Jg. 15, 1999, 190 – 199.

Boland, M. J./Hazen, J. L./Nazor, K. L./Rodriguez, A. R./Gifford, W./Martin, G./Kupriyanov, S./Baldwin, K.K.: Adult mice generated from induced pluripotent stem cells. In: Nature. Jg. 461, Bd. 7260, 2009, 91 – 94.

Cai, H./Xia, X./Wang, L./Liu, Y./He, Z./Guo, Q./Xu, C.: In vitro and in vivo differentiation of induced pluripotent stem cells into male germ cells. In: Biochemical and Biophysical Research Communications. Jg. 433, Bd. 3, 2013, 286 – 291.

Clark, A. T./Bodnar, M. S./Fox, M./Rodriquez, R. T./Abeyta, M. J./Firpo, M. T./ Reijo Pera, R. A.: Spontaneous differentiation of germ cells from human embryonic stem cells in vitro. In: Human Molecular Genetics. Jg. 13, Bd. 7, 2004, 727 – 739.

Easley, C. A. 4th/Phillips, B. T./McGuire, M. M./Barringer, J. M./Valli, H./Hermann, B. P./ Simerly, C. R./Rajkovic, A./Miki, T./Orwig, K. E.: Direct differentiation of human pluripotent stem cells into haploid spermatogenic cells. In: Cell Reports. Jg. 2, Bd. 3, 2012, 440 – 446.

---

46 Habermas 2001, 144.

Edwards, R. G./Beard, H. K.: Oocyte polarity and cell determination in early mammalian embryos. Molecular Human Reproduction. Jg. 3, 1999, 863 – 905.

Geijsen, N./Horoschak, M./Kim, K./Gribnau, J./Eggan, K./Daley, G. Q.: Derivation of embryonic germ cells and male gametes from embryonic stem cells. In: Nature. Jg. 427, Bd. 6970, 2004, 148 – 154.

Gethmann, C. F. Ethische Argumente gegen das Klonieren von Menschen. Europäische Akademie zur Erforschung von Folgen wissenschaftlich-technischer Entwicklungen. Akademie-Brief 9. 1998, 1 – 3.

Habermas, J. Die Zukunft der menschlichen Natur. Auf dem Weg zu einer liberalen Eugenik? Frankfurt/M. 2001.

Hayashi K./Ohta H./Kurimoto K./Aramaki S./Saitou M.: Reconstitution of the mouse germ cell specification pathway in culture by pluripotent stem cells. Cell. Jg. 146, Bd. 4, 2011, 519 – 32.

Hayashi, K./Ogushi, S./Kurimoto, K./Shimamoto, S./Ohta, H./Saitou, M.: Offspring from oocytes derived from in vitro primordial germ cell-like cells in mice. In: Science. Jg. 338, Bd. 6109, 2012, 971 – 975.

Hayashi, K./Saitou, M.: Generation of eggs from mouse embryonic stem cells and induced pluripotent stem cells. In: Nature Protocols. Jg. 8, Bd. 8, 2013, 1513 – 1524.

Hayashi, Y./Saitou, M./Yamanaka, S.: Germline development from human pluripotent stem cells toward disease modeling of infertility. In: Fertility and Sterility. Jg. 97, Bd. 6, 2012, 1250 – 1259.

Heinemann, T.: Klonieren beim Menschen. Analyse des Methodenspektrums und internationaler Vergleich der ethischen Bewertungskriterien. Berlin, New York 2005.

Hübner, K./Fuhrmann, G./Christenson, L. K./Kehler, J./Reinbold, R./De La Fuente, R./ Wood, J./Strauss, J. F./Boiani, M./Schöler, H. R.: Derivation of oocytes from mouse embryonic stem cells. In: Science. Jg. 300, Bd. 5623, 2003, 1251 – 1256.

Imamura, M./Aoi, T./Tokumasu, A./Mise, N./Abe, K./Yamanaka, S./Noce, T.: Induction of primordial germ cells from mouse induced pluripotent stem cells derived from adult hepatocytes. In: Molecular Reproduction and Development. Jg. 77, Bd. 9, 2010, 802 – 811.

Imamura, M./Hikabe, O./Lin, Z. Y.-C./Okano, H.: Generation of germ cells in vitro in the era of induced pluripotent stem cells. In: Molecular Reproduction and Development. Jg. 81, Bd. 1, 2014, 2 – 19.

Kang, L./Wang, J./Zhang, Y./ Kou, Z./Gao, S.: iPS cells can support full-term development of tetraploid blastocyst-complemented embryos. In: Cell Stem Cell. Jg. 5, Bd. 2, 2009, 135 – 138.

Kato, Y./Rideout, W. M. 3rd/Hilton, K./Barton, S. C./Tsunoda, Y./Surani, M. A.: Developmental potential of mouse primordial germ cells. Development. Jg. 126, 1999, 1823 – 1832.

Kim J.B./Sebastiano V./Wu G./Araúzo-Bravo M. J./Sasse P./Gentile L./Ko K./Ruau D./Ehrich M./van den Boom D./Meyer J./Hübner K./Bernemann C./Ortmeier C./Zenke M./ Fleischmann B. K./Zaehres H./Schöler H. R.: Oct4-induced pluripotency in adult neural stem cells. Cell. Jg. 136, Bd. 3, 2009, 411 – 419.

Nayernia, K./Nolte, J./Michelmann, H. W./Lee, J. Ho/Rathsack, K./Drusenheimer, N./Dev, A./Wulf, G./Ehrmann, I. E./Elliott, D. J.: In vitro-differentiated embryonic stem cells give rise to male gametes that can generate offspring mice. In: Developmental Cell. Jg. 11, Bd. 1, 2006, 125–132.

Okita, K./Ichisaka, T./Yamanaka, S.: Generation of germline-competent induced pluripotent stem cells. In: Nature. Jg. 448, Bd. 7151, 2007, 313–317.

Panula, S./Medrano, J. V./Kee, K./Bergström, R./Nguyen, H. N./Byers, B./Wilson, K. D./Wu, J. C./Simon, C./Hovatta, O./Reijo Pera, R. A.: Human germ cell differentiation from fetal- and adult-derived induced pluripotent stem cells. In: Human Molecular Genetics. Jg. 20, Bd. 4, 2011, 752–762.

Pesce, M./Gross, M. K./Schöler, H. R.: In line with our ancestors: Oct-4 and the mammalian germ. BioEssays. Jg. 20, 1998, 722–732.

Sato T./Katagiri K./Gohbara A./Inoue K./Ogonuki N./Ogura A./Kubota Y./Ogawa T.: In vitro production of functional sperm in cultured neonatal mouse testes. Nature. Jg. 471, Bd. 7339, 2011, 504–507.

Takahashi K./Tanabe K./Ohnuki M./Narita M./Ichisaka T./Tomoda K./Yamanaka S.: Induction of pluripotent stem cells from adult human fibroblasts by defined factors. Cell. Jg. 131, Bd. 5, 2007, 861–72.

Takahashi, K./Yamanaka, S.: Induction of pluripotent stem cells from mouse embryonic and adult fibroblast cultures by defined factors. In: Cell. Jg. 126, Bd. 4, 2006, 663–676.

Tilgner, K./Atkinson, S. P./Golebiewska, A./Stojkovic, M./Lako, M./Armstrong, L.: Isolation of primordial germ cells from differentiating human embryonic stem cells. In: Stem Cells. Jg. 26, Bd. 12, 2008, 3075–3085.

Toyooka, Y./Tsunekawa, N./Akasu, R./Noce, T.: Embryonic stem cells can form germ cells in vitro. In: Proceedings of the National Academy of Sciences of the United States of America. Jg. 100, Bd. 20, 2003, 11457–11462.

Yu J./Vodyanik M. A./Smuga-Otto K./Antosiewicz-Bourget J./Frane J. L./Tian S., Nie J./Jonsdottir G. A./Ruotti V./Stewart R./Slukvin I. I./Thomson J. A.: Induced pluripotent stem cell lines derived from human somatic cells. Science. Jg. 318, Bd. 5858, 2007, 1917–1920.

Zhu, Y./Hu, H.-L./Li, P./Yang, S./Zhang, W./Ding, H./Tian, R.-H./Ning, Y./Zhang, L.-L./Guo, X.-Z.: Generation of male germ cells from induced pluripotent stem cells (iPS cells): an in vitro and in vivo study. In: Asian Journal of Andrology. Jg. 14, Bd. 4, 2012, 574–579.

Autoreninformationen

Barbara Advena-Regnery, M.A.; seit 2011 Wissenschaftliche Mitarbeiterin im BMBF-Projekt »Entwicklungsbiologische Totipotenz« an der Philosophisch-Theologischen Hochschule Vallendar; Studium der Philosophie und Germanistik an der Universität Bonn; seit 2001 wissenschaftliche Tätigkeiten an den Universitäten Bonn, Münster und Köln.

Heike Baranzke, Dr. theol., Studium der Katholischen Theologie und der Chemie in Bonn; DFG-Promotionsstipendium im Graduiertenkolleg »Ethik in den Wissenschaften« am IZEW Universität Tübingen; Promotion in Theologischer Ethik an der Universität Bonn; Lise-Meitner-Stipendiatin des Landes NRW; Wiss. Mitarbeiterin u. a. am Kulturwissenschaftlichen Institut in Essen, am IZEW Universität Tübingen, am Lehrstuhl für Moraltheologie an der Universität Bonn und zuletzt von Oktober 2012-März 2014 im BMBF-Projekt »Entwicklungsbiologische Totipotenz« an der Philosophisch-Theologischen Hochschule Vallendar; seit 2003 Dozentin für Theologische Ethik an der Bergischen Universität Wuppertal.

Katharina Böhm, Jur. univ., 2009–2014 Studium der Rechtswissenschaften in Passau; 2014 Erstes Juristisches Staatsexamen; 2011–2014 Studentische Hilfskraft an der Universität Passau im BMBF-Projekt »Entwicklungsbiologische Totipotenz«; seit September 2014 Wissenschaftliche Mitarbeiterin und Promovendin am Lehrstuhl für Staats- und Verwaltungsrecht, Völkerrecht, Europäisches und Internationales Wirtschaftsrecht (Prof. Dr. Hans-Georg Dederer), Universität Passau.

Tobias Cantz, Prof. Dr. med., Leiter der Arbeitsgruppe Translationale Hepatologie und Stammzellbiologie im Exzellenzcluster REBIRTH der Medizinischen Hochschule Hannover und des Max-Planck-Instituts für molekulare Biomedizin Münster, Leiter der Fachgruppe Outreach Activities im Deutschen Stammzellnetzwerk (GSCN.org). Studium der Humanmedizin an der Ruprecht-Karls-

Universität Heidelberg. Forschungsschwerpunkte: Stammzellbiologie, Leber-Regeneration, Bioethische Aspekte der modernen Lebenswissenschaften

Hans-Georg Dederer, Prof. Dr. iur., seit 2009 Inhaber des Lehrstuhls für Staats- und Verwaltungsrecht, Völkerrecht, Europäisches und Internationales Wirtschaftsrecht; 1988–1992 Studium der Rechtswissenschaft in Tübingen und Konstanz; 1992–1995 juristischer Vorbereitungsdienst in Konstanz und Washington, D.C.; 1997 Promotion und 2003 Habilitation in Bonn.

Tobias Endrich, stud. iur., seit 2009 Studium der Rechtswissenschaften an der Universität Passau; seit 2011 Studentische Hilfskraft im BMBF-Projekt »Entwicklungsbiologische Totipotenz« am Lehrstuhl für Staats- und Verwaltungsrecht, Völkerrecht, Europäisches und Internationales Wirtschaftsrecht (Prof. Dr. Hans-Georg Dederer), Universität Passau.

Franziska Enghofer, stud. iur., seit 2010 Studium der Rechtswissenschaften an der Universität Passau; seit 2013 Studentische Hilfskraft im BMBF-Projekt »Entwicklungsbiologische Totipotenz« am Lehrstuhl für Staats- und Verwaltungsrecht, Völkerrecht, Europäisches und Internationales Wirtschaftsrecht (Prof. Dr. Hans-Georg Dederer), Universität Passau.

Thomas Heinemann, Prof. Dr. med. Dr. phil., seit 2011 Inhaber des Lehrstuhls für »Ethik, Theorie und Geschichte der Medizin« an der Philosophisch -Theologischen Hochschule Vallendar; Studium der Humanmedizin und der Philosophie in Bonn; Facharzt für Innere Medizin-Gastroenterologie sowie für Biochemie; venia legendi für »Innere Medizin und Biomedizinische Ethik«; 1999–2010 Institut für Wissenschaft und Ethik der Universität Bonn; seit 2012 Mitglied des Deutschen Ethikrats.

Benjamin Jung, Jur. univ., 2007–2013 Studium der Rechtswissenschaften in Passau und London; 2013 Erstes Juristisches Staatsexamen; 2011–2013 Studentische Hilfskraft an der Universität Passau im BMBF-Projekt »Entwicklungsbiologische Totipotenz«; seit Oktober 2013 Wissenschaftlicher Mitarbeiter und Promovend am Lehrstuhl für Staats- und Verwaltungsrecht, Völkerrecht, Europäisches und Internationales Wirtschaftsrecht (Prof. Dr. Hans-Georg Dederer), Universität Passau.

Geert Keil, Prof. Dr. phil., Professor für Philosophie an der Humboldt-Universität Berlin; Studium der Philosophie, Literaturwissenschaft, Linguistik und Erziehungswissenschaft an den Universitäten Bochum und Hamburg; 1988–1991 Wissenschaftlicher Mitarbeiter an der Universität Hamburg; 1991 Promotion; 1992 – 1999 Wissenschaftlicher Assistent an der Humboldt-Universität Berlin, 1998 – 1999 Feodor Lynen-Stipendiat der Humboldt-Stiftung, 1999 Habilitation, 2000 – 2005 Heisenberg-Stipendiat der DFG, 2005 – 2010 Professor für Theoretische Philosophie an der RWTH Aachen.

Jens Kersten, Prof. Dr. iur., Professor für Öffentliches Recht und Verwaltungswissenschaften an der Ludwig-Maximilians-Universität München; 1989 – 1994 Studium der Rechtswissenschaft in Heidelberg, Leeds (GB) und Bonn; 1994 Erstes Juristisches Staatsexamen in Köln; 1998 Zweites Juristisches Staatsexamen in Berlin; 1999 Promotion und 2004 Habilitation an der Juristischen Fakultät der Humboldt-Universität zu Berlin; 2006 – 2007 Professur für Raumplanungs- und Umweltrecht an der Universität Dortmund; 2007 – 2008 Professur für Öffentliches Recht und Wirtschaftsrecht an der Universität Bayreuth; 2012 – 2013 Carson Professor am Rachel Carson Center for Environment and Society der Ludwig-Maximilians-Universität München.

Lena Henriette Laimböck, Rechtsreferendarin am OLG München. Bis 2014 Promotionsstudentin und Wissenschaftliche Mitarbeiterin am Lehrstuhl von Prof. Dr. Hans-Georg Dederer für Staats- und Verwaltungsrecht, Völkerrecht, Europäisches und Internationales Wirtschaftsrecht. Studium der Rechtswissenschaft an der Universität Passau und der Ludwig-Maximilians-Universität München.

Michael Ott, Prof. Dr. med., seit 2008 Leiter der Abteilung »Gen- und Zelltherapie« am TWINCORE, Zentrum für Experimentelle und Klinische Infektionsforschung, in Hannover. Studium der Humanmedizin an der Universität Münster, Aufbaustudium an einem auf die Leberforschung spezialisierten Zentrum in New York; 1997 Wechsel nach Hannover an die Medizinische Hochschule in die Abteilung für »Innere Medizin und Gastroenterologie«; 2003 Habilitation über das Thema »Experimentelle Zelltherapie bei Lebererkrankungen«.

Susan Sgodda, Dipl.-Biol., Studium der Biologie an der Martin-Luther Universität Halle-Wittenberg. Seit 2011 Wissenschaftliche Mitarbeiterin im BMBF-Projekt »Entwicklungsbiologische Totipotenz« an der Medizinischen Hochschule Hannover, Stem cell biology – REBIRTH, Arbeitsgruppe Tobias Cantz; 2004 – 2009 Wissenschaftliche Mitarbeiterin am Institut für Biochemie und Biochtechnologie und am Institut für Physiologische Chemie an der Universität Halle-Wittenberg.